Mosaik bei
GOLDMANN

Buch

Auf dieser Welt gibt es nur eine Ursache aller Leiden, und das ist die Abkehr des Menschen von roher Nahrung. Wir sind in unserer Entwicklung auf Ernährung mit Rohkost angelegt, und trotzdem ist der Mensch das einzige Lebewesen auf dieser Erde, das seine Nahrung kocht, nach der Entwöhnung weiter Milch zu sich nimmt und Medikamente schluckt.

Helmut Wandmakers kategorische Forderung lautet: Zurück zur gesunden Urkost! Dann verschwindet das Übergewicht, der Blutdruck sinkt, Fett- und Cholesterinspiegel im Blut fallen, Erkältungen und Kopfschmerzen sind ein für allemal vergessen, unbändige und robuste Gesundheit sind der Lohn.

Autor

Helmut Wandmaker wurde 1916 in Schalkholz/Holstein geboren. Unmittelbar nach dem Abitur wurde er zum Reichsarbeitsdienst mit anschließendem Wehrdienst eingezogen.

Seit 1947 war Helmut Wandmaker selbständiger Kaufmann und Unternehmer. 1982 hat er sich in den Ruhestand zurückgezogen. Schwerste Krankheiten und Verwundungen zwangen den Autor frühzeitig, über das Thema Gesundheit nachzudenken. Seit nunmehr über vierzig Jahren hat Helmut Wandmaker Erfahrungen mit Rohkost gemacht, die er seinen Lesern mit diesem Buch überzeugend zu vermitteln weiß.

www.helmut-wandmaker.de

Von Helmut Wandmaker außerdem bei Mosaik bei Goldmann

Rohkost statt Feuerkost (13912)

HELMUT WANDMAKER

Willst du gesund sein? Vergiß den Kochtopf!

Mosaik bei
GOLDMANN

Der Verfasser gibt weder direkt noch indirekt medizinische Ratschläge, noch verordnet er eine Diät ohne medizinische Beratung als Behandlungsform für Krankheiten, Ernährungsfachleute und andere Experten auf dem Gebiet der Gesundheit und Ernährung vertreten unterschiedliche Meinungen. Es liegt nicht in der Absicht des Verfassers, Diagnosen zu stellen oder Verordnungen zu erteilen. Seine Zielsetzung besteht lediglich darin, Informationen aus dem Gesundheitsbereich anzubieten und die Zusammenarbeit mit Ihrem Arzt bei dem Streben nach Gesundheit zu unterstützen. Wenn Sie die vorliegenden Informationen ohne Einschaltung eines Arztes anwenden, so verordnen Sie sich eine Selbstbehandlung – ein Recht, das Ihnen zusteht. Herausgeber und Verfasser übernehmen jedoch keine Verantwortung.

Umwelthinweis:
Alle bedruckten Materialien dieses Taschenbuches
sind chlorfrei und umweltschonend.

23. Auflage
Vollständige Taschenbuchausgabe März 1992
Wilhelm Goldmann Verlag, München
in der Verlagsgruppe Random House GmbH
© 1991 für die 6. überarbeitete
und erweiterte Auflage Waldthausen Verlag
in der NaturaViva Verlags GmbH, Weil der Stadt
Umschlaggestaltung: Uno Werbeagentur München,
unter Verwendung eines Entwurfs von
Design Team München
Umschlagfoto: Bavaria/Benelux Press
Satz: Filmsatz Schröter GmbH, München
Druck und Bindung: GGP Media GmbH, Pößneck
Kö · Herstellung: Martin Strohkendl/sc
Printed in Germany
ISBN 978-3-442-13635-3
www.mosaik-goldmann.de

Ich bedanke mich besonders bei meiner
Frau Lore und *Johanna Dwenger*,
die die mühselige Arbeit des Korrekturlesens
übernommen haben.
Desgleichen bei meinem Nachbarssohn
Andreas, einem Computer-Freak, der meinem
Textprogramm erst das richtige Laufen für
dieses Buch beibrachte!

*Es gibt nur eine **Ursache** allen Ungemachs und das ist die Zerstörung unserer kostbaren Frischkost durch Feuerbehandlung! Weitere wichtige funktionelle Komponenten sind frische Luft Tag und Nacht, reines Wasser, Sonnenschein, Ruhe und kräftige Bewegung!*
Kochkost vergiftet den Körper. *Gesund wirst Du durch Entgiftung!*
Schlank ohne Hungern! *Kalorienzählen ist kein Problem mehr!*
Milch *ist nur für Saugkälber und Säuglinge da, für Erwachsene unverdaulich (Enzymmangel)!*
Brot und Getreide *sind Schleimbildner und verantwortlich für verstopfte Bronchien, Rachen und Nase und viele andere Krankheiten!*
Kuchen *und Zuckersachen sind schädliche Abfallkost!*
Körnernahrung *drückt auf alle inneren Organe. Besonders die Prostata wird krank!*
Bienenhonig *ist nicht besser als **Zucker**. Herzerkrankungen entstehen durch Gärung stärkereicher Kohlenhydrate!*
Einläufe *sind besser als Digitalis!*
Stärke-Esser *sind kleine Alkoholiker, Stärke erzeugt Trunksucht!*
Früchte-Rohkost *ist die beste Medizin. Der Bluthochdruck geht zurück, die Blutfettwerte sinken!*

Richtiger Obstverzehr ist wichtig! *Obst ist immer basenbildend. Obst auf leeren Magen essen!*
99% der Nahrung ist heute tot; *und das wenige Frische wirft man noch in den Kochtopf!*
Kochkost lähmt den Darm. *Lebendige Nahrung aktiviert ihn wieder! Im Darm sitzt der Tod!*
*»**Verkalkung**« durch anorganische Mineralien aus Kochkost, mineralhaltigen Wässern, Kalziumtabletten!*
Fasten *ist die Operation ohne Messer!*
*Wir brauchen **Aminosäuren** und kein Fertigeiweiß vom Tier! Wir leiden an Protein-Überernährung!*

Inhaltsverzeichnis

Vorwort von Dr. med. Fritz Becker	11
Auftakt	14
Vorwort (1989)	29
Vorwort zur überarbeiteten und erweiterten Auflage (1991)	41
Willst Du gesund sein? Vergiß den Kochtopf!	57
Sind Früchte säurebildend?	72
Die Entdeckung der Natural Hygiene	76
Der richtige Obstverzehr	79
Früchtekost in Alaska	102
Fettsucht	130
Milch	155
Kalzium	166
Fasten	181
Sollen wir Brot essen?	186
Rheuma, Gicht, Ischias	211
Blutfette	226
Blutdruck	229
Makrobiotik	232
Verstopfung, Verdauungsstörungen	238
Prostata	241
Allergien	255
Erkältungen, Husten, Schnupfen, Heiserkeit	259
Schilddrüse, Nebennieren	266
Säuglingsnahrung	269
Zähne	273
Ohrensausen	274
Verstand oder Instinkt	276
Laktosebrot	281
»Im Darm sitzt der Tod!«	284
Darmtherapie	290
Was sollen wir trinken?	295
Lebendig oder tot?	303

Fabrikzucker und Bienenhonig	313
Sport und Leibesübungen	314
Insektizide, Pestizide, Herbizide	315
Richtige Lebensmittel-Kombination	319
Fleisch, Fisch, Eier	332
Zähne	342
Extremitäten	344
Verdauungskanal	345
Magen	346
Leber	346
Gekochte Nahrung	349
Menschen suchen die Wundermedizin	354
Kochkost hat den Menschen eine schnelle Degeneration gebracht	356
Rezepte	359
Ist Menstruation nötig?	365
Sex und Ernährung	367
Wie stärke ich meine Geisteskraft?	370
Warme Mahlzeiten	374
Hoher Blutdruck	377
Gibt es Schlacken im Körper?	385
Das Prinzip der Heilung	391
Disziplin	405
Wie werde und bleibe ich gesund?	414
Körpergerüche	427
22 Lebensregeln	429
Die »Sage« von der deutschen Gesundheit!	434
Warum hast Du Arthritis?	445
Lebensalter	454
Vitamine und Mineralstoffe	459
Die organische Revolution	466
Kaffee – Koffein	476
Warnung vor der Sonne?	481
Gesunde Feigen	490
Der Weg zur Gesundheit ist keine Selbstverleugnung!	493
Das CHO-Schnaps-Phänomen	498
Rohköstler sind keine wandelnden Skelette	501

Unterzuckerung (Hypoglykämie)	503
Früchte sind die gesundesten Lebensmittel!	507
Schwerkraft (Gravitation)	508
Umweltverschmutzung	510
Herz, Kur, Enzyme	512
Kräuter zur Heilung?	514
2500 km Blutgefäße weinen	517
Gewichtszunahme	519
Stärkekörner im Blut und Urin	523
80% bei gbK (gutbürgerlicher Kost) verwurmt!	530
Der Müsli-Wahn	533
Earthy Matters (Erdige Stoffe)	543
Wie Du höchste Kraft entwickelst!	545
Regeln der Natural Hygiene	547
Krebskongreß in Hamburg 1990	552
Zusammenfassung	554
Fragen und Antworten	560
Anhang	591
Bücher über die natürliche Gesundheitslehre	595
Literaturverzeichnis	597
Stichwortverzeichnis	604

Im Buch verwendete Abkürzungen:
gbK = gutbürgerliche Kost
NH = Natural Hygiene, englisch
NG = Natürliche Gesundheit, deutsch
M. D.= Medical Doctor, amerikanisch für Arzt

Vorwort Dr. med. Fritz Becker, Berchtesgaden

Die erste Auflage des Buches »Willst Du gesund sein? Vergiß den Kochtopf!« von *Helmut Wandmaker* war nach dem Erscheinen sehr schnell vergriffen, so daß eine Neuauflage notwendig wurde. *Helmut Wandmaker* ist kein Mediziner, er ist Kaufmann und hoch dekorierter und schwer verwundeter Infanterieoffizier des Zweiten Weltkrieges. Er verfügt über große Erfahrungen am eigenen Körper und über umfassende Kenntnisse in der Gesundheitsliteratur aus dem deutschsprachigen wie amerikanischen Raum, wie ich sie von keinem Autor kenne!

Sein Buch hat in der Bundesrepublik wie eine Bombe eingeschlagen und wird ein Markstein in der Geschichte der Ernährungsforschung werden! Er hat vielen Menschen die Augen geöffnet in Gesundheitsfragen, viel mehr noch in Ernährungsfragen. Ich habe das Buch, das ich zu Weihnachten 1988 von einem Bekannten geschenkt bekam, mit großem Interesse gelesen. Es betrifft das Gebiet, dem ich fast die Hälfte meines Lebens gewidmet habe: der **Gesundheitsvorsorge**!

Ich kenne *Helmut Wandmaker* seit 1951, als er mich in meinem ersten Kurheim im Allgäu besuchte. Damals hatte er sich, genau wie ich, der Waerlandlebensweise zugewandt. Der von *Waerland* empfohlenen Lebensweise ist er lange treu geblieben, erkannte aber, daß diese Ernährungsweise nicht ganz die richtige ist. Zum gleichen Ergebnis bin ich im Laufe von 30 Jahren auch gekommen. *Waerland* fehlte der letzte Schritt zur reinen **Naturkost**, deshalb starb er zu früh mit 79 Jahren. Sein Verhängnis waren die vielen erhitzten Körner und die zu reichlichen Milchprodukte, die seinen frühen Herztod bewirkten. Dennoch zeigt die laktovegetarische Ernährungsweise viel bessere Ergebnisse als die heute so viel gepriesene Vollwertkost. Sie ist noch lange nicht das Wahre, sie enthält noch viel zuviel erhitzte Körner. Sie ist zwar ein Schritt vorwärts, kann aber niemals unsere schweren Krankheiten heilen! Die Natur kennt keine Kompromisse, wie *Goethe* sagte. Wer gesund sein und ernste Erkrankungen heilen will, muß noch einen Schritt weitergehen, und zwar zu der Kost, die der Schöpfer für den Menschen bestimmt hat. Man kann das sehr leicht erkennen, wenn man nur einen Blick in die Bibel tut. In der Schöpfungsgeschichte (Genesis) steht ganz deutlich, für welche Kost der menschliche Körper gebaut ist. Dort heißt es: *»Siehe, ich habe Euch gegeben alles grüne Kraut, das da Samen trägt auf hartem Stengel, und alle Früchte der Bäume, die da Samen tragen, sie seien Euch zur Nahrung!«* Daran hat sich bis heute nichts geändert, genauso, wie sich der Körperbau des Menschen in den Jahrtausenden nicht geändert hat. Das Feuer, der Kochtopf und die Bratpfanne, heute noch zusätzlich Grill und Mikrowelle, sind dem Menschen zum Verhängnis geworden! Die totgekochte Nahrung, vor allem die Fleischkost zusammen mit den industriell bearbeiteten Nahrungsmitteln haben den Menschen die vielen Krankheiten eingebracht. Daß dieses stimmt, kann wohl am besten der Arzt in der Praxis erkennen, und zwar der, welcher noch normal und klar zu denken vermag.

Wenn man wieder zur **Urkost** zurückkehrt, kommt auch die Gesundheit zurück, und die Krankheiten verschwinden! Unsere heutige Medizin, die nur symptomatische Behandlung mit vielen chemischen Mitteln betreibt, kann niemals Krankheitsursachen beseitigen! Sie kommt deshalb auch niemals ans Ziel. Das müßte doch jedem Menschen heute einleuchten.

Schon immer hat es große Ärzte gegeben, die sich mit der Ernährungsfrage beschäftigt haben. Ich denke an *Hippokrates*, an *Bircher-Benner* und *Kollath*, aber auch an viele Laien, wie *Walter Sommer, Adolf Just, Richard Ungewitter, Drebber* und jetzt auch *Helmut Wandmaker*, die befruchtend gewirkt haben. Sie alle bemühten sich, die Menschen zur natürlichen Ernährung zurückzuführen.

Es gelang ihnen nur sehr schwer, weil der Widerstand von seiten der Hochschulmedizin und der Industrie zu groß war. Ein Vorwärtskommen wird erst dann möglich sein, wenn die Medizin umdenkt, sich die Politiker und das Gesundheitsministerium mit für die gute Sache einsetzen!

Bedauerlicherweise lernen die Studierenden auf den Universitäten nichts über Ernährung. Sie werden, was die Behandlung betrifft, in die Physik und Chemie hineinmanövriert. Später in der Praxis hüten sie sich, genauso wie die Heilpraktiker, über Ernährung zu sprechen, um keinen Patienten zu verlieren!

Helmut Wandmakers Gedankengänge teile ich als Arzt hundertprozentig, denn ich habe sie am eigenen Körper im Laufe eines langen Lebens (wer kann 91 Jahre nachweisen?) ausprobiert. Ich kann den Beweis dafür an Hunderten meiner Patienten erbringen. Man darf gewiß die Wahrheit sagen, ohne daß es eine Sünde ist. Man kann aber dadurch leicht in große Unannehmlichkeiten kommen. Dennoch, die Menschheit muß die Wahrheit hören, und sie kann sie finden in dem Buch von *Helmut Wandmaker!* Das sage ich als Arzt und Helfer der Menschheit.

Ich werde mich für die Verbreitung dieses Buches einsetzen, weil es soviel Wahres enthält. Ich kann es allen empfehlen, die nach **wahrer Gesundheit** streben oder sich von Krankheiten frei machen möchten. Es ist der richtige Weg.

Berchtesgaden, im Sommer 1989   Dr. med. Fritz Becker
                                                      Internist,
                                      Arzt für Naturheilverfahren

Auftakt

40 Jahre Forschungen auf dem Ernährungs- und Gesundheitssektor führen zu diesem Ergebnis:

1. Es gibt nur eine Krankheitsursache, und das ist die Vergiftung des Körpers!
2. Es gibt nur eine Heilungsart, und das ist die Entgiftung des Organismus!

So einfach sind diese beiden Lehrsätze,
wie alles Große einfach ist!

Die **Vergiftung** hast Du mit säurebildender Kochkost, Medikamenten und Stimulanzien selbst verursacht. Die **Entgiftung** folgt ausschließlich mit lebendiger, basenbildender pflanzlicher Rohkost, wobei Dein Körper der alleinige, natürliche Heiler ist!

Es gibt nur ein Weltall, eine Natur, ein Naturgesetz, einen Schöpfer (einen Gott oder Geist, wie immer wir das Höhere nennen wollen)!

Nach diesem Gesetz sind die Ernährungsgrundlagen für Mensch und Tier gleich: Du mußt die von der Natur geschaffenen Produkte roh essen. Die ca. 70 000 Tierarten in der Wildnatur halten dieses Gesetz ein. Nur der Mensch hat sich zum kochenden und milchtrinkenden Tiermenschen entwickelt. Nur dieses »Ausnahmewesen« nimmt Medikamente! Nur daraus resultieren alle Gesundheitsprobleme, ganz gleich, wie die Krankheiten heute genannt werden.

Millionen Jahre Entwicklung mit roher Naturnahrung haben den Menschen geprägt, an diese Rohmoleküle ist er angepaßt. Aber seine Gene haben sich trotz Kochkost kaum verändert. Erst Feuer und Kochtopf haben die ursprünglichen Nahrungsstoffe tiefgreifend verändert. Degeneration und Krankheit sind die Folge, wie das Bild auf Seite 28 drastisch zeigt. Kranker, wenn Du gesund werden und bleiben willst, dann gibt es nur eine Entscheidung: Kehre zu dieser Urkost zurück, nachdem Du einige Tage Deinen Körper durch völlige Enthaltsamkeit von Nahrung (Fasten) vorher entgiftet hast. Für diese Urkost gibt es eine einfache Regel: *»Iß die Nahrung frisch und roh, die Dir am besten schmeckt, am angenehmsten riecht und Dein Auge bezaubert!«*

90% Deiner Vitalität, Nervenkraft und Energie hängen von diesem einfachen Satz ab!

Daneben sollten Dich stets begleiten: frische Luft Tag und Nacht, Sonnenschein, reines Wasser, kräftige Bewegung, Ruhe und Schlaf! Streß ist notwendig und nicht vermeidbar, aber Überstreß mußt und kannst Du vermeiden!

Warum führen wir Menschen diese einfachen Grundsätze nicht durch? Nur unsere Gewohnheiten und die mangelnde Geistes- oder auch Willenskraft, über unser wahres Dasein nachzudenken, verhindern das!

»Wahre menschliche Kultur gibt es erst, wenn nicht nur die Menschenfresserei, sondern jeder Fleischgenuß als Kannibalismus gilt!«

(Wilhelm Busch)

Heute muß sich das Naturgesetz verteidigen und nicht unsere degenerierte falsche Lebensweise! So traurig ist es im AIDS-Zeitalter! Die Mikroben sind die Feinde, die zu bekämpfen sind, und nicht unsere ständigen Übertretungen gegenüber dem Natürlichen! Viren und Bakterien sind aber in Wirklichkeit unsere Freunde, weil sie mithelfen, unseren selbst angehäuften Schmutz aufzufressen. Würden sie nicht dasein, wäre unsere Lebenserwartung eine ganz kurze! Auch bei AIDS sind nicht die toten Viren die Urheber der Infektion, sondern es ist der Boden, den wir mit unserer toten Kost, den Stimulanzien wie Salz, Gewürze, Kaffee, Tee, Kakao, Schokolade, Schnaps, Zigaretten und den kaum zählbaren Medikamenten vorbereitet haben! So glaube ich, daß bei dem an AIDS Erkrankten eher das giftige Medikament AZT (Azidothymidin) sein Ende beschert als das sagenumwobene »Virus«. Wir »medikamentieren« uns eher zu Tode, als die allein schuldige Lebensweise zu ändern! Der bekannte franz. »Kräutermann« *Mességué* sagt in seinem neuen Buch: »Heilpflanzen«[23], daß 60% unserer heutigen Krankheiten von Medikamenten verursacht werden!

> *Ein Weiser sagte zu unseren falschen Eßgewohnheiten: »Es ist immer verlockend, die Zukunft zu opfern, um die Gegenwart ungestört genießen zu können!«*

Es ist ein großes Unglück, daß fast alle unsere Lebensmittel kein **Leben** mehr enthalten, sondern **tot** sind! Schau Dir im Supermarkt die Nahrung an, wieviel findest Du in Dosen, Packungen: alles Fabrikware, verfeinert, verändert, haltbar gemacht! Selbst die Milcherzeugnisse sind heute sterilisiert, homogenisiert und pasteurisiert und damit zur toten Nahrung degradiert. Am schlimmsten sieht das bei der **H-Milch** aus, die fast alle gedankenlos kaufen!

Und welche kleine Ecke enthält frische Lebensmittel? Nur Obst und Gemüse, das leider auch von uns Menschen ständig verändert wird mit zuviel Kunstdünger, Insektiziden, Pestiziden. Zuerst wird der Boden zerstört, anschließend Pflanzen und Wald, am Schluß Tier und Mensch!

Schuld hast Du selbst! Warum kaufst Du nicht biologisch gezogene Früchte und Gemüse? Der Kaufmann stellt das bereit, was Du wünschst; denn er will und muß Geld verdienen. Es nützt aber das beste biologisch gezogene pflanzliche Produkt nichts, wenn Du es anschließend im Kochtopf zur toten Materie beförderst! Für dieses ständige Vergehen gegen das Naturgesetz werden wir den Wegezoll entrichten müssen!

Vor 50–60 Jahren gab es noch gar keine Fertigpackung im Laden, nur Ersatzkaffee vielleicht. Ich bin in so einem »Hökerladen« aufgewachsen. Ich kann das genau beurteilen; denn ich habe in den Ferien oft die Kundschaft bedient. Heute zeigen unsere Körper trotz allgemeiner Fettsucht ganz offensichtlich die aus der toten Nahrung entstandenen Mangelerscheinungen und Krankheiten.

Nur lebendige Enzyme, unsere besten Helfer, von denen es Tausende gibt, schaffen aus lebendiger Nahrung lebenstüchtige Zellen, aus denen dann ein lebenskräftiger Körper aufgebaut wird. Und diese »Ware« geht dann sehr leicht ohne Störungen durch unseren Verdauungstrakt! Frische Nahrung liefert alle notwendigen Enzyme für die Verdauung mit.
  Aber die tägliche **Millionenwerbung** wäscht unser Gehirn in die Gegenrichtung.
  »Köstlich der Inhalt von . . .« Es wird nur an die Gaumengelüste appelliert. Was mit unserem wertvollen Körper geschieht, den wir nun einmal vom Schöpfer bekommen haben, ist der Industrie vollkommen egal. Hauptsache, daß das Geld in der Kasse klingelt!

> *Du machst die Gewohnheiten, und nachher machen die Gewohnheiten Dich!*

  Wenn Du Dich als Verbraucher nicht änderst, ändert auch der Kaufmann nichts. Warum soll er sich auch diese Mühe geben, wenn Du es nicht willst. Ich habe früher versucht, unsere Reformabteilungen immer größer auszubauen, aber sie mußten wieder verkleinert werden. Nur der Zuckerkranke findet ein immer größeres Angebot, leider auch toter Lebensmittel. Warum nur dieser Kranke? Er muß! Der Knüppel liegt beim Hund! Wir haben bereits 2 Mill. Diabetiker!
  Warum müssen wir denn alle erst kaputt sein? Warum sorgst Du nicht selbst dafür, daß ein moderner Supermarkt von heute zumindest zur Hälfte aus frischer, lebendiger Nahrung besteht? Warum glaubst Du Professoren, die für jedes Gutachten zu haben sind und tote Kost preisen? Warum gibst Du der Natur keine Chance? Warum mußt Du Dich der Hilfsmedizin und dem Messer des Chirurgen ausliefern?
  Fragen über Fragen; aber nur Du selbst kannst sie beantwor-

ten. Es ist eine Sisyphusarbeit, Deine Umgebung zu ändern; aber es ist nicht verboten, daß Du bei Dir selbst anfängst! Fahre zumindest Du, der Du dieses Buch liest, die reiche Ernte ein! Nur Dein Beispiel wird Schule machen, nicht das Reden! Ich sage das immer wieder den vielen Fragestellern, die traurig sind, daß Familienangehörige nicht mitziehen.

Deine Gesundheit wirkt ansteckend!

Die falschen Gewohnheiten, die allein die Ursachen aller Erkrankungen sind, haben aber ein zähes Leben! Diese sind auf dem Ernährungssektor am schwierigsten zu ändern. So wie meine Großeltern, meine Eltern getafelt haben, muß es richtig sein. Sie sind dabei auch alt geworden, glaubt man. Der Glaube kann Dich sicher unterstützen, aber nichts an den nackten Tatsachen der Naturgesetze ändern!

Jeder muß diese schwere Entscheidung einer Umkehr ganz allein treffen. Ich bin nicht Dein Lehrmeister! Erst recht bin ich kein Arzt. Ich »behandle« nicht. Als unternehmerischer Kaufmann im Rentenalter möchte ich Dir nur meine Erfahrungen weitergeben! Meine schweren Infektionskrankheiten und Verwundungen im Krieg mit ständigem Überstreß (allein 4 Jahre in Rußland) und daraus resultierenden Gesundheitsproblemen waren meine Lehrmeister! Medizinische Anfragen bleiben unbeantwortet!

Ich möchte aber dem Lernwilligen und den vielen in gesundheitliche Not Geratenen helfen. Du wirst auf eine andere Bewußtseinsebene geführt. Ich habe dafür viel Lehrgeld gezahlt. Du bekommst das fertige Endprodukt. Die Neunmalklugen interessieren mich überhaupt nicht. Dabei sind die größten Störer die ersten, die zu mir kommen, wenn sie »flach liegen«. Das Urteil lautet dann: . . . zu spät!

Alle Kreaturen entwickeln sich in Harmonie in ihrem Umfeld, um friedlich und glücklich zu sein, nicht, um zu leiden! Die Natur kennt keinen »Krankheitsplan«, sie will immer Deine Gesundheit. Nur wenn Du ihre Gesetze mißachtest, muß sie in Deinem Interesse eingreifen, weil sie Dich retten will!

Auf diesem Weg zum Gipfel unbändiger Gesundheit, zum Glücklichsein, muß ich einige Legenden über die Grundnahrungsmittel zerstören, wie zum Beispiel über das gesunde Brot, das in Wirklichkeit gefährlichen, säurebildenden Kleister erzeugt und mit seinen erdigen Stoffen die Hauptschuld an der vorzeitigen Verknöcherung und Vergreisung trägt. Die sauren Brot- und Getreideprodukte rauben uns das wertvolle Kalzium aus den Knochen, wobei sie selbst kaum Kalzium enthalten! (Brotrheuma, Brotgicht)

Oder die »gute« Kuhmilch mit ihrem schwerverdaulichen Kasein-Eiweiß, die uns die meisten Hautkrankheiten und Allergien bringt. Wir stehlen dem Kalb die Milch, dafür werden wir bestraft! Auch hier bildet der Mensch wieder eine einsame Ausnahme aller Lebewesen! Oder kennst Du eine ausgewachsene Kuh, die an der Brust ihrer »Schwester« Milch saugt, um sich zu ernähren?

Aber die Kuhmilch enthält doch so viel Kalzium, das wir dringend für unsere Knochen benötigen! Warum haben denn die am meisten Milch verzehrenden westlichen Völker das miserabelste Knochensystem? Das an das schwerverdauliche Kasein-Eiweiß gebundene grobstoffliche Kalzium kann der Mensch nicht verwenden, erst recht nicht, wenn die Milch, wie auf Seite 16 erwähnt, durch Manipulation gefährlich verändert, abgetötet wird.

Der degenerierte Kulturmensch ist das einzige Lebewesen der Erde, das seine Nahrung durch Kochen zerstört, Milch trinkt nach der Entwöhnung von der Mutterbrust, Medikamente und giftige Getränke wie Kaffee und Schnaps trinkt und seine Lunge mit Glimmstengeln zerstört!

Es ist Deine Entscheidung ganz allein, wie hoch Du diese Leiter zur Gesundheit erklimmen willst. Das Ziel hast Du erst erreicht, wenn Deine Geschmacksnerven wieder erstarkt sind und totes, zerkochtes Gemüse, schmackhaft gemacht durch Krücken wie Salz, Fett und Gewürze, ablehnst und nach einem Apfel lechzt! Du wirst erst dann dieses Wohlgefühl merken, wenn Du die **gutbürgerliche Kost (gbK)** nicht mehr verträgst kannst, Du mußt Kolik kriegen, Dir muß richtig übel werden.

Solange Du noch alles vertragen kannst, wie ein »ausgeleierter« Traktor, bist Du noch himmelweit vom Ziel entfernt! Kompromisse mußt Du ganz alleine verantworten, aber halte Dir immer vor Augen, daß Kompromisse über Kompromißkrankheiten zum Kompromißtod führen!

Nun, der steinige Weg lohnt sich! Im Grunde brauchte ich Dir gar nichts mehr zu sagen als diese einfachen Regeln, die Du am Anfang vernommen hast. Es gibt Tausende von Diät- und Gesundheitsbüchern. Wer hat denn nun recht? Gerade aus dieser Tatsache der Vielfalt kannst Du bereits erkennen, daß alle falsch sind, wenn sie nicht konsequent das Naturgesetz vertreten. Du allein kannst dann testen, wer recht hat: die sogenannten »Wissenschaftler« oder die Natur! Recht hat nur das Naturgesetz, daran sollte es keinen Zweifel geben. Ich weiß aber, daß ich selbst immer nach neuen und umfassenderen Erkenntnissen gesucht habe. Genauso wird es Dir ergehen. Darum will ich Dir mit diesem zweiten Buch behilflich sein! Es wird manch hartes Wort gesagt; aber ist das Leben nicht selbst hart? Immer war ich bestrebt, die Wahrheit zu finden, auch wenn diese uns manchmal unbequem ist.

Frau Dr. med. Kingsford hat 1880 ihre Doktorarbeit in Paris über das Thema: »Die perfekte Nahrung für den Menschen«[24] geschrieben. Sie erwähnte im Vorwort, daß mancher »Wissenschaftler« sie als Utopistin bezeichnen wird. Das hat sie vor über 100 Jahren nicht davon abgehalten, die Wahrheit zu sagen. In diesem kleinen Buch, das ich kürzlich in den USA fand und das *Dr. A. Aderholt* in das Deutsche übersetzte und herausgab, steht genau das gleiche Grundgesetz, wie ich es hier erläutere!

Lernte der Mensch daraus? Nein, er ist immer noch tiefer in den Kochtopf verstrickt. Schaue Dir die vielen Gourmet-Rezepte an, die Du täglich in den Illustrierten, aber auch in den »Gesundheitszeitschriften« liest. Alle kennen nur die Verführung unseres Gaumens, sonst gar nichts!! Das Geldverdienen steht obenan, nicht Deine Gesundheit! Und von der Krankheit lebt die gewaltige Medizinhierarchie!

Mit Medikamenten, künstlichen Vitaminen und Mineralstoffen kommt dann unweigerlich die Reparaturmedizin, die Dich nicht retten kann, im Gegenteil, Dein angeschlagener Körper muß neben den eigenen Schlacken auch diese Gifte unschädlich machen und hinausbefördern! Das ist aber eine weitere Schädigung, die Folgen sind unabsehbar! Medikamente, die einen Gesunden krank machen, sollen einen Kranken zur Gesundheit führen? Wer kann nur so krank denken?

> »Alles, was wir wirklich lernen, ist eine Ansammlung von Vorurteilen, mit denen wir bis 18 Jahre mit einem Breilöffel gefüttert werden!«
>
> (Albert Einstein)

Ich sagte bereits, daß ich Kaufmann bin und kein Schriftsteller. Stilistische Fehler bitte ich zu entschuldigen, ferner das »Du« und das Direkte, das gerade beim ersten Buch den meisten Lesern gefallen hat.

»Willst Du gesund sein?« »Vergiß den Kochtopf!« Gesund wirst Du nur, wenn Du Kochen, Braten, Backen, Fritieren usw. vergißt! Die Hitzebehandlung hat nicht nur unsere Nahrungsmittel zerstört, sondern auch uns Menschen zu Krüppeln degeneriert. Betrachte noch einmal aufmerksam das Bild mit der Entwicklung vom Menschenaffen zum Bier trinkenden und rauchenden Tiermenschen!

Du wirst in diesem Buch über den Perser *A. T. Hovannassian* aus Teheran lesen, der ein 567seitiges Buch über »Raw Eating«[74], »Rohkost« in armenischer Sprache geschrieben hat, das 1967 verkürzt in Englisch mit 160 Seiten herauskam.

> *Beginne heute mit Deinem neuen Leben; denn morgen kann es zu spät sein!*

Das Perserbuch wird Dich zusätzlich aufrütteln; denn *Aterhov*, wie er sich abgekürzt nennt, hat zwei Kinder im Alter von 10 und 14 Jahren durch Ernährung mit toter Kost und falsche medizinische Behandlung verloren. Sein drittes, reines Rohkostkind, *Anahit*, ist jetzt 31 und hat noch niemals einen Happen Kochkost gegessen. *Aterhov* selbst konnte mit 61 Jahren nicht einmal 2 Treppenstufen mehr steigen und hatte viele Krankheiten.

Aterhov hat nichts von der Existenz der NH – Natural Hygiene (natürliche Gesundheitslehre)* in den USA seit 1822 – gewußt. Er empfiehlt auch Körner, Hülsenfrüchte, Brot; aber, und das ist wichtig, nur in gekeimter Form und nicht hitzebehandelt. Dann sind diese Pflanzenprodukte wieder Gemüse geworden, daher roh, frisch und gesund geblieben. Auch die richtige Kombination der Nahrungsmittel hat er noch nicht berücksichtigt. Er verteidigt aber strikt das unveränderte Naturprodukt. Wenn Du nur einen Happen Kochkunst zu dir nimmst, erklärt er, dann nenne Dich nicht Rohköstler!

Versuche doch selbst die Rohkost, die ich in diesem Buch empfehle. Du wirst sehr bald merken, wohin die Reise mit Dir geht. Du wirst nach Anfangsschwierigkeiten, die mit der Umstellung zu tun haben, in kurzer Zeit schlank und gesund mit bisher nicht gekanntem »euphorischem« Glücksgefühl. Die entstehenden Gesundheitskrisen haben ihre Ursache in Deiner früheren falschen Lebensweise. Es sind Entgiftungsschmerzen. Dein Körper bekommt eine wunderbare Beweglichkeit und Zähigkeit. Du läust auf einmal Deinen Gleichaltrigen davon.

Der erwähnt *Aterhov* empfiehlt eine Nahrung von täglich 1 kg Obstrohkost. Diese Menge wäre ausreichend, das menschliche Leben aufrechtzuerhalten; aber für die Krebszelle sei das Todesurteil gesprochen! Er sagt: »Krebs ist die Tochter des Kochtopfs!«

---

* Nähere Informationen über die natürliche Gesundheitslehre erhältst Du auf Anfrage bei der Gesellschaft für natürliche Lebenskunde e.V., Postfach 99, 27718 Ritterhude.

Krebs ist die Tochter des Kochtopfs!

Wenn *Aterhov* Obstrohkost als äußerst wirksam bei dieser schweren Krankheit empfiehlt, die immer das Endstadium der chronischen Erkrankungen repräsentiert, wie beeinflußt sie erst die einfacheren akuten und chronischen Krankheiten!

Es ist aber nie die direkte Wirkung von Nahrungsmitteln. Immer ist es der Körper ganz alleine, der heilt. Daher gibt es auch keinerlei Kuren! Die Belastung ist aber bei natürlicher Rohkost so gering, daß unser Körper sofort mit der Hausreinigung beginnen kann! Du alleine mußt es probieren und entscheiden!

Laß Dich nicht mehr von den unzähligen »wissenschaftlichen« Büchern beeinflussen; denn zumeist ist die Wissenschaft der letzte Stand des Irrtums!

Wenn es nach der »herrschenden« Wissenschaft geht, so lehnen diese Vertreter auch heute noch den Begriff »Schlakken« ab. Was ist denn dieser Schleim, der bei einer Erkältung in Massen aus der Nase und dem Rachen herauskommt? Ich werde in diesem Buch die Ablagerungen eingehend erläutern! Du kannst selbst diesen Irrtum erkennen, wenn Du dem Naturgeschehen gehorchst und seinen Gesetzen folgst!

> *»Lieber geht der Mensch zugrunde, als daß er seine Gewohnheiten ändert.«*
>
> Leo Tolstoi

Diese Wahrheit ist einfach zu erkennen, aber schwer durchzusetzen!

Wenn man überhaupt den degenerativen Niedergang unseres westlichen überzivilisierten Menschen noch verhindern will, müßten Milliarden DM für die Aufklärung zur Vorbeugung ausgegeben werden. Milliarden DM sollten statt zur nutzlosen »Bekämpfung« von Mikroben dafür aufgewendet werden, endlich die natürliche Gesundheit zu propagieren. Von allen Litfaßsäulen, aus jeder Zeitung und vor allem per

Fernsehen sollten eindringliche Appelle auf eine alternative, gesunde, vorbeugende Lebensweise hinweisen. Das wäre Aufgabe des Staates und nicht die Präsentation rauchender Politiker!

»Wer nicht hören will, muß fühlen«, sagt die Natur. Wer aber die Prinzipien der Gesundheit einhält, sollte zu 100% die Krankenkassenbeiträge zurückbekommen! Auch die Firmen, die die Hälfte dieser horrenden Kosten zwangsweise finanzieren, müssen ebenfalls ihren Anteil erstattet bekommen. Der falsche Mantel »Solidargemeinschaft« sollte nicht die selbstverschuldeten Kranken decken, die unentwegt saufen, fressen, rauchen und das kranke Erbgut noch ungeniert weitergeben (die Eiweißmassen putschen die Sexualnerven auf, was in Wirklichkeit eine weitere ständige Entnervung und Degenerierung bedeutet), sondern diejenigen schützen, die die naturgesetzlichen Bedingungen einhalten und die nicht die Krankenkassen belasten. Das »Weg vom Arzt-Syndrom« muß honoriert werden und nicht das Rennen in die Warteräume. *»Hilf Dir selbst, dann hilft Dir Gott!«*

Wie im alten China sollte der Arzt dafür bezahlt werden, wie er eine Familie gesund erhält. Wir werden sehen, wie viele Ärzte dann noch studieren, wenn sie nicht mehr aus dem Milliardentrog finanziert werden können! Der Arzt muß dann nämlich erst selbst ein Beispiel für Gesundheit und langes Leben liefern. Und das fällt ihm heute verdammt schwer. Die Ärzte leiden an denselben Krankheiten wie ihre Patienten und rangieren in der Tabelle der Lebenserwartung eher an der unteren Skala! Wie kann man da erwarten, daß sie Gesundheit garantieren?

Ich möchte hier aber kein Feindbild aufkommen lassen. Ich bin mit Ärzten befreundet, die die Dinge genauso sehen wie ich, aber leider wegen des herrschenden Systems nicht die Wahrheit sagen dürfen. Das wäre ihr sicherer Untergang. Er würde wie *Dr. Issels*, der für die Ganzheit kämpfte, im Gefängnis landen! So stark ist heute noch die weiße Hierarchie! Ich weiß, daß der quicklebendige *Minister Blüm* diese Wahrheit mit durchsetzen könnte. Vielleicht könnte er noch sein Übergewicht abbauen und sein Rauchen einstellen; dann wäre er noch stärker. Er scheut, Gott sei Dank, vor keiner Heuchelei zurück! Was wäre, wenn alle Politiker, ganz gleich welcher Farbe, diese schon ewig geltende Binsenwahrheit über Gesundheit und Krankheit von allen Podien propagieren würden? Die Einnahmen aus Alkohol- und Nikotinsteuern (Heuchelei des Staates) würden natürlich sinken; aber die Milliardeneinsparung bei der Krankenversorgung würde alles wieder quitt machen.

Das hört sich gut an, nicht wahr? Aber der größte Feind, der Mensch mit seinen bequemen Gewohnheiten, will ja noch weniger arbeiten, noch mehr Freizeit haben, noch mehr verdienen, damit er noch mehr »falsch« genießen kann. Das steht als Bollwerk dagegen!

Der Chefarzt einer Rehabilitationsklinik sagte mir vor einiger Zeit, daß vor 25 Jahren noch die Kranken zur Kur mit der Eisenbahn anreisen mußten. Sie sollten an der frischen Nordseeluft auf Schusters Rappen marschieren. Er mußte diejenigen, die mit dem Auto kamen, melden. Bei ihnen wurde der Kurzuschuß einfach gestrichen. Heute soll er, dem »knieweichen« Personenschutz folgend, am liebsten Raucherräume einrichten. Lungenheilstätten haben neuerdings diese Raucherräume, obgleich jedermann weiß, daß 70% der Lungenkrebse Rauchen als Ursache haben! Aber lieber lassen sich diese Leute Beine und Arme abhacken, als das Rauchen aufzugeben.

Altes Rom, Du bist nicht weit entfernt!

Heute kommen aber die Leute mit »dicken« Autos zur »Kur«, fahren ihre fetten Bäuche spazieren, hauen sich voll mit totem Zeug und trinken sich unter den Tisch! Und das soll der Gesundlebende finanzieren. Das ist eine schöne Solidargemeinschaft! Keine Selbstverantwortung mehr!

Aber warte nur ein Weilchen, das harte Naturgesetz nimmt auf niemanden Rücksicht. Der Sensenmann kommt, zu früh, zu unerwartet! Aber Du allein lädst ihn unentwegt und unbekümmert ein!

Unser »Haus«, der Mensch, ist aufgebaut. Wir benötigen daher nur noch Minimengen Protein für die Reparatur dieses Hauses. Wir essen aber solche Mengen, daß wir meinen, wir müßten noch einige Stockwerke draufsetzen! Der heutige Eiweißrummel ist unbegreiflich. »Sandwiches« und »Hamburger« hat die Natur nicht vorgesehen.

Medizinische Wissenschaftler erklären unaufhörlich, daß besonders der ältere Mensch mehr Eiweiß essen müßte. Umgekehrt ist es! Sein Körper wird schon gebrechlich und sein Stoffwechsel träge. Er muß also weniger Proteine zu sich nehmen; denn er hat schon jetzt schwer mit dem bereits angehäuften »Eiweißmüll« zu kämpfen!

Nach 25 Jahren etwa hat sich der menschliche Rahmen stabilisiert. Nur stark körperlich Arbeitende und Sportler benötigen etwas mehr Eiweiß, weil sie keine Muskelmasse verlieren sollten. Pflanzliche Aminosäuren, kein Fertigeiweiß aus Tierleichen, sind am besten und am leichtesten aufnehmbar.

Je mehr überflüssiges Eiweiß Du ißt, je geringer ist Deine Leistungsfähigkeit und Lebenserwartung! Du reduzierst Deine Nervenenergie und häufst Gifte an!

Anfang der 70er Jahre hat *Dr. Meyer* von der Universität Pretorias, Südafrika, einen bemerkenswerten Test gemacht:

Dr. Meyer gab 27 Erwachsenen täglich ca. 60 g Erdnüsse, Cashews oder Walnüsse und ½ bis ¾ einer Avocado. Diese Kost wurde ergänzt mit frischen Karotten, Tomaten und frischen und getrockneten Früchten. Diese Art Nahrung zeigt eine starke Überlegenheit, die Übergewichtigen nahmen bis zu ihrem Idealgewicht ab. Der Blutdruck ging zurück, die Cholesterin- und Triglyceridspiegel verminderten sich.

Jetzt machte *Dr. Meyer* mit seinen Kollegen ein weiteres Experiment mit Sportlern, die abwechselnd konventionelle Fleisch-, Kohlenhydrat- und Früchtekost erhielten. Neun Rennläufer zwischen 17 und 24 erhielten ein Jahr lang Fleischkost. Während dieser Zeit übten sie täglich eine Stunde. Für einige Wochen wurde eine Kost mit hohem Eiweißgehalt gegeben, gefolgt von einer mit hohem Kohlenhydratanteil. Dieses geschah unmittelbar vor einem Wettbewerb, bei dem sie 8 km laufen mußten. Unmittelbar darauf bekamen sie für 2 Wochen Früchtekost. Sie liefen denselben Kurs. Alle neun Läufer verbesserten ihre Leistung!

> »Iß roh, dann wirst Du froh, iß kalt, dann wirst Du alt!«
> (Volksmund)

Dieses Beispiel zeigt, daß zuviel Eiweiß die Energie vermindert, die eiweißarme Früchtenahrung sie aber erheblich steigert!

Du wirst über erstaunliche Erfolge bei reiner Obstkost in Alaska hören, wo ich über den Sportler *Al Pedersen* berichte, der in der Kälte Höchstwerte erringt!

Ich bin völlig unabhängig und kann mir daher erlauben, so zu reden, wie ich das Problem sehe. Niemand kann mich davon abhalten. Wer soll denn die Wahrheit propagieren, wenn nicht die paar Aufrechten?

Ich versuche, auch so zu leben, wie ich »predige«. Ich bitte auch Dich, Dein Vorbild wirken zu lassen zum Wohle Deiner Kinder und der noch Leidenden!

Tellingstedt, im Sommer 1988   Helmut Wandmaker

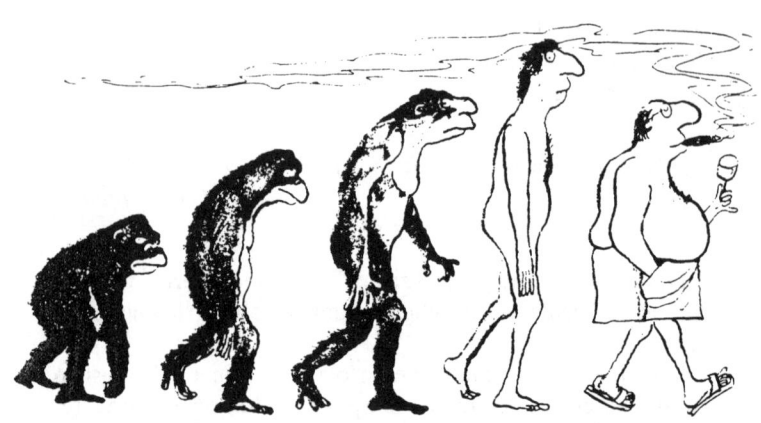

Vom Primaten zum »zivilisierten« Wohlstandsmenschen

Vorwort (1989)

Überraschend geht die 1. Auflage zu Ende. Das Buch fand begeisterte Aufnahme, weil es das erste Buch nach *Walter Sommers* »Urgesetz der natürlichen Ernährung«[25] in deutscher Sprache ist, das kompromißlos die Natur als die beste Lehrmeisterin verteidigt.

Täglich erreichen mich »überschäumende« Berichte über dramatische Verbesserungen ihres Gesundheitszustandes der Briefschreiber. Eine Dame schreibt, mein Buch würde das Wassermannzeitalter einleiten. Eine andere hat alle ihre Gesundheitsbücher in den Müll geworfen. Selbst von praktizierenden Ärzten kommen Zustimmungen. Die Zeit wäre reif zur Umkehr!

Ich begrüße daher besonders, daß ein so erfahrener Arzt wie der 91jährige *Dr. Becker* das Vorwort zu dieser 2. Auflage geschrieben hat. *Dr. Becker* hielt noch bis zu seinem Tode wochenlange Schulungskurse von täglich 8 bis 20 Uhr ab mit Vorträgen über Fasten, Ernährung, Atemübungen, Dehn- und Bewegungsübungen, Augengymnastik usw. und stand noch jeden Morgen kopf! Ärzte, Heilpraktiker und »Gesundheitsprediger« bis 91 bitte nachmachen, dann seid Ihr das beste Vorbild für Eure Patienten ohne »Hilfsmittel«! Diese wenigen Aufrechten muß man leider mit der Stecknadel suchen!

Abstammungsmäßig ist der Mensch ein **Frugivore**, darüber gibt es keinen Zweifel! Aber immer wieder habe ich in diesem Buch darauf hingewiesen, daß mit Beginn der Rohkost, besonders der Obstrohkost, eine intensive »Hausreinigung« des Körpers beginnt. Jetzt kommt der Stolperstein, der »Probierer« der Naturkost wird wankelmütig. Er meint, die Früchte haben ihm diese Ausscheidungsprozesse beschert. Er will zur mäßigen Gemüserohkost oder gar Kochkost zurückkehren. Die aufgestöberten Schlacken (abgelagert oft seit der Kindheit) gehen in die bekannten Läger (Rheuma/Salzlager) zurück. Es herrscht wieder eitel Sonnenschein! Du behältst aber Deine Krankheiten, es droht ganz sicher der Übergang in das chronische Stadium! Selbst eifrige Befürworter der Frischkost haben diese Tatsachen nicht begriffen. Auch sie fallen um und kehren zur »weichen« Kost, gar zur »angenehmeren Homöopathie« oder zu Kräuterkuren zurück! Nicht die beste Nahrung, das Obst, bewirkte den »Aufruhr«, sondern Dein kranker Körper konnte erstmalig durch die sofort zur Verfügung stehende »Obstenergie« mit »Miniabfall« reagieren!

Krankheit ist die Anstrengung der Natur, Dich gesundzumachen. Krankheit wird nicht von Feinden (Mikroben) oder Kräften jenseits der Wolken erzeugt, sie ist selbstverschuldet!

Nahrung heilt aber nie direkt. Es ist immer der Körper, der antwortet!

Erkrankungen sind also schon Heilungsvorgänge.

Es gibt zu diesem Heilprinzip keine Alternative! Alle Medikamente, ganz gleich welchen Ursprungs, sind Täuschungen und Gifte, die zusätzlich zur Krankheit hinausbefördert werden müssen. Das bedeutet nun aber nicht, daß Kranke, die jahrzehntelang falsch gelebt haben und täglich Medikamente nehmen, diese Notfallmedizin jetzt über Bord werfen sollten. Das wäre katastrophal. Ich habe schon zu Anfang erklärt, und ich wiederhole das hier energisch: Du mußt Dich mit einem **erfahrenen** Arzt oder Heilpraktiker verbünden, die Empfehlungen zur **Übergangskost** befolgen und unerschütterlich Dein Ziel ansteuern, eine strahlende Gesundheit zu erreichen! Ich bin kein Arzt und gebe keine medizinische Auskunft. Ich sage nur, wie ich die Gesundheit sehe und selbst vorlebe. Mich erreichen trotz meiner Bitte, von Anfragen abzusehen, täglich mündlich und schriftlich erschütternde Berichte von jungen Menschen mit schwersten Krankheiten. Sie suchen den letzten Strohhalm. Sosehr ich mit diesen mitleide, ich muß gesetzlich schweigen.

Bei meinen Vorträgen kommen immer wieder Zweifel über die Proteinversorgung des Körpers auf, wenn ich Früchte und etwas Gemüse/Nüsse als Roh- und Grundkost für den Menschen schildere. Wir brauchen uns doch nur die pflanzenfressenden Tiere anzuschauen. Woraus wächst denn beim Ochsen das Steak, das Du heute mittag vielleicht mit Genuß vertilgt hast? Bekommt er auch Eiweiß, Eier, Kochkost, Kaffee, Tee, Kakao, Schokolade, Zigaretten, Schnaps usw.? Dazu muß die Kuh noch die eiweißreiche Milch, bestimmt für ihr Kalb, für die Menschen, die ewig Säuglinge bleiben wollen, ungefragt hergeben! Wer füttert die mit uns verwandten Primaten oder das größte Tier, den Elefanten, mit den oben aufgeführten Genußmitteln? Natürlich darf es auch keine Unterversorgung mit Proteinen geben. Sie würde ebenfalls ernste Probleme aufwerfen. In meinem Vorwort zur 6. überarbeiteten Auflage gehe ich darauf näher ein.

Eiweißreiche Nahrung macht im Gegenteil nach anfänglicher Stimulation krank und müde. Vergiftetes Blut macht müde! Ein Körper mit sauberen Kräfteströmen ist nie müde, benötigt viel weniger Schlaf und ist stets kräftig und lebendig!

Bei einer lebendfrischen Nahrung brauchst Du Dir keine Sorgen über Eiweiß, Fette und Stärke zu machen. Mutter Natur hat mit ihrer **SonnenKost*** alles bestens mit ihrem eigenen Feuer, der Sonne, zubereitet, in vollkommener Zusammensetzung mit allen entdeckten und noch nicht entdeckten Vitaminen, Mineralstoffen, Spurenelementen usw., die ein lebendiges, leistungstüchtiges Lebewesen benötigt! Bei der SonnenKost brauchst Du über Fettsucht, Untergewicht und Kalorien nicht mehr nachzudenken. Alles pendelt sich automatisch ein! Du brauchst nur den Kochtopf zu vergessen. Vor dem Essen kommt aber immer erst der Geist, der Dir den Befehl zur Umkehr geben muß. Erst den Kopf reinigen, dann den Körper, danach mäßig lebendfrische Nahrung zu Dir nehmen. Auch das Überessen guter Lebensmittel erzeugt Reibung und macht krank!

Beim Menschen als das zäheste Lebewesen ist es nicht anders. Alle seine Krankheiten und seinen frühen Tod hat er sich selbst zuzuschreiben, weil er sich fortgesetzt täglich gegen das eherne Naturgesetz vergeht! Es gibt auch keinen strafenden Schöpfer. Der Mensch peinigt sich selbst, weil er seinen degenerierten Geschmacksnerven gehorcht. Nur grobe Klötze wie

---

* siehe Marilyn Diamond »Neue Eßkultur mit SonnenKost«[2]

lz, Pfeffer, Gewürze, totgekochte Fette, Nikotin und Koffein spurt er noch. Die feinen Nuancen der natürlichen **Rohkost** muß er erst wieder spüren lernen! Und das kann lange dauern. Krank wurdest Du auch nicht von heute auf morgen. Also plane für die Wiedererlangung Deines natürlichen Instinktes ein bis drei Jahre ein!

Weiter kommt die Angst, man sei mit Rohkost nicht leistungsfähig genug. Ein Langstreckenläufer (bis 100 km) schreibt, daß er nach 10 Tagen Obstkost nicht mehr so viel leisten könnte. Man stelle sich vor, 49 Jahre falsche Ernährung und 10 Tage Obstkost! Was erwartet so ein Mann von der Natur, gegen die er sich bisher sträflich versündigt hat? Gerade habe ich auf Seite 26 über die sportlichen Versuche von *Dr. Meyer* berichtet.

> *»Mit Schleim gefülltes Blut ist wie ein verstopftes Ofenrohr, das niemals gesäubert wurde. In Wirklichkeit ist es bei unserem Blut noch viel schlimmer, weil der Abfall von Eiweiß und Stärke es zähflüssig und klebrig macht. Besonders Milch liefert einen perfekten Klebstoff!«*
> *Prof. Arnold Ehret*

Die Formel lautet: *»Je weniger Du ißt, desto leistungsfähiger bist Du! Vitalität entsteht aus einem sauberen Blut, das ungehindert von Reibungen durch Deine Adern fließen kann!«* Merke Dir die Lebensformel von *Prof. Ehret*: **»Lebenskraft = Kraft minus Belastung.«** Deine Kraft, Deine Energie, damit Nervenenergie, kann nur so groß sein wie die Restenergie, die übrigbleibt, wenn die ständigen Belastungen, Reibungen, Behinderungen, Fremdstoffe, Schleim, Vergiftung des Blutes, kurz alle inneren Verunreinigungen, die den Kreislauf hemmen, abgezogen werden. Er nennt diese Formel auch gleichzeitig Deine Todesformel! Erreicht die Belastung Deine Gesamtvitalität, kommt der Tod!

Vergleiche Dich mit einer verschmutzten Maschine. Sie kann nicht störungsfrei laufen. Oder kommst Du mit Deinem Auto vorwärts, wenn Du ständig mit angezogenen Bremsen fährst? Wir Menschen mit verschmutzter Nahrung fahren ständig mit angezogenen Bremsen und wundern uns, daß wir krank werden und vorzeitig sterben! Seit 1978 war das kleine Heft von dem Deutschen *Arnold Ehret* meine »kleine Bibel«. Jetzt kannst Du das Buch auch in deutscher Sprache unter dem Titel: »Die schleimfreie Heilkost«[27] kaufen.

Aber zunächst muß der Körper von seinen Giften und Schlacken gereinigt werden, und das geht am besten durch Fasten! *Prof. Ehret* berichtet nach zweijähriger reiner Obstkost über seine sportlichen Ausdauerleistungen: Mit 31 lief er 2¼ Stunden ohne Halt. Mit 39, nach 7tägigem Fasten und danach nur 1 kg Kirschen als Tagesmahlzeit, machte er einen Ausdauermarsch durch Norditalien von 56 Stunden ohne Stop, ohne Nahrung, ohne Rast oder Schlaf. Nur etwas Wasser nahm er zu sich. Er schloß einen 16-Stunden-Marsch mit 360 Kniebeugen und Armestrecken nach vorne ab! Und *Ehret* war ein Mann, der von seinen Ärzten zum Sterben entlassen war!

Dr. Barbara Moore, die die Strecke New York–San Francisco ohne Nahrung und Schlaf absolvierte, lebte 3 Monate im Schweizer Gebirge und aß nichts anderes als Schnee. Sie erklomm täglich schwere Gebirgsmassive, ging oft 100 km, benötigte nur 3 Stunden Schlaf, war nie hungrig oder müde!

Lies in diesem Buch den Artikel über Früchtekost in Alaska, »Kraft durch Obst«, auf Seite 78 nach! Verlange also nicht von der Natur Unmögliches! Verbünde Dich mit den 7 Doktoren, auf die ich immer wieder hinweise. Ein weiterer Stolperstein sind kalte Hände und Füße bei Rohkost im Winter. Auch hier gilt: Du mußt erst vollkommen Deine Maschine reinigen. Das warme Blut muß störungsfrei die feinsten Kapillaren erreichen können. Wenn Du auch dann noch frierst, ziehe wärmere Unterwäsche an. Vor allem, bewege Dich mehr! Wir sind »Bewegungstiere« und keine Büromenschen von Natur aus. Wir Menschen kommen aus der Palmzone. Niemand hat uns in die kalten Gebiete geschickt. Hier erinnere ich an die Forschungen von *Dr. Walford* in diesem Buch, daß derjenige am gesündesten und längsten lebt, der immer leicht hungrig ist und Untertemperatur hat. Überessen, Übertemperatur und Herzbeschleunigung verkürzen das Leben!

Hier sollte ich die Forschungen von *Dr. Walker* betonen: Stärke aus Brot/Getreide und Kartoffeln erweitert das Herz, erzeugt Herzattacken, Gallen- und Nierensteine, vermindert Hören und Sehen.

Ist es nicht traurig, daß sich die Anwendung dieses einfachen Naturgesetzes bisher kaum durchgesetzt hat? Noch schlimmer ist es, daß es sich überhaupt verteidigen muß! Wie viele Argumente führen besonders Mediziner gegen Rohkost auf!

Besonders die angebliche Säurewirkung wird immer wieder ins Feld geführt. Ich erkläre hier noch einmal kategorisch, daß alle Aussagen über das sauerwirkende, organische Obst total falsch sind! Selbst die sauerste Zitrone wirkt basisch und hat gerade wegen ihrer organischen Säure die stärkste Wirkung auf die Auflösung der abgelagerten Harnsäure *(Dr. Haig)* und der kalkigen Kristalle in den Weichteilen. Das beste Verjüngungsmittel **ist destilliertes Wasser mit Zitronensaft!** Der deutsche Forscher *Prof. Schmöle* nannte Zitronensaft das ELIXIER VITAE, das Lebenselixier!

Entscheidend ist, daß Obst allein als ganze Frucht genossen und intensiv gekaut wird! So sorgt der basische Mundspeichel schon für die schnelle Neutralisierung der organischen Säure. Fruchtsäfte und Colas kommen in der Natur nicht vor. Wer sich von reifen Früchten als alleinige Kost ernährt, merkt seine Zähne nie mehr!

Dicke, bitte herhören! Berichte über dramatische Gewichtsverluste bei einer Frischkost häufen sich. »Ich bin klapperdürr, aber gesund«, lautet oft der Tenor.

Alle Diäten, die nur schlank und krank machen, kannst Du vergessen. Du mußt rank, schlank und gesund werden! Was nützt denn ein schlanker, aber kranker Körper? Für alle, die zu ängstlich auf ihr »gesundes« Untergewicht schauen, habe ich einen Artikel von *Victoria Bidwell* über **Gewichtszunahme** übersetzt, der am Schluß des Buches in der Zusammenfassung angefügt wurde.

Weiter wird geklagt über **Heißhunger** im Übergangsstadium. Dieser Heißhunger ist kein wirklicher Hunger, sondern Appetit auf frühere gutbürgerliche Kost (gbK). Heißhunger ist eine Krankheit des Kochtopfs, er ist sein Kater, sein Überbleibsel! Nach 3–4 Tagen Fasten hast Du auch keinen Hunger mehr. Also liegt Hunger nicht an der Nahrungszufuhr, sondern Deine kranken Zellen mit Ihren Mikroben, die den Abfall auffressen, sind die Übeltäter. Sie verlangen nach ihrer Kost! Echter, kräftiger Hunger meldet sich im Kehlkopf wie beim Durstgefühl! Magenknurren ist kein Hunger!

Du mußt diesen falschen Appetit durch Selbstbefehle überwinden. Deine Zunge mit ihren degenerierten Geschmacksnerven ist Dein Feind. Trainiere, um zu leben, lebe nicht, um zu essen! Es gibt doch so viele, schöne Genüsse auf dieser Welt! Du kannst das Nachdenken über Deine Lebensmittel vergessen, wenn Dein Körper einmal gesäubert ist. Er meldet sich nicht mehr wie während der Fastentage! Vernichte Deinen falschen Appetit auf wertlose Nahrungsmittel!

Ich weiß, daß wir echte Rohköstler ständig in einer feindlichen Umgebung leben müssen. Wir werden oft als Lebewesen vom Mars betrachtet. Laß Dich nicht beirren, »Wer zuletzt lacht, lacht am besten!« Du kannst nicht über andere bestimmen. Nimm ungeniert bei Einladungen Deinen Apfel, eine Apfelsine oder Banane zu Dir. Am anderen Tag bist Du frisch und munter. Die anderen leiden an ihren verschmutzten Säftebahnen!

Einige wollen absolut den **Bienenhonig** als gesund verteidigen, besonders natürlich diejenigen, die durch Honig und ihre Nebenprodukte ein gutes Geschäft machen. Ich habe an mehreren Stellen dieses Buches darauf hingewiesen, daß Honig nicht besser als reiner Zucker ist und die beim Artikel über die Hypoglykämie erwähnte Insulin-Schaukel ebenso gefährlich in Gang setzt wie Fabrikzucker und Alkohol! (Siehe die Symptome im Hypoartikel.) Regelmäßiger Gebrauch von Honig kann schließlich zu Schäden an Leber, Bauchspeicheldrüse und Milz führen. Alle ausgewogenen Zuckerarten in Obst und Gemüse kennen diese Gefahr nicht. Für künstlichen und raffinierten Zucker (einschl. Bienenhonig) ist in einer natürlichen Ernährung kein Platz! (*Burroughs*[88])

Kaum ein Laie weiß, daß die Biene den Rohhonig vorverdaut, mit Konservierungsstoff versieht und wieder ausspuckt. Dieser für den eigenen Vorrat der Bienen gesammelte Honig ist mit diesen Konservierungsstoffen und gesammelten Umweltpestiziden schädlich für den menschlichen Organismus. Er enthält außerdem zu wenig Kalzium.

Ein Honigexperte äußert sich folgendermaßen: »*Honig ist ein magisches und mystisches Wort im Bereich der gesunden Ernährung. Er gehört zu den am meisten überbewerteten und überbezahlten Produkten der biologischen Nahrungsmittelläden. Der große Nutzen, der dem Honig nachgesagt wird, ist eine Illusion. Honig ist nur wenig gehaltvoller und noch gefährlicher als Zucker!*« (*Burroughs*[88])

Besonders erfreut hat mich eine mir übersandte Urkunde der Gesellschaft unerschöpflicher Heilkraft der Natur e. V., Karlsplatz 3, 8000 München 2 (Vorstand *Prof. Dr. G. Richter und Dr. Dr. Bilas*):

URKUNDE *München, 16. Mai '89*

Das Gremium der UHN sieht sich erfreulicherweise veranlaßt,

Herrn Helmut Wandmaker

für seine großen, unermüdlichen Verdienste um die Wiedergesundung der Umwelt, seinen Einsatz gegen den Verfall menschlicher Gesundheit und für die sachgerechte Erläuterung der schützenden, abwehrstärkenden und heilenden Ernährungsweise zu danken und eine besondere Anerkennung auszusprechen.

Herrn Wandmaker ist es gelungen, in einer mühevollen Arbeit das diesbezügliche internationale Wissen zusammenzufassen, mit eigenen Erfahrungen und Auswertungen zu vervollständigen und der Öffentlichkeit zugänglich zu machen. Auf diese Weise kann sein Werk als epochal angesehen werden. Sein Buch

WILLST DU GESUND SEIN – VERGISS DEN KOCHTOPF

kann jedem Leser zur direkten praktischen Entscheidung verhelfen, den Ernährungsforschern und Wissenschaftlern wird es als Herausforderung und Wegweiser dienen, den engagierten Umweltschützern neue Anregungen liefern und der jungen Generation Hoffnung auf ein menschengemäßes Überleben verleihen.

Dr. Dr. B. Bilas *Helmut F. Roehrig*
2. Vorsitzender *Geschäftsführer*

Millionen von Jahren haben sich alle Lebewesen von frischer, unveränderter Nahrung ernährt. Erst seit ca. 10 000 Jahren wird diese wertvolle Naturkost durch Hitzebehandlung zerstört, aber nur der Mensch allein ist so dumm, den Kochtopf einzusetzen. Ein 50jähriger Mensch hat erst 2 Monate Kochkost gegessen und 49 Jahre und 10 Monate lebendige Nahrungsstoffe, zubereitet in aller Vollkommenheit durch die Sonnenkraft der Natur! Alles ist darin enthalten, was unser Körper benötigt! Jede Geneveränderung dauert 1 Million Jahre. Wir Menschen sind also noch voll auf Frischkost eingestellt!

Nur aus dieser Dummheit der Feuerbehandlung heraus entstanden alle heutigen Krankheiten, die an Beschreibungen immer noch zunehmen wie AIDS. Die heutige Fabriknahrung und die Vernichtung der wertvollen Inhaltsstoffe durch den Kochtopf in der Küche können einen gesunden Körper nicht ernähren: Tote Stoffe erzeugen tote Gewebe. Zwei Gefahren entstehen:
1. Der Organismus wird durch die Masse toter Nahrung auch bei vollen Tellern mangelernährt.
2. Diese bis zur Asche vernichteten Stoffe sind Gifte für den Körper geworden.

Die lähmende, betäubende Wirkung der Kochkost macht den Menschen zum lahmen Krüppel. Die verlorene Vital- und Nervenkraft versucht er dann durch Stimulanzien wie Kaffee, Tee, Kakao, Schokolade, Schnaps und Tabak, Salz, Kräuter, Gewürze, tote Fette, Zucker, Essig, Knoblauch, Zwiebeln, Omega-3-Fettsäuren (schwerverdauliches, völlig unnötiges Zeug), »Wunderelixiere«, Medikamente jeglicher Art zurückzugewinnen. Aber alles, was nicht Nahrung ist, zerstört unseren Körper noch mehr. Das Wunderwerk des Schöpfers, der Mensch, wird so zum degeneriertesten Geschöpf dieser Erde!

Dabei liegt das Elixier des Lebens griff- und eßbereit vor uns. Was ist denn für unsere Sinne genußvoller, ein reifer, roter Apfel, der uns direkt vom Baum entgegenrollt oder das rote Leichenfleisch unserer Tierbrüder, mit Medikamenten und Hormonen »behandelt« und in den Kochtopf geworfen?

Leider sind es bis heute nur wenige, die die ganze Wahrheit

unserer perversen Ernährung erkannt haben. Aber es werden täglich mehr, weil der lange Frieden mit steigender Wohlstandsernährung uns dem Siechtum trotz aller Laborforschung am toten Material sicht- und fühlbar näher bringt! Auch Ärzte, die in der Regel leider keine Erfahrung in Gesundheit haben, melden sich unaufgefordert bei mir. Es wird Zeit zur Umkehr, sagt ein Arzt aus Stuttgart, wir kommen so nicht mehr weiter. Ein Medizinprofessor aus Frankfurt erhebt mein Buch in die Oberstufe aller Ernährungsbücher und zur Mußlektüre!

So mögen wir wenigen die Erfahrungen unserer Vorbilder seit mehreren hundert Jahren fortsetzen trotz 100% feindlicher Umgebung. Jeder meint, wir wollen ihnen etwas Wertvolles wegnehmen. Das Gegenteil ist der Fall. »Oral ist aller Anfang«, schreibt der soeben erwähnte Professor richtig. Dieser falsche »Mundgenuß« ist uns von unserer Mutter (sie wußte es nicht besser) eingetrichtert!! Wie gegen Windmühlenflügel müssen wir uns tagtäglich gegen diese zerstörerischen Gewohnheiten wehren.

Dr. Bruker gibt in seinem »Gesundheitsberater 6/89« zu, daß nur reine Frischkost heilen kann. Die Frischkost nun aber für alle vorzuschreiben, nicht nur für Europäer, nennt er Fanatismus. Dadurch könne man keine Menschen für die vitalstoffreiche (auch totgekochte!) Vollwertkost gewinnen! Damit bin u. a. ich gemeint. Das ist eine Ehrenbezeugung für mich und eine Bestätigung, daß ich mit meiner reinen Naturfrischkost richtig liege.

Was ist das für ein Lehrsatz, Herr *Dr. Bruker*: Frischkost ist für Kranke da, nicht für Gesunde?? Wenn Gesunde diese ausschließlich essen, sind sie Fanatiker? Um Anhänger zu finden, machen Sie diesen verderblichen Kompromiß? Sie sollten die vielen Leserbriefe bei mir einsehen, die durch die »Vollwertkleisterkost« krank und durch die schmackhafte Obstfrischkost gesund und nervenstark wurden! Der Schwerpunkt ist auf Obst zu legen und nicht auf die schädlichen Körner, auf die ich in diesem Buch besonders eingehe! Die Müsli- und Körneresser sind, wie *Waerland*, auf halbem Wege steckengeblieben!

Ich hatte während meiner 20 Körnerkostjahre stets mit Erkältungen, gar Lungenentzündung, Herzbeschwerden und Fettsucht zu kämpfen. Ich habe täglich mein Frischkornmüsli gegessen, mein eigenes Brot gebacken, kurz, auch ich war ein Körnerfan. Heute bedaure ich diese verlorene Zeit zutiefst. Ich wußte es jedoch nicht besser!

99,9% der Leser unterstreichen meine radikale und fanatische Befürwortung des allein gültigen Naturgesetzes. Der einzige negative Brief kam von *Stahlkopf*. Das war zu erwarten; denn er kann seine Regenaplexe nur kranken Menschen verkaufen.

Das Wort radikal kommt aus dem Lateinischen und bedeutet: an die Wurzel gehen. Ich gehe also in die Tiefe zum unveränderlichen und ewig gültigen Naturgesetz, das für alle Lebewesen dieses Planeten gilt! Wenn einer mich fanatisch oder radikal nennt, so zollt er gleichzeitig der Natur den höchsten Tribut. Halbherzige Bücher und Heiler haben wir im Überfluß! Kann man überhaupt zu wirkungsvoll, zu perfekt, zu natürlich sein? Zähle alle überflüssigen, unterdrückenden, wirkungslosen und oberflächlichen Methoden auf: Palliative (unterdrückende) Medikamente, Operationen (raus mit Blinddarm, Mandeln, Gebärmutter, Eierstöcken, Gallenblase, Polypen in die Drangtonne), »Knochenbrechen« durch Chiropraktiker, Massagen, heiße Bäder, Sauerstoffkuren, Kälteschocks, elektrische Vibrationen, Bestrahlungen, Impfungen usw. Das alles sind kurzlebige Maßnahmen, die an der Oberfläche kratzen. Der Patient geht von einem Kurkrämer zum anderen, um endlich das Wunderelixier zu finden. Er wird noch kränker und hinfälliger, muß vorzeitig den Friedhof aufsuchen!

Warum geht der Kranke nicht zur Wurzel? Er will gesund werden, will aber möglichst nichts dafür tun. Er will seine falsche, tote Nahrung, seine Gefräßigkeit beibehalten. Ich laß mich lieber fanatisch und radikal schimpfen; denn das sind nur andere Worte für Wahrheit und folgerichtiges Handeln!

Tellingstedt, im Sommer 1989   Helmut Wandmaker

Vorwort zur überarbeiteten und erweiterten Aufla (1991)

Obgleich mein Buch erst Anfang 1989 ausgeliefert werden konnte, sind bereits 6 Auflagen nachgedruckt worden, die ab 2. Auflage unverändert sind. Das beweist, daß das Thema Gesundheit im Trend liegt. Die meisten Menschen sind materiell versorgt. Jetzt heißt es, gesund zu bleiben oder bei Krankheit diese Gesundheit wieder zu erreichen. Diese 7. Auflage ist wesentlich überarbeitet. Um die Schrift für ältere Leser größer setzen zu können, wurden einige Abschnitte gestrichen, andere gestrafft und neue hinzugefügt, Wiederholungen eingeschränkt. Daß Wiederholungen notwendig sind, beweist eine schriftliche Anfrage einer Dame, was ich vom Brot halte. Dabei habe ich 58 Seiten über die Schädlichkeit des Brotgetreides geschrieben.

Das Prinzip ist geblieben, das Naturgesetz ändert sich nicht. Ich wiederhole, daß es keine *»Wandmaker«*-Lebensweise gibt! Wir Menschen unterliegen wie alle Lebewesen dieser Erde dem Schöpfer der Natur. Ihm haben wir zu gehorchen, um gesund zu werden und zu bleiben. Es gibt keine Extrawurst für uns Menschen. Denken Sie an den im Buch erwähnten Perser *Aterhov*, der erklärte: *»Wer auch nur einen Happen gekochte Kost zu sich nimmt, nenne sich nicht Rohköstler!«* oder hinsichtlich Krebs: *»Iß täglich 1 kg Früchte, sie sind ausreichend, um einen von Krebs befallenen Körper zu ernähren, aber jede Krebszelle würde eingehen!«* Übrigens ist *Aterhov* voriges Jahr (1990) unter mysteriösen Umständen verstorben. Er müßte 92 Jahre alt geworden sein. Mit 60 war er bereits ein Todeskandidat und hatte zwei Kinder durch Falschernährung verloren; er hat also sein Leben um 30 gesunde Jahre verlängern können. Er nahm kein Blatt vor den Mund. Seine unerschrockene Haltung mag ihm bei dem System in Persien Schwierigkeiten bereitet haben.

Mein Buch, das auf persönliche 40jährige Erfahrungen zurückgreift, ist eine perfekte Ergänzung zum Buch (Fit for Life) »Fit fürs Leben«[96] *von Marilyn und Harvey Diamond,* das weltweit bereits eine Auflage von über 10 Millionen erreicht hat. Ich habe 1985 das gerade erschienene Buch aus den USA mitgebracht und *Herrn Langer* (Inhaber des Waldthausen Verlages und 1. Vorsitzender der *Lebenskunde e.V.* in Ritterhude) gebeten, dieses wichtige Buch in Deutsch herauszubringen. »Fit fürs Leben« ist auch hier ein Bestseller geworden. Als Goldmann-Taschenbuch steht es laut media-control seit März '91 in der Spitzengruppe der bestverkauften Taschenbücher.

Harvey Diamond hat den gleichen Kursus der Life Science in Austin/Texas mitgemacht, den Herr *Langer* und ich auch besitzen. Diese 105 Lektionen, die jetzt auch als Lehrbriefe* in Deutsch herauskommen, sollten Interessierte, die mehr Hintergrundwissen besitzen wollen, bei der »Lebenskunde« beziehen. Die *Diamonds* machen allerdings für den US-Markt zu viele Kompromisse, die Rezepte beinhalten zu viele gekochte Produkte, nur 42 sind roh, aber 60 gekocht!

Das System der Natural Hygiene wurde also stark verwässert. Diese Rezepte enthalten auch Fisch, Geflügel, Beef, Eier, Butter, Sahne, Käse und gar einige Körner, sie sollen wohl die Zögerer freundlich stimmen. Ferner werden Gewürze, Salz (auch Knoblauch), Meersalz, Sojasoßen, Tamari bei der Hälfte der Rezepte angewendet, die bei der Natural Hygiene strikt abgelehnt werden!

Der Mensch ist ein Gewohnheitstier und macht daher so gerne Zugeständnisse, jedoch sind letzten Endes alle Kompromisse faul. Wer aus dem Stadium des Übergangs wirksam herauskommen will, sollte die klaren Regeln befolgen, die ich in diesem Buch niedergelegt habe. Beim Seminar der Natural Hygiene 1989 in Miami Beach hat *Harvey* uns aber erklärt, daß er und seine Frau persönlich strikt die Regeln der Natur einhalten. Beide sind superschlank und machen einen sehr gesunden Eindruck. Auch die Ärztin *Dr. Vetrano,* die jahrzehntelang mit *Dr. Shelton* zusammengearbeitet hat, betonte

---

* Nähere Informationen erhalten Sie auf Anfrage von der Gesellschaft für natürliche Lebenskunde e.V., Posfach 99, 27718 Ritterhude.

auf demselben Kongreß die Notwendigkeit, nicht »vom Wege« abzuweichen. Wir wollen also nicht nur **Fit fürs Leben** werden, sondern maximale Gesundheit erreichen. Ist die Einhaltung der Regeln in meinem Buch nun eine Garantie für Dauergesundheit? Nein, unser Vorleben und unsere Erbanlage schränken diese Garantie ein. Es müßten viele Generationen nach dem Gesetz der natürlichen Gesundheit gelebt haben.

Ich wurde in diesem Frühjahr Opfer einer Autoimmunkrankheit nach überstandener Streptokokkeninfektion. In meinem Heimatort grassierte eine neue Epidemie, nämlich Angina/Scharlach, wobei keine roten Flächen entstehen, sondern nur rote Punkte. Auch Erwachsene können angesteckt werden. Durch strikte Obstrohkost und Trinken von destilliertem Wasser mit reinem Zitronensaft überwand ich diese Ansteckung. Dann aber konnte ich die Treppe nicht mehr hinaufgehen, Wasser sammelte sich in den Beinen, so daß ich meinen Widerstand, einen Arzt zu konsultieren, aufgeben mußte. Unser Hausarzt testete Blut und Urin und wies mich sofort in das Kreiskrankenhaus Heide ein. Was nun? Mein »aufgeschrecktes« Immunsystem suchte nach einem weiteren Feind, der ja gar nicht mehr vorhanden war, und nahm sich meine gesunden Nieren als »versteckten Gegner« vor. Der leitende Oberarzt erklärte, daß er vor einem Rätsel bei dieser neu gehäuft auftretenden Autoimmunkrankheit stehe. Mit meiner Ernährung hätte sie nichts zu tun.

Kurz und gut, ich bin wieder zu Hause, fühle mich gut, fliege wieder, fahre Auto und bearbeite gerade diese 6. Auflage. *Dr. med. G. Kr.* erklärte, daß ich die schnelle Überwindung und Ausheilung nur meiner jahrzehntelangen gesunden Lebensweise zu verdanken habe. Im Krankenhaus wurden keine Organerkrankungen festgestellt. Es kommt anscheinend zu einer totalen Ausheilung der Nieren. Übrigens hatte ich nie Nierenschmerzen, der Urinfluß ist heute gar besser als vor der Erkrankung. Ferner kann ich besser hören und sehen. Unmengen Kleister sind sowohl im Krankenhaus als auch jetzt zu Hause herausgekommen. Die Erkrankung war also gleichzeitig eine weitere notwendige Reinigungsaktion meines Körpers.

Da ich seit 1978 diese intensive Obsternährung mache, möge der Leser erkennen, wie lange die **Selbstheilungskräfte** letzten Endes benötigen, um auch die tiefer liegenden Schlacken aufzulösen und hinauszubefördern.

Übrigens wurden gleich in der ersten Woche zwei vereiterte Zähne entfernt, eine Schichtaufnahme zeigte bereits eine Eiterbeule im Oberkiefer, die über die Nase ausgespült wurde. Im übrigen sollten tote und vereiterte Zähne immer entfernt werden. Ich hatte leider nichts von einer Entzündung gemerkt.

Da mein Eiweißbestand ständig über die Nieren abgebaut wurde, bekam ich immerzu Blutkonserven und Albumin zugeführt. Lagen Fehler in meiner Ernährung vor? Eine dankbare »Aufklärung« kommt jetzt von Frau *Victoria Bidwell*, die den oben erwähnten Kurs der Life Science mit entwickelt und die eingesandten Prüfungen der Studenten testiert hat. Sie veröffentlichte jetzt eine Stellungnahme der bekannten und oben auch erwähnten Ärztin *Dr. V. V. Vetrano*, wonach eine langzeitig durchgeführte Nur-Fruchtkost auf die Dauer Probleme mit dem nötigen Eiweiß gebe. Die Aminosäuren in den Früchten seien von guter Qualität, jedoch die Menge wäre auf die Dauer nicht ausreichend. Ich höre das zum erstenmal, aber hier mag ein Körnchen Wahrheit liegen, denn ich habe voriges Jahr oft nur einen Apfel und einige Datteln als Mahlzeit gegessen.

Gerade solche verdeckten, bisher unbekannten Krankheiten können sich schleichend ergeben. Das könnte auch eine der Ursachen bei mir gewesen sein. Es gibt NH-Anhänger, die sich jahrzehntelang nur von Obst ernähren und fühlen sich topfit wie *Dick Gregory*, der früher 313 US-Pfund schwer war und sich seit 20 Jahren nur von Obst ernährt. *Gregory* habe ich auch in meinem Buch erwähnt. Der Kapitän *Ross Horne* (siehe Literaturverzeichnis), der sich früher nach *Pritikin* ernährte (Getreide), lebt seit 10 Jahren nur von Obst, ebenfalls der heute 93jährige weltbekannte Enzymforscher *Howell*.

T. C. Fry, der heutige Hauptvertreter der NH, ißt 97% Obst, nur 3% Rohgemüse. Was ist die Konsequenz? Früchte bleiben als Idealkost für den Menschen die Hauptgrundlage. Ich habe in meinem Buch die Forderung der NH niedergelegt: 75%

Früchte, 25% Gemüse und wenige Nüsse. Das bleibt so. Ich habe seit 1978 aber monatelang **nur Früchte** gegessen, oft nur einen Apfel und einige Datteln als Mahlzeit. Das war mengenmäßig zu wenig, um den Eiweißbedarf bei meiner Belastung zu decken.

So habe ich zur Vorbeugung die Dr.-Budwig-Emulsion (Quark-Leinöl, siehe Rezept im Anhang, nur 1 statt 3 Eßlöffel Leinöl!) wieder eingeführt. Die enge Verbindung von Quark und Öl in einem Mixer macht diese Mischung wasserlöslich und leicht verdaulich.

So leben wir: morgens und abends Früchte, mittags Gemüse mit Avocado-Soße, abwechselnd mit einem Dressing aus Magerquark/Leinöl. So haben Rohkostvegetarier keine Probleme mit einem eventuellen Eiweißmangel. Für Nichtvegetarier (es gibt nur 1% Vegetarier in Deutschland und nur eine Handvoll Nur-Obstrohköstler) genügen 1–2 mal in der Woche ausgekochtes Fleisch (siehe mein 1. Buch von 1975!). Ausgekocht deswegen, damit Du die schädliche Urinsoße mit dem großen Anteil tierischer Schlacken nicht mitbekommst. Ich hatte im Serum stets eher überhöhte Eiweißbestände, die ich durch mehrfache Aderlässe herabsetzte (siehe *Prof. Wendt*). Doch diese Autoimmunkrankheit kommt bei schleichendem **Eiweißmangel** plötzlich. Man muß sich selbst beobachten, dabei auf Müdigkeit, weiche Fingernägel, schrumpfende Haut oder Haarausfall achten. Unser Körper versucht immer, einen Ausgleich zu schaffen, daher wird zunächst Eigengewebe abgebaut, um die nötigen Aminosäuren zu erhalten, und dann können Schwächezustände auftreten.

Die auch Würmer und Schnecken fressenden Menschenaffen haben mit Eiweißmangel keine Probleme. Sie fressen auch Kleintiere. Im STERN 1/91 wurde unter dem Titel: »Affengeile Leckerbissen« über einen französischen »Feinschmecker-Rohköstler« berichtet, der sich seit 5 Jahren wie Menschenaffen ernährt und Geschmack an Insekten bekommen hat. Der französische Ingenieur *Bruno Comby* ißt alles, wovor wir uns in unseren Breiten ekeln, nämlich Würmer, Maden, Heuschrecken, Käfer, sogar Stubenfliegen. Sein Nahrungsverhältnis ist

60% Obst, 20% Gemüse und 20% Insekten, alles roh, daher lebendig. Dieser Mann kennt sicher keinen Eiweißmangel. Wozu auch zieren? Ein Schwein besteht aus 17% Proteinen, eine Spinne dagegen aus 65%!
Viele Leser meines Buches wollen auch das 1975 erschienene 1. Buch von mir haben, das leider ausverkauft ist. Ich hole gerade Preise für eine Neuauflage ein. Sie können es beim *Waldthausen Verlag* bestellen. Man will also wissen, welche Veränderungen ich in meiner Lebensweise gemacht habe. Manche Grundsätze haben schon in diesem 1. Buch ihren Niederschlag gefunden, wie die Ablehnung des Brotgetreides und der Vollmilchprodukte. Nüsse und Samen sollten nur spärlich verwendet werden und dann ganz für sich genossen. Der deutsche Arzt *Dr. Steintel* hat seine Forschungen über die Schädlichkeit der Fortpflanzungsstoffe (Körner, Nüsse, Samen und Vollmilch) in seinem neuen Ernährungsgesetz eingehend begründet, siehe 1. Buch [1].

Auf dem Kongreß in Hamburg 1991 wollte ich über **Enzyme**, die Zündfunken für alles Leben, sprechen. Obgleich ich in meinem Buch immer wieder auf die Wichtigkeit der Enzyme hingewiesen habe, lasse ich in diesem Vorwort zur 6. Auflage einen Extrakt aus meinem Vortrag folgen.

Proteine (Eiweißstoffe) sind die Arbeitspferde und sichern die Struktur unseres Körpers. Muskeln, Sehnen, Haut, Haar, Zellmembranen bestehen hauptsächlich aus Eiweiß. Aber auch Hormone und Enzyme sind Proteine wie Hämoglobin, das Eiweiß der roten Blutkörperchen, die den Sauerstoff von den Lungen in das Körpergewebe transportieren. Protein bringt das Blut zum Gerinnen, heilt Wunden, hält die Balance von Wasser und Körperchemie. Ferner bilden sie den Grundstock für harte Knochen und Zähne. Wir haben bisher immer über Eiweißüberernährung geredet. Bei **Eiweißunterbilanz** treten folgende Probleme auf:

Trockene Haut – Haare fallen aus – Kältegefühl – schnelleres Altern – Abbau von Körperzellen – schlaffe Muskeln – Faltenbildung – Nachlassen der Sexualkraft – Verdauungsbeschwerden – Wunden heilen langsamer – Leberverhärtung – Nierenentzündung – Neigung zu Anämie/Blutarmut – Atembeschwerden – Verlust der Kontrolle über Muskeltätigkeit – Anfälligkeit für Streß, Schock, Krankheit, Unfall – Mangel an Antikörpern – schnelleres Ermüden – Nachlassen der Spannkraft – Hormonmangel – Hypophyse kann nicht richtig arbeiten – Mangel an Hämoglobin – Herzschwäche – Schlaflosigkeit – Nervosität – Mangel an Mut und Ehrgeiz – Depressionen – geistige Störungen – Feindseligkeit – Argwohn – Trägheit – Benommenheit.

Natürlich können diese Erkrankungen auch andere Ursachen haben. Kommen aber mehrere Symptome zusammen, sollte man auch an eine eventuelle Eiweißunterbilanz denken! Man kann das leicht testen. Wenn Du bei längerer Eiweißergänzung symptomfrei geworden bist, dann war es eben Eiweißmangel und keine Krankheit, die behandelt werden muß. Nach den Erkenntnissen der NH ist jede Erkrankung bereits der Heilvorgang Deines Körpers!

Auf der anderen Seite sind Vegetarier große Esser leerer Kalorien in Form von Stärke- und Zuckerprodukten, weil sie immer ein Verlangen nach Süßem haben. Stärke und Zuckererzeugnisse sind besonders schädlich und schleimbildend. Dazu sagte der bekannte Autor *Viktoras Kulvinskas* in seinem Buch: »Leben und Überleben im 21. Jahrhundert«:

»*Rohköstler, die hoch konzentrierte Lebensmittel wie Samen, Nüsse, Avocados gewöhnt sind, leben nicht viel länger als Fleischesser!*«

Es gibt andere NH-Vertreter, die gegen eine totale Obsternährung sind, wie z. B. *Dr. Cinque*, der ein Fastenheim in Yorktown/Texas, leitet. Er hat Audio- und Videobänder zusammen mit *T. C. Fry* besprochen, der ein absoluter Verfechter von Obstkost ist und alle Einwände begründet zurückwies. *Dr. Cinque* erwähnte einen evtl. Eiweißmangel nicht. Er führte andere bereits bekannte Gründe an wie zuviel Zucker aus süßen Früchten und evtl. Vitamin-B-Mangel.

In Frau *Dr. Vetranos* Warnung will sie einem Proteinmangel

durch pflanzliche Produkte, wie Nüsse und Samen, vorbeugen. Wir sehen aber aus den Enzymforschungen, die *Dr. Howell* seit 1932 durchführt, daß Nüsse und Samen schlecht zu verdauen sind. Sie sollten sich dann schon zu Speisequark, einem leichter verdaulichen Sauermilchprodukt oder Buttermilch durchringen. *Dr. Cinque* macht solche Kompromisse. Ich hielt es für meine Pflicht, die Leser meines Buches über einen eventuellen Proteinmangel aufzuklären. Er kann, aber muß nicht entstehen. Jeder Mensch ist ein Individuum; er sollte die Naturgesetze für sich nach seiner eigenen Erkenntnis anwenden. Probieren geht über Studieren!

Welche Erfolge mit dieser Obstrohkost zu erzielen sind, darüber berichtete die BUNTE in der Ausgabe 31 vom 27. 7. 91. Prominente beschreiben ihre großen Erfolge bei dem »Fit-fürs-Leben-Programm«, die Dicken werden schlank und gesund, ohne hungern zu müssen. Nachmachen, bei mir aber hast Du die »reine« Lehre.

Es gibt Tausende Enzyme, aber seit 1968 sind erst 1300 identifiziert. Ohne Enzyme ist kein Leben möglich. Enzyme sind Eiweißmoleküle, aber in diese wird erst Leben erweckt, wenn diese Enzyme aktiv sind und nicht durch den Kochtopf zerstört werden. Eine Glühlampe leuchtet nur, wenn Strom in sie hineingeführt wird. Ein Enzym wirkt nur, wenn es lebendig ist. *Dr. Howell* erklärt in seinen Enzymbüchern, daß die Wirkung der Enzyme mehr oder weniger vollkommen bei einer feuchten Hitze von 48° bis 65 °C zerstört wird. Lang anhaltende Hitze bei 40° oder kurze Hitze bei 65° tötet die Enzyme. Eine halbe Stunde Hitze zwischen 60° und 80° vernichtet alle Enzyme total. Die Mikrowelle zerstört nicht nur die Enzyme, sondern verändert die Nahrung dramatisch.

Jede rohe, frische Nahrung, ob tierische oder pflanzliche, liefert alle erforderlichen Enzyme in Hülle und Fülle mit, so daß, wie beim wild lebenden Tier, keine Stoffwechselprobleme auftreten können. Der »kultivierte« Mensch aber liebt den Kochtopf und zerstört damit sein Leben, wenn er die Enzymreserven, die er als Kind mitbekommen hat, aufgebraucht hat. Ein langes, gesundes Leben hängt also wesentlich von den

Enzymreserven und der ständigen Zuführung aktiver Enzyme durch Rohkost ab. Hier erkennen wir wieder die Bedeutung roher Früchte, denn sie liefern die meisten lebendigen Enzyme, viel mehr als Rohgemüse.

Die Eskimos kennen keine Verengung ihrer Adern, weil sich aufgrund der Lebendigkeit ihrer rohen Nahrung kein Cholesterin/Kalkgemisch bildet. Beim gesunden Menschen wirken allein 98 Enzyme in den Arterien, die wir törichterweise durch den Kochtopf vernichten! Ist es da ein Wunder, daß Herzinfarkte und Schlaganfälle Killer Nr. 1 sind? Die Differenz zwischen roher und gekochter Nahrung ist die Enzymaktivität.

Hier sehen wir auch wieder die Schädlichkeit des gebackenen Brotes. Alle Enzyme sind abgetötet wie beim Backen, Braten, Rösten, Pasteurisieren, Grillen usw. Sowohl unser Immunsystem, Blutstrom, unsere Leber, Nieren, Milz, Bauchspeicheldrüse als auch unsere Fähigkeit, zu sehen, hören, denken und atmen, hängen von der Wirksamkeit der Enzyme ab. Besonders die **Bauchspeicheldrüse** ist bei gekochter Nahrung ständig überlastet. Das nur 85 g schwere Organ hat sich dadurch in der Regel um das 3fache vergrößert. Folge: Nachlassen der Tätigkeit dieses wichtigen Organs, zu erkennen an der stets zunehmenden Anzahl der Diabetiker. Die Bauchspeicheldrüse ist von enormer Bedeutung, weil sie alle drei Enzymhauptgruppen produziert, Lipase zur Fettverdauung, Amylase zur Stärkeaufschließung und Protease als Proteinenzym. Steigt deswegen die Anzahl der Pankreaskranken ständig, weil wir Totgekochtes im Überfluß essen?

Enzymreserven finden wir in jedem Gewebe unseres Körpers. Wenn also die Bauchspeicheldrüse nicht genügend dieser fleißigen Arbeiter produzieren kann, so springt diese Reserve ein. Wenn auch diese Reserven, Tag für Tag, Jahr auf Jahr, aufgebraucht sind, kommen Altersgebrechen und Tod! Ohne Enzyme ist kein Leben möglich, habe ich zu Beginn geschrieben.

Auch die Leber vergrößert sich bei Enzymmangel, während sich der Dünndarm mit seinen Darmzotten verkleinert. Die Drüsen verändern sich, besonders die Hypophyse. Sie ist bei allen Menschen über 50 defekt, wie Untersuchungen bei Unfallopfern ergaben.

Rohe Pflanzen- und Tierprodukte liefern also alle erforderlichen Enzyme für die Verdauung mit. Im oberen Magen finden diese die richtige Temperatur und die Feuchtigkeit für ihre Entfaltung. Einige Tiere haben dafür einen Extramagen. Im unteren Magen behindert die Magensäure die Aktivität der Enzyme.

Dr. Howell sagt aus, daß körperliche Gesundheit und Ausdauer vollkommen abhängig sind von einer wirkungsvollen Funktion des Stoffwechsels, die wieder basiert auf der aktiven Tätigkeit der Enzyme in der rohen Nahrung! Jugendlichkeit und Vitalität sind also nur in Proportion zum Vorhandensein der Anzahl aktiver Enzyme gewährleistet.

Wenn gekochte Nahrung verzehrt wird, ist die Wirkung der Enzyme praktisch Null, da die wichtigsten Verdauungsfunktionen ausgeschaltet werden. Das ist eine schwere Belastung für unsere schon arg darniederliegenden Verdauungskräfte, und unsere Enzymreserven werden ständig entleert. Dasselbe geschieht, wenn Tiere gekochte Nahrung bekommen. Auch bei ihnen vergrößert sich dann die Bauchspeicheldrüse. *Dr. Jackson* vom Departement der Anatomie zeigte, daß sich bei Ratten, die Kochkost erhielten, während einer Periode von 155 Tagen die Bauchspeicheldrüse um 20 bis 30% vergrößerte, während sich die Hirnanhangdrüse und andere wichtige Drüsen erheblich verkleinerten.

Zum **Vollwertmüsli:** Das Enzym Ptyalin kann nur wirken, wenn die gekochte Stärke trocken ist und gut gekaut wird. Feuchte oder fettige Stärke täuscht die Geschmacksaufnahme, so daß die enzymlose Stärke in den Magen weitergeschoben wird, wo sie (wie gekochte Fette) für mehrere Stunden verbleibt, daher das Völlegefühl und die Schwerverdaulichkeit. Alle Müsli-Esser klagen darüber, weil sich die meisten unmittelbar nach dem Müsli auch noch mit Vollkornbroten und -brötchen vollfüllen, die zumeist auch noch mit Käse, Honig und Marmelade unverdaulicher gemacht werden. Folge: Von Gas aufgeblähte Mägen und Därme, die keinen Platz mehr lassen für die beste Nahrung des Menschen, nämlich Früchte! Aufgeblähte Mägen und Därme sind zu 50% an der Entstehung von Infarkten mitverantwortlich! Hier bilden die zu 99% gekocht essenden Menschen wieder die alleinige Ausnahme aller Lebewesen der Erde.

Nicht voll verdaute Nahrungsstoffe sind Antistoffe für den Körper, sie werden im Blut von den weißen Blutkörperchen attackiert, das Immunsystem wird geschwächt, verbleibende fremde Partikel, insbesondere Proteinmoleküle, verursachen verschiedene Reaktionen, besonders allergische!

Vorsicht vor Nüssen und Samen! Sie sollen einer neuen Pflanze Leben schenken. Erst 1942 entdeckte man, daß diese von der Natur ein Antienzym (Inhibin) mitgeliefert bekommen haben, das die Zerstörung der wichtigen Enzyme verhindert. Aus diesem Grund können die Enzyme in diesen Samen große Hitze und Kälte vertragen. Erst wenn zur Wärme Feuchtigkeit hinzukommt, löst sich dieses Antienzym auf. Die neue Pflanze kann sich entwickeln. Hat der Keimvorgang eingesetzt, dann haben wir es mit Gemüse zu tun und nicht mehr mit Samen. Die konzentrierten Inhaltsstoffe wurden verbraucht! So wertvoll die Mineralien und Vitamine, die Fette und Aminosäuren in Nüssen, Körnern und Samen sind, hier haben wir die Ursache, warum diese Produkte so schwerverdaulich sind. Die Antienzyme verhindern, daß die für die Verdauung mitgelieferten Enzyme wirken können.

Hitzebehandlung zerstört das Antienzym, und dann sind auch alle anderen für die Verdauung notwendigen lebenden Enzyme wirkungslos, so daß Getreide und Samen aller Art Belastungen für unser ganzes Verdauungssystem bilden, die allesamt dazu Kleister (Schleim) entwickeln, die die feinen Kapillaren, unsere Blutadern, verstopfen. Darum lassen Augen und Ohren, die von diesen Arterien versorgt werden, zuerst nach. Wer immer neue Brillen haben muß und die Hand ans Ohr hält, um hören zu können, sollte schleunigst alle Getreide, Nüsse und Samen meiden und sich in erster Linie auf rohe Obst- und Gemüsekost konzentrieren. Aufgrund seiner eigenen Enzymversuche ißt *Dr. Howell* keine Nüsse mehr. Er ernährt sich seit 10 Jahren fast nur von Frischobst. Er wohnt heute mit 93 Jahren in Fort Meyers/Florida.

Ross Horne, den ich auch in meinem Buch erwähnte, widmet in seinen beiden Büchern »The Health Revolution« und »Improving on Pritikin – you can do it better!« gerade den Enzymforschungen *Dr. Howells* größte Aufmerksamkeit.

Ich wiederhole, nur der Mensch hat Probleme mit den vielen Enzymen. Der kluge Ausnahmemensch, besonders der mit »literarischem« Schliff *(Dr. Ostler)*, weiß alles über Gott und die Welt und phantasiert kluge Kommentare, jedoch weiß er über die Aufrechterhaltung seiner eigenen Lebendigkeit so gut wie nichts!

Über die Wichtigkeit des Verzehrs von Frischobst führt *Dr. Howell* 100 Argumente an. Die beiden wertvollen Bücher *Dr. Howells* sind seit Jahren in meinem Besitz:

1. »Food Enzymes for Health & Longevity« von 1946, 1980 neu aufgelegt [93].
2. »Enzyme Nutrition« 1983 [94].

Den heutigen Müsli-Rummel kann man mit ruhigem Gewissen als ernährungsmäßigen Unsinn bezeichnen, ich sage drastisch **Müsli-Wahn** dazu!

Sämtliche Milchprodukte sind heute pasteurisiert (auch homogenisiert und sterilisiert), dabei werden 325 Enzyme vernichtet, die für die Aufschließung der Milcherzeugnisse notwendig sind. Die Veränderung unserer Nährstoffe durch Hitzebehandlung ist eine ernste Bedrohung unserer Gesundheit.

Einige Schlagzeilen aus dem Buch von *Dr. Howell*: »Health & Longevity«:

»Ohne Enzyme ist kein Leben möglich. Enzyme, der verborgene Faktor in ungekochter Nahrung, sind Dein Paß, Jugendlichkeit zu verlängern und Vitalität zu steigern. Eine enzymreiche Kost, wie sie vorzugsweise Rohkost liefert, trägt zu einem sicheren, wirkungsvollen und schnellen Gewichtsverlust bei. Der verjüngende und therapeutische Wert von Enzymen in Rohkost und Gemüseextrakten kann vorzeitiges Altern verhindern und eine strahlende Gesundheit fördern. Die legendäre Langlebig-

keit noch natürlich lebender Völker ist auf den hohen Anteil enzymreicher Rohkost zurückzuführen. Untersuchungen haben am Ende bewiesen, daß gekochte Nahrung, selbst wenn ihre Grundstoffe natürlich gewachsen sind und mit Vitaminen angereichert wurden, Krankheiten verursachen kann. Wenn Rohkost gegessen wird, so bleibt das Lebensprinzip der Enzyme erhalten; es ist der Schlüssel, dem Streß des modernen Lebens zu widerstehen.«

Körner, Samen und Nüsse sind zu verdauen, wenn sie zum Keimen gebracht wurden, und ich wiederhole meine Bitte an die Forscher, ähnlich Laktosebrot (Bäcker *Lubig* ist gefordert) solche enzymreichen Nahrungsmittel zu produzieren, damit die Proteinversorgung bei Rohkostvegetariern gewährleistet ist.

Die Zeitbombe tickt aber auf den Äckern. Unsere Feldfrüchte sind Züchtungen, die durch **Pestizide, Insektizide** und **Nitritüberdüngung** die größte Gefahr für unsere Ernährung bringen. Außerdem sind die ca. 130 Pflanzenarten, die wir konsumieren, genetisch verarmt. *Mooney und Fowler* haben nachgewiesen, daß in den USA zwischen 1903 und 1933 rund 97 Prozent der Gemüsesorten ausgestorben sind. Erst in den letzten Jahren haben Wissenschaftler damit begonnen, die alten Landsorten und ihre wilden Verwandten zu sammeln und zu konservieren. Die Kartoffel war die erste Frucht in der Geschichte der Neuzeit, bei der sich ein Mangel an Widerstandskraft katastrophal auswirkte. Ein Algenpilz ließ Mitte des vorigen Jahrhunderts in ganz Irland die Kartoffeln auf den Feldern verfaulen. Hilflos mußten die Bauern zusehen, wie Jahr für Jahr ihre Ernte vernichtet wurde. Ein bis zwei Millionen Iren starben damals den Hungertod, viele wanderten nach Amerika aus. Erst eine Kartoffelsorte aus den Anden, der Urheimat der Frucht, lieferte schließlich das Gen, das die irischen Kartoffeln gegen den Pilz resistent machte.

Wir alle sind aufgerufen, die Bauern zu unterstützen, die
1. keine Gifte anwenden und
2. eingegangene Pflanzenarten wieder anbauen.

Es nützt aber gar nichts, wenn diese »heilen« Produkte mit

ihrem großen Enzymreichtum anschließend im Kochtopf vernichtet werden.

Wir atmen **Luft**, die vergiftet ist, wir trinken **Wasser**, das verseucht ist, und essen eine Nahrung, die nicht nur vergiftet, sondern auch verarmt an vielfältigen Nährstoffen ist. Dadurch kann dieser »verseuchte« Körper die wenigen vergifteten Nährstoffe nicht gut aufnehmen und den hungernden Zellen zuführen. Toxine können außerdem die gespeicherten Nährstoffe stören und verändern. Pestizide rauben die Vitamine A, D und E. Nikotin kann das Vit. C bereits im Darm zerstören, bevor es aufgenommen wird.

Blei und Quecksilber behindern die Aktivität der Enzyme, sie verhindern die Aufrechterhaltung des Lebensprozesses. Kohlenmonoxyd verhindert die Sauerstoffbindung zum Hämoglobin in den roten Blutzellen. Toxine gefährden und vernichten Zellmembranen. Ozon zerstört Fett in den Membranen, besonders die Zellen der Atmungsorgane.

Weitere Giftgefährdungen sind:

Blockierung der Nervenimpulse – Gefährdung des Erbmaterials in den Zellen – Ultraviolettlicht kann DNA, unsere Erbgene, gefährden – Koffein behindert die Selbstreparatur dieser DNA, so daß Geburtsdefekte, Krebs und Mutationen entstehen können – die Leber kann verfetten, so daß ihre Wirksamkeit stark eingeschränkt wird. Die Lösungsmittel Chloroform und Tetrachlorid fallen in diese Kategorie.*

Die neue ganz **große Gefahr:** Ein kranker Körper wird von unseren eigenen **freien Radikalen** angegriffen, die Natur will wieder Humus aus dem kranken Organismus machen. Sie hält ihn nicht mehr für lebenswert. Es ist wie die Rostbildung bei Eisen durch Sauerstoffangriff. Eigene Radikale greifen auch gesunde Zellen an und vernichten ganze Organe. Diese Killerstoffe sind auch in der Atemluft enthalten. In den USA, jetzt auch in Deutschland, kann man hochdosierte Vitamine und Mineralstoffe kaufen, sogenannte Antioxydants, die die Zellen vor den gefährlichen Angriffen dieser Radikalen schützen.

* Entnommen dem Buch: »Healthy Living in an Unhealthy World« von Calabrese & Dorsey, Simon & Schuster

Der beste Schutz ist der Verzehr von rohem Obst und Gemüse, sie sind unsere sicheren »Rostschutzmittel«. Wo reichlich Frischkost gegessen wird, sind Fälle von Herzinfarkt und Schlaganfall niedrig, wie in den Mittelmeerländern, im Gegensatz zu Finnland und Schottland, wo fettreiche Kost mit wenig Rohkostanteil gegessen wird. Besonders das Vitamin E spielt hier eine große Rolle, wie auch die Vitamine A und C und vor allem Beta-Karotin, das reichlich in Karotten enthalten ist.

Die Grundsätze der Natur, die ich in diesem Buch ausführlich dargelegt habe, helfen, in dieser ungesunden Welt zu »leben«.

Tellingstedt, im Herbst 1991   Helmut Wandmaker

Ich habe in meinem Buch immer wieder auf die »Stolpersteine« aufmerksam gemacht, die auftreten können, wenn man abrupt zur Rohkost übergeht. Das reinigende Obst wirkt drastischer als Gemüse. Der Körper hat nach Übergang zur Rohkost Zeit, sich von giftigen Schlacken zu befreien, die im Laufe des Lebens angehäuft wurden. Rohkost als beste Nahrung für den Menschen erzeugt keine Krankheiten, sondern unterstützt den Körper, sich selbst zu heilen.

Wenn sich bei Beginn einer Umstellung vorübergehende Beschwerden einstellen, gehe von Obst auf Gemüse, gegebenenfalls auf gedämpfte Kost zurück. Wenn Gifte zu schnell aufgelöst werden und in den Kreislauf kommen, können belastende Rückvergiftungen auftreten. Deshalb ist es auch notwendig, daß Du ausreichend Flüssigkeit (1½ bis 2 Liter pro Tag) zu Dir nimmst, am besten reines Wasser oder damit verdünnte frische Gemüsesäfte (Karotten-, Sellerie-, Rote Bete- oder Gurkensaft).

Gehe nach einigen Tagen wieder auf reine Rohkost. Wenn wieder Beschwerden auftreten, gehe wieder auf gedämpfte Kost zurück und fange dann wieder mit Rohkost an. Das kann Wochen, vielleicht Monate dauern. Je nach Vergiftungsgrad geht es schneller oder dauert länger, aber mit Geduld wird es Dir immer besser gehen.

Wenn Du gesund in dieser ungesunden Welt werden und bleiben willst, dann merke: »*Heute ist der erste Tag vom Rest Deines Lebens!*« Beginne heute, morgen kann es zu spät sein. Vorbeugen ist besser als jede Kur!

Willst Du gesund sein?
Vergiß den Kochtopf!

Dieses ist das Grundgesetz, das Du bereits aus meiner Einführung kennst. Dieses zwingende Naturgesetz gilt für alle Lebewesen dieser Erde. Nur der Mensch allein hat sich von diesem Gesetz davongestohlen! Mit dieser Erbsünde begann sein Niedergang vom kräftigen, gesunden Naturwesen bis zur Krücke, das mit herabgesetzter Vitalität mit Medikamenten lebt!

Nur der Mensch kocht, brät, schmort, röstet die von der Natur eßfertig bereitgestellte, energiereiche Nahrung bis zur Asche! **Nur** der Mensch nimmt Medikamente! **Nur** der Mensch trinkt Milch nach der Entwöhnung von der Mutterbrust!

Dabei sollten nur 3 Dinge seinen Mund passieren:
reine Luft, reines Wasser und natürliche Nahrung, an die wir seit Millionen von Jahren angepaßt sind; das sind in erster Linie frische, reife Früchte, etwas Gemüse und einige Nüsse. Neben diesen 3 Elementen läßt Du an Deinen Körper die Sonne heran, gönnst Dir genügend Rast und Ruhe und arbeitest Dich kräftig aus mit kreativer Arbeit, Sport und Spielen!

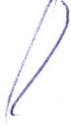

Was ist Krankheit?

Krankheit ist die Anstrengung Deines Körpers, sich von den angesammelten Stoffwechselschlacken und Giften zu befreien!

Die Klärgrube ist voll, die Toleranzgrenze ist überschritten. Wenn dieser vom Körper selbst in Gang gesetzte Reinigungsprozeß einsetzt, dann mußt Du ihn mit den soeben aufgeführten natürlichen Mitteln unterstützen und niemals mit irgendwelchen Giften unterdrücken!

Wundermittel aller Art, ob aus der chemischen Retorte, Kräutermischungen oder homöopathische Verdünnungen, alle sind nur dazu da, die Symptome der Krankheit zu unterdrükken. Die Reinigung, die Krankheit heißt, wird jetzt unterbrochen, weil Dein Organismus nun auch den zweiten Feind, das

Medikamentengift, hinausbefördern muß. Seine Abwehr wird also zusätzlich gelähmt.

Schließlich ist die Widerstandsfähigkeit so herabgesetzt, daß Dein Körper die <u>Gifte in feste Tumorsäcke abkapselt oder in den Gelenken ablagert</u>!

Er mußte sich wegen der Überfülle von Abfall arrangieren. Das hältst Du dann für Gesundheit. Das ist aber eine gefährliche Täuschung. Früher oder später mußt Du zahlen. Dann kommt aber ein gewaltiger Ausbruch, ein heftiges Gewitter, um den Dreck loszuwerden. Wenn Du jetzt immer noch unterdrückst, kannst Du besser gleich den Totengräber bestellen. Nie kommt eine solche Explosion plötzlich und unerwartet! Du ganz allein hast mit der jahrzehntelangen Übertretung des Naturgesetzes diese ausweglose Lage herbeigeführt! Was mußt Du also wissen? Laß Deinen Körper allein, wenn er krank wird, und stelle die ursprünglichen biologischen Gesetze wieder her! Das Alleinlassen ist besonders schwer zu lernen!

Jetzt weißt Du alles über Ernährung, Krankheit, Gesundheit und Wiederherstellung!

Du sollst das essen, was (ohne Feuerbehandlung und Werkzeug) am besten riecht, aussieht und schmeckt!

Damit weißt Du auch alles über richtige Ernährung! Was jetzt noch kommt, soll Deinen Mut stärken, Deinen Schwächen und den Einflüsterungen und Versuchungen zu widerstehen, wozu leider auch Deine Familie und Freunde gehören! Sie wissen es noch nicht besser!

Jetzt schärfe Deine Instinkte! Stelle Dir verschiedene Hallen vor, in welchen die Nahrungsmittel schon eß- und griffbereit gelagert sind. Das heißt, der Bauer hat schon die Ernte eingebracht, der Schlachter das Vieh geschlachtet, der Fischer die »Meeresfrüchte gelöscht«. In Wirklichkeit wäre das auch Deine Aufgabe!

1. Wir gehen in die **Fleischhalle**

Hier befinden sich Fleischstücke von Tieren aller Art, noch roh, blutig, es sind Leichenteile, die penetrant riechen. Was sage ich, Leichenteile? Es sind fachmännisch zerlegte

Schlachtstücke. Aber sagen wir zu einem toten Menschen nicht auch Leiche? Was ist denn der Unterschied zum toten Tier? Es gibt keinen! Tote Tiere sind ebenfalls Leichen. Du suchst Dir also Kadaverstücke in der Fleischhalle aus. Weißt Du, wie viele Fäulnisbakterien in einem Gramm Schweinefleisch enthalten sind? Ca. 2 Millionen und 900 Tausend = 2 900 000!

2. Gehen wir weiter in die **Fischhalle**
Dort liegen sie nun alle, die teilweise sich noch quälenden Früchte des Meeres. Warte nur, Hummer du, bald wirst du erlöst werden, ich werfe dich (noch) lebendig in das heiße Wasser, dann bist du von den Qualen befreit, und ich habe dein »erstklassiges Eiweiß« als meine Gehirnnahrung und die Harnsäure für mein Rheuma. Das Cholesterin für meine Adernwände gibst du mir reichlich als Zugabe. Ferner enthältst du noch mehr Fäulnisbakterien, nämlich 120 Millionen, (120 000 000) in einem Gramm Fischfleisch! Darum ist eine Fischvergiftung heftiger als eine Fleischvergiftung! Reichlich Blei und Cadmium bekomme ich gratis dazu!

3. Kommen wir zur **Brothalle**
Brot für die Welt! Hier lagern die Körner, alle Sorten dienstbereit, leider sehr hart, dafür lange lagerfähig als Reservenahrung für schlechte Zeiten. Hoffentlich sind Deine Zähne gut, denn Du mußt sie ohne Hitzebehandlung roh kauen, mindestens 80mal, damit das Enzym Ptyalin aus dem Mundspeichel auch die stärkehaltige Kost aufschließen kann. Nicht vorher einweichen; denn Du hattest früher keine Gefäße. Schmeckt überhaupt rohes Korn? Benötigt man nicht zumindest Salz, das anorganisch, tot und giftig ist? Aber, was soll es. Schmecken muß es, auch Fett und Gewürze sind erwünscht. Nichts hinzufügen aber heißt, ich will Deinen Instinkt schärfen auf das für Dich richtige Lebensmittel! Aber Körner sind Zuchtprodukte aus Gräsern, die es heute gar nicht mehr gibt. Unsere Urvorfahren brauchten sich um Körnerfrüchte keine Gedanken zu machen.

4. Weiter zur **Gemüsehalle**

Hier lagern alle pflanzlichen Nahrungsstoffe, die unter der Erde wachsen, wie Karotten, Kartoffeln usw. Schon besser, Du kannst bei gesunden Zähnen alles roh und frisch essen. Kartoffeln allerdings schmecken roh nicht gut und enthalten Solanin (am meisten in der grünen Haut), ein Gift! Außerdem ist die Kartoffel erst seit einigen hundert Jahren bekannt. Aber es gibt ja genügend andere Gemüsefrüchte, die unter der Erde gedeihen, wie Steckrüben, Sellerie, Radieschen usw.

5. Jetzt zur **Salathalle**

Dort liegen alle pflanzlichen Lebensmittel, die über der Erde wachsen, wie die verschiedenen Salate, Gräser, Blumen usw.

Beiße nur hinein mit Deiner rauhen Zunge, wie die Kuh sie hat. Du mußt aber große Mengen vertilgen, weil diese wenig Kalorien haben. Legst Du Dich nach getaner Arbeit genüßlich hin und holst die grünen Blätter wieder hervor und kaust diese noch einmal? Sind wir Wiederkäuer mit vier Mägen? Schmeckt das Zeug ohne Salatsoßen?

6. Nun zur **Obsthalle**

Allein schon der herrliche Geruch und das Aussehen werden Dich sofort begeistern! Was liegt hier wohl? Natürlich das wunderbare Obst. Früchte sind sauber. Du kannst sofort (ohne Werkzeug) hineinbeißen. Sie sind fruchtzucker- und damit kalorienreich. Sie haben alle notwendigen Aminosäuren, alle erforderlichen Vitamine und Mineralstoffe überreichlich und sind lebendig!

Da hast Du nun 6 Hallen zur Auswahl!

Ich weiß aus meinen Vorträgen im voraus, daß unter diesen Umständen, also weder Feuer noch Werkzeuge zu benutzen, eigentlich nur die herrlichen Früchte übrigbleiben!!

Ja, Früchte sind die Nahrung Nr. 1 für uns Menschen und das uns verwandteste Lebewesen aus dem Tierreich, den Menschenaffen.

Wir können auch noch die Bibel zur Hilfe nehmen: Dort heißt es in Genesis 1:29:

»Siehe, wir haben Euch gegeben alles grüne, krautige Hartstengelgewächs, das Samen ausstreut über die ganze Erde, und einen jeden Baum, der samentragende Frucht hat. Es sei Euch zur Speise!«

(Übersetzt aus dem Urtext der Schöpfungsgeschichte nach Pastor *Dr. Anders Skriver*[15], der auch mehrere Bücher über die Essener geschrieben hat.)

Soll Gott der Schöpfer also nicht den Apfel (in der Bibel steht Frucht, nicht Apfel) an den Baum der Erkenntnis für Adam und Eva gehängt haben, sondern eine Cervelatwurst?

Wir benötigen aber nicht die Bibel für unsere Erkenntnis; denn das Christentum ist erst wenige Minuten alt, wenn wir die Entwicklung der menschlichen Geschichte ingesamt betrachten. (Siehe Darstellung im neuen Buch von *Prof. Haber* in »Die Zeit«[86].)

Nach *Are Waerland*[14] hat der Mensch, zusammen mit unseren nächsten Verwandten im Tierreich, mindestens 25 Millionen Jahre auf den Bäumen gelebt. Eine unglaublich lange Zeitspanne. Was konnte da der Mensch denn anderes essen als reife Früchte, Knospen und Blätter? Kam er vom Baum herunter, fraßen ihn die wilden Tiere auf!

Für die Gesundheit des Menschen ist nicht nur die Nahrung maßgebend. Wir benötigen auch stets frische Luft, reines Wasser, Ruhe, Schlaf und ausreichende körperliche Bewegung.

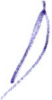

Aber *Prof. Arnold Ehret*[27] sagte, daß für die Aufrechterhaltung unserer Gesundheit die richtige Ernährung zu 99% die Basis sei! Über *Ehret*, dessen Wirken ich erst 1979 in den USA kennenlernte, werden wir uns noch später unterhalten. Alle anderen oben erwähnten Punkte faßt er also in das kümmerliche 1% zusammen! Ich möchte nicht so weit gehen, den Geist an die erste Stelle zu setzen; denn ohne Geisteskraft geht gar nichts. Der Geist bestimmt über Deinen Körper!

»Du mußt wissen, um zu wollen!« sagte der große österreichische Lebensreformer *Prof. Dr. Johannes Ude* zu uns auf der 1. Deutschen Volksgesundheitswoche 1952 in Koblenz.

Willst Du gesund sein, dann mußt Du Dir zunächst das Wissen aneignen. Nur dann kann Dein Geist, Dein Wille, dieses Wissen auch in die Tat umsetzen! Wer sich geistig nicht mit einer gesunden Lebensweise beschäftigt, wird nie die wahre Ursache der Erkrankungen erforschen können. Er bleibt Mitläufer in der Masse der Menschen, die bekanntlich die Fahne nach dem Trend (dem Wind) dreht! Der Trend heißt heute, das seichte Leben ohne großen Inhalt zu genießen. Kommt eine ernste Erkrankung, dann war das eben Schicksal.

Du kannst Fatalist werden, wie die Rosenkreuzer, die lehren, daß Dein Lebensalter von Gott bestimmt sei. Du kannst keinen Tag länger herausholen! Es gibt andere Rosenkreuzer, die sich sehr um ihre Gesundheit bemühen, Bücher herausgeben und Vorträge halten. Warum tun sie das überhaupt, wenn sie lehren, daß das Leben um keinen Tag zu verlängern sei? Sie können sich doch auf die faule Haut legen und den Tag der Erlösung herbeisehnen.

Warum wurde denn *Methusalem* 969 Jahre alt? Zur Zeit *Moses* betrug das Durchschnittsalter 120 Jahre, heute nur noch 70! Wie kommt der Unterschied zustande? Können die Rosenkreuzer das erklären?

Es gibt nur einen Schöpfer unseres Universums. Da es aber Hunderte von Religionsgemeinschaften auf der Welt gibt, die alle ihren Gott als den einzig richtigen anerkennen, so sehen wir schon darin die Bestätigung, daß niemand die Wahrheit wirklich weiß!

Ernsthafte Forscher sind sich darin einig, daß der Mensch ursprünglich ein Frugivore, ein Früchteesser, war! Probiere immer Monokost, dann wirst Du am schnellsten herausfinden, welche Nahrungsart die beste für Dich ist!

Vimala Thakar, die große indische Lehrerin, sagt in ihrem Buch: »Die Kräfte der Stille«[28], daß der Mensch noch mehr Tier als Mensch sei. Er ist erst auf dem Wege zum wahren Menschen. Besser sei, wir würden zunächst alles vergessen, was uns im Laufe der Jahrtausende gelehrt worden ist! »*Die Kraft der Stille! Schalten wir alle Gedanken aus und kommen wir wieder zu uns selber zurück. Wir sind seit Tausenden von Jahren vorprogrammiert!*« Über *Vimala Thakar* später noch mehr!

Noch einmal zum großen Reformer und Philosophen *Are Waerland*[4]! Er las uns 1955 in Bad Soden häufig aus dem aramäischen Urtext der Bibel vor. Selbst wenn auch dieser Text falsch wäre, so würde für ihn diese Textauslegung immer die Richtschnur für sein Leben bedeuten. Können wir uns mit dieser Auslegung aus dem aramäischen Urtext der Bibel, die für alle großen Religionsgemeinschaften gilt, abschließend zufrieden geben? Entscheide jeder für sich selber!

> »*Die Menschen erbitten sich Gesundheit von den Göttern, daß sie selbst darauf Einfluß nehmen können, wissen sie nicht!*«
>
> *(Heraklit, ca. 550–480 v. Chr.)*

Beachten wir aber die Aussage des großen *Leo Tolstoi*:
»*Solange es Schlachthöfe gibt, wird es Schlachtfelder geben!*«

Oder die des bedeutsamen *Leonardo Da Vinci*: »*Ich habe vom frühen Alter an dem Fleischgenuß abgeschworen. Und es wird die Zeit kommen, wo Männer wie ich auf die Mörder der Tiere schauen werden, so wie wir heute auf die Mörder der Menschen blicken!*«

Oder *Thomas Edison*, den Entdecker der Glühlampe: »*Der Arzt der Zukunft wird keine Medizin verschreiben, sondern statt dessen seine Patienten für Diät und ihre Körper interessieren, ferner Ursache und Verhütung von Krankheiten lehren!*«

Wir können noch *Schopenhauer* hinzuziehen:

»*Neun Zehntel unseres Glücks beruhen allein auf der Gesundheit. Mit ihr wird alles eine Quelle des Genusses: Hingegen ist ohne sie kein äußeres Gut, welcher Art es auch sei, genießbar!*«

Diese kleine Abschweifung war notwendig, um unseren Geist für die richtige Nahrung des Menschen zu schärfen und falschen Einflüsterungen zu entgehen.

Kommen wir zur Früchterohkost zurück:

Es hat fast 40 Jahre gedauert, bis ich zu dieser Erkenntnis gekommen bin, daß die reine Früchtenahrung die beste für uns Menschen ist. Wer rohes Gemüse (ohne Soßen) mag, kann auch dieses essen, aber immer den wichtigsten Lehrsatz vor Augen halten:

Roh, keinen Kochtopf!

Wer wußte schon kurz nach dem Zweiten Weltkrieg etwas über gesunde Kost? Jeder kämpfte um die nackte Existenz! Dennoch habe ich schon zu dieser Zeit mit der Suche angefangen. Fünf schwere Verwundungen, zahlreiche heftige Erkrankungen im Krieg mit 3 Monaten Gelbsucht ließen mich nicht wieder zu echter Gesundheit kommen.

So war wieder *Are Waerland* der erste mit seinen beiden Bänden I u. II: »Befreiung aus dem Hexenkessel der Krankheiten«[6], der mich die wahre Gesundheit lehrte.

Heute weiß ich, daß die Waerlandkost sicher ein großer Weg in Richtung Gesundheit ist. Leider stellt jedoch die Waerlandlehre nur die halbe Wahrheit dar, weil die stärkehaltigen Körner und Kartoffeln auf die Dauer keine gesunde Nahrung sind! Sie sind außerdem hitzebehandelt und damit in ihrem Ursprung wesentlich verändert. Gerade die Feuerbehandlung hat Moleküle entstehen lassen, an die wir nicht angepaßt sind!

Bauern, Bäcker und die Vollkornliebhaber werden mir das nicht verzeihen; aber nichts wird mich davon abhalten, die Wahrheit zu sagen! Der Bundesbürger hat 1987 im Durchschnitt täglich vier Scheiben Brot und ein Brötchen gegessen, das macht 76 Kilogramm im Jahr!

Wenn Du diese Brotscheiben durch Äpfel ersetzt, würdest Du sofort den größten Fortschritt in Deiner gesundheitlichen Lage spüren!

Die 150 000 000 Jahre alte Kost!

Der Mensch lebt auf diesem Planeten ungefähr seit 150 Millionen Jahren. 149,5 Millionen Jahre lang davon (ca. 99,67%) aß er rohe Pflanzennahrung: Früchte, Gemüse, Nüsse und Samen, alles frisch und unverarbeitet. Feuer und Werkzeug waren unbekannt. Der Mensch mußte das sammeln und essen, was die

Saison jeweils hergab! Forscher sind der Ansicht, daß der Mensch diese Millionen Jahre lang hauptsächlich ein Früchteesser war!

Wie lang ist denn 1 Million Jahre? Nehmen wir zum Vergleich einen 50 Jahre alten Mann. Dann hat er 49 Jahre und 10 Monate lang Pflanzen bevorzugt und erst 2 Monate auch Fleisch und gekochte Stoffe! 2 Monate von 50 Jahren! Sicher wirst Du bei diesem Vergleich erkennen, daß wir in den Genen, unseren Anlagen, noch voll auf pflanzliche Frischkost eingestellt sind. Jedermann kann das sofort nachprüfen, indem er diese besten Lebensmittel für den Menschen wieder seinen Organen zuführt!

Früchte und Gemüse in unveränderter Ganzheit sind keine Modekost, verdrehte oder seltsame Zusammenstellungen, um Gewicht zu verlieren, sondern die Kost ist die paradiesische Nahrung, an die wir über 4 500 000 Generationen lang angepaßt waren!

Wenn Du Dich also wieder an diese Originalkost von rohen, frischen, unbearbeiteten Früchten und Gemüsen hältst, so gehst Du keinerlei Risiko ein! Der Kochtopf mit zerkochtem und stark verändertem Inhalt ist das Risiko!

Werde ein Früchte-Gourmet!

Wenn Du Dich wirklich ernstlich auf Obstkost konzentrierst, so wirst Du in kurzer Zeit ein wahrer Genießer werden, der eine andere Kost einfach gar nicht mehr mag. Es fällt Dir sogar schwer, Salate zu essen. Denn diese schmecken doch ohne Dressings nicht. Du solltest aber doch die Salatblätter schmecken und nicht die kalorienreichen Soßen!! Es ist auch ein Zeichen, daß wir Menschen keine Herbivoren, keine Grasesser sind wie Kühe mit 4 Mägen.

Frisches, rohes Gemüse enthält zwar mehr Mineralstoffe und Vitamine als Obst, jedoch ist es »Second-hand-Kost«, weil es ohne Soßen nicht gut schmeckt. Und Du kennst doch meinen Lehrsatz noch auswendig: gut schmecken... riechen... aussehen, allein als Mono-Kost! Mono-Kost bedeutet, eine Art Obst oder Gemüse zu einer Mahlzeit. Was Du also für sich allein nicht gerne magst, laß es liegen!

Früchte sind sehr leicht verdaulich. Bereits im Magen oder spätestens im oberen Dünndarm steht uns der wichtige Fruchtzucker als beste Energienahrung zur Verfügung. Aus der Frucht bekommen wir 90% Energie, bei nur 10% Verdauungsverlust, aus dem Gemüse bekommen wir 70% Energie, bei nur 30% Verdauungsverlust, aus dem Fleisch aber nur 30% Energie, aber 70% Verlust!

Je weniger Energie wir für die Verdauung verbrauchen, desto mehr Kraft, das heißt auch Nervenkraft, steht für uns bereit! Je mehr wir uns also auf Früchte konzentrieren, je mehr werden wir Fachleute im Obstverzehr! Und wir sind viel schneller satt! Degenerierte Kost benötigt eine viel größere Masse!

Wir brauchen dann keine große Auswahl mehr, sondern wir konzentrieren uns auf eine **Mono-Fruchtmahlzeit**! Unsere Verdauungsenzyme, die es zu Tausenden gibt, brauchen sich nur auf diese Monokost einzustellen! Von Mahl zu Mahl kannst Du natürlich abwechseln!

Vor allem kommt sehr schnell der Sättigungspunkt. Der mit Schnellzugtempo ins Blut strömende Fruchtzucker signalisiert unserem Gehirn, daß wir genug gegessen haben. Die Sperre kommt automatisch. Dieser Sättigungsreflex existiert bei »gutbürgerlich« Essenden nicht mehr. Irgendwie kommt nach einem opulenten Mahl noch ein »mousse au chocolat« oder ein Sahneeis und die Tasse Kaffee mit Kleingebäck sowie ein Cognac hinterher. Dann schmeckt doch erst die Zigarette richtig! Früchte sind nicht »Zwischendurch-Snacks« oder Knabbereien vor dem Fernseher, sondern sie müssen die Hauptmahlzeit bilden!

Sie machen Dich fit und nicht faul, wie nach einer üblichen Mahlzeit. Wenn Du Dich so richtig »vollgehauen« hast, werden 50% der Gesamtenergie für die Verdauungsarbeit benötigt. Wenn unser Gehirn schon 25% abnimmt, so bleiben Dir für die Restenergie nur 25%! Ist es da ein Wunder, daß die Menschen nach so einer Mahlzeit schläfrig sind? Sie brauchen Anregungsmittel: Kaffee, Nikotin oder Alkohol! Das müde Pferd »Körper« bekommt etwas mit der Peitsche! Wie lange geht das gut?

Durch das Kochen und Würzen der üblichen Kochkost sind unsere Geschmacksnerven degeneriert. Unsere Zunge reagiert nur noch auf grobe Empfindungen wie Salz, Gewürze, Essig usw. Als Fruchtesser wirst Du wieder den wahren Genuß kennenlernen. Du wirst nicht mehr die wertlose, verkochte Kost mögen. Dabei erneuern sich glücklicherweise wieder unsere Geschmacksknospen auf der Zunge. Du lernst wieder die Qualität, nicht die fett machende Quantität kennen!

Wir können Tomaten, Gurken und Kürbisse auch zu den Früchten zählen; denn sie sind beides. Wir benötigen in erster Linie wasserhaltige Lebensmittel, um unseren Wasserbedarf zu decken. Dazu passen also die wasserhaltigen (auch) Früchte gut. Botanisch kann man diese auch mit Recht zu den Früchten zählen: Früchte tragende Pflanzen!

> *»Der Koch hat nicht mehr Ahnung von richtiger Ernährung als eine Kuh auf dem Mond!«*
>
> *(Dr. Carrington)*

Nur dürfen wir diese nicht mit Obst gleichzeitig essen. Zu der richtigen Kombination kommen wir später. Du solltest also nicht Fruchtsalate (vielleicht noch mit Sahne!) essen, sondern die Mono-Frucht, sonst bekommst Du nicht den wahren Geschmack für die einzelne Frucht! Dir fehlen dann die richtige Wahl und der wichtige Sättigungsreflex!

Die Küchenarbeit ist dann noch viel leichter. Du wäschst das Obst und bringst es auf den Tisch. Nur noch Teller, Messer, kleine Löffel sowie Papierservietten sind erforderlich. Dann nimmt sich jeder, worauf er Appetit hat. Sein Instinkt und besonders sein Geruch werden ihn schon zu der »richtigen« Frucht führen.

Dabei kann es vorkommen, daß Du im Augenblick eine sonst bevorzugte Frucht nicht magst. Dann will Dein Körper zur Zeit dieses Obst nicht. Und wenn Du gar keinen Appetit haben solltest, wenn die übliche Essenszeit da ist, dann verzichte auf die Mahlzeit. Du sollst nur etwas zu Dir nehmen, wenn Du **wirklichen Hunger** verspürst und nicht nur ein bißchen **Appetit**!

Bei einer reinen, frischen und rohen Obstkost gibt es für Dich keine festgelegten Mahlzeiten. Du kannst einmal oder auch zehnmal am Tag essen!! Die Mahlzeiten nach einer bestimmten Uhrzeit haben die Menschen festgelegt, damit der Arbeitsrhythmus eingehalten wird. Tiere in der Wildnatur kennen keine festen Mahlzeiten. Sie fressen, wenn sie hungrig sind!

Auge, Nase und Zunge sind also unsere Richtschnur bei der Auswahl der reifen, frischen Früchte! Die am Baum gereifte Frucht hat alle Sonnenenergie getankt, sie mundet uns vorzüglich und gibt uns – wie erwähnt – am leichtesten die notwendige Energie mit allen Aminosäuren, Vitaminen und Mineralstoffen, mit den bereits entdeckten (und nicht entdeckten) wichtigen Spurenelementen, so daß wir sicher sein können, die besten Lebensmittel roh und lebenstüchtig zu bekommen.

Auch die Aminosäuren (Eiweißbausteine) sind mit durchschnittlich 1% im allgemeinen ausreichend; denn lebendiges Eiweiß ist viel gehaltvoller als totes! Auch die Muttermilch hat nur ca. 1% Eiweiß, dabei soll sie einen schnellwachsenden Körper aufbauen. Wir sind aber doch schon aufgebaut.

Nicht alle Früchte kann man nur nach dem Aussehen oder dem Geruch aussuchen. Die Avocado ist eine besonders nahrhafte Frucht mit einem hohen Anteil an natürlichen Aminosäuren und hoch ungesättigten Fetten.

Auch einige Melonen riechen nicht besonders gut, und doch sind alle Melonen wunderbare »Reinigungsfrüchte«. Sie verdauen so schnell, daß sie keinesfalls mit anderen Früchten kombiniert werden sollten. Der »Schnellzug« trifft auf den »Bummelzug«, wenn Du Melonen mit anderen Früchten mischst. Dabei sollte man nie mischen, wie früher bereits hervorgehoben wurde. Du kannst wochenlang nur Melonen essen. Resultat: schlank und gesund!

Wir sind leider immer noch auf eine längst überholte Regel

eingestellt, nämlich auf die »ausgewogene« Kost, in der zu jeder Mahlzeit alle vier Grundstoffe enthalten sein müssen, wie Eiweiß, Fette, Kohlenhydrate und Vitamine/Mineralstoffe! Dabei schert sich diese alte Lehrmeinung nicht um tote oder zerkochte Kost. Im Labor ist ja auch kein Unterschied über tot oder lebendig festzustellen, da ist chemisch alles gleich! Das Lebendige läßt sich eben nicht untersuchen. Hier hört die Wissenschaftlichkeit auf!

Wir sind jahrelang mit einem Freund in den Skiurlaub gefahren. Unser *Dr. Horst* war Chemiker für Lebensmittel und Pharmazie. Jedes Jahr hatten wir hitzige Diskussionen über tote oder lebendige Nahrung. Seine Entgegnung war immer: die Salzsäure im Magen würde doch sofort alles vernichten. Da sei die Lebendigkeit nicht mehr gefragt.

Daß die Erfahrung das Gegenteil lehrt, mußte er später bitter lernen, als ihn Schlaganfälle und Herzinfarkt an den Rand des Todes brachten! Bei unserem letzten Besuch in seinem Hause bestand er dann auf Rohkost. Wir sind sogar in sein Labor hinuntergegangen, weil er noch destilliertes Wasser trinken wollte, um seine verstopften Arterien zu »reinigen«. Zu spät, er starb alsbald!

Folgerung: Die Natur kann man nicht in einem Labor untersuchen. Vielleicht kann der Chemiker eines Tages einen künstlichen Apfel produzieren; aber er wird den Apfelsamen nicht zur Fortpflanzung bringen! Laborergebnisse an totem Material sind völlig nebensächlich. Es ist unwichtig, was das Tote uns sagt!

Wir verbleiben noch weiter bei der Früchtenahrung; denn diese Grundlage unserer Ernährung muß uns einfach besonders stark in ihren Bann ziehen!

Dr. Hereward Carrington schrieb ein 286seitiges Buch mit dem Titel: »The Natural Food of Man«[29], »Die natürliche Nahrung für den Menschen«. *Dr. Carrington* hält die Früchte für die beste Nahrung für den Menschen. Er hat jahrelang ausschließlich von Früchten gelebt und seine Energie verdoppelt, wie er schildert.

Auch der Deutsche *Dr. Gustav Schlickeysen* setzte sich in

seinem Buch »Früchte und Brot«[30] mit handfesten Argumenten für eine betonte Fruchtkost ein. Brot sollte nur als Ausnahme zur Nahrung dienen, wenn nicht genügend Früchte zu bekommen wären. Über Brot werden wir noch später ausgiebig sprechen! *Schlickeysen* schreibt über die ungekochte Fruchtnahrung:

»Die Haut des Menschen wird wunderbar transparent, sie bekommt eine rosige Frische, die gesamte Muskulatur entwickelt höchste Kraft und Elastizität, ungekochte Früchte bringen den Geist in die höchste Aktivität! Diese Nahrung hat eine bedeutende elektrische Vitalität! Und diese wird durch das Kochen total zerstört! Diese elektrische Energie ist aber lebensnotwendig, um alle Funktionen unserer Nervenbahnen in den am besten funktionierenden Zustand zu versetzen. Das menschliche System wird aufrechterhalten und gestärkt durch:
Frische Luft – frisches Wasser – und reife Früchte!
Hitze zerstört vollkommen das Leben und die Vitalität der Nahrung, praktisch bleibt nur noch Asche übrig, totes, träges Zeug!«

Soweit *Dr. Schlickeysen*. Auch *Prof. Dr. Loeb* kam zu der Erkenntnis, daß die Energie eines Nahrungsmittels nicht durch die Produktion von Hitze oder chemischer Energie erreicht wird, sondern durch sein elektrisches Potential!

Früchte haben einen besonderen Reinigungseffekt auf unseren Organismus. Die organische Säure löst die festsitzenden Schlacken und Abfälle im Körper auf. Dies geschieht nicht durch die Obstwirkung direkt, sondern durch die schnelle Verfügbarkeit der Obstnahrung hat unser Körper Zeit, nunmehr sofort mit der dringend notwendigen Hausreinigung zu beginnen!

Ein »gutbürgerliches, totgekochtes Mahl« hinterläßt nur Müll, bringt unsere Klärgrube weiterhin zum Überlaufen. *»Wir alle sind living cesspools«, »lebende Klärgruben«,* wie *Prof. Ehret* uns Menschen nennt.

»Wer also der Früchtediät folgt, wird zu 90% den Krankheiten

entfliehen, an denen unsere Menschheit leidet.« (Dr. Mattieu Williams) Weiter: *»Der Überesser mit Kochkost, mit Stimulanzien und schlechter Nahrungszusammenstellung und dem blockierenden Effekt von erdigen Stoffen wird Unverdaulichkeit, Gärung, Verstopfung usw. ernten!« »Früchte und Nüsse als die natürliche Nahrung bringen den Menschen zur höchsten Stufe der Gesundheit!«*

Dr. Goodfellow: *»Die Konditionen des Lebens haben sich so verändert, daß die früher beste Kost für den Menschen (Früchte) heute fast als unnatürlich erscheint.«* Von den meisten Menschen werden Früchte höchstens als Dessert oder als Beikost betrachtet, aber nie als vollkommene Mahlzeit für sich.

Weiter *Dr. Williams:* »*Es ist klar, daß der Mensch weder Kräuteresser noch Kannibale noch Getreideesser ist, sondern ein fruchtessendes Lebewesen! Seine Zähne sind nicht für rohes, hartes Korn konstruiert, Getreide ist in diesem Zustand schwer zu kauen. Auch ist die reichliche Stärke im Korn unverdaulich. Stärke ist nicht wasserlöslich. Daher ist sie eine Schwerstbelastung für den menschlichen Organismus, besonders für die Atmungsorgane! Der Mensch als Allesfresser ist wirklich als eine neue Klasse von Lebewesen zu bezeichnen, nämlich als kochender Tiermensch! Ja, zu dieser Klasse hat sich der Mensch in seinem Unverstand herabgewürdigt.«*

Sind Früchte säurebildend?

Ganz schlimm sind die belehrenden Briefe von *Fred W. Koch* als selbstangemaßter Chemiker, der als US-Bürger nach dem Krieg in Kassel verblieb. Er sowie seine Nachfolger *Lemke*, *Fuhrer* und neuerdings *Oetinger* betrachten alle sauren Früchte als gesundheitsschädlich. Diese werden auf eine Stufe mit Essig oder Milchsäure gesetzt! Und dies ist der größte Irrtum der Säureforscher, die organische Obstsäure mit diesen Gärungssäuren gleichzustellen, wobei sie selbst reichlich Kochkost, Fette und Körnerprodukte verwenden, die allesamt immer säurebildend sind! *Dr. De Evans* hat schon im vorigen Jahrhundert den Lehrsatz aufgestellt, daß die organische Obstsäure die abgelagerten erdigen Grundstoffe auflöst, aber nicht die Knochen und Zähne! Dadurch kommt echte Verjüngung!

Durch umfangreiche Eigenversuche habe ich bereits 1981/82 diese Irrtümer aufgeklärt. Alle Früchte, mit Ausnahme vielleicht der Preiselbeere und einiger Pflaumensorten, sind im Endprodukt basisch. Der Morgenurin weist bei totaler Fruchtkost einen pH-Wert um 7,5 herum auf. Hat man am Abend vorher auch nur ein Stück Brot gegessen, geht der Wert auf den der Fleischesser, auf pH 5.0, herunter.

Nach *Koch* soll sogar jede Apfelscheibe mit einer anorganischen, toten Basenmischung neutralisiert werden. Ein solches Apfelstück schmeckt scheußlich! *Koch* läßt sogar den säurebildenden Weißzucker zu. Die meisten Rezepte von *Koch* sind auch gekocht und damit tot. Er hat Gesundheit nie verstanden. Die einseitige Ausrichtung auf Säure hat ihn blind für das Naturgesetz gemacht!

Alle toten chemischen Stoffe aus der Retorte sind vom Organismus nicht verwendbar. Sie lagern sich überall im Gewebe ab wie die toten Mineralstoffe aus den angeblichen »Heilwässern« oder den totgekochten Mineralien aus der täglichen Nahrung! Unser ohnehin schon überlasteter Organismus muß neben den schon vorhandenen Schlacken auch die toten

Mineralien unschädlich machen und hinausbefördern! Dabei leidet der Mensch schon als tieressendes Lebewesen an dem großen Überschuß an **Harnsäure** in seinen Zellen. Harnsäure kommt fast nur in tierischen Produkten vor, wie auch **Cholesterin** nur der Tierkörper liefert.

> *»Keine Aufgabe zu haben, zu der Du Dich aufgerufen fühlst, zu der Du Dich antreiben könntest, keine Schwierigkeiten sehen, bei deren drohendem Ansturm Du Deine innere Festigkeit auf die Probe stellen könntest, sondern in unbehelligter Untätigkeit sein Leben zu verbringen – das ist nicht Ruhe, sondern Flaute!«*
>
> *(Seneca)*

Der Mensch ist die einzige Kreatur, die unter Harnsäureablagerungen leidet! Das tierfressende Tier besitzt einen kurzen Darm, um die Gifte schnell wieder loszuwerden. Vor allem aber hat das Tier große Mengen des Enzyms Urikase, das imstande ist, die Harnsäure aufzulösen. Daß der Mensch dieses Enzym nicht besitzt, sollte ein weiterer Hinweis dafür sein, daß der Mensch eben Tierkörper sehr schlecht verwerten kann, zumal der Mensch nur das säurebildende Muskelfleisch ißt. Auch das Tier benötigt dringend Knochen als Ausgleich gegen die Übersäuerung; denn Tierfleisch enthält kaum Kalk! Warum ist der Hund so scharf auf Knochen?

1 Gramm Harnsäure erfordert zwecks Verdünnung dieses tödlichen Giftes 7 bis 8 Liter Wasser. Die meisten Menschen sind daher nicht nur aufgedunsen vom Salzessen, sondern auch durch die Harnsäure. Beide Stoffe müssen ständig vom Organismus in Lösung gehalten werden, um den gefährlichen Giftkonzentrationen zu begegnen.

Urinähnliche Fleischbrühe und Fleischsuppen enthalten besonders große Mengen dieser beiden Gifte. Es gibt tatsächlich noch Leute, die eine solche Brühe als Kraftnahrung bezeichnen. Sie spüren nach dem »Genuß« solchen Giftes eine Reaktion und Wärme und ahnen gar nicht, daß in Wirklichkeit ihr

Körper die höchsten Anstrengungen unternimmt, um diese Gifte schnell wieder hinauszubefördern! Eine große Verschwendung von wichtiger Energie. Zur Brühe kommt oft noch das säurebildende Ei mit dem höchsten Cholesteringehalt aller Nahrungsmittel hinzu, wobei ⅓ des Eigelbs reines Fett ist!

> »*Heute liegt die politische Vernunft nicht mehr dort, wo die politische Macht liegt. Es muß ein Zustrom von Intelligenz und Intuition aus nichtoffiziellen Kreisen stattfinden, wenn Katastrophen verhütet oder gemildert werden sollen!*«
> *(Hermann Hesse)*

Ich will hier eine deutsche Stimme anfügen. Der Arzt *Dr. med. Reinhard Steintel* schreibt in seinem Buch: »Das natürliche Ernährungsgesetz« von 1952[31]:

»Ich komme nun zu der ursprünglichsten und natürlichsten aller Ernährungsformen, der Obstkost als wichtigste Ernährungsgrundlage. Was hat das wohlschmeckende und herrliche Obst aller Sorten wohl verbrochen, daß es so sehr in den Mittelpunkt der unsinnigsten und einander widersprechendsten, der wissenschaftlichsten und laienhaftesten, der böswilligsten und gutartigsten, der ablehnendsten und anerkennendsten Diskussionen der Menschen gestellt worden ist?

Diese haben es erreicht, daß der »intelligente«, kranke Kulturmensch erst seinen Professor fragen muß, ob, wann und welches Obst er essen dürfe, ob gekocht oder roh. Arme Kulturmenschheit! Es wird aber nicht so ängstlich gefragt, ob, wann und welches Medizinalgift man einnehmen oder sich einspritzen müsse. Das nimmt man unbesorgt am laufenden Band ohne besondere Erlaubnis!«

Alle Obstsorten können und sollen von Gesunden und Kranken, insbesondere Magen-, Darm-, Galle-, Leber-, Nieren- und Zuckerkranken gegessen werden. Die Behauptung der schulmedizinischen »Diät«, daß Zuckerkranke kein oder nur wenig Obst und so gut wie keine oder nur geringe Mengen Kohlenhydrate überhaupt zu sich nehmen dürfen, ist in diesem Buch und in meiner Broschüre: »Ist Zuckerkrankheit heilbar?« widerlegt!

> »Fanatismus ist nur ein anderes Wort für folgerichtiges Vorgehen!«
>
> *(Bruce Marshal)*

Hier hast Du zwei Ansichten über Obstkost, die erste stammt von einem »Biologen«, der Heilmittel verkaufen möchte, und die zweite von einem praktischen Arzt mit großer Erfahrung an seinem umfangreichen Patientenstamm, der Obst empfiehlt, ohne dafür Geld zu nehmen.

> »Die Welt kann nur durch die gefördert werden, die sich ihr entgegenstellen!«
>
> *(Goethe)*

Wir denken und handeln noch 1988 so primitiv, daß sich die Naturkost verteidigen muß. Auch die »Forscher« von 1988 können sich nicht von ihrer Feuerbehandlung befreien! Daher können sie echte Gesundheit nicht begreifen. Oder sie wollen es nicht, damit sie ihre gewinnbringenden Pillen verkaufen können! Gesundheit braucht keine Unterstützung von der Chemie, auch homöopathische Verdünnungen und »Kräuterelixiere« stören nur die Selbstheilungskräfte! Alle sind gegen das LEBEN gerichtet!

Wie alle Obstgegner sind diese Leute **Gemischtköstler**, die Steak und Kochtopf nicht verschmähen, auch keinen »guten Tropfen«. Aber keiner von ihnen hat die richtige Obstnahrung langfristig selbst probiert, sonst könnten solche Leute nicht eine derart primitive Schlußfolgerung ziehen!

Die Entdeckung der Natural Hygiene (Natürliche Gesundheit)

Ich entdeckte bei meinem jährlichen Aufenthalt in Florida durch reinen Zufall die Natural Hygiene (NH), eine Lebensreform, die es bereits seit 1822 gibt. Ich konnte sofort von einem Freund aus der Nachbarstadt Boca Raton viele Bücher und Schriften mitnehmen, und bis jetzt habe ich eine umfangreiche Literatur über diese Naturkostbewegung sammeln können. Zwei Zeitschriften, die Healthful Living (Gesundheitsbewußtes Leben) und Health Science (Lebenswissenschaft) kommen über den großen Teich! Während zweier Schiffsreisen konnte ich meinen Freund *Manfred G. Langer* aus Worpswede bei Bremen über die Wirksamkeit dieser Lebensform überzeugen. *Langer* gründete die Lebenskunde e. V. und den Waldthausen Verlag, der insbesondere Bücher dieser Bewegung aus dem Amerikanischen übersetzt und vertreibt. Vor kurzem erschienen ist der US-Bestseller (über 10 Mill. Auflage unter dem Titel Fit for Life), hier »Fit fürs Leben«[2]!

Diese NH-Bewegung wurde von Ärzten gegründet, die in ihrer Behandlung mit Medikamenten keine echte Heilung sahen. Da der Patient leider immer ein Rezept haben möchte (heute nicht anders als zu Beginn des vorigen Jahrhunderts), verschrieben einige Ärzte Placebos, also farbige Pillen, die nur aus Milchzucker bestanden, aber keinerlei Gifte enthielten. Ärzte, die der natürlichen Heilung wieder eine Chance geben wollen, sollten das nachvollziehen!

Aber leider werden die Krankenkassen für solche Ärzte und »Medizin« nichts bezahlen. Da fehlen doch die »wissenschaftlichen« Beweise. Es ist schon ein Wunder, daß die Krankenkassen zögernd beginnen, Zuschüsse für **Fastenkuren** zu geben! Lieber Bypaßoperationen für 30 000 DM finanzieren, als wenige Mark für Fastenunterricht oder Milchzuckertabletten ausgeben! Am liebsten geben die Kassen Geld aus für »wissenschaftlich« gesicherte Erkenntnisse. Was man darunter versteht, legt die sogenannte »Wissenschaft« im Eigeninteresse selbst fest. *»Wissenschaft ist der letzte Stand des Irrtums«*, umschreibt das *Dr. Ludwig.*

Unsere ins Gigantische steigende Krankheitsindustrie ist in den nächsten Jahren nicht mehr finanzierbar! Statistisch steigt angeblich das **Lebensalter**; aber mit welchem Aufwand an Mitteln wird das Leben heute künstlich verlängert. Dabei schicken die meisten Kinder ihre Eltern in das Alten- oder Pflegeheim zum schnelleren Verblöden und Sterben! Die Alten sollten nie aus dem Familienverbund entfernt werden! Ein solch trauriges Leben ist nicht lebenswert! Dabei könnten die meisten Menschen auch im Alter einen wendigen, geschmeidigen Körper behalten. Statt dessen sehen wir überall gramgebeugte Halbkrüppel mit häufigen Verformungen der Knochen. Der Ersatz des Hüftgelenkes ist nunmehr schon eine Bagatelloperation, obgleich wir in den westlichen Ländern die meisten angeblich »kalkreichen« Milchprodukte verzehren! Warum trotzdem so schwache Knochen? Zur »guten Milch« aber kommen wir später noch ausführlich!

In unserem kleinen Ort mit 2000 Einwohnern haben wir schon 9 Bypaßoperierte, Nr. 10 steht bereits auf Warteliste! Die US-Statistik sagt aber, daß solche Operierte nicht länger leben als diejenigen ohne Operation. Jetzt bekommt der Operierte strikte Diätanweisungen (halbe Wahrheit). Aber warum kann der Geplagte nicht vorher dazu übergehen und die Operation, die immer einen schweren Eingriff darstellt, vermeiden?? Immer wieder dieselbe Ausrede: *»Solange die Krankheit nicht da ist, brauche ich ja nicht gesund zu leben. Dann ist es immer noch früh genug.«* Leider immer zu spät! Herzkranke sollten sofort zu 100%iger Rohkost übergehen. Sie würden sogleich eine Erleichterung verspüren. Ihre verstopften Herzkranzarterien würden von ganz alleine wieder sauber!

100%ige Gesundheit kann man nicht kaufen. Sie ist nur erreichbar durch gesundheitsbewußtes Leben! Durch nichts anderes!

Es würden sich auch wieder neue Umgehungsadern bilden! Warum treffen krebsige Entartungen immer mehr das jüngere

Alter? Ganz einfach, das lange Nachkriegsluxusleben, das sich heute fast jeder leisten kann, macht uns krank! Die sogenannte Vollwertkost mit viel Vollgetreide macht noch kränker!

Krebs ist die Tochter des Kochtopfs!
Nur 1% stirbt heute an natürlicher Altersschwäche. Die westlichen Industrienationen haben aus unseren Lebensmitteln eine tote Kost gemacht. Daher die frühzeitige Vergreisung und die »dicken Wälzer« über Krankheitsbeschreibungen! Unsere natürliche Bio-Chemie ist zerstört!

Der richtige Obstverzehr

Viele sagen mir, sie könnten keinen einzigen Apfel vertragen. Sofort würde ihr Magen protestieren! Wer so redet, muß nicht das Obst anklagen, sondern seine durch Überessen und Übersäuerung krankgefütterten Verdauungsorgane! *Dr. Ragnar Berg* hat bereits vor dem Ersten Weltkrieg im Sanatorium »Weißer Hirsch« bei Dresden im Auftrag der deutschen Ärzte erforscht, wie viele basenbildende Nahrungsstoffe man zu sich nehmen muß, nur um das **Säure-Basengleichgewicht** aufrechtzuerhalten!

Die Ergebnisse seiner Forschungsarbeiten lauten: »*Du mußt mindestens 70% basenbildende Stoffe zu Dir nehmen, um im erforderlichen Gleichgewicht zu bleiben!*« Und was essen heute die meisten Leute? Zu 80–90% nehmen sie Säurebildendes! Früher gab es den Sonntagsbraten, heute den Tagesbraten! Zumindest ißt man große Mengen Wurst und fetten Käse, wenn es mal wirklich keine Fleischmahlzeit geben sollte!

Alles Säurenahrung!
Nur rohes, frisches Obst, Gemüsesalate und Wasser sind basenbildende Nahrungsstoffe! Man könnte noch die frische Milch hinzuzählen, wenn Du diese direkt aus dem Euter in Deinen Mund saugst, wie das Kalb und der Säugling das naturgemäß tun! Milch säuert schon in wenigen Minuten. Kühlung und das Aufkochen ist nicht ausreichend. Heute ist die Milch pasteurisiert, homogenisiert und sterilisiert, also auch ein totes, säurebildendes Kochprodukt geworden!

Die Obsthasser schauen nicht gerne in die Forschungsarbeiten des schwedischen Chemikers *Dr. Berg*, weil er Obst, auch das sauerste, zu den basischen Stoffen rechnet. Aber in den USA wird richtigerweise immer wieder auf diesen *Dr. Berg* hingewiesen, der aufgrund seiner Forschungen Vegetarier und sehr alt wurde.

Säurebildend sind: jede hitzebehandelte Nahrung, alle Tierprodukte mit Ausnahme des Blutes, alle Getreide mit Ausnahme der Hirse, alle Fette, ferner Kaffee, Tee, Kakao und Schokolade! Ist es da ein Wunder, daß diese tägliche Säurenahrung unsere Knochen erweicht? Mit jedem Braten gehen 600 bis 800 mg Kalzium verloren. Der Körper muß diese aus den Knochen nehmen, um der **Übersäuerung** Herr zu werden. Immer will der Körper zunächst das Leben retten! **Säurenahrung vernichtet unsere Knochen!**

Dr. Carrington: »Die Wirkungskraft von Orangen und Zitronen hat fast keine Parallele. Sie hinterlassen im Körper eine basische Asche, die Säureabfall resorbiert! Sie reinigen, nähren, stimulieren, reduzieren Fettgewebe und versorgen uns mit den notwendigen organischen Vitaminen und Mineralstoffen. Sie enthalten besonders große Mengen Kalium und Eisen!«

Kommen wir zurück zum richtigen Obstverzehr. Jedes Obst enthält eine kleine Menge organische Säure, die lebenswichtig ist. Diese Säure muß zunächst schon im Mund und im Magen neutralisiert werden. Und das geschieht in Sekunden! Den übersäuerten Körpern fehlt aber diese basische Reserve vollkommen, daher bäumen sich die entzündeten Mägen und Därme auf! Darum kann das herrliche Obst nicht vertragen werden! Der hohe Fruchtzuckergehalt bringt die lebensuntüchtige, tote Nahrung in Gärung. Was unternimmt der »saure« Mensch dagegen? Er kauft sich Antacids in den Apotheken oder, neu in Deutschland, auch Maalox aus den USA. Diese Basenstoffe sollen die Sünden des falschen Essens ausgleichen! Es ist ein äußerst lohnendes Milliarden-DM-Geschäft! Aber, das ist falsch gedacht, mit Medikamenten kann man keine Sünden auskurieren!

Hast Du schon einmal von der Alzheimer Krankheit gehört? Der deutsche Arzt *Dr. Alzheimer* hat diese Krankheit erstmalig beschrieben. Das Gehirn schwindet, der Erkrankte wird geistig wieder wie ein kleines Baby! In den USA gibt es schon 1 Million, in der Bundesrepublik 250 000 dieser bedauernswerten Kranken. Neue Forschungen geben Aluminium die Schuld, nicht nur Aluminiumverbindungen in den Antisäuretabletten, sondern auch die Alu-Folie, in der Nahrungsmittel verpackt oder gedünstet werden. Auch die alten Alutöpfe haben hier mitgewirkt. Fluor als Aluminium-Abfall trägt seinen Teil dazu bei, besonders im Trinkwasser, in Zahnpasten und Fluortabletten. Ich muß also allen denen sagen, die Obst nicht vertragen können: »*Bringe zunächst Dein Verdauungssystem in Ordnung. Faste einige Tage und gehe dann, vorsichtig zunächst, auf Gemüserohkost, dann auf Obstrohkost über. Du wirst sehen, wie gut Du plötzlich Obst vertragen kannst!*«

Obst ist im Verdauungsvorgang immer basenbildend. Das Endergebnis ist ein Basenüberschuß! Darauf kommt es allein an! Nie vergessen:

4 Teile Basen zu 1 Teil Säuren!

Die Antiobstleute essen in Massen säurebildende Nahrung und klagen dann das harmlose Obst an, weil sie es »zunächst« nicht vertragen können! Ich sage Dir, sei vorsichtig mit Leuten, die Dir etwas für die Gesundheit verkaufen wollen! Diese denken in erster Linie an das eigene Geldverdienen. Deine Gesundheit ist denen letzten Endes egal!

Regeln für den Obstverzehr:

1. Obst immer auf leeren, nüchternen Magen essen! Jede Kombination mit einer anderen Nahrung ist schädlich! Es bringt durch den hohen, aber wichtigen Fruchtzuckergehalt die schon im Verdauungstrakt vorhandene Nahrung in Gärung. Du bekommst eine unerwünschte Schnapsfabrik mit allen Folgen bis zum Zwerchfellhochstand mit Dauerdruck auf Dein Herz, das dann im beengten Raum seine Schwerarbeit verrichten muß! Die starke Entwicklung von Kohlendioxyd gefährdet das Herz schwer! Manche Infarkte haben hier ihre Ursache und nicht in verengten Herzkranzarterien.

Der »Schnellzug (in der Verdauung) Obst« darf niemals auf den Bummelzug (die andere, langsamer zu verdauende Nahrung) prallen.

2. Obst ißt man am besten morgens, weil ab 4 Uhr die Ausscheidungsphase beginnt, und dabei will unser Körper nicht behindert, sondern gefördert werden.

3. Hierbei hilft am besten **saftiges Obst**! Also, keine Bana-

nen oder Trockenfrüchte, sondern Apfelsinen, Grapefruits, Pfirsiche, Birnen, Äpfel usw.

4. **Bleibe den ganzen Morgen bei der Obstkost!** Wenn Du Hunger bekommst, nimm wieder Obst. Du weißt inzwischen, daß die Natur keine festen Mahlzeiten nach der Uhr kennt!

5. Du kannst auch **Obstsäfte nehmen**, aber nur frische, selbsthergestellte, die sofort schluckweise, guteingespeichelt zu verzehren sind, um Oxidation zu vermeiden. Keine gekauften Säfte! Sie sind konserviert und haben die besten Kräfte verloren. Iß also Obst und wechsle mit Obstsäften ab. So spülst Du am besten Deinen verschlackten Körper durch. Es ist auch gut, wenn Du im Mixer die ganze Frucht pürierst. Dann bekommst Du alle Vitamine und Mineralstoffe. Außerdem wird der Zuckerschub vermieden, über den ich berichtete.

6. **Obst verdaut schnell**, so daß Dein Körper sofort höchste Energie gewinnt, um belastende Schlacken hinauszubefördern. Die häßlichen Fettpolster verschwinden!

Denke daran, daß nur **Fruchtzucker** (Glukose) Energie für den Körper und besonders für das Gehirn bereitstellt, niemals Fett, Eiweiß oder gar stärkehaltige Kohlenhydrate direkt. Diese müssen immer erst in Glukose umgewandelt werden. Dieser Vorgang kostet aber Energie, die Dir für andere Tätigkeiten verlorengeht. Am einfachsten ist die Umwandlung von Fett in Glukose, am schwersten von Eiweiß. Daher wird dieses nur im Notfall zur Energie verwendet.

7. Ernährungsphysiologisch ist es also ein Aberglaube, daß Eiweiß direkt Energie liefert. Im Gegenteil, Deine Organe werden schwer belastet. Ich erinnere an meine Aussage, daß bei der **Eiweißverdauung** 70% Energie verlorengeht. Kohlenhydrate in Fett und Fett in Zucker umwandeln, das geht schnell. Daher sind die Fettsüchtigen in erster Linie kohlenhydratkrank, wie ich das in meinem ersten Buch von 1975 »dick + krank oder schlank + gesund«[1] ausführlich beschrieben habe. Heute würde ich ergänzen: stärkehaltige Kohlenhydrate, wie sie uns Getreideprodukte und Kartoffeln zuviel liefern!! Besonders im gekochten Zustand, weil dann zuviel genossen wird und die Mineralien anorganisch werden, sich also ablagern,

statt den Körper zu unterstützen. Das gilt besonders für das überschüssige, tote Kalzium. Da der große Gegenspieler des Kalziums, das Magnesium, fehlt, lagert sich das anorganische Kalzium auch in den Weichteilen ab. Ergebnis: Steifheit!
Obst stellt mit den geringsten Verlusten Sofortenergie bereit!

8. **Energie bedeutet auch Nervenkraft**, die wir alle bei der heutigen kräfteverzehrenden Lebensweise dringend benötigen!

9. Rühre bis zum Mittag auch keine aufputschenden **Getränke** an, wie Kaffee, Tee, Kakao, erst recht keinen Alkohol. Diese stören grundsätzlich die richtige Obstaufnahme! Du bekommst Kraft genug, wozu diese Gifte? Über Nikotin habe ich bisher gar nicht gesprochen; aber ich sollte doch glauben, daß die Folgen dieses törichten »Genusses« inzwischen auch dem letzten aufgegangen seien! Asche zu Asche, das tust Du mit Nikotin!

Wenn Du meinst, Du kannst im Übergangsstadium nicht ohne die gewohnte Tasse Kaffee leben, dann trinke nachmittags eine kleine Tasse, wie *Waerland* einer Dame sagte, nochmals eine kleine! (Siehe Kaffee-Artikel auf Seite 476.)

10. Ich wiederhole: **Obst immer für sich auf nüchternen Magen, niemals mit einem anderen Nahrungsmittel kombinieren!** In seinen letzten Jahren erlag leider auch der große *Are Waerland* dem falschen Obsturteil. Hatte er bis dahin jeden Morgen aus seinem Garten in Alassio/Italien 2 Apfelsinen und sogar eine Zitrone (wer mag schon saure Zitronen?) gegessen, war er plötzlich der Meinung, diese würde zu einer Übersäuerung führen. Er veröffentlichte in den Waerland-Monatsheften heftige Artikel über die angebliche **Obstillusion**. Ferner berichtete er über das »Monte-Verità«-Experiment des Holländers *Oedenkoven*. Diese Gruppe wollte beweisen, daß man mit Obstnahrung allein auch auf einem kühlen Berg (nähe Ascona/ Schweiz) gesund leben könnte. Elendig seien fast alle an der sauren Obstnahrung zugrunde gegangen. Die Wahrheit sieht aber ganz anders aus. Es gibt inzwischen zwei Zeugen, die ausführlich über das Monte-Verità-Experiment berichteten.

Erstens, der von mir schon oft erwähnte *Prof. Ehret* (von dem ich 1978 erstmalig die große Bedeutung der Früchtekost übernahm). Der aus Freiburg stammende *Ehret* hatte in der Nähe von Ascona eine Fastenanstalt. In seinem Buch: »The Story of my Life«, das ich durch Zufall in einem Buchladen in Florida erstand (es war schon von Kinderhand zerkritzelt), beschreibt er seine häufigen Besuche bei dieser Gruppe um *Oedenkoven*. Tatsache war, daß diese Gemeinschaft (wie leider immer bei Individualisten) total zerstritten war, nur zum kleinen Teil Obst aß, fast alle Nahrung zerkocht wurde, einige sogar Fleisch aßen und andere sich häufig betranken. Später teilte sich diese Gruppe noch dazu.

Prof. Ehret ist ein absoluter Obstverfechter, trotz der Experimente auf dem Monte Verità, geblieben. Sollte er das gerade tun, wenn Obst die Ursache des Scheiterns von *Oedenkoven* gewesen wäre, wo er doch alles aus nächster Nähe beobachten konnte?

Ehret war auch als großer Fastenlehrer bekannt. Er fastete unter der Aufsicht der deutschen Regierung in Köln im Jahre 1909 49 Tage lang. Dabei ließ er sich in einem Panoptikum in einen gläsernen Käfig mit 125 l Wasser zum Trinken und Waschen einsperren. Trotz der gaffenden Leute Tag und Nacht um ihn herum hielt er durch, ein Mann, der schon mit 30 Jahren von seinen Ärzten aufgegeben war. Er hatte Lungenschwindsucht und eine angeblich nicht mehr heilbare Nierenerkrankung! Der zweite Zeuge ist *Robert Landmann*. Er schrieb ein ganzes Buch über dieses Monte-Verità[33]-Experiment.

Ich empfehle insbesondere allen »Säureforschern« wärmstens diese beiden Bücher, um *Waerlands* Obstillusion zu entlarven. Umgekehrt ist gerade die Waerlandkost säurebildend. Ich habe mindestens 17 Jahre lang nach diesen Prinzipien gelebt. Ich machte gegenüber der früheren »gutbürgerlichen« Kost schon große Fortschritte; aber ich wurde den Schleim nie los und bekam sogar eine Lungenentzündung. Heute weiß ich, daß Schleim und Kleister aus den gekochten, stärkehaltigen Kohlenhydraten, wie aus der bekannten Kruska und den vielen Pellkartoffeln, die Ursache waren!

So sieht der Waerlandtag aus: Am Morgen schon Sauermilch mit saurem Obst (falsche Kombination), mittags zu der guten Gemüserohkost wieder Sauermilchsoße, dann aber hinterher reichlich Vollkornbrote mit Butter/Margarine und Käse!! Zur Gemüserohkost auch stärkehaltige Pellkartoffeln. Dieses Sammelsurium ist also vollkommen falsch in der Zusammenstellung und durch die säurebildenden Ergänzungen, wie Vollkornbrote mit Fetten und Käse, mit gekochten Kartoffeln (Kochkost ist immer säurebildend!) und Sauermilchsoße, grundsätzlich säurebildend! Erst recht ist die Kruskamahlzeit am Abend, die voll aus Getreide besteht, stark säurebildend. Auch nach der Kruskamahlzeit werden wieder reichlich belegte Vollkornbrote gegessen. Daneben paßt die süße Vollmilch überhaupt nicht zum Getreide! *Waerland* starb plötzlich mit 78 Jahren an Herzversagen. Stärkehaltige Kohlenhydrate, wie Getreide und Kartoffeln, erzeugen zu große Mengen Kohlendioxyd, die nach *Dr. Norman Walker* zum Herzversagen führen. Diese schwerverdaulichen stärkehaltigen Kleister haben also einen Sauerstoffmangel, während frisches Obst/Gemüse sauerstoffreich ist! Daher die stark belebende Wirkung nach einer Obstfrischkost! Brot/Getreide lähmt, Obst erfrischt.

> *»Ehrfurcht vor dem Leben ist Abscheu vor dem Töten!«*
> *(Magnus Schwantje)*

»Du weißt jetzt, woher Deine Herzbeschwerden kommen«, schreibt der 116 Jahre alte *Dr. Walker* 1985 in seinem Buch »Become Younger«[34], (»Auch Sie können wieder jünger werden«). Über *Dr. Walker*, dessen Bücher ich auch 1979 erstand, werde ich noch ausführlich berichten. Er ist in jeder Beziehung ein großes Vorbild für mich. Ich wußte nur nicht, daß er noch leben würde. Erst in einem Buch von *Dr. Christophersen* las ich, daß er die Jahresmarke 110 überschritten hätte. Ab 70 hat er nie mehr sein Alter erwähnt!

Später erwähnten die *Diamonds* in ihrem Buch Fit for Life (1985)[2], daß *Dr. Walker* fast 100 Jahre alt sei. Immer aber hat *Dr.*

Walker gesagt, er sei **alterslos**. Es käme nicht auf das Kalenderjahr an, sondern auf den geistigen und körperlichen Zustand des Menschen! Man kann mit 50 schon ein 70jähriger sein und mit 70 die Leistungen eines 50jährigen Körpers vollbringen. Nur das **biologische Alter sei** entscheidend!

Ich möchte dennoch nicht die Forschungen *Are Waerlands* herabsetzen. Jeder macht mal einen Fehler. Als ich nach dem Krieg nur halbgesund oder halbkrank war, sah ich in einem ersten Reformhaus in Kiel die Ankündigung von *Waerlands* Bänden I u. II: »Befreiung aus dem Hexenkessel der Krankheiten«[6]. Ich war begeistert und besorgte mir sogleich die Bücher.

Einige Jahre später haben meine Frau und ich mit *Waerland* persönlich einen Kursus im Haus ALICE (nach *Alice Papke*) in Bad Soden mitgemacht. Ich hatte schon Waerlands Vorlesungen aus dem aramäischen Urtext der Bibel erwähnt. Diese Wochen waren unvergeßlich. Jeder litt aber unter erheblichen Blähungen. Auf den Korridoren war der »Donner« nicht zu überhören! Heute weiß ich, daß die vielen blähenden Getreide und Kartoffeln die Übeltäter waren!

Ich möchte an dieser Stelle die Grundsätze *Are Waerlands*, die Allgemeingültigkeit besitzen, anführen, die wir alle auswendig lernen mußten, bevor wir sein Zertifikat erhielten. Er hat diese wie ein Lehrer abgefragt:

Die grundlegenden Prinzipien des Waerland-Lebensführungssystems

I. Wir haben es nicht mit Krankheiten zu tun, sondern mit **Lebensführungsfehlern**. Schaffe diese ab, und die Krankheiten werden von selbst verschwinden.

II. Man **heilt niemals** eine Krankheit, sondern man heilt einen kranken Körper.

III. Man heilt einen kranken Körper nur dadurch, daß man seinen **ursprünglichen Lebensführungsrhythmus** wiederherstellt.

Zum Schluß (über den richtigen Obstverzehr sowie Obst und Säure) möchte ich noch einige Übersetzungen aus US-Büchern anführen, die den Antiobstleuten gar nicht passen werden:

Dr. Alexander Haig aus London, der auch von *Waerland* in seinen Vorträgen oft erwähnt wurde (bloß *Haigs* Schlußfolgerungen wurden nicht gezogen):

»*Ich empfehle energisch die Verwendung der Zitronensäure gegen Rheumatismus usw.!*« Nun, die Säureleute klagen gerade die Zitrone als rheumaerzeugend an?!

Dr. Carrington: »*Der große Wert von Orangen und Zitronen beginnt jetzt unschätzbare Dienste zu tun. Bei allen Harnsäureerkrankungen (besonders Gicht und Rheuma) sind die Säfte dieser beiden Früchte – besonders der Zitrone – (exceedingly beneficial), also außerordentlich wohltuend. Die natürliche, organische Säure der ganzen Früchte, wie aus den Erd- und Himbeeren, klärt das Blut von der Harnsäure und verwandten Giften und agiert als natürliches Beruhigungsmittel und Stimulans! Die Erdbeere enthält eine große Menge organisches Eisen, das sehr wertvoll bei Patienten mit Blutarmut ist.*«

Das orthodoxe britische Organ »The Lancet« berichtete, daß die natürliche Zitronensäure ein Heilmittel gegen Malaria sei.

»*Zitronen werden jetzt häufig bei der Diphterie verordnet, weil der rote und entzündete Rachen durch sie geheilt wird. Zitronen sind besonders gegen Keime und Entzündungen wirksam.*«

»*Gott wünscht, daß wir den Tieren beistehen, wenn sie der Hilfe bedürfen. Ein jedes Wesen in Bedrängnis hat gleiche Rechte auf Schutz!*«

(Franz von Assisi)

Obgleich die sofortige Wirkung zunächst sauer ist und die Säuerung des Blutes verstärkt, so ist (kurios genug) die Wirkung im Laufe des Tages die Erhöhung der Basen im Blut und in den Körpersäften! »*Der Saft der Orange ist ein ›Antiskorbut-Mittel‹ von großer Wirkung bei Erkältungen. Ein Patient kann wochenlang nur von Orangen leben, weil ihre Säfte frei von der Übersäuerung sind, wie bei den Zitronen erwähnt!*«

Dr. H. Benjafield schreibt in der »Herald of Health«: »*Gar-*

rod, die große englische Autorität bei Gichterkrankungen, empfiehlt seinen Patienten Orangen, Zitronen, Erdbeeren, Weintrauben, Äpfel, Birnen usw. *Jardien, der große französische Forscher, ist der Meinung, daß die Salze der Pottasche, die in großen Mengen in den Früchten enthalten sind, die Hauptreinigungsfaktoren des Blutes sind, um sie von den Giftablagerungen des Rheumas und der Gicht zu befreien! Dr. Buzzard weist seine an Skorbut erkrankten Patienten an, morgens, mittags und abends (!!) Früchte zu essen! Frische Limonade aus Zitronen sind sein bevorzugtes Getränk!«*

Florence Daniel sagt in ihrem vortrefflichen kleinen Buch: »Heilkräfte in der Nahrung«[36]: *»Salze und Säuren, wie sie organisch in Früchten gefunden werden, sind vollkommen verschieden zu denjenigen Produkten, wie sie in Labors gefunden werden, obgleich der chemische Zustand gleich sein möge! Der Chemiker mag imstande sein, einen Fruchtsaft herzustellen, aber er kann nicht die Originalfrucht produzieren. Die ›mysterische‹ Lebenskraft wird ihm immer entfliehen! Frucht ist eine vitale Nahrung, sie ergänzt den Körper mit mehr Elementen, als der Chemiker analysieren kann! Das vegetabile Reich besitzt die Kraft, um direkt die Mineralien (anorganische aus dem Erdreich) umzusetzen, und nur in dieser lebenden Form sind sie fit für die Verwendung im menschlichen Körper.«*

Säure/Basen-Gleichgewicht
Die Auseinandersetzung um Säure/Basen ist nicht neu. Schon zu Beginn des vorigen Jahrhunderts schrieb der bekannte *Dr. Lambe* aus London über die wunderbare Wirkung der Fruchtkost, und viele energische Reformer folgten seinem Beispiel. Dieses System wurde bitter angegriffen, aber diese Attacken erreichten nur, daß die Verteidigung des Obstes noch verstärkt wurde, sie zeigten die Widersprüchlichkeit ihrer Gegner (wie heute). Einwände gegen die Fruchtkost wurden immer wieder hervorgebracht, jedoch keines ihrer Argumente hatte eine solide Grundlage!

Nimm als Beispiel die Ansicht, daß die Säure der Früchte die Zähne schädigen würde. Zahnärzte berichten oft, daß die

Obstsäure den Zahnschmelz zerstören würde, aus dem Grunde sollte Obstsäure vermieden werden. Diese Position scheint logisch, und, falls die Säure aus der Frucht dieselbe Wirkung hätte wie die anorganischen Mineralsalze, so wäre diese Aussage wahr. Tatsache ist jedoch, daß dieses nicht der Fall ist.

Aber keiner findet das wirklich heraus, bevor er nicht ein Früchteesser geworden ist! Er wird dann entdecken, daß er nie mehr einen Zahnarzt benötigt und daß die feinen theoretischen Erkenntnisse der Zahnärzte durch die aktuellen Tatsachen über den Haufen geworfen wurden!

Dr. Richter in seinem Buch »The Nature«, The Healer [37], »Die Natur, die Heilerin«:

Frage: *»Erzeugen Früchte Säure im Magen?«* Antwort: *»Nein. Du kannst ungestraft Orangen, Pampelmusen, Birnen, Zitronen oder jede andere Frucht essen, nicht eine von diesen erzeugt eine Säurereaktion! Die Zitrone z. B. ist die säurereichste Frucht. Lasse sie vollkommen reif werden, und esse sie dann, wie sie ist. Sie verwandelt sich in wenigen Sekunden in Zucker! Wenn die Zitrone der Luft ausgesetzt ist, ist sie sauer. Jedoch im Mund wird sie wie Zucker schmecken, beobachte das!«*

Du hast gesehen, daß gerade die sich sauer ernährenden »Fachleute« die Obstsäure als schädlich anklagen. Das Gegenteil ist der Fall: Die organische Obstsäure heilt die sauer-lebenden Körper, besonders die Zitronensäure!

Dazu gibt es zwei herausragende Beispiele: Im 1. Weltkrieg mußte das deutsche Kriegsschiff »Kronprinz Wilhelm« einen amerikanischen Hafen anlaufen, weil fast die gesamte Besatzung durch den Mangel an Vitamin C an Skorbut erkrankt war. Die saure, tote Kochkost mit Tierkörpern hatte also diese Mannschaft lahmgelegt! Sie wurde im Hafen durch Zufuhr von frischen Zitronen in wenigen Wochen wieder gesund!

Alfred W. McCann berichtet in der Hygienic Revue v. 10/79 unter der Überschrift: »Warum saure Früchte deine Übersäuerung heilen!« über Arbeiter an der »Madeira-Mamore-Railway«, der Eisenbahnlinie, die Brasilien mit Bolivien verbinden sollte. Sie kamen aus aller Herren Länder, auch Deutsche waren darunter. Diese Arbeiter ernährten sich vorwiegend von weißem Brot, süßer Marmelade, Zucker, Schmalz, Kräckern und Trockenbeef mit reichlich Kaffee dazu. Die Kost war 100% Kochkost! Diese Ernährung kostete 4000 Menschen das Leben. Der Friedhof »Canderlaria Graveyard« zeugt noch heute von ihrem Sterben!

Obgleich 40 Ärzte die Arbeiter betreuten, starben sie wie die Fliegen. Selbst der Chefingenieur *P. H. Ashmed* wurde wegen Arbeitsunfähigkeit nach England zurückgeschickt. Das war seine Rettung. Auf seiner Rückreise bekam er einen unwiderstehlichen Drang nach Orangen. Glücklicherweise hatte das Schiff eine große Menge Orangen an Bord. *Ashmed* lebte die ganze Zeit nur von Orangen. Schon auf dieser Heimfahrt besserte sich seine Gesundheit. In wenigen Wochen war er wieder mobil. Man sieht an diesem Beispiel, daß die obstsäurereichen Orangen den übersäuerten Chefingenieur retteten!

Aber wie konnten Ärzte und Arbeiter nur so blind sein und nicht von der Natur um sie herum lernen? Tausende Affen tollten bei reichlicher tropischer Obstkost gesund und fröhlich in ihrer nächsten Nähe! Der Mensch hatte sich derart an die Kaffee/Weißbrot- und Marmeladenkost gewöhnt, daß er mit Blindheit geschlagen war!

Blind wie damals sind die Menschen auch heute noch! Sollten nicht diese beiden Beispiele aus der Geschichte Dich lehren, daß alle »Expertenaussagen« über die schädliche Obstsäure völlig falsch sind? Versuche doch einmal selbst, Dich nur von Obst, das Du am liebsten magst, zu ernähren, 100%ig. Dann laß Deinen Körper, vor allem Deine Zähne, sprechen. Du wirst beide nicht mehr spüren! Also vernichtet nicht das rohe Obst Deine Knochen und Zähne, sondern die allgegenwärtig ständig übersäuerte Kochkost! Kochkost aber ist die Tochter aller Krankheiten, besonders des Krebses. Denke immer an die Besatzung von der »Kronprinz Wilhelm« und die 4000 toten Arbeiter in Südamerika. Sie sagen mehr aus als alle Labors der Welt!

Es gibt einige »Ernährungsschreiber«, die Bohnen, Mandeln

und Sahne zu Basenformern rechnen, weil hierin Alkalien vorherrschen. Wir müssen aber lernen, daß die Bestimmung, ob ein Nahrungsmittel basisch oder sauer reagiert, von der Menge des Proteins, der Fette, der Stärke und des Zuckers in ihnen abhängt. Diese sind alle säurebildend.

Demgemäß sind alle Früchte, Gemüse, Rohmilch (direkt aus der Brust gesaugt) reich an alkalischen Elementen und niedrig an Eiweiß, Fett und Stärke. Im Gegensatz dazu sind alle Stoffe, die reich an Eiweiß, Fett und Stärke sind, immer säurebildend! Wir sollten am besten auch nicht von Übersäuerung sprechen, sondern darüber, daß die Alkalität des Blutes unter normal liegt; denn das Blut muß immer leicht alkalisch sein, oder wir sterben!

Säure ist also der Beginn des Todes, Base ist Gesundheit! Aber Überalkalität ist der Beginn der krebsigen Situation. Unser Körper versucht, der Säure Herr zu werden. Daher wirft er alle basischen Reserven in die Abwehrschlacht! Aus dieser Überreaktion des Körpers in Richtung Base folgt dann die falsche Behandlung: noch mehr Säurezuführung, weil man den natürlichen Chemismus einfach nicht begreifen will! Vorausgegangen ist aber die jahrzehntelange übersäuerte Kochkost! 100% Dauerkost aus organischem Obst und Gemüse erzeugt dagegen keine alkalische Reaktion. Sie ist eine rettende, lebendige Kost! Die kleine Menge Benzolsäure in einigen Pflaumensorten, in Preiselbeeren usw. ist völlig harmlos, weil diese in den Nieren an Glycin gebunden und als Hippursäure leicht ausgeschieden wird. Der alkalische Wert wird also keinesfalls bei diesen Früchten gemindert! Dasselbe gilt für die beliebte Gemüsefrucht Tomate. Wegen der geringen Oxalsäure in ihr wird die Tomate fälschlicherweise als Säurekost angeklagt. Die Oxalsäure in der Tomate beträgt nur 0,5 zu 10000 Teilen. Da die Kost bei Rohköstlern zu 90% alkalisch ist, wird diese winzige Menge Oxalsäure leicht neutralisiert.

Bei der Tomate überwiegt also auch das Basische mit einem hohen Anteil an Kalium, Kalzium, Eisen und Natrium. Nur dort, wo die Gesamtnahrung bereits durch den intensiven Konsum von Kochkost mit Fleisch, Käse, Eiern, Körnern,

Hülsenfrüchten usw. übersäuert ist, können auch Tomaten zu Nieren- und Blasensteinen beitragen! Dieselben Kritiker der Tomaten verschweigen aber, daß schwarzer Tee und Kakao überreich an Oxalsäure sind und erst recht die Bildung von diesen erwähnten Steinen fördern! Dieser Beitrag (Pflaumen und Tomaten) ist dem Buch von *Dr. Otto Carquè*: »The Key to Rational Dietetics«[38] entnommen!

Der natürliche Weg, sich von diesen Steinen zu befreien, ist also eine natürliche Rohnahrung mit Früchten und Gemüsen!

Manch populäres Medikament, wie Aspirin, vermindert die Alkalität des Blutes! Aspirin ist ein Schmerzmittel, das vorübergehend die Schmerzen unterdrückt. Sobald die Wirkung vorbei ist, kommen die Kopfschmerzen verstärkt zurück, weil das Medikament die Übersäuerung verstärkt! Wenn man heute also Aspirin als Blutverdünner verschreibt, verabreicht man gleichzeitig schädliche Säuremedizin!

Ich könnte nun noch seitenlang weitere Beispiele über das Problem der Obstsäure anführen. In meinem »Brief an meine Freunde« stehen weitere zahlreiche Aussagen. Aber ich möchte Dich nicht langweilen. Ich hoffe, Du hast inzwischen verstanden, daß alle Gemischtkostesser, die unwissend die Obstsäure als schädigend bezeichnen, mit ihren Argumenten auf sehr schwachen Füßen stehen und selbst total übersäuert leben!

Der Obstsäuregegner *Koch* mit seiner auch »Gesunde-Zähne-Klub« genannten AntiAcid-Methode (AAM) hat jahrzehntelang über die acid-lebenden Vegetarier geschimpft, besonders auf *Walter Sommer, Dr. Jarvis, Are Waerland, Dr. Jackson* und *Dr. Kuhl*. Wie alt wurde denn *Koch*, der mit 80 noch Schlittschuh laufen und nicht am Stock gehen wollte? Nicht älter als *Waerland* (78). *Walter Sommer* aber starb erst 1986 mit 99!, *Dr. Jackson* wurde 94 und starb durch einen Unfall. Lediglich *Dr. Kuhl* wurde nur 64. Er soll aber ein sehr starker Raucher gewesen sein! Seine Milchsäurekost ist stark umstritten! Durch Sauergemüse und Sauerkraut wird der Mangel an Alkalien bei Krebskranken noch verstärkt! Außerdem sind die Exkremente von Milliarden Bakterien, die der Mensch ja mit ißt, sehr giftig! Warum wohl funktioniert der Stuhlgang besser durch Sauerkraut? Der Darm will dieses Gift sofort wieder hinausbefördern! Alle Gärungsprodukte sind ohne Ausnahme keine gesunde Nahrung!

> »Die gekochte Tomate ist mit Zitronensäure gesättigt. Sie ist ein mildes Gift, keine Nahrung mehr! Die gekochte Tomatensäure zerstört die roten Blutkörperchen und macht so den Weg für Anämie frei!«
>
> *(Dr. Otto Carquè)*

Erika Herbst hat *Fred W. Koch* kurz vor seinem Tode in Kassel besucht. Es kam ein gramgebeugtes Männlein mit verkümmerten, braunen Zähnen die Treppe herunter! Kein Beispiel für den Chef eines »Gesunde-Zähne-Klubs«. Ich habe ihm nachgewiesen, daß seine Ernährungsform gerade säurebildend war. Kochkost ist immer säurebildend! Seine geistige Schwerfälligkeit deutet auf eine schwere Gehirnverkalkung hin. Die dauernde Neutralisierung mit toten, anorganischen Stoffen hat sein Adernsystem total verschlackt!

> »Gott schuf den Menschen, aber der Teufel die Köche!«

Die Säuregegner benutzen alle möglichen Kombinationen, um der Übersäuerung zu entgehen. Fast immer ist Soda-Bikarbonat in diesen enthalten. Diese anorganischen Basenmischungen werden auch angewendet, um eine Hilfe bei »saurem Magen« zu haben. Aber die Anwendung solcher Mittel (wie auch das moderne Maalox aus Aluminium) verstärkt die Säureproduktion; denn unser Magen glaubt, daß jetzt noch mehr Säure nötig sei, weil die Neutralisierung ja nur die Schmerzen verdeckt. Die Ursache, nämlich die Zufuhr großer Mengen säurebildender Nahrung wie Fleisch, Fisch, Eier, Käse, Körner usw. wird ja nicht unterbrochen.

Auch die Gärung der sauren, stärkehaltigen Kohlenhydrate,

wie Körnernahrung (Brot, Reis usw.), wird ja nicht beendet. Basische tote Stoffe aber unterbrechen diese schädliche Gärung nicht! Wie bei allen Gesundheitsproblemen sucht der Kranke nur eine Erleichterung seiner Schmerzen. Was mit seinem wertvollen Körper geschieht, ist ihm ziemlich egal!

Das anorganische Kalzium aus der Kochkost und die Zuführung weiterer anorganischer Stoffe, um der Übersäuerung zu entgehen, sind außerdem die Ursache der **vorzeitigen** Verknöcherung von Körper und besonders Gehirn! Tricks sind in der Natur nicht drin! So kann man niemals mit anorganischen Stoffen eine dauernde Gesundheit erreichen. *Koch* warf *Sommer* seine mangelnde Wendigkeit auf einem Vegetarierkongreß vor. Nur *Sommer* blieb bei seiner konsequenten Rohkost über 20 Jahre länger lebendig, obgleich er als Sohn eines Rendsburger Bauunternehmers als schwächliches Kind geboren wurde und in seiner Jugend ständig krank war. Die Beweglichkeit ist auch erbbedingt!

Hast Du nun inzwischen eingesehen, daß nicht die Obstsäure schuld an der überwiegend anzutreffenden Übersäuerung ist, sondern die Koch- und Backkost mit den tierischen Produkten, die ständig die Alkalireserve angreifen?!

Und der zweite große Übeltäter sind alle **Getreideprodukte** mit Ausnahme der Hirse. Sie sind Hauptnahrungsmittel und werden in großen Mengen gegessen. Diese rauben die Kalziumbestände aus Deinen Zähnen und Knochen, wobei sie selbst kaum Kalzium enthalten. Dennoch ist auch Hirse nicht zu empfehlen, weil Du wieder den Kochtopf gebrauchen mußt.

Brot ißt Du auch nicht allein. Die Beläge Fett, Käse, Wurst, Marmelade, Honig usw. kommen hinzu. Alle sind zusätzlich säurebildend! Du merkst das doch selbst genau durch Sodbrennen oder saures Aufstoßen! Dein Gegenmittel in Form von totem Kalk oder Kräuterschnaps ändert aber nicht die Ursache! Auch die Schwedenkräuter von *Maria Treben* heilen nicht. Kräuter sind Medikamente, die die Ursache verschleiern. Viele Kräuter enthalten Gifte, die eine weitere Belastung des schon Kranken sind! Wenn Du Deine Zähne behalten und

Paradontose vermeiden willst, so solltest Du ab sofort Brot und Getreidekost ständig vermindern und den Anteil an rohen, reifen Früchten erhöhen. Du mußt also den Spieß einfach umdrehen! Nicht einmal, nein unaufhörlich und beharrlich! Du selbst wirst schnell feststellen, wer recht hat!

Denke an die Formel von *Dr. Ragnar Berg*, daß Du mindestens 70% basenbildende Stoffe zu Dir nehmen mußt, um nur das für den Menschen notwendige Basen/Säuren-Gleichgewicht aufrechterhalten zu können! Erheblich besser ist die Formel 80 zu 20, das bedeutet 80% basische Nahrung, damit Du eine kleine Reserve für Notfälle bilden kannst.

Ich muß mich bei der kostbarsten Nahrung der Welt, dem Obst, länger aufhalten, damit die Irrtümer endgültig beseitigt werden! Jetzt wirst Du verstehen, daß 80%ige Ernährung mit rohen, pflanzlichen Grundstoffen Gesundheit bedeutet mit größter Widerstandsfähigkeit gegen Krankheiten und »Eindringlinge«! Umgekehrt zerstört die heute zu 99% übliche »gutbürgerliche Kost« (gbK) langsam, aber sicher Deine Gesundheit, mit allen Anfälligkeiten, am sichtbarsten aber Deine Zähne und Knochen. Jeder hinkende Mensch, jeder Hüftoperierte, jeder Aufenthalt bei Deinem Zahnarzt sollte Dir einen kräftigen Ruck geben, von dieser gbK sofort abzulassen!

Morgen kann es zu spät sein!

Du weißt jetzt, daß die Alkalien in den Körpersäften stets überwiegen müssen. Das kannst Du aber nie mit der bisherigen bürgerlichen Fleisch-, Fisch- und Eierkost erreichen. Erst recht bringen die gekochten und gebackenen Brot- und Getreidemahlzeiten Dich in den stets übersäuerten Zustand! Die herabgesetzten Basen oder Alkalien setzen gleichzeitig Deine Vitalität und Deinen Widerstand gegen Krankheiten herab. Basenbildende Lebensmittel sind aber nur Obst und Gemüse im rohen Zustand sowie Rohmilch, wenn sie unmittelbar nach dem Melken getrunken wird. Der Mensch ißt aber vorwiegend die »schweren«, säurebildenden Nahrungsmittel, wie die stärkehaltigen Kohlenhydrate, Tierprodukte und Fette. Über Säurekost wirst Du noch ausreichend aufgeklärt. Hier, im Zusammenhang mit dem Obstverzehr interessiert uns, ob das saure Obst auch zu den Säurebildnern gehört! Ich lasse darum Äußerungen führender Ernährungsforscher folgen, die alle meine Auffassung bestätigen, daß alle Früchte im Endprodukt basisch, also alkalisch, reagieren.

*Jethro Kloss: »Alle Früchte enthalten Säuren, die notwendig sind, um verschiedene Toxine, giftige Säuren und andere Schlakken zu eliminieren. Natürliche Säuren sind hoch-**alkalisch**!«*

*Johanna Brandt: »**Übersäuerung ist die Wurzel der meisten unserer Krankheiten.** Sie wird verursacht durch eine Nahrung aus: gekochten Lebensmitteln, Fleisch, Stärke, Weißbrot und Zucker.«*

*Dr. N. W. Walker: »Reife Früchte, selbst die sauerschmeckenden, haben im Organismus eine **basische** Reaktion!«*

Dirk Gregory[84]*: »Früchte und Gemüse, einschließlich die tropischen und subtropischen Früchte, sollten den Hauptanteil Deiner Kost bilden; denn sie sind säurebindend und daher alkalische Lebensmittel! Erinnere Dich daran, wir sprechen nicht über den sauren Geschmack bei Früchten, sondern über die Wirkung im Körper, und die ist alkalisch! Übersäuerung wird nicht durch Früchte erzeugt, wie allgemein angenommen wird! Das beste, was einer machen kann, wenn er übersäuert ist, gerade die sauren Zitrusfrüchte in großen Mengen zu genießen!«*

Stanley Burroughs in seinem Buch »Heilung für ein neues Zeitalter«[88]: *»Obwohl die Zitrone eine säurehaltige Frucht ist, wird sie im Laufe des Verdauungsprozesses alkalisch. Es besteht keine Gefahr von zu viel Säure!«* Diese Worte sollten sich alle Anti-Obstsäureleute auf der Zunge zergehen lassen und sorgfältig sein Buch studieren; denn er heilt gerade die schwersten Krankheiten mit seiner Zitronensaftkur! Ich habe ja in diesem Buch mehrere Beispiele von Forschern aufgeführt, die auch Rheuma mit Zitronensaft heilen!

Dugald Semple in »Sunfood, Way of Health«[83], »Die Sonnennahrung, der Weg zur Gesundheit«: *»Früchte enthalten wertvolle organische Salze. Da der erste Effekt der Früchte sauer ist, scheinen die an Rheuma Leidenden (Säurekrankheit) diese nicht besonders zu mögen. Wenn diese organischen Säuren aber später in Alkalien umgewandelt sind, sind sie gerade bei diesen*

Krankheiten wirksam! Der große Anteil an Sauerstoff in den Früchten zusammen mit den Alkalien Kalium und Magnesium hat die stärkste aktive Wirkung. Wenn wir Früchte am Morgen essen, so ist besonders dieser Sauerstoff vitalisierend für den ganzen Tag. Der Körper wird intensiv gereinigt!«

Wie bestimmt man nun die natürliche Nahrung?
Ich lasse hier die Checkliste von *T. C. Fry*[41] folgen, einem bekannten heutigen Vertreter der Natural Hygiene (Natürlichen Gesundheit), abgekürzt NH. Bestimme, wie weit Du von der artgemäß richtigen menschlichen Ernährung entfernt bist! Ich kann Dir schon jetzt sagen, daß nur Früchte alle Bedingungen erfüllen, die an eine gesunde Nahrung gestellt werden!

1. Die erste Forderung ist, daß die Nahrung in ihrem **natürlichen** Zustand für Dein Auge attraktiv ist.
2. Die zweite Betrachtung ist, daß die Nahrung mit ihrem **Aroma und ihren Düften** Dich entzückt und Deinen Mund wässerig macht, vorausgesetzt natürlich, daß Du hungrig bist.
3. Die Nahrung muß Dir roh geschmacklich zusagen und muß **stets fertig**, ohne Zubereitung eßbar sein.
4. Auch für sich **allein** gegessen, also mono, muß Dich das Rohkostmahl voll zufriedenstellen. Es muß den Gaumen »erheitern«, den Hunger befriedigen!
5. Es muß verdaut werden ohne »Gemurmel« von Gas, Verdauungsbeschwerden, Unpäßlichkeit. Du darfst weder Deine Leber, Deine Nieren noch die Milz im geringsten spüren! Kurz, die Nahrung muß **leicht, wirksam und schnell verdaut**, absorbiert und assimiliert werden.
6. Die Kost muß zuallererst **Energie liefern**. 90% (Trockengewicht) sollte für diesen Zweck Deinen Körper mit »Brennstoff« versorgen! Die Energie, die Deinen Körper prägt, sind Glukose und Fruktose. Unsere beste Nahrung liefert diese Stoffe in leicht aufzunehmender Form. Keine Verdauung ist notwendig außer Kauen und Einspeicheln.

7. Die Nahrung muß **Nährstoffe** enthalten, die wie folgt auszusehen haben:
a) Sie muß das nötige **Eiweiß** enthalten. Unsere beste Nahrung muß diese in Form leichtverdaubarer **Aminosäuren** enthalten. Reife Früchte entwickeln ihr Protein zu Aminosäuren. Als Beispiel sei hier die Papaya erwähnt, die das Enzym Papain enthält, wohlbekannt als Agent, um Eiweiß in Aminosäuren zu zerlegen, selbst gar das Fleischeiweiß! Der Anteil der Aminosäuren sollte ungefähr 1% betragen, leicht unter dem der Muttermilch, die für ein schnellwachsendes Baby bestimmt ist.
b) Sie muß alle **Mineralien** enthalten. Im Trockengewicht müssen ungefähr 3% organische Mineralien enthalten sein. Anorganische Mineralien sind unbrauchbar und giftig!
c) Die Nahrung muß die notwendigen **Fettsäuren** haben, ungefähr 1% vom Trockengewicht. Während es im Augenblick ernste Fragen über die Notwendigkeit irgendeiner Fettsäure in der Ernährung gibt, so erklärt die »amtliche« Ernährungswelt, daß wir drei verschiedene »essentielle« (notwendige) Fettsäuren nötig haben. Das sind: Linol-, Linolen- und Arachidon-Säure.
Wir benötigen all diese, aber unser Bedarf an diesen Säuren ist in Wirklichkeit außerordentlich gering! Unser Körper stellt aus den Fetten und Ölen in den zugeführten Nahrungsmitteln seine eigenen Fettsäuren nach Bedarf selbst her. Erkenne, daß unsere beste Nahrung uns jederzeit mit den leicht verdaubaren Fettsäuren versorgt. Die extra genossenen Öle und Fette benötigen Stunden, um diese als Lipide (Fettsäuren) verdaubar zu machen! Fettlösliche Vitamine benötigen kein Extrafett. Unser Körper kann jederzeit spielend leicht Kohlenhydrate in Fett umwandeln und umgekehrt!
d) Die Nahrung muß uns mit den nötigen **Vitaminen** und **sonstigen Elementen** versorgen, die bekannt oder noch unbekannt sind! Unser Bedarf an Vitaminen ist insge-

samt extrem niedrig, weit weniger als 1% der Nahrung (Trockengewicht). Man könnte den gesamten Jahresbedarf in einen Fingerhut tun!

e) Die Nahrung muß alle **Enzyme** und Enzymverbindungen lebendig enthalten. Ohne diese geht nichts! Es gibt Tausende, ja Zehntausende solcher Katalysatoren, die leider durch Hitzeeinwirkung unwirksam werden!

8. Am meisten benötigen wir Flüssigkeit, also **Wasser**. Ideal wäre es, wenn die zugeführte Nahrung so viel Flüssigkeit enthielte, daß wir kein Wasser zusätzlich benötigen würden. Von der Natur her haben die Menschen keine besonderen Fähigkeiten, um als wassertrinkende Lebewesen zu gelten, so daß sie sich an eine Nahrung halten sollten, die viel Wasser enthält.

9. Im Laufe des Stoffwechsels sollte die Kost **basisch** reagieren! Da die Menschen einen leicht basischen pH-Wert (Säurewert) haben, sollte die Nahrung auch diesen Charakter aufrechterhalten. Die Vorseiten haben Dir gezeigt, daß es heute leider umgekehrt ist.

10. Es ist besonders wichtig, daß die Nahrung **nicht giftig** ist! Ist sie bitter, scharf, abstoßend, reizend, beißend, erzeugt sie saure Magenverstimmung, Blähungen oder andere unerwünschte Erscheinungen. Dann kannst Du ganz sicher sein, daß sie giftig ist (oder Du hast schon Verdauungsstörungen)! Wähle irgendein Gewürz und versuche, aus diesem einen natürlichen Gewürz ein volles Mahl zu bereiten, das wirklich Deinen Hunger stillt. Kannst Du das fertigbringen, ausschließlich aus Pfeffer, Essig, Knoblauch oder Salz? Natürlich nicht. Daher sind alle Zusätze für Dich ungeeignet. Was Du nicht allein als volle Mono-Mahlzeit roh und frisch genießen kannst, ist keine Kost für Dich! Lasse diese liegen!

Was willst Du eigentlich schmecken, die Grundnahrung, Gemüse und Fleisch oder die Zutaten? Aber ohne Gewürze schmeckt das totgekochte Zeug nicht. Allein daran siehst du, wie weit Du Dich von der natürlichen Nahrung entfernt hast!

Wenn Deine Kenntnis und Deine Sinne nicht ausreichen, um jeden aufgeführten Punkt zu bejahen, kannst Du vielleicht die ersten 5 Empfehlungen anerkennen. Dann sind auch die anderen Punkte okay!

Fahren wir weiter fort, um die richtige Nahrung für uns Menschen herauszufinden:

○ Wenn Du der Ansicht bist, daß wir **kräuter- und grasfressende Vegetarier** (Herbivoren) sind, so iß in ihrem unveränderten, natürlichen Zustand Blattsalate, Selleriestangen, Blumenkohl, Weiß- oder Grünkohl, Stengel oder Halme, also das, was **über** der Erde wächst! Aber alle Mahlzeiten aus solcher Kost, am besten nur eine Sorte!

○ Wenn Du meinst, wir sind **Wurzel- und Knollenesser**, so versuche wieder, diese Produkte in dem **rohen, natürlichen** Zustand direkt als volle Mahlzeit zu essen: Mohrrüben, Kartoffeln, Steckrüben, Radieschen usw., also alles, was **unter** der Erde wächst!

○ Wenn Du denkst, Du bist ein **Karnivore**, also ein **Fleischesser**, so versuche doch, Mahl hinter Mahl, **roh und frisch** die gerade erwischten Hasen, Hühner, Kälber oder Ochsen zu vertilgen, wie es tierfressende Tiere nicht anders kennen, aber das ganze Produkt einschließlich Blut, Innereien, Knochen, Knorpel und Gehirn!

○ Wenn Du denkst, Du bist ein **Gramnivore,** also ein **Getreideesser**, so iß jegliche Art Körner in **ihrem rohen** Zustand Mahl hinter Mahl. Diese Körner hat allerdings die Menschheit früher nicht gekannt, sie wurden aus Gräsern, die es heute gar nicht mehr gibt, gezüchtet.

○ Wenn Du meinst, die Kuh ist Deine lebenslange Mutter, warum saugst Du nicht weiter an den Brustzitzen der Kühe, statt diese Arbeit durch andere machen zu lassen? Die **Milchtrinker** haben sowohl ihre Würde als auch ihre Gesundheit verloren! Die Ausbeutung des Viehs beseitigt nicht die Schande!

○ Wenn Du denkst, wir sind **Nuß- und Hülsenfruchtesser**, warum versuchst Du nicht einmal monatelang Dich davon zu ernähren?

○ Wenn Du aber der Ansicht bist, wir Menschen sind **Frugivoren**, also **Früchteesser**, warum versuchst Du nicht, Dich einmal monatelang **nur** von Bananen, Weintrauben, Orangen, Äpfeln, Birnen usw. satt zu essen?
Diese herrlichen Früchte wirst Du sicherlich nicht von dem rohen in den gekochten Zustand versetzen, auf die Banane Senf oder Worchester-Soße schmieren, vielleicht sogar Essig und Salz zu den Weintrauben »genießen«? Du siehst bei allen oben aufgeführten Beispielen, daß es wirklich nur eine Nahrungskategorie für uns Menschen gibt: Früchte. Alles, was wir von einer vollkommenen Nahrung erwarten, hat das Obst in vielfältiger Form, in jederzeit genußfähigem Zustand, ohne Hitzebehandlung und ohne Küchenarbeit!

Pflanze morgen Obst- und Nußbäume. Sie sind anspruchslos und selbst mit nichtgenutzten Ödflächen zufrieden!

Früchtekost in Alaska! (Kraft durch Obst!)

Wir haben gesehen, daß Früchte die Idealnahrung für alle sind. Sie haben viel mehr Nährstoffe als alle anderen Nahrungsmittel und geben ohne Verdauungsprobleme durch ihren hohen Fruchtzuckergehalt **Sofortenergie**!

Viele sind der Ansicht, daß Obst für einen arbeitenden Menschen keine ausreichende Kraft gibt. Das ist völlig falsch. Wer sich auf Früchte umstellt, spürt zunächst eine Leere in seinem Verdauungssystem. Das ist gerade richtig. Daran erkennst Du doch, daß Obst mit einer kleinen Verdauungsenergie die höchste Energieausbeute hat. Von 100% Obst gewinnst Du 90% Energie, von 100% Fleisch aber nur 30% Energie, das heißt also 70% Verlust!

Energie ist aber immer auch Nervenenergie, und gerade diese benötigen wir, besonders in dieser energiefressenden Umwelt! Begeistert rufen mich Arbeiter an, daß sie mit wenigen Äpfeln am Morgen bis zum Abend keinen Hunger verspüren und dabei Höchstleistungen vollbringen!

Das unterstreicht auch ein Artikel in der amerikanischen Zeitschrift »Healthful Living«. Darin berichtet *Barbara Hatch-Pedersen* über ihren Mann, *Al Pedersen*, einen Norweger, den es nach Alaska verschlagen hat. Dieser Bericht beweist, daß selbst in kalten Zonen Obst die einzige gesunde Nahrung ist:

»Al Pedersen wurde in Stavanger an der Küste Norwegens geboren. Er ernährte sich vorwiegend von Fisch. Schon als Kind hatte er rheumatisches Fieber. Sein ganzes Leben hatte er Probleme mit dem Stuhlgang und seiner Stirnhöhle.

Durch die ›Life-Science‹-Literatur erkannte Al die Wahrheit über gekochte Nahrung und ging von heute auf morgen auf Rohkost über. Seit dem 20. Januar 1980 hat er nie mehr Kochnahrung gegessen. Seine Wiedergesundung war ein langer, disziplinierter Kampf mit sich selbst. Ein hervorragendes Beispiel für andere Sucher ist seine tropische Früchtenahrung bei Temperaturen, die in Alaska meistens unter 0°C liegen.

Al war 42 Jahre alt, als er mit der Kostumstellung begann, und war gerade geschieden. Er hat viele Hobbys, wie Eisfischen, Skilanglauf, Abfahrtslauf, Schlittschuh-Schnellauf, Laufen, Wandern und Roller-Ski. Letztes Jahr nahm er in Telemark an einem amerikanischen Skiwettbewerb teil, der vergleichbar ist mit den Weltmeister-Skiläufen in Oslo. Auch beteiligte er sich in Freudenberg/Schwarzwald an den Weltmeister-Skiläufen sowie an Gebirgs-Marathon-Läufen in Alaska. Als ich Al traf, hat sich mein Leben verändert; denn auch ich war nie gesund und daher auf der Suche nach Gesundheit. Ich bin erst 27 Jahre alt und kann mit ihm nicht mithalten. Er ist so voller Aktivität. Unter seinen Füßen kann sich niemals ›Moos‹ bilden. Meine Freunde sagen mir, ich soll Al zurückhalten; aber das will ich gar nicht, ich werde zu seinem Lebensstil übergehen! Al siegte über mich, und wir haben geheiratet.

Ich bin stolz auf ihn; denn alle Leute lernen durch sein Beispiel, so wie ich durch Al meine Gesundheit wiedergefunden habe. Inzwischen hält Al Vorträge über Rohkost in Alaska! Ich halte diese Vorträge für sehr wichtig; denn hier gibt es eine hohe Rate Alkoholiker, Krimineller und Depressiver!«

Jeder ist selbst verantwortlich für seine Gesundheit und sein Wohlergehen. Gesundheit ist eine Sache, an der Du selbst arbeiten mußt! *Al Pedersen* beweist hier, daß selbst in den kältesten Zonen höchste Leistungen bei unerschütterlicher Gesundheit mit Obstrohkost vollbracht werden können. Das sei all denen ins Stammbuch geschrieben, die meinen, daß man in unserem Klima von Obst allein nicht leben kann. Warum erprobst auch Du nicht einmal die Obstrohkost?

Vergiß doch einmal alles, was Du über Obst gelesen hast, und laß dich überraschen, was passiert. Du wirst nicht an dieser Erprobung sterben, sondern erfolgreich die Leiter zur Gesundheit hinaufklettern! Kalte Hände und Füße kommen in erster Linie vom schlechten Blut- und Lymphkreislauf. Wir haben gesehen, daß Brot/Getreide/Kuchen/Mehl und Kartoffeln die Verschleimung dieser Säftebahnen bewirken!

Fahre mit der reinigenden Obstsäure dazwischen und löse diese Kleisterläger auf. Diese Obstsäure ist im Endprodukt basisch, die oben aufgeführten Stoffe sind aber grundsätzlich säurebildend. Sie rauben aus unserem Skelett die wertvollen Kalziumbestände. Du siehst doch überall um Dich herum die »Knochenkrüppel«. Wenn Du im Übergang noch frierst, trage leichte Skiunterwäsche. Wer Ski läuft, weiß, daß man selbst in den Alpen bei kalten Winden nur noch einen Anorak darüber benötigt. Das Gute bei der natürlichen Frischkosternährung ist, daß sie jedermann sofort ausprobieren kann, ob diese wirkt oder nicht. Immer wieder fordere ich Dich auf, Dein eigenes Versuchskaninchen zu sein! Du brauchst hier keine schädlichen Nebenwirkungen zu befürchten wie bei Medikamenten, die selbst nie heilen können! Verbünde Dich endlich mit dem Schöpfer der Natur! Die Obsttherapie ist ohne Nebenwirkungen, sie bringt Dir nur Vorteile.

Viele meinen, von Obst allein würden sie nicht leben können, ihre Leistung würde zurückgehen. Das Beispiel von Al im kalten Alaska zeigt doch eindringlich, daß alle Aussagen gegen Obst als Dauerkost falsch sind! Wer so argumentiert, hat eine reine Obstkost nie probiert. Ich habe immer wieder Selbstversuche gemacht, z. B. ernährte ich mich in der Traubenzeit 4 Wochen lang nur von Weintrauben. Ich fühlte mich pudelwohl und stark! So schiebe ich immer wieder Wochen mit Totalobst ein. Es gibt keine bessere Reinigung des Körpers mit Wiedererstarkung der Kräfte und der Wendigkeit!

Es stimmt erst recht nicht, daß wir bei süßen Früchten mit hohem Zuckergehalt evtl. Diabetes bekommen. Fruchtzucker aus der ganzen Frucht geht langsam in das Blut über! Merke: Natürliche Früchterohkost kann überhaupt nur Gesundheit bringen, nie Krankheit. Die Ursachen von Diabetes sind: Eiweißüberfütterung, stärkereiche Getreidenahrung. Weißzucker und Mehl, alles tot! Wer noch nicht »sauber« ist, kann am Anfang Probleme bekommen. Diese »Stolpersteine« betone ich immer wieder. Weil die Verdauung des Obstes im D-Zug-Tempo erfolgt, beginnt der Körper sofort mit der »Hausreinigung«, die Entfernung Deines Abfalls aus Deinem Organismus, die Ursache Nr. 1 aller Krankheiten. Selbst manche »Rohkostexperten« können dieses Prinzip nicht begreifen.

Das Kochen zerstört den Wert jeder Nahrung und macht diese zum krankmachenden Stoff! Das Verwenden von Gewürzen verändert selbst eine Rohkost zu einer minderwertigen Nahrung, die vergiftend auf unseren Organismus wirkt! Gewürze übertünchen Gifte und führen zur Gefräßigkeit! Das Verlangen nach dem Stimulans Gewürz ist immer ein Zeichen von Entkräftung. Natürliche, frische Nahrung ohne Feuerbehandlung kennt eine solche Sucht nicht. Wer streicht schon Senf oder Ketchup auf eine Apfelscheibe?

Diese aufgeführten Tests kannst Du immer selbst wiederholen, schon um Deinen ästhetischen Instinkt wieder zu schärfen. Natürlich sind wir mehr oder weniger Opfer des uns ständig eingebleuten »Mangels«, wenn wir uns nicht abwechslungsreich ernähren. Wir meinen, wir müssen die ganze Palette, die es gibt, zu uns nehmen, um alles zu bekommen, was wir nötig haben. Völliger Blödsinn! Uns verwandte Tiere müßten längst ausgestorben sein. Sie leben munter von 100% eiweißarmer Rohkost. Bei unserer Kochkost degenerieren und sterben sie alsbald!

So ernähren wir uns ja heute »gutbürgerlich« und bekommen alles, einschließlich die vielen Krankheiten und den Mangel, den wir fürchten! Der einzige wirkliche Mangel ist unsere mangelnde Kenntnis und die leider erheblich verminderte Denkkraft!

Wir lassen uns immer noch von sogenannten »Experten« leiten. Dabei haben diese alle unter denselben Krankheiten zu leiden wie ihre Schüler, weil sie es verlernt haben, der Natur zu lauschen.

Aus Baltimore kommt die Meldung, daß die US-Ärzte kein Vorbild seien. Sie essen genauso ungesund wie ihre Patienten. Eine Untersuchung ergab: Über die Hälfte hat einen zu hohen Cholesterinspiegel vom Essen zu fetter, tierischer Nahrung. Immer neue Präparate werden für die Unterdrückung der Krankheiten aus der chemischen Retorte entwickelt; aber niemals erfolgt dadurch eine wirkliche Heilung! Medikamente heben nicht die Ursache der Erkrankungen auf! Der unterwürfige und leichtgläubige Mensch macht es den Präparateherstellern natürlich allzuleicht. Ich erinnere an den Knoblauchrummel! Er will doch nur einige Tabletten und dann sein »sündiges« Leben weiterführen! Kommen wir hier zu dem Thema, was Krankheiten wirklich sind:

Vergiftungen!
Mit dieser Aussage beginnt mein Buch! Was, wirst Du sagen, ich habe doch kein Gift zu mir genommen. Doch, Du nimmst täglich mit der falschen, totgekochten Nahrung unzählige Fäulnis- und Giftstoffe auf, wobei allein schon die Zerstörung der natürlichen Nährstoffe durch die Hitze ein schwerer Brocken für unser Verdauungssystem bildet!

Ich spreche hier noch gar nicht von den vielen »offiziell« zugelassenen **Toxinen**, wie Insektiziden, Pestiziden usw. Allein bei der **Weinherstellung** dürfen 68 verschiedene Gifte und Zusätze amtlich verwendet werden! *»Guten Appetit bei dem gemütlichen Gläschen!«* 3500 chemische Zusätze sind *amtlich* zugelassen! Das ist ein Skandal! Wir geben unserem Körper nicht nur wertlose, tote Kost, sondern auch noch Tausende von chemischen Giften. Ganz zu schweigen von der Fütterung unserer Tiere mit ebenfalls feuerbehandelter Nahrung und Medikamenten, wie Hormonen und Penicillin! Damit die Kühe noch mehr Milch liefern, bekommen diese pflanzenfressenden Tiere noch Kuhschrot zugefüttert, der teilweise aus Fischmehl und Mehl aus Schafen von den Abdeckereien besteht. Kühe werden also zu Karnivoren! Siehe gehirnkranke Tiere in England 1990!

Krankheit ist also nichts anderes als eine Überfüllung unserer Gewebe mit Ablagerungen, also Schlacken und Giften! Wenn eine **Erkältung** kommt, so erscheint sie nie plötzlich, wie die meisten meinen, sondern sie ist das Endergebnis einer Überfüllung mit Toxinen! Es braucht dann nur noch eines kurzen Anstoßes, ein kalter Zug, schon ist sie da! Der Körper brauchte lange Zeit, um die Gifte anzusammeln. Nur, wenn die Klärgrube voll ist, wenn die Toleranzgrenze überschritten ist, dann läuft sie über. Dabei ist eine Erkältung noch eine harmlose Krankheit, die wir als Reinigung begrüßen sollten. Fühlen wir uns nach einem richtigen Schnupfen nicht wohler? Natürlich, denn wir sind im Augenblick mal wieder teilentgiftet! Wer sich nicht mehr erkältet, wie die meisten Krebskranken, hat keine Kraft mehr, sich von den Toxinen zu befreien! Also, nicht irgendwelche Viren haben die Erkältung ausgelöst, sondern Du hast sie Dir praktisch angegessen! So ist es: **Du ißt Dir Krankheiten an!**

Auch **Krebs** ist »angegessen«. Krebs ist doch nur der Endzustand eines jahrelangen Vergehens gegen die Naturgesetze. Krebs kommt nicht von heute auf morgen. Wenn er festgestellt wird, ist das zumeist auch schon das Todesurteil; denn 90% von einem Metermaß (als Vergleich) sind abgelaufen! Es ist sehr schwer, die letzten 10 cm zum Stehen zu bringen.

Frau Dr. med. Mildred Scheel hoffte noch in den letzten Tagen vor ihrem Krebstod, daß ihre Krebsforscher noch ein Mittel für ihre Rettung entdecken würden! Welch eine fatale Schlußfolgerung einer Ärztin, die sich wie kaum ein anderer für die Hilfe bei Krebskranken eingesetzt hat. Doch sollte sie ihre eigene Lebensweise anklagen und natürlich die »Sünden« ihrer Väter (und Mütter). *Dr. Issels* hat man noch eingesperrt wegen seiner richtigen Erkenntnis, daß der Krebs eine Erkrankung des ganzen Körpers sei. Heute sitzt er in einem Ausschuß des Gesundheitsministeriums!

Dr. John H. Tilden hat ein Buch geschrieben mit dem Titel: »Toxemia Explained« (»Mit Toxämie fangen alle Krankheiten an«)[4]. Darin heißt es: »Der Mensch macht seine eigenen Krankheiten!« Der Arzt *Dr. Tilden* lebte von 1851 bis 1940 in den USA, zuletzt in Denver/Col. In seiner jahrzehntelangen Praxis hat er erfahren, daß keinerlei Medizin helfen kann, sondern nur die Krankheiten unterdrückt. *Dr. Tilden* kennt beide Seiten genau; denn er hat die ersten 16 Jahre als Arzt und Chirurg »normal« praktiziert, wie er es gelernt hat. Dann gab es kein Medikament mehr für ihn! Neben den angesammelten Schlacken legt das Gift Medizin zusätzlich unsere eigene Abwehrkraft lahm!

Dr. Tilden illustriert am Beispiel eines Magenkatarrhs die 5stufige Entwicklung:

1. **Reizung**
2. **Entzündung**
3. **Bildung eines Geschwürs**
4. **Verhärtung**
5. **Krebs!**

Du bist eine solche Krankheitsleiter langsam, aber stetig hinaufgeklettert! Wenn Du wirklich wieder gesund werden willst, so mußt Du von dieser Leiter Stufe um Stufe wieder herabsteigen! Diese Aussage von *Dr. Tilden* stimmt mit der Homotoxinlehre des deutschen Arztes *Dr. Reckeweg*[42] überein: *»Wenn Du wieder gesunden willst, so mußt Du von der chronischen Krankheit zum akuten Geschehen zurück!«* Das kannst Du aber nur, wenn Du die gefährlichen, falschen Lebensgewohnheiten sofort aufgibst. Kehre zurück zur Urkost des Menschen, zur Früchtekost. Lasse alle wichtigen, natürlichen Heilkräfte an Dich heran, wie frische Luft Tag und Nacht, reines Wasser, viel Rast und Ruhe, kein unnötigen, entnervenden Aufregungen! Bewege Dich!

Du kannst die 5 Stufen von *Dr. Tilden* bei jeder Erkrankung zugrunde legen. Die nervösen Leute, die noch in der Stufe 1, Reizung, verharren, leiden fast alle an diesen nervösen Symptomen: Schlaflosigkeit und Kopfschmerzen. Schlaflosigkeit ist aber schon ein ernstes Symptom, weil der Körper sich nicht mit neuer Energie aufladen kann. Mit der Energie verhält es sich wie bei einer Batterie. Sie wird entladen und wieder aufgeladen! Bei Schlaflosigkeit entlädst Du nur Deine Batterie. Das Ergebnis kann eine ernste Erkrankung sein!

Meist trinken die Schlaflosen noch kräftig Aufputschmittel wie Kaffee und Tee. Man liegt stundenlang wach. Jetzt muß aber eine Schlaftablette her oder eine der vielen neuen »Glückspillen« wie Valium, Librium, Lexotanil usw. So beginnt die Abhängigkeit von der Chemie. Dabei kann man diesen Teufelskreis so leicht durchbrechen. Man muß es nur tun! Ich möchte mich hier nicht weiter über die verschiedenen Krankheiten aufhalten; denn Du weißt jetzt, daß es für alle Krankheiten nur eine Ursache gibt: die Überladung mit Giften! Befreie Dich von diesen Toxinen, und Du wirst wieder gesund werden.

Das ist zugleich auch die allerbeste Vorbeugung gegen Krankheiten! Das Impfen mit totem Material aus Tierleichen ist das Endprodukt krankhaften Denkens! *(Dr. Tilden)*

»Der Mensch ist ein religiöses Lebewesen und unterliegt den jahrhundertealten Mythen, daß die Krankheiten als Feinde von außen kommen. Mikroben und Viren hat der Teufel gebracht. Ihn muß man austreiben. Dabei ist die Mikrobe die letzte Entschuldigung!« Das heißt: nicht Mikroben oder Viren bringen die Krankheiten, sondern es ist der eigene kranke Boden, der die Mikroben geradezu einlädt! Diese angeblichen »Feinde« sind in Wirklichkeit unsere besten Helfer, denn sie unterstützen uns und »fressen« den Abfall auf!

Pasteur hat in den letzten Jahren seines Lebens erkannt, daß seine Theorie falsch war, wonach die Mikroben unsere Feinde sind und diese durch Pasteurisieren abzutöten seien. Er hat schließlich die Wahrheit seiner Gegenspieler (wie *Bèchamp*) unterstrichen, daß der schlechte »Boden« die Krankheit zum Einladen der Mikroben vorbereitet.

Die von *Pasteur* hergeleitete Pasteurisierung der Milch ist eine Vernichtung der Nährstoffe. Das Lebendige, das Magnetische, das Elektrische ist tot! Hitze, Feuer = Absterben! Es fehlt der kleine »Schimmer« (siehe Versuche mit Meerwasser). Der bekannte US-Arzt und Forscher *Dr. Oliver Holmes* war stets ein würdevoller und respektierter Vertreter seines Berufsstandes. Er war ein literarisch interessierter Mann, und von Anfang bis zu seinem Ende stand er weit »über seinem eigentlichen Beruf«! Diese seine Aussage spricht Bände über die Wirkung aller Medizin:

»Ich glaube fest daran, daß die gesamten medizinischen Materialien (materias medicas) auf den Boden des Meeres versenkt werden sollten. Das wäre besser für die Menschheit, aber um so schlechter für die Fische!« Ist das nicht eine fast »dramatische« Verurteilung der gesamten medizinischen Praxis?

Wenn nicht die Chemie, kann nicht wenigstens die **Homöopathie** mit ihren »harmloseren« Mitteln heilen? Nein, auch sie kann nicht heilen, sondern genauso wie die chemischen Mittel nur unterdrücken. Aber die **Heilkräuter**, die sind doch noch harmloser, die können doch nicht schaden? Sicher, beide können nicht soviel Schaden bringen; aber die verlorene Gesundheit bringen auch diese Dir nicht zurück! Man will die Abwehrkräfte stärken; aber warum machst Du diese denn kaputt? Nimm endlich zur Kenntnis: Es gibt keinerlei Kuren, die wirklich heilen, weder mit irgendwelchen Mitteln noch Geräten. Die Kur hast Du selbst in Dir! Leider machst Du Dir keine Gedanken über die **Ursachen** der Schmerzen. Du willst am liebsten mit einer »scharfen« Pille nur Deine Schmerzen los sein, um anschließend Dein schädliches Leben ungestört weiterführen zu können. Das geht nie auf, früher oder später kommt die Strafe der Natur, sie vergißt nichts! **Jeder Körper ist selbstheilend, selbstreparierend!** Du brauchst nur eines zu »kuren«: Deine falschen Gewohnheiten! So, wie eine Wunde ganz automatisch heilt, so heilt sich auch der ganze Körper von allen Übeln, wenn Du ihm die Gelegenheit dazu gibst. Und diese Gelegenheit gibst Du ihm bei einer sofortigen Überprüfung Deiner bisherigen falschen Lebensweise!

Zahlreiche Naturforscher auf der ganzen Welt haben diese Tatsache jahrhundertelang gepredigt, aber kaum einer nimmt davon bis heute Kenntnis! Wir können diese »Rufer in der Wüste« wohl nur noch in den Bibliotheken finden, so wie *Dr. Ostlers* »Praxis der Medizin«, der in diesen Schriften feststellt, daß die Medizin mittelmäßig (mediocre medicine) sei. Die medizinischen Fehlurteile gehören einbalsamiert, damit diese nicht in Vergessenheit versinken, besonders diejenigen mit dem »prächtigen literarischen Schliff«!

Lieber Leser, nimm endlich Abschied von einer Wunderheilung von außen durch körperfremde Mittel, gehorche der Kraft, die bereits in Dir ist!

Eines geht aber nicht, nämlich die bisherige falsche Lebensweise beibehalten und wie *Mildred Scheel* auf eine Wundermedizin warten. Die kommt nie! Dann hätte der Schöpfer ja fundamentale Fehler begangen! Hierbei sollten wir an den Ausspruch von *Sigismund von Radecki* (1891–1970) denken, den dieser deutsche Dichter tat: »*Dummheit ist ein menschliches Privileg. In der Natur gibt es keine Dummheit!*« Ich darf wiederholen: Als einziges Lebewesen der Erde vernichtet der Mensch durch Kochen, Braten, Backen seine Nahrung!! Er allein trinkt Milch nach der Entwöhnung von der Mutterbrust. Er allein muß angelernt werden, wie er zu leben hat. Er allein nimmt Medikamente!

Der zweite Punkt ist die Ernährung über die Tierleiche! Sie wird Dir niemals Glück und Zufriedenheit bringen, weil Du unsere **Tierbrüder** abtöten läßt oder selbst tötest! Hier möchte ich ein Wort zu den angeblichen Tierschützern sagen, die die Tierversuche richtigerweise verurteilen, die mit ihren Haustieren oft besser als mit ihren Mitmenschen umgehen; aber drinnen in der Küche schmort das Huhn oder der Hase! Wo ist der Unterschied? Wer will die Tiere in höhere oder niedrigere »Kasten« einteilen? In meinen Augen sind das große Heuchler! Vor Gott, der Schöpfung, sind alle Lebewesen gleich! Katzen und Hunde erben heute Millionen und bekommen menschliche Luxusgräber! Kannst Du solche pervertierten Menschen noch verstehen?? Hier hilft kein Beten! Ähnlich ist es mit den Leuten mit den Anti-Atom-Aufklebern an ihren Autos. Die Lenker innen paffen ihre Zigaretten! Was interessiert sie die eigene und fremde Verschmutzung! Hauptsache, sie sind gegen die **Atomindustrie**!

Ich will nicht die große, mögliche Gefahr der Atomkraft verniedlichen; aber ich möchte die Aussage des großen schweizerischen Lebensreformers *Werner Zimmermann* (WZ) unterstreichen, die er kurz nach dem Zweiten Weltkrieg getan hat: *»Die Atombombe, so schrecklich sie sei, wird uns davor bewahren, daß wir wieder einen großen Weltkrieg bekommen. In Zukunft vernichtet sich der Auslöser eines Krieges selbst!«* Und unser WZ hat bis heute recht behalten. Noch nie hatten wir so lange Frieden in Europa!

Leider führt dieser lange Frieden auch zur **Genußsucht** mit der überall sichtbaren **Überernährung**. Es gab noch nie so viele Fettsüchtige in den westlichen reichen Ländern. Und es gab noch nie so viele **Alkoholiker**, vom Drogenkonsum ganz zu schweigen! Man braucht aus Armut auch keine Kippen zu sammeln. Aus der linken Brusttasche schaut die Zigarettenpakkung immer hervor! Der Mensch kann sich heute »alles leisten« und geht dabei zugrunde! Wohlstand = Krankheit, immer mehr Krankenhäuser und Ärzte, immer höhere Milliardenkosten. Das alles gehört zusammen!

Ich möchte mit meinen Ausführungen nicht pauschal die Ärzte insgesamt verurteilen. Sehr viele – es werden immer mehr im ganzen Bundesgebiet – stimmen meinen Ausführungen zu. Seit Jahren kursieren meine »Blätter« durch ganz Deutschland. Diese Ärzte sehen die Misere unserer heutigen Medizin ein. Aber können sie die Wahrheit auch durchsetzen? Nein, das ist bei unserem heutigen **Krankenkassen-System** gar nicht möglich. Wollte der Arzt, der die Wahrnehmung erkannt hat, richtig vorgehen und statt Medizin den Patienten einen Vortrag über die richtige Lebensweise verschreiben und diese auch überwachen, er müßte mit Pauken und Trompeten Konkurs anmelden. Nur finanziell unabhängige Ärzte könnten gegen den Strom schwimmen. Vorher müßten sie alles vergessen, was sie je gelernt haben in ihrem Fach. Ändern muß sich aber in erster Linie der Patient. So lange er seinen Arzt danach beurteilt, wie schnell er seine Krankheit mit Pillen unterdrückt, wird sich gar nichts ändern! Der Patient schafft sich die Medizinindustrie selber!

Ganz sicher lebt der Arzt von den Krankheiten der Menschen. Würde sich die Rückkehr zur Lebensweise, wie sie einmal das Naturgesetz für uns Menschen vorgesehen hat, durchsetzen, so würde sich automatisch der Krankenbefall, und damit Ärzte und Krankenhäuser, dramatisch vermindern. Die gewaltige **Pharmaindustrie** müßte die Gifterzeugung und die menschenunwürdigen, quälenden Tierversuche einstellen. Also bestimmt der Mensch selbst seinen Gesundheitszustand und damit den Kostenanteil aller Krankheitsausgaben von seinem Einkommen. Noch wird die Zahl der Patienten größer, die Beschreibung der vielen Krankheiten umfangreicher, neue Krankheiten werden noch entdeckt, wie z. B. AIDS. Wir werden noch abhängiger von verfeinerten Reparaturmethoden, wie Organersatz usw. Es liegt also an Dir selber, ob Du in Zukunft Dein Geld hauptsächlich für selbstverschuldete

Krankheiten ausgeben willst. Vor 4 Jahren entdeckte ich durch Zufall in einem Reformhaus in Florida/USA ein kleines Buch mit dem Titel »Herpes« von den Autoren *Dr. Shelton, Dr. Susan Hazard* und *T. C. Fry* (»Nie wieder Herpes«)[43]. Ich konnte mit diesen Namen nichts anfangen und dachte, wieder so ein Buch, das nur die Krankheiten beschreibt, die mit irgendwelchen Mixturen geheilt werden sollen. Der Untertitel »auch Syphilis und AIDS« machte mich hellhörig. So nahm ich es mit. Dieser Kauf war in Wirklichkeit der Beginn meiner Kenntnis von der großen Naturheilbewegung in den Staaten, die seit 1822 existiert und von Ärzten gegründet wurde, die in der bloßen Verabreichung von Medikamenten keine durchschlagende Wirkung sahen. Die Kenntnis über diese große, aktive Gruppenbewegung Natural Hygiene (Natürliche Gesundheitslehre) hat mich in ihren Bann gezogen. Ich habe dieses Wissen mit in die Bundesrepublik gebracht. Mit zahlreichen Übersetzungen und eigenen Publikationen kommt jetzt »Leben« auch hier in Deutschland in Gang. Die alte Naturheilbewegung der wenigen Deutschen bekommt neuen, gewaltigen Auftrieb.

Mein Freund *Manfred G. Langer* bringt zahlreiche Bücher von US-Autoren in seinem extra dafür gegründeten *Waldthausen Verlag* heraus. Dabei habe ich *Manfred* auf zwei BIO-Schiffsreisen erst einmal mühselig von der Wirkung der Naturkraft überzeugen müssen. Als Besitzer und Manager einer Fabrik war er früher immer wieder sehr krank, so daß ihm die Gesundheitsbewegung von *Dr. M. O. Bruker* half, er wurde sogar GGB-Berater und hielt selbst Vorträge.

So einen Mann von der »gesunden« Frischkorn-Brot-Getreidekost wegzubekommen, war naturgemäß außerordentlich schwierig. Körner sind seit *Kollath* doch so »gesund und lebenswichtig«. Als früherer Getreidemann à la *Waerland* und *Oshawa* (Makrobiotik) kenne ich natürlich die schweren Probleme mit der Verdauung dieser Körner. Daß sie nicht gesund sind, werde ich noch sehr ausführlich begründen!!

Das erwähnte Herpes-Buch, schon mit der Beschreibung des AIDS, habe ich in einem Zuge »verschlungen«. Ich konnte sogar den Vertriebsmann der NH in Florida, Herrn *Schwartz*, ermitteln, der zufällig noch in der Nachbarstadt Boca Raton wohnte. Am vorletzten Tag vor meiner Rückreise konnte ich noch einen Termin mit Mr. *Schwartz* vereinbaren. Er war ein Mann von 42 Jahren, der sich mit Hilfe dieser Naturheilmethode von seinem Darmkrebs selbst geheilt hatte.

Wenn also die gängige Theorie stimmt, daß Viren die alleinige Ursache der Infektionskrankheiten sind, dann müßten sich folgerichtig alle mit dieser Krankheit wie AIDS infizieren. Es werden aber erst ca. 15% »angesteckt«. Auch bei einer Grippewelle müßte jeder eine Grippe bekommen. Das ist aber nicht der Fall. Also ist der Boden, Dein Körper, der Einladende. Und nicht die Viren oder die Mikroben. Sie sind unsere Helfer, wie ich das nun schon mehrfach wiederholt habe.

Die Vorfahren von Mr. *Schwartz* stammten aus Österreich. Ein Großvater von ihm wurde 106 Jahre alt. Der Wohlstand brach in den USA schon einige Jahrzehnte früher aus als in Deutschland, das nach dem Krieg kaputt war und noch hungern mußte. So hatte er schon früh seinen Darmkrebs bekommen, angegessen, wie die NH-Leute sagen.

Beruflich ist *Schwartz* Lehrer in Palm Beach, sein Lehrstoff: Ernährungslehre. Wann stehen bei uns solche Lehrer zur Verfügung? Es wäre doch eine verdienstvolle Aufgabe für die vielen arbeitslosen Lehrer. Nur diese müßten sich erst einmal selbst das neue (in Wirklichkeit ganz alte) Gedankengut aneignen und auch persönlich so leben!

Der zusammen mit dem Herpes-Buch erwähnte *Dr. Shelton*[44] war ein großer Motor der Bewegung, hatte in St. Antonio/Texas eine große Fastenkuranstalt mit »behandelten« 40 000 Patienten! Hier hatte er auch immer eine Abteilung für bedauernswerte Syphiliskranke. Mit Wasserfasten, verbunden mit Bettruhe, heilte er diese fast immer. Anschließend bekamen diese Patienten 100% Obstrohkost. Bei solchen, die bereits mit Salvarsan, einem Quecksilber-Präparat, »vorbehandelt« waren, war eine Heilung allerdings sehr schwierig.

Warum gibt es in der Tierwelt keine Geschlechtskrankheiten? Bis heute hat man es noch nicht fertiggebracht, Affen mit dem AIDS-Virus krank zu machen! Der Mensch stimmt zu 98,5% mit den Menschenaffen überein. Warum sind diese so widerstandsfähig und der Mensch so anfällig? Vielleicht sind sie Träger solcher oder ähnlicher Viren, aber sie werden nicht krank! Der Mensch martert unschuldige Tiere, um selbst das falsche Leben weiterführen zu können! So verrückt ist die Menschheit!

> *»Reich wird man nicht dadurch, was man besitzt, sondern mehr noch durch das, was man mit Würde zu entbehren weiß!«*
>
> *(Kant)*

Ich habe mir den Lehrgang der Health Science[45] mit 106 Lektionen besorgt und studiere diesen fleißig. Die Herausgabe dieser umfassenden Darstellungen über die NH ist das Verdienst von *T. C. Fry*, der sich vom kranken Zweizentnermann zum vitalen Gesunden entwickelte. Er ist heute einer der Motoren der NH in den USA. Ein Slogan von ihm heißt: *»Gesundheit kann man nicht in einer Flasche kaufen. Gesundheit gibt es nur durch gesundheitsbewußtes Leben!«*

Und wie heißt das noch bei uns? Nimm eine Tablette, unterdrücke die Schmerzen und lebe ungeniert ungesund weiter. Schmerzen sind der Schrei des Körpers nach fließender Energie! Wie soll aber die Energie fließen, wenn die Bahnen verstopft sind? So kommst Du von kleinen »Vorgeplänkeln« automatisch zu ernsten chronischen Krankheiten. Um wieder gesund zu werden, mußt Du den umgekehrten Weg gehen, von den chronischen Krankheiten zurück in die akuten. Und diese akuten Beschwerden kommen sogleich, wenn Du zur ursprünglichen Naturkost, zur rohen, frischen, reifen Früchtekost, zurückkehrst. Du bekommst Entzugserscheinungen, wie bei der Aufgabe des Rauchens oder des Kaffeetrinkens.

100% Obstrohkost?

Kann man sich nur von Obst ernähren? Bekommt man Eiweiß genug? Wird man nicht übersäuert? Erhöht sich nicht durch den hohen Fruchtzuckeranteil die Diabetesgefahr? Fragen über Fragen! Ja, man kann sich von totaler Obstrohkost gut ernähren. Es gibt keine der angesprochenen Gefahren. Im Gegenteil, man erreicht in jeder Hinsicht Höchstleistungen. Erinnere Dich an *Al Pedersen* in Alaska. Trotz der großen Kälte erzielte er stets Spitzenwerte im Sport.

Ich wurde 1978 immer wieder inspiriert durch die Bücher von *Prof. Ehret, Dr. Walker* und dem Ehepaar *Fathman*: »Live Foods«[81] (Lebendige Kost), Versuche mit konsequenter Obstnahrung zu machen. Die *Fathmans* waren übrigens Schüler von *Ehret*. Sie wurden alle ihre Krankheiten los, besonders er sein allergisches Asthma. In ihrem Buch sind 192 Rohrezepte.

So habe ich mich monatelang nur von Weintrauben oder Orangen ernährt, wie erwähnt, 100%ig ohne Kompromisse, den ganzen Tag nichts anderes. Es ging mir hervorragend. Dabei habe ich stets Blutkontrollen machen lassen. Die größte Überraschung war, daß sich meine Bluteiweißwerte von 6,9 über 7,5 auf 7,7 mg/dl erhöhten. Ich nahm meine gutbürgerlich essenden Manager mit ins Labor. Alle hatten trotz der eiweißhaltigen Fleischkost erheblich niedrigere Eiweißwerte! Es ist also keine Gewähr, daß große Eiweißmengen ebenso große Eiweißwerte im Blut bilden.

Früchte haben im Durchschnitt nur ca. 1% Aminosäuren, aus denen Protein gebildet wird, Muttermilch hat in etwa die gleiche Höhe. Da ein Säugling aber wachsen muß, wir aber aufgebaut sind, ist der Anteil der Aminosäuren in den Früchten völlig ausreichend!

Stieg der Blutzuckerspiegel? Nein, er fiel sogar etwas auf 75, trotz der Fülle des Zuckerangebots durch wochenlange Traubenkost! Hier haben wir den Beweis, daß die zuckerhaltigen Obstfrüchte nicht den Zuckerspiegel in die gefährliche Auf- und Abkurve bringen, wie bei Kunstzuckerprodukten und Brot, Getreide und Kartoffeln!! Auch die Vitamin-B_{12}-Werte verdoppelten sich!

Es sind also alle Unkenrufe der Obstkostgegner vollkommen falsch. Diese haben das Experiment nicht längerfristig am eigenen Körper gemacht. Daher reden sie Unsinn! Ein herausragendes Beispiel haben wir doch durch Frau *Johanna Brandt*. Sie beschreibt in ihrem Buch: »The Grape Cure«[82] »Die Traubenkur«, wie sie sich von ihrem Magenkrebs geheilt hat, nachdem alle anderen ärztlichen Versuche zu heilen fehlgeschlagen waren.

Sie berichtet: *»Lade Dich auf mit dem ›Magnetismus‹ der Sonne, mit der Königin der Früchte, den Weintrauben. Sie stellen die verlorengegangenen Kräfte des Krebspatienten wieder her. Die Trauben erneuern und revitalisieren die Lebenskraft! Ich glaube, das Geheimnis der Traubenkur bei zehrenden Krankheiten sind die reichhaltigen Aminosäuren in Trauben! Die Säure in den Trauben wird im Mund so süß wie Honig! Die organischen Säuren der Trauben sind stark antiseptisch. Ihre Wirkung auf den Gaumen ist vielleicht mehr wert, als irgendein anderes Resultat der Kur. Ich wollte, ich hätte die Zunge eines Heiligen, um zu demonstrieren, daß eine Traubenkur Eiterbeulen und Paradontose heilt! Kieferkranker, wenn die Traubenzeit naht, ernähre Dich mal wochenlang von Trauben! Obgleich wir alle wissen, daß die Trauben x-mal mit Kupfervitriol gespritzt werden, iß sie trotzdem, nachdem sie im heißen Wasser gut abgewaschen wurden! Ich genieße sie während der Traubenzeit wochenlang als Monokost!«*

Professor Ehret: »*Ich zweifle durch meine jahrelangen Versuche nicht daran, daß Früchte, selbst eine Sorte, nicht nur heilen, sondern den Körper perfekt ernähren! Sie verhindern gänzlich die Möglichkeit von Krankheiten! Je freier Du von Abfall und Giften wirst, je mehr entwickeln sich Deine Sinne. Die ›Paradiesische Obstkost‹ bringt Dich höher und höher in eine körperliche und geistige Kondition, die Du vorher nicht für möglich gehalten hast! Trotz des wissenschaftlichen Proteinmärchens wirst Du die unbekannte und unglaubliche Tatsache kennenlernen, daß Früchte, die am ärmsten an Proteinen sind, höchste Energie und unglaubliche Ausdauer erzeugen!«*

Ich erwähnte bereits, daß *Dr. Carrington*[29] bei einer exklusiven Früchtekost seine Leistungen verdoppelt hat! Dennoch muß ich Dich hier wieder an die Stolpersteine erinnern. Die Kraft der Reinigung ist so stark, daß immer wieder Gesundungskrisen auftauchen können. Die organische Obstsäure löst auch die tiefsten Ablagerungen auf, so daß Medikamente ausgeschieden werden, die teilweise vor 20–40 Jahren eingenommen wurden! Durch dieses »Nadelöhr« mußt Du durch. Ich muß das immer wieder erwähnen, das geht wie ein roter Faden durch das ganze Buch! Solche Krisen können noch nach 5 Jahren auftreten.

Dr. Haig: »Organische Obstsäure ist das beste Mittel, um die abgelagerte Harnsäure aus der Tierkost aufzulösen!«

Und hier liegt ein großer »Stolperstein« in der Durchsetzung der Naturheilkraft. Man fühlt sich nach der Umstellung krank, hat Kopfschmerzen, leidet an Schlaflosigkeit, hat Bauchschmerzen, Schwindel, kurz, es geht einem nicht gut. Jetzt geht der »Kranke« zu seinem Arzt oder Heilpraktiker, dem er über seine Rohkosternährung berichtet. Da sie echte Gesundheit nicht verstehen, empfehlen sie die Rückkehr zur gutbürgerlichen Kost (gbK).

Was passiert? Die eben noch in Auflösung befindlichen Schlacken und Gifte kehren wieder in ihre alten bekannten »Lager« zurück, der Scheinkranke fühlt sich wieder wohlauf. Auch die Rheumaschmerzen sind weg! In Wirklichkeit ist dieser nur nach außen Kranke wieder in den alten Schlendrian zurückgefallen. Wenn man zu einer richtigen Lebensweise zurückkehrt, dann erlebt man naturgemäß diese Reinigungskrisen. Das sind aber Gesundheitskrisen, die jeder, der wirklich gesund werden will, durchstehen muß!

»Du mußt durch dieses Nadelöhr durch!« sagt *Prof. Ehret*. Diese Art Krisen sind aber nie gefährlich, wenn sie auch so scheinen! Du mußt nicht sofort ins kalte Wasser springen. Gib eine falsche Gewohnheit nach der anderen auf. So kannst Du Dir diese unangenehme Durststrecke erleichtern. Wenn Du z. B. Dein bisheriges Frühstück ausschließlich durch Obst ersetzt, sagen wir mehrere Wochen oder gar einige Monate lang, und zum Abendessen in den nächsten Monaten auch nur

Früchte ißt, dann ab vierten Monat etwa an das Mittagessen herangehst, entweder eine Rohgemüsemahlzeit oder auch Obst ißt, wie ich das meistens auch mittags tue, so wirst Du kaum Übergangserscheinungen haben. Mach es genauso mit den stimulierenden Getränken. Vermindere Deine Tassen Bohnenkaffee zunächst um ¼, dann um die Hälfte, dann verdünne mit der Hälfte Wasser, dann... weg damit. Genauso kannst Du es mit den Zigaretten machen. Viele bevorzugen aber die Umstellung nach dem Motto: totale Abstinenz ist leichter als »in Maßen«. Wähle Deinen eigenen Weg!

Eines kann ich Dir glücklicherweise sagen: Wenn die stimulierenden Eiweißmengen wegfallen, Du also nicht mehr mit dem Eiweißmüll zu kämpfen hast, fällt automatisch Dein Verlangen nach Stimulanzien weg! Ein Totalrohköstler mit Zigaretten und Schnaps, der ist kaum vorstellbar!

In dem Weltbestseller »Fit fürs Leben« sind viele Übergangsrezepte und ein 4-Wochen-Plan enthalten. Die Autoren, *Harvey und Marilyn Diamond*, waren früher kranke Menschen, er auch ein Zweizentnermann, sie gelernte Gourmet-Köchin der internationalen Küche mit 2 kranken Kindern und vielen Gesundheitsproblemen. *Marilyn Diamond* machte bei ihrem Mann einen Kursus über die NH-Lebensweise. Als sie gesund geworden war, hat er sie geheiratet. Beide haben ein drittes vollgesundes NH-Kind. Sie treten in USA sehr häufig in Rundfunk- und Fernsehtalkshows auf. Ich konnte eine solche aufzeichnen. Im Februar 88 waren sie auch hier im SAT 1 zu sehen. Das Buch mit der über 10-Millionen-Auflage hat drüben einen gewaltigen Sturm ausgelöst. Der Umsatz an Obst und Gemüse steigt, Fleisch- und Milchumsätze fallen. Die *Diamonds* machen in ihrem Buch leichte Kompromisse, leben aber selbst sehr streng. Im Sommer 1989 lernte ich sie auf dem Kongreß der NH in Miami Beach persönlich kennen. Hier beschworen sie die strikte Einhaltung der Regeln der NH und empfahlen, nicht bei der **Übergangskost** steckenzubleiben!

Pseudowissenschaftler aller Kategorien treten auf, die mehr oder weniger von der Krankheitsindustrie abhängig sind, oder solche, die ihre gelehrten Bücher neu schreiben müßten. Diese verdammen natürlich das Buch in Grund und Boden; aber die geheilten Patienten sind das beste Beispiel. Läßt sich das Naturgesetz auf die Dauer unterdrücken? Wer sich gegen die für den Menschen artgemäße Ernährung stellt, wehrt sich gegen die Natur; aber diese hat letzten Endes immer recht. Sie hat ja so viel Zeit! Tausend Jahre sind für sie wie ein paar Sekunden! Auch das Fortsetzungsbuch der *Diamonds* »Fit fürs Leben Teil II«[96] ist demnächst als Taschenbuch erhältlich.

So wird auch hier die Wiederentdeckung der **natürlichen Lebensweise** einen gewaltigen Sturm auslösen. Es gibt keinen Anlaß mehr zu einer weiteren Kur, auch wenn noch so viele neue Ernährungstheorien und -bücher aufkreuzen. VITAL und andere Illustrierte bringen doch unaufhörlich neue Diäten, die nur einen Grund haben, nämlich die Auflage Ihrer Publikationen zu steigern.

Der Göttinger »Ernährungswissenschaftler« *Prof. Pudel* erklärte gar kürzlich in solchen bunten Blättern, daß sogar Zukker gesund sei. Das sagt auch der US-*Prof. Dr. Frederick Stare* unaufhörlich; aber dieser wird von der Zuckerindustrie drüben finanziert. Prof. Pudel empfiehlt in der BILD v. 27. 11. '87 auch das »Wohlfühlgewicht«, etwas dicker schadet also nicht. Er bekommt bestimmt ein dickes Lob von der deutschen Ernährungsindustrie!

Warum gibt es überall so viele Bücher über Diäten? Warum sagt ein Experte »hü«, der andere »hott«? Ganz einfach, sie sehen den Wald vor lauter Bäumen nicht. Sie leugnen ihre Abstammung. Wie können sie nur glauben, daß der Mensch das einzige kochende Lebewesen dieser Erde sein darf und das einzige milchtrinkende »Tier« nach der Entwöhnung von der Mutterbrust? Weshalb hat der Schöpfer des Universums vorgesehen, daß er allein für ein gesundes Leben Medikamente benötigt? Wenn wir die gebackenen und gekochten Körner hinzunehmen, so sind in diesen wenigen Sätzen alle Gründe dargelegt, warum wir Menschen vorzeitig erkranken und im Alter gramgebeugt und steif dahinschlurfen! Dieselben Pseudowissenschaftler und Laboranten leiden an denselben Krankheiten wie ihre Patienten und sterben oft noch früher! »*Arzt, heil Dich erst einmal selber. Dann hilfst Du mit Deinem Beispiel auch Deinen Patienten!«*

In meiner Heimatzeitung, der DLZ v. 5. 5. '88, warnen sogar »Fachleute« vor mystisch geprägten Fastenkuren, Vollwertkost oder vegetarischer Ernährung! *Prof. Werner Kübler* warnt vor dem Arbeitskreis für Ernährungs- und Vitamin-Informationen vor den »möglichen« Folgen längerer Fastenkuren!

Lieber Leser, Du selbst kannst schon den Unsinn dieser Experten-Aussagen widerlegen:

1. Wieso konnten die pflanzenfressenden Tiere als stärkste Vegetarier seit Millionen von Jahren gesund und langlebig ohne Kochtopf und Aspirin überleben?
2. Warum verspeisen gerade diese Experten die pflanzenfressenden Tiere als vollwertige Nahrung für den Menschen und nicht die tierfressenden Tiere?
3. Wie konnten jahrtausendelang die vegetarisch lebenden Völker, wie die Hunzas, nur überleben, die eines der zähesten, langlebigsten Völker waren? Sie fangen erst jetzt an zu degenerieren, nachdem auch ihnen Weißzucker und Weißmehl serviert wurden!
4. Wieso leben Millionen Buddhisten, die zu 90% Vegetarier sind?
5. Wie erklären sich diese Experten, daß *Jesus* in die Wüste ging und 40 Tage und Nächte lang nur mit Wasser fastete? Nehmen diese Scheinchristen *Jesus* nur als Vorbild, wenn er in ihren Plan paßt? Haben sie es jemals *Jesus* nachgemacht? Ist ihr Urteil ohne jede Erfahrung am eigenen Körper?

Auch der oben erwähnte »wohlfühlgewichtige« *Prof. Pudel* durfte natürlich in dem Artikel der DLZ nicht fehlen! Ich möchte gerne wissen, wer diese Frankfurter Tagung einberufen und finanziert hat. Wenn also die meisten »Ernährungswissenschaftler« zerstritten sind (jeder »kocht« sein eigenes Süppchen), so sind sich doch die meisten darin einig, daß die isolierten Kohlenhydrate Weißzucker und Weißmehl in jedem

Fall schädlich sind! Zucker benötigen wir dringend als Kraftnahrung für Körper und Gehirn, aber den Fruchtzucker aus der Frucht. Immer muß alles vor einer Verwendung vom Körper in Fruchtzucker, den wir als Glykogen speichern, umgewandelt werden, ganz egal, ob es Fette, Kohlenhydrate oder Aminosäuren sind. Die Umwandlung von Eiweiß, also Aminosäuren, in Fruchtzucker ist schwierig. Daher macht unser Organismus diesen aufwendigen Umweg nur im Notfall!

Hier sollten wir über Eiweiß sprechen!

Immer wieder werde ich gefragt, woher ich denn mein Eiweiß bei der kargen Obst- und Gemüserohkost bekäme. Meine Gegenfrage ist dann immer: *»Woher hat denn der Ochse sein Eiweiß, dessen Steak Du so gerne vertilgst?«* Hilfloses Erstaunen? Ja, nur aus dem einseitigen Gras baut das Vieh seinen eigenen Eiweißbestand in bester Qualität auf! Und wenn Dir der Ochse als Beispiel nicht genügt, was meinst Du zu dem Elefanten mit seiner riesigen Muskel- und Knochenmasse, der mit grünen Zweigen bis 200 Jahre alt wird? Woraus macht die Giraffe ihre langen Halsmuskeln?

Es sollte doch nicht mit rechten Dingen zugehen, wenn die Krone der Schöpfung, der Mensch, nicht gleichfalls imstande wäre, aus einfachen lebenden Pflanzen sein eigenes Körpereiweiß aufzubauen! Er müßte es noch besser können; denn er hat gegenüber dem Tier einen Verstand, er kann die Nahrung auswählen! Aber sein Geist reicht nur bis zum Kochtopf, der ihn zur Dummheit degeneriert!

Der sich vielseitig und »ausbalanciert« ernährende heutige Mensch leidet an schädlichem Eiweißüberschuß, wie das *Prof. Dr. Lothar Wendt* von der Uni Frankfurt seit über 45 Jahren predigt. Die hohe »Wissenschaft« hängt immer noch der falschen, längst überholten Lehre an, daß der Mensch Eiweiß nicht speichern kann. *Prof. Wendt* hat bewiesen, daß der Menschen diesen Eiweißmüll, wie er ihn nennt, in großen Mengen an den falschen Stellen, nämlich den wichtigen kleinen Blutgefäßen, den Kapillaren, und den Gitternetzen in der Leber ablagert und alles verstopft!

Er sagt, daß nur rigorose vegetarische Ernährung und Aderlaß den Menschen wieder von dem krankmachenden Eiweißmüll befreien kann. Die durch zuviel Eiweiß entstehenden Krankheiten nennt er **Eiweißspeicherkrankheiten**[46]!

Jedes Lebewesen baut sein für ihn typisches, arteigenes Eiweiß aus den Aminosäuren selbst auf. Nimmt es Fertigeiweiß, so muß es dieses zunächst in die Aminosäuren zerlegen und sein körpereigenes Eiweiß aufbauen. Darum ist es ein ausgesprochenes Märchen, daß Eiweiß Kraft gibt! Eiweiß baut unsere Zellen auf und kann nur auf dem Umweg als Kraft (Fruchtzucker) verwendet werden, wenn die leichter verdaulichen Fette und Kohlenhydrate nicht mehr zur Verfügung stehen.

Wir sehen das ganz typisch beim Fasten. Überflüssige Fette und Kohlenhydrate mit den giftigen Ablagerungen darin werden zunächst »verbrannt«! Erst zum Schluß kommen unsere Zellen, also unsere Muskeln, dran. Ganz zum Ende einer »Auszehrung« erst Herz und Gehirn! Im Gegenteil, Du solltest Dich heute darum bemühen, Deine Eiweißüberschüsse, die krank machen, endlich abzubauen. Verzichte also in Zukunft auf die großen Bratenstücke und die vielen Milchprodukte. Die Verwendung des Tierkörpers kann Dir auf die Dauer keine echte Gesundheit bringen! Du arbeitest körperlich immer weniger und ißt noch mehr als vorher!

Jedes Lebensmittel enthält Eiweiß in Form von Aminosäuren! Es ist kaum möglich, Eiweißmangel zu bekommen. Die Kinder in Afrika sterben auch nicht an Eiweißmangel, sondern an Kalorienmangel. Sie sterben eher an dem ihnen in großen Mengen verabreichten toten Milchpulver aus den Agrarüberschüssen der reichen EG-Länder! Außerdem verzehren auch diese Völker die totgekochte, völlig nutzlose Nahrung! Diesen Menschen sollte man lieber beibringen, wie man Brunnen baut, Obst- und Gemüsegärten anlegt und ihnen nicht die krankmachenden Überschüsse verkaufen! Das versucht ja *Karl-Heinz Böhm* in Äthiopien. Leider hat er auch die Kühe gebracht! Eine direkte Ernährung über Pflanzen könnte 7- bis 10mal soviele Menschen ernähren! Die Welthungersnot entsteht also nur aus der krankmachenden Gefräßigkeit des heutigen verwöhnten Menschen. Deswegen sterben unnütz Millionen Kinder.

Stanley Burroughs schreibt in seinem Buch »*Heilung für ein neues Zeitalter*«[88] über die Eiweißbildung aus Stickstoff, den wir zu 80% einatmen:

»*Die Luft enthält 4mal soviel Stickstoff wie Sauerstoff, Wasserstoff und Kohlenstoff zusammen. Wir sind in der Lage, diese Stoffe im Körper aufzunehmen und zu verwerten; ebenso können wir auch den Stickstoff in unserem Körper in Eiweiß umwandeln. Dies geschieht mit Hilfe von natürlichen Bakterien. Aus optimaler Ernährung und sauberer Luft können wir unsere Aminosäuren genau wie die Tiere selbst bilden. Wir kämen nie auf die Idee, Tiere mit Aminosäuren zu füttern. So können wir auf das giftige Tierfleisch verzichten und brauchten uns über unsere Eiweißversorgung keine Gedanken mehr zu machen, wenn wir uns fortan von Obst, Beeren, Nüssen, Gemüse, Samen und Sprossen ernähren.*«

T. C. Fry beschreibt in seinem Buch »Dynamische Gesundheit«[97], wie er selbst in das »kalte Wasser gesprungen« sei und sein Gewicht von 200 auf 112 Pfund herunterging. Er sah elend aus. Alle, auch seine Frau, wollten den erbärmlich aussehenden »Halbtoten« wieder von der verrückten Umstellung auf die Naturrohkost abbringen. Er aber hielt durch, verlor alle Krankheitserscheinungen, baute neues Körpergewebe mit Bodybuilding und Sport bis auf 155 Pfund wieder auf und hat, wie erwähnt, eine große Dynamik in der Durchsetzung der NH in den USA gebracht. Er hat nicht nur die 106 Lektionen Health Science entwickelt, er hat neben seinen Büchern auch Zeitschriften herausgebracht, wie »Healthful Living« und »Health Reporter«.

Wer glaubt, ungestraft im alten Schlendrian bleiben zu können, wird früher oder später sein »blaues Wunder« erleben. Je nach ererbter Lebenskraft wird er für die Fehler in seiner Lebensführung büßen müssen. Dann werden die mit uns in bester Harmonie lebenden Bakterien den Spieß umdrehen und unsere Zellen mitzerstören, um so schnell wie möglich wieder Humus aus unseren Körpern zu machen. Das ist ehernes Naturgesetz! Alles nicht mehr Lebensfähige wird wieder zurückverwandelt in neues Leben. Das ist der »Point of no return«, der Punkt, von dem es kein Zurück mehr gibt! So entstehen die **Autoimmunkrankheiten**!

Die Filtriersysteme des Organismus sind verstopft von immer neu aufgeladenen Schlacken und Giften! Bei meinen drei verstorbenen Schwestern habe ich bei dem verzweifelten Endkampf ihrer Körper sehen können, wie sie versuchten, sich von dem **zähen Schleim** zu befreien. Die Krankenschwester konnte diesen klebrigen Kleister auch nicht mit den Fingern aus dem Hals rausbekommen. Es ging nicht! Nichts fließt mehr! So sehen wir, daß die Verschleimung und Verkleisterung aus dem totgekochten Brot, Getreide und den Kartoffeln mit die Hauptursachen des Todes unserer Körper sind! Keiner möchte vom Kochtopf Abschied nehmen. Schau Dir doch selbst einmal das in sich zusammengefallene, kümmerliche Gemüse auf dem Teller an, kraftlos, mit Salz, Fett und Gewürzen »schmackhaft« gemacht und die lebendige Rohkost auf einem anderen Teller! Keime und Bakterien fallen sofort über diese zerkochten Gemüseteile her. Daher soll man diese keineswegs bis zur nächsten Mahlzeit aufbewahren.

So überfallen auch sofort im Körper die überall anwesenden Bakterien diesen Abfall. Bei Obst/Gemüse sind es die Gärungsbakterien, bei Fleisch- und Fischteilen die stinkenden Fäulnisbakterien! Mikroben und Bakterien sind nicht unsere Feinde. Sie helfen, uns von den Giften zu befreien, die Du ganz allein angesammelt hast! Klage Dich selbst an und nicht die angeblichen Feinde! Tote Nahrung kann nur inaktive, tote Zellen erzeugen! Würde der Mensch überhaupt keine lebendige Nahrung bekommen, würde er unweigerlich sterben. Der von Natur aus zähe Mensch hält das »falsche Leben« unglaublich lange durch.

Dennoch erreicht er nur die 3,5fache **Lebenserwartung**, wenn wir seine Entwicklung bis zur Reife zugrunde legen, also 21 Jahre mal 3,5 = rund 74 Jahre! Das in der Wildnatur lebende

Tier erreicht auch heute noch, trotz der riesigen Umweltverschmutzung, das 6- bis 7fache der Reifezeit! Das Wildpferd lebt von dem einfachen, einseitigen Gras doppelt solange wie sein »zivilisierter« Bruder mit Hafer und Einsperrung in einem Stall!

Würde also der Mensch über Generationen artgemäß nach dem Naturgesetz leben, dann würde er 6–7 × 21 Jahre, also 120 bis 140 Jahre alt werden. In Wirklichkeit müßte der Mensch, im Vergleich zu den Tieren, noch älter werden, denn er hat neben dem dann wiedererwachten Instinkt die Intelligenz der richtigen Nahrungsauswahl, während das wilde Tier nur seinen Instinkt hat. Das Denken hat den Menschen aber verdummt! Der Mensch könnte dann auch besser die anderen wichtigen Komponenten wie frische Luft, reines Wasser, Ruhe und Schlaf bewerkstelligen! Was Kochkost anrichtet, sehen wir an den Katzenversuchen *Pottingers*. Er fütterte seine Katzen nur mit Kochkost. Schon nach der dritten Generation war eine Fortpflanzung der von dieser Kost krankgewordenen Katzen nicht mehr möglich! Es dauerte weitere 4 Generationen, um die Katzen mit reiner Rohkost wieder gesund zu bekommen! Es gibt viele solcher Versuche, wie z. B. *Kollath* mit seinen Ratten!

Bei den Katzenversuchen von *Dr. Pottinger* und *D. G. Simonsen* wurden aber nicht nur die schweren, degenerativen Erkrankungen festgestellt. Die Katzen bekamen auch alle Krankheiten, die die Menschen von gekochter Nahrung bekommen, wie Zeichen von Mineralienmangel, unvollständige Entwicklung der Schädel und anderer Knochen, krumme Beine, Rachitis, Verkrümmung der Wirbelsäule, Lähmung der Beine, Kropf, Leberschwäche, Nierenkrankheiten, ausgeweitete Därme. Degenerierung der motorischen Nerven im Gehirn und des Rückenmarks traten auf. Die bei rohem Fleisch verbliebenen Katzen waren vital und zeigten keinerlei Veränderungen.

Joe Alexander schreibt in seinem kleinen Büchlein »Raw Food Propaganda«[47] über eine weitere Erfahrung mit weißen Mäusen, die sein Freund *MacDonald* machte: *John* züchtete

Tausende dieser Tiere und verkaufte sie in ganz Amerika. Das rohe Körnerfutter wurde ihm ziemlich teuer, so daß sein Nachbar, der ein Restaurant besaß, ihm die Reste von den Gästetischen anbot. Innerhalb einer Woche waren die Mäuse derart degeneriert, daß sie sich gegenseitig ganz oder halb auffraßen. Sie suchten also rohe Kost! Täglich lagen tote und geschwächte Mäuse in ihren Käfigen. *John* hob die Fütterung mit den Essensresten auf und gab ihnen wieder Körner. In wenigen Tagen waren die Mäuse wieder gesund, kein Kannibalismus mehr, keine toten Mäuse.

Das Leben in der Rohkost kann man weder sehen noch fühlen! Kein Labor kann daher Leben produzieren. Bei Analysen im Labor sind tote und lebendige Stoffe in ihren Werten gleich! Darum sind Laboruntersuchungen am toten Material völlig wertlos! Beispiel: Der Verzehr von toten Tierprodukten erzeugt sehr viel Harnsäure im Körper. Wenn nun das Blut im Labor einen »normalen« Harnsäurespiegel anzeigt, so können Deine Muskeln von diesem Gift trotzdem überfüllt sein. Diese saugen sich wie ein Schwamm mit Harnsäure voll!

Du merkst doch überall die »knirschenden« **Harnsäureablagerungen** in Form scharfer Kristalle. Harnsäure beschleunigt die Steifheit der Gewebe und das Altern. Das tierfressende Tier hat damit keine Probleme, weil es das Enzym Urikase besitzt, das die Harnsäure in den leicht ausscheidbaren Harnstoff umwandeln kann. Wieder ein Hinweis, daß der Mensch für den Verzehr seiner Tierbrüder nicht vorgesehen ist!

Aber konnte *Newton* die Gravitation, die Schwerkraft, fühlen, die er entdeckte? Wer sieht die Elektrizität, den Magnetismus? Doch sie sind alle da! So ist auch in der rohen Pflanze Leben! Eine gekochte Kartoffel kannst Du nicht wieder zur Fortpflanzung bringen! Tot ist tot! Kein Labor kann **Lebendigkeit** erzeugen!

Hier unterscheiden wir Rohköstler uns erheblich von den Verteidigern der vegetarischen Kochbücher und den Labor-»Wissenschaftlern«! Sie alle sollten sich besser damit auseinandersetzen, warum unsere Adern »verkalken« und wie man diese Verknöcherung verhindern kann! Bemerkenswert sind auch die Untersuchungen von *Dr. Kouchakoff* über das Verhalten der weißen Blutkörperchen. Kommt gekochte Kost in den Verdauungskanal, so wird sofort die Zahl der weißen Blutkörperchen erhöht.

Kochkost bedeutet Gefahr für den Organismus. Der Körper muß die Polizei, das sind die weißen Blutkörperchen, verstärken! Das passiert aber nur, wenn hitzebehandelte Nahrung kommt, nie bei roher Kost! Seine 300 Experimente zeigten ihm, daß dieses ein krankhafter Zustand ist. Ißt man Rohkost voraus, passiert das nicht. Der Körper wird überlistet, wenn hinterher Kochkost kommt! Trotzdem muß man später für die gekochte Kost zahlen!

Wir können hier die Wirkung der pasteurisierten Milchprodukte anführen. Ein Farmer versuchte, seine Kälber mit **pasteurisierter Milch** zu füttern. Die Kälber starben innerhalb von 6 Monaten! (*Dr. Walker* in seinem Buch: »Täglich frische Salate erhalten Ihre Gesundheit«.) Die Menschen aber essen diese Milchprodukte in großen Mengen. Sie sind darüber hinaus noch sterilisiert und homogenisiert. Die Milch wird so erhitzt, daß die krankhaften Keime in der Milch abgetötet werden. Damit werden aber gleichzeitig alle Enzyme in der Milch auch vernichtet, so daß das ohnehin schwer verdauliche Milchkasein gar nicht mehr assimiliert werden kann.

Nichts bringt Dich schneller zur vorzeitigen **Vergreisung** als Milcherzeugnisse. Wir haben bereits erfahren, daß das grobstoffliche, an Kasein gebundene Kalzium nicht aufgenommen werden kann. Erst recht lagert sich das tote, anorganische Kalzium in den Adern und Gelenken ab.

Ein Tierarztfreund war immer stolz darauf, daß er täglich 1–2 Liter Milch trinken würde. Seit Jahrzehnten habe ich ihn vor diesem Wahnsinn gewarnt! Ohne Erfolg! Heute kriecht er mit operierten Hüften und am Stock dahin, wenn er sich überhaupt erheben kann, trotz der kalkreichen Milch! Dabei stammt er aus einer Familie, deren Angehörige alt werden! *Dr. Ann Wigmore* stellte fest, daß das Kochen 83% der Nahrungswerte zerstört. Besonders die lebenswichtigen Enzyme, die für unseren Verdauungsvorgang notwendig sind, werden schon bei hoher Fiebertemperatur vernichtet! Das Eiweiß wird durch Hitze vollkommen verändert, Du kannst das sehen, wenn Du ein Ei in die Pfanne tust. Das Eiweiß gerinnt sofort. Ein geronnenes Eiweiß ist aber sehr schwer verdaulich. So ißt der sich »gutbürgerlich« Ernährende praktisch nur total verändertes Eiweiß! Wer ißt schon sein Fleisch roh!

Vitamine und Enzyme werden durch Hitze zum größten Teil zerstört, **organische Mineralien** in tote, anorganische zurückverwandelt. Diese toten Mineralien kann unser Körper aber nicht einbauen, so daß weiterer Müll abgelagert wird. Ich erwähnte bereits, daß nur die Pflanze aus erdigen Stoffen organische Mineralstoffe synthetisieren kann!

Das lebendige Programm, das ich erläutere, ist ein naturgesetzliches Muß für alle Lebewesen dieser Erde! Warum gibst Du der Natur nicht einmal eine 30-Tage-Chance? Sie wird Dir beweisen, daß die Natur immer recht hat. Die Dummheiten begehen nur die Menschen! Wie einfach dieses umzusetzen ist, weißt Du inzwischen. Trete den Beweis bei Dir an, beginne eine Verjüngung von innen raus! Ich bekomme aus dem ganzen Bundesgebiet spontane Anrufe und Briefe, in denen die hervorragende Wirkung einer Rohkost mit Betonung des Obstes geschildert wird. Du kannst nichts verlieren, nur gewinnen!

Fettsucht!

Die Fettsucht ist eine der gefährlichsten Erkrankungen, die ihre Ursachen allein in dem **Überessen** gekochter, stärkereicher Nahrungsmittel hat! Meine Regel in der Einführung bringt am schnellsten die überflüssigen, krankmachenden Pfunde weg.

Du weißt, nur essen, was roh... am besten schmeckt, riecht und aussieht! Iß nur, wenn Du wirklich **echten Hunger** auf diese unveränderte Frischkost verspürst, geliefert vom besten Koch der Welt, der Natur! Du mußt den Unterschied zwischen Hunger und Appetit wieder kennenlernen! Das Verlangen nach gesalzener, gewürzter Kochkost ist lediglich der verführende Appetit! Dieser falsche Appetit bringt Dich allmählich zur Fettsucht, weil die natürliche Verdauung mit den vielen Rohenzymen, wie sie eine Naturkost bietet, nicht mehr gewährleistet ist. Deine Verdauungskraft erlahmt! Das Ergebnis ist aufgedunsenes, stark wasserhaltiges Gewebe, das alle anderen Organe ständig in der Leistung behindert, vor allem die Gelenke! Die Fetten sollten ihr Übergewicht ständig in Form eines Zementblocks mit sich herumtragen. Erst dann werden sie merken, was sie ihrem Körper antun! Mein 1. Buch war ja gerade den Fettsüchtigen gewidmet, weil ich mich selbst von 200 auf 140 Pfund, ohne zu hungern, herunterbrachte. Meine Aussage von 1975 gilt nach wie vor: **Fettsüchtige sind kohlenhydratkrank!**

Heute würde ich diese Aussage etwas genauer definieren: Du bist fett, weil Du zu viele stärkereiche (gekochte und gebackene) Kohlenhydrate ißt, wie Brot/Getreideprodukte aller Art und Kartoffeln! Kartoffeln haben aber nur 10% der Stärke von Getreide und sind basisch. Schmecken aber rohe Kartoffeln? Du weißt doch: keine Hitzebehandlung! Wenn Du diese Nahrungsmittel ausschalten kannst, hast Du wirklich keine Gewichtsprobleme mehr!

Mit Rohkost, am besten Obstrohkost, verschwinden die

Pfunde im Schnellzugtempo. Aber Gewicht verlieren ist doch nur eine Seite, die wichtigere ist, daß Du dabei gesund und vital wirst und bleibst! Alle Abmagerungsdiäten, die nur auf das Kalorienzählen schauen, taugen gar nichts. 90% der »Diät«-Lebenden nehmen wieder zu, wenn sie zum alten Schlendrian zurückkehren. Bei meiner Rohkostmethode wirst Du nicht nur superschlank, sondern Du erreichst höchste Vitalität und Energie!

Fast jeder zweite hat Übergewicht mit allen daraus entstehenden Problemen. In den USA ist die Fettsucht aber noch viel schlimmer, besonders bei Jugendlichen! Sie kauen unentwegt nicht nur Kaugummi, sondern Kandis, Kuchen etc. Hinzu kommen natürlich reichlich Cola und... Eiscreme in riesigen Mengen. Ich besuchte 1964 meine in den USA lebende Schwester. Jeden Abend gab es Eis von den kiloweise eingefrorenen Blöcken. Dabei war meine Schwester so fettsüchtig wie meine anderen Geschwister!

Eng verbunden mit der Fettsucht ist die Aufnahme von Fetten. *»Fette aller Art (einschließlich die ordinäre Butter) kommen in der Natur nicht vor«*, sagte *Prof. Ehret*. Sie sind daher *»keine Nahrung für den Menschen«*! Er hat vollkommen recht; denn alle Fette werden von Menschen produziert. Auch die Kuh gibt keine fertige Butter. Die Fettaufnahme hat natürlich auch mit der Fettsucht zu tun, weil Fette die 3fache Kalorienmenge haben.

Fast alle Fette werden hitzebehandelt und in Verbindung mit anderen toten Nahrungsmitteln gegessen. Dabei wird das Fett total verändert. Es lagert sich meist im Körper als Fettpolster ab. Zuerst werden die leichter verdaulichen Kohlenhydrate in Fruchtzucker umgewandelt, besonders natürlich der weiße Industriezucker und das Weißmehl!

Sind denn nun die hochungesättigten Fette besser, wie sie in den »gesunden« Margarinen und Ölen angeboten werden? Diese sollen doch die hohen Cholesterinwerte im Blut herabsetzen können? Ja, sie werden im Blut etwas herabgesetzt, jedoch an Deinen Arterienwänden abgelagert, so wie das die meisten Anticholesterinpillen machen. Ich habe im US-Fernsehen einen Film gesehen, wonach sich ganze Schichten dieser »guten« hochungesättigten Fette im Gewebe und den Arterien abgelagert hatten.

Man treibt den Teufel mit dem Belzebub aus! Ich berichte hier über die Versuche mit den verschiedenen Fetten, die *Dr. Wissler* in Federation Proceeding bereits 1967 (!) beschreibt: *Dr. Wissler* teilte Affen in drei Gruppen ein. Die Diät für alle drei Gruppen war gleich, mit Ausnahme der Fettarten, die sie bekamen. Gruppe 1 erhielt Butterfett, 2 Maisöl, 3 Erdnußöl. Nach einigen Wochen wurden die Cholesterinspiegel im Blut festgestellt. Wie Du vielleicht ahnst, hatten die Affen, die Butterfett bekamen, die höchsten Cholesterinwerte. Die Werte bei Maisöl lagen in der Mitte, und die niedrigsten Serumwerte hatten die Affen mit Erdnußölfütterung! Am Ende des Experiments wurden die Affen getötet und autopsiert. (Mord an unschuldigen Tieren.)

Die Gruppe, die mit Maisöl gefüttert worden war, hatte 62% verstopfte Arterien, die Gruppe mit Butter 82% und die mit Erdnußöl 93%! Also, die Gruppe mit dem Erdnußöl hatte die niedrigsten Cholesterinwerte im Blut. Aber die Arterien waren bei diesen Affen zu 93% dicht. Wir sehen also, daß pflanzliche Öle allein keine Gewähr dafür bieten, daß eine Arteriosklerose verhindert wird! Es ist wie bei den heute stark angepriesenen Omega-3-Fettsäurepillen. Alle setzen die Fettspiegel angeblich im Blut herab, dafür wird aber Cholesterin an den Blutgefäßwänden abgelagert! Da man die Blutfettspiegel leicht im Labor feststellen kann, so ist es bedeutend schwieriger, die Ablagerungen in den Adern zu ermitteln! So gelingt die Täuschung mit Hilfe der Werbemillionen!

Die freilebenden Affen fressen natürlich keine Nahrung mit isolierten, toten Fetten. Sie fressen in erster Linie Früchte. Wenn diese nicht zu haben sind, Blätter und Knospen. Bei dieser reinen Rohkost gibt es bei den Affen keine Arterienverkalkung. Wir haben zu 98,5% ähnliche Körper! Nur der »intelligente« Mensch ist von der Naturkost abgewichen!

Die Methode der Natur, Dich mit einer natürlichen Rohkost wieder zur strahlenden Gesundheit zu führen, ist demgemäß

auch die natürliche Methode, Dich so schnell wie möglich zum Idealgewicht zu reduzieren.
Idealgesundheit und Idealgewicht sind eine Gemeinschaft!
Du benötigst nie mehr Kalorientabellen, keine schädlichen Appetithemmer und Entwässerungspillen, keine verschiedenen Kleidergrößen im Schrank, um für die Achterbahn, das Rauf und Runter, gewappnet zu sein! Iß rohe Früchte, Gemüse, Salate, eine kleine Menge Nüsse und Samen. Das ist die einzige Regel für Schlanke und Gesunde, für Fette und Kranke. Iß soviel, wie Du möchtest. Du brauchst niemals hungrig zu sein. Das Abquälen mit Hungern und Kalorienzählen ist vorbei! Die meisten, die abnehmen wollen, essen zu wenig! Und das wenige ist noch total falsch! Beherzige: Je mehr Rohkost Du ißt, je mehr nimmst Du ab! Ich stelle alle bisherigen Regeln auf den Kopf; aber es ist die Wahrheit!

Einige nützliche Hinweise von einem ehemaligen »Dicken«:

1. Schaffe Dir eine **genaue Waage** an mit Schiebegewichten auf der Skala, die Dir auch 50/100 g anzeigt! Wiege Dich jeden Morgen nach dem Aufstehen ohne Bekleidung und notiere Dir das Gewicht in ein Tagebuch, in das Du auch Eßmenge und Sorte eintragen solltest.
2. Lege Dir auch einen **Ganzkörperspiegel** zu, damit Du siehst, wie die Rohkost Deine Rundungen abschnipselt! Außerdem gibt es vergleichsweise nur wenige Dinge, die Dich mehr erfreuen als ein schlanker werdender Körper! Und nichts ist zermürbender als zu sehen, wie nach einer üppigen, gutbürgerlichen Kost (gbK) z. B. das Bäuchlein, das Doppelkinn oder hängende Arme und Schenkel wie von einem Ballon aufgepustet wirken!
3. Iß soviel **Früchte**, wie Du magst. Dabei denke an die Dir jetzt bekannte Kombination: süßes und saures Obst paßt nicht zusammen. Melonen iß allein oder lasse sie liegen! Am Anfang wirst Du immerzu Kohldampf haben. Das weiß ich aus den vielen Briefen und Anrufen. Dabei plumpst das Gewicht dramatisch, weil zunächst durch das Fehlen des wasserbindenden giftigen Salzes eine Menge

Wasser ausgeschieden wird. Dicke halten besonders viel Wasser zurück, weil ihre Leber und Nieren nicht gut arbeiten. Außerdem ist der Stoffwechsel schwach, weil auch die Drüsen inaktiv sind, besonders die Schilddrüse gibt keinen Initialfunken ab!

Du verspürst Hunger, weil Deine kranken und inaktiven Zellen nach ihrer früheren Kochkost schreien. Gesunde Zellen rufen nicht sofort, weil Du ja genügend Fettreserven zum Verdauen hast. Meistens ist das auch kein richtiger Hunger, sondern nur Appetit, den man ganz gut mit einem reichlichen Glas Wasser unterdrücken kann. Dennoch kannst Du ruhig wieder Obst essen. Du brauchst bei dieser Idealkost nie zu hungern! Später, wenn Deine alten, kranken Zellen keine tote Nahrung mehr bekommen und neues, gesundes Gewebe wieder aufgebaut ist, spürst Du selten einen kräftigen Hunger. Denke auch hierbei an die Faster, die nach 2–3 Tagen keinen Hunger mehr verspüren.

4. **Grünblattgemüse und saure Früchte** beschleunigen den Fettabbau, weil sie geringe Kalorienmengen haben. Du kannst Dich ja auch daran satt essen. Du bist aber auch schneller wieder hungrig. Du bist dann in der 0-Diät, weil Du mehr Kalorien verbrauchst, als Du zu Dir nimmst! Einige untergewichtige, dazu noch elend aussehende Vegetarier, die kalorienarmes Gemüse dem kalorienreichen Süßobst vorziehen, brauchen sich nicht zu wundern, wenn sie klapperdürr und leistungsschwach sind. Gurken, Tomaten und Paprika zählen genaugenommen zu den Früchten; aber sie erreichen einen 0-Zustand!

5. Die Regel heißt: um Gewicht zu verlieren muß der **Kalorienverlust** größer sein als die Kalorienassimilation vom Körper. Es ist also nicht damit getan, nur die Kalorien des betreffenden Nahrungsmittels zu wissen. Fleischprotein bringt einen 70%igen Verlust, wie wir bereits feststellten, und nur 30% tatsächliche Aufnahme als Energie. Es ist daher barer Unsinn, vom Eiweiß Kraft zu erwarten. Im

Gegenteil, Energieverlust hast Du. Eiweiß wird für den Zellaufbau dringend benötigt; aber nur die Menge, die unser Körper auch verarbeiten kann. *Prof. Wendt* stellt bereits seit 45 Jahren fest, daß diese überzähligen Eiweißkalorien sich an den Kapillaren und den Gitternetzen der Leber als Reserve ablagern und alles verstopfen!

Die überreichliche Eiweißmast nach *Dr. Atkins* beruht ja gerade auf der Tatsache, daß man in eine negative Energiebilanz kommt (Ketonstoffwechsel). Das ist aber für unseren Organismus nachteilig und gefährlich! Auch für die Muskelbildung wird das überschüssige Protein nur herangezogen, wenn Du kräftige Übungen machst. Dazu hat ein solcher Körper aber keine Kraft, weil, wie gerade dargelegt, der Energieverlust größer ist als der -gewinn. Da Fleisch- und Fischeiweiß auf dem Fäulniswege verdaut werden, riechen diese Menschen unangenehm aus ihrem Mund und über ihre Haut.

6. Die **Morgenmahlzeiten mit Eiern, Fleisch und Speck** führen ebenfalls zur negativen Bilanz. Unser Körper speichert im Laufe der Nacht ca. 2000 Kalorien als Glykogen, als stets bereite Reserve. Im Grunde genommen braucht man daher morgens nicht zu essen. Auf dieser Erkenntnis basiert auch der Nicht-Frühstücksplan einiger Diätforscher. Für uns Rohobstesser gilt daher: Iß wasserreiche Früchte am Morgen. Dann hilfst Du der Morgenausscheidung mit den im Laufe der Nacht bis etwa 4 Uhr angesammelten Giften am meisten! Wer schwer arbeiten muß, kann ein zweites Fruchtfrühstück mit süßem Obst einschieben!

7. **Fett** in der Kost wird sogleich Deinem Fertigfett hinzugefügt; denn unser Körper verwendet zuerst immer die leicht umsetzbaren Stoffe. Das Kohlenhydrat Obst steht als »Schnelldreher« sofort bereit, während Gemüse als »Second-hand-Nahrung« etwas länger benötigt. Wenn also die Kohlenhydrate Obst und Gemüse und als drittes (nicht so gute Nahrung) Getreidestärke zur Verfügung stehen, nimmt er Kohlenhydrate und läßt das Fett zum

Fett wandern. Lehre: **Vermeide Fett in jeder Form.** Es ist unnötig und kommt in der Natur isoliert nicht vor. Fett ist Fabriknahrung, auch die ordinäre Butter.

8. Sollte der **Gewichtsverlust** stark unter Dein Idealgewicht fallen, so kannst Du überzeugt sein, daß neues, gesundes Gewebe aufgebaut wird, welches Dich zum Idealgewicht führt. Nur bei einigen ist der Stoffwechsel noch sehr schwach, diese sollten süßes Obst, Trockenfrüchte, mehr Nüsse und Samen essen. Dazu ist körperliche Ausarbeitung der Muskeln, besonders Bodybuilding mit Gewichten, sehr nützlich.

   Ich muß mich als ehemaliger Dicker sehr anstrengen, 75 kg nicht zu überschreiten. Auch gesunde, kalorienreiche, besonders süße Rohkost kann Dich fett machen, wenn Du die Körperarbeit vernachlässigst. Im allgemeinen aber bekommt jeder das Normalgewicht, das die Natur für ihn vorgesehen hat. Das bedeutet für die zu Dünnen, die nie Gewichtsprobleme hatten, daß sie durch die rohe Kost zunehmen können!

9. Sehr selten kann man sich an der **Früchtekost** überessen! Der gesunde Körper kann mit zuviel Rohkost ganz gut fertigwerden. Wenn Du aber einen gewissen Gesundheitsgrad erreicht hast, dann kannst Du gar nicht mehr essen. Mit der drittel Menge gegenüber der Kochkost bist Du satt. Erst recht, wenn Du Monomahlzeiten ißt, die ohnehin die gesündesten sind. Iß einmal nur eine Bananenmahlzeit. Du wirst ganz schnell die Sperre merken, dann kannst Du einfach nicht mehr. Bei einer gbK mit Gewürzen als Stimulanzien geht immer noch mehr hinein! Besonders ein Dessert findet noch letzte Schlupfwinkel, und Käse schließt den Magen, und die zu Übergewicht und Krankheit führende totgekochte Kost ist komplett! Jedes Überessen und jede Variation auch gesunder Nahrung führt zu Gefräßigkeit und Sucht. Merke Dir das!

Aber nach wenigen Monaten Früchtekost hat sich Sein Körper angepaßt, und die Sensation des leeren Magens ist vorbei.

vorbei. Gerade die leichte Verdauung dieser Rohkost macht Dich fit und bereit, kräftige und nützliche Aktivität zu entwickeln mit weniger Schlafbedürfnis, so daß Dir eine längere, wertvolle Zeit, die nie mehr zurückkommt, zur Verfügung steht! Warum solltest Du immer Übergewicht verlieren?

Fett ruiniert Deine Schönheit.
Fett stört Deine Funktionen.
Fett vermindert Deine Kraft.
Fett verkürzt Dein Leben.
Fettsucht ist Krankheit.
Fettsucht ist in jedem Alter ungesund.
Fettsucht stört Dein Liebesleben.

Normalgewicht basiert auf gesundheitsbewußtem Leben. Triff die Wahl!

> »Die nächstliegende Aufgabe unseres Lebens ist so klar erkennbar. Sie besteht darin, an die Stelle des auf Kampf und Gewalt begründeten Lebens ein Leben zu setzen, das sich auf Liebe und vernünftige Übereinkunft gründet!«
> *(Tolstoi)*

Ist die Früchtekost auch für **übergewichtige Kinder und Ältere** geeignet? Sicher, sie ist die beste und gesündeste Kost für alle Menschen!

Ist die **Fettsucht erblich**? Nein, direkt erblich ist überhaupt keine Krankheit. Du erbst aber die gleichen Eßgewohnheiten von Deinen Eltern. Meine Mutter liebte fette, süße Pfannkuchen. So wurde auch ich früh mit dieser schnellen Mahlzeit fett gefüttert. Immer, wenn ich in den Ferien oder von den Soldaten nach Hause kam, gab es als erstes ihre kräftigen Pfannkuchen, und sie haben mir gut gemundet. Ich stamme aus einer übergewichtigen Familie (beide Eltern immer über 2 Zentner). Meine Geschwister, mit Ausnahme einer Schwester, die immer einen »nervösen« Magen hatte und daher weniger Kalorien essen konnte, aber dennoch vollschlank war, waren oder sind übergewichtig. Ich beweise aber an meinem Beispiel, daß man trotz dieser Erbanlage schlank bleiben kann. Die gute Futterverwertung im Körper hat auch ihre Vorteile. Wir können lange Zeit ohne Nahrung auskommen!

»Ich habe Übergewicht und möchte durch Obstrohkost abnehmen, habe aber Geschwüre, so daß mein Arzt mir jedes Obst verboten hat. Selbst Zitronensaft, das ich als Gewürz verwende, soll ich vorher abkochen. Er hat mir aber Reis, Nudeln, Eier, Fisch, Kuchen und Eiskrem erlaubt. Kann ich also durch Früchte Gewicht verlieren, ohne daß die Geschwüre aufbrechen?«

Diese Antwort des Arztes beweist ganz typisch, daß auch heute Ärzte nichts über Gesundheit wissen, ja sie lernen nichts auf ihrer Universität über eine wahre Gesundheitsnahrung. Du solltest fasten, Deine Geschwüre heilen schon während dieser Zeit aus. Mit dem Fasten bist Du sowohl Übergewicht als auch Deine Geschwüre los. Dann kannst Du zu einer Kost aus reifen, rohen Früchten, Gemüse und einigen Nüssen übergehen, die nie Geschwüre erzeugen werden.

Deine vom Arzt vorgeschlagene Kost bildet gerade Geschwüre. Woher hast Du diese sonst? Der liebe Gott bringt sie nicht. Verlasse also schnellstens diese säurebildende, tote Kost. Keine Diät, keine Medizin kann Geschwüre heilen. Nur der eigene Körper repariert alle Krankheiten, wenn man ihm die Gelegenheit dazu durch Fasten und anschließende Rohkost gibt.

»Ich habe ein starkes Verlangen nach Süßigkeiten. Wie kann ich das unterdrücken?«

Iß reife, süße Früchte und Trockenfrüchte!

»Vor dem Schlafengehen habe ich Hunger. Was ist zu machen?«

Am besten sollte man nach 18 Uhr nichts mehr essen. Gewöhne Dich also an eine frühe Abendmahlzeit. Nimm ein großes Glas Wasser, bevor Du Dich hinlegst. Wer zu Schlafstörungen neigt, kann eine Banane essen. Sie enthält viel Tryptophan, eine Aminosäure, die Serotonin produziert. Wenn dieser Serotoninspiegel im Gehirn zu niedrig ist, wird man depressiv und aggressiv und hat Schwierigkeiten mit dem Schlaf. Tryptophan kann Deinen Geist »anheben« und dabei dennoch zum Schlaf verhelfen.

Das ist auch das ganze Geheimnis der **Milch als Schlafmittel**, die ebenfalls diese Aminosäure enthält. Mit dem Honig hat das gar nichts zu tun, der stört dabei eher, weil er den Zuckerspiegel anhebt und danach zu weit absinken läßt. Man wird wieder wach. Es ist also grundverkehrt, Süßigkeiten vor dem Schlafengehen zu essen! Der zuckerige »Gute-Nacht-Gruß«, der im Hotel oft auf dem Bett liegt, ist in Wirklichkeit ein Wecker!

Die weitere Aminosäure Tyrosin hat einen ähnlichen beruhigenden Effekt. Sesamsamen haben viel Tyrosin. Neben der Banane hat noch die Ananas viel Tryptophan. Da beim Abnehmen der Körper die abgelagerten Gifte auflöst, werden die Leute oft nervös und überreizt durch diese Gifte, die jetzt unser Nervenkostüm erregen. Ich möchte gerade hier einige weitere Nahrungsstoffe nennen, die den Serotoninspiegel ebenfalls anheben und nicht irritieren.

Eine streßfreie Kost ist daher eine sehr gute Unterstützung. Neben den Aminosäuren, die auch in den Nüssen und Samen sowie den Avocados enthalten sind, sind die beruhigenden B-Vitamine nützlich, ferner Folsäure und Vitamin C. Grünblattgemüse enthält reichlich B-Vitamine und Folsäure. Zitrussäure, Erdbeeren, Brokkoli, Spinat, Tomaten, Rosenkohl und Paprika sind gute Vitamin-C-Spender.

Diese Nahrungsstoffe sind zu meiden, weil sie mehr Hunger und vor allem Depressionen hervorrufen:

Zucker (siehe meine Sinus/Cosinus-Kurve), Eier, Weizen (enthält Cholin, das Depressionen verstärkt), Schokolade (enthält Phenylethylamin, das Serotonin herabsetzt), in Essig eingelegtes Gemüse, Alkohol und Kaffee, Sauercreme, alter Käse, Beef (enthält Tyramin, den Gegenspieler zu Tyrosin), Hummer (enthält Gaba, Gammaaminobytyriksäure und führt zur Lethargie) sowie Erbsen und Linsen, die die Funktion der Schilddrüse hemmen!

Eine Reduktionskost ist viel leichter, wenn wir die soeben erwähnten Nahrungsmittel meiden und eine Kost essen, zu der wir biologisch bestimmt sind, nämlich Früchtekost!! Damit sind wir immer zufrieden und glücklich. »*Mein Arzt hat mir Diuretika verschrieben. Sind diese nützlich?*« Nein, sie bringen Dir einige Pfunde weniger auf die Waage zum Nachteil Deines Körpers. Warum sammelt denn der Organismus überhaupt so viel Wasser an? Er muß es tun, um die vielen Schlacken im Körper zu verdünnen, damit das Gift nicht allzusehr Deinen Stoffwechsel stört. Dazu binden besonders Salze und Gewürze viel Wasser, weil diese ebenfalls giftig sind und auch verdünnt werden müssen! Wenn Du Dich also nicht auf eine gesunde Kost umstellen willst, behalte lieber das Wasser. Deine Nieren werden außerdem dankbar sein!

Ich wiederhole noch einmal: Du sollst nicht hungern. Du nimmst bei einer Rohkost oft mehr ab, wenn Du reichlich ißt! Du mußt noch Deine kranken, lebensuntauglichen Zellen füttern, und diese sind an die zerkochte gbK gewöhnt. Sobald gesunde, aktive Zellen aufgebaut sind, läßt der Appetit von selbst nach! Der Gewichtsverlust beginnt mit dem Kopf! Wenn Du keine Disziplin entwickelst, besteht die Gefahr des Rückfalls in alte Gewohnheiten, in die fetten Rundungen!

Fast alle Symptome, die während einer Änderung der Ernährungsweise auftreten, sind Anstrengungen des Körpers, sich so schnell wie möglich von Giften zu befreien. Diesen Prozeß kannst Du durch **Fasten und viel Ruhe** unterstützen. Versuche, so viel wie möglich zu schlafen und vermeide jeden Streß! Du benötigst einfach in dieser Entgiftungsphase diese Ruhe in privater Zurückgezogenheit. Unterdrücke niemals ein Symptom mit Medikamenten. Es überfällt Dich später nur noch stärker!

Ich habe oft genug erklärt, daß mit **Medikamenten** keine Erkrankung zu heilen ist. Es gibt auch keinerlei Kuren! Dein Körper allein führt jede Heilmaßnahme selbst durch, wenn Du ihm dazu Gelegenheit gibst und nicht immer Deine Verdauungsorgane überfüllst! Der Körper kann nicht beides gleichzeitig, verdauen und den alten Müll wegbefördern!

Versuche, Deine **geistige Einstellung** über Dein jetziges Vorhaben, endlich wieder gesund zu werden, auf hohem Niveau zu halten, und laß Dich niemals von Besserwissern, die gar nichts wissen und nur wünschen, daß Du im alten Schlendrian verbleibst, von diesem Weg abbringen! Diese notwendige Reinigung wird Dir eine Vitalkraft bringen, die weit jenseits Deiner Erwartung steht!

Bleibe also nicht bei dem augenblicklichen unangenehmen Zustand lange mit Deinen Gedanken! Schaue vorwärts auf das Ziel! Vor allem: Vermeide jeden Rückfall in die alten Eßgewohnheiten. Überall steht *Luzifer*, der Satan, der Dich greifen will! Nicht nur bei dieser Entgiftung, auch später wird ständig und überall Dir dieser Satan auf den Fersen sein und flüstern: *»Ach, dieses eine Mal noch, das schadet doch nicht! Warum willst Du Dich so kasteien und von allen schönen Genüssen fernhalten?«* Nimm die Worte *Martin Luthers* zu Hilfe, der in diesen Situationen ausrief: *»Scher Dich weg von mir, alter Teufel!«*

In Deutschland gibt es die große Gruppe der »Anonymen Alkoholiker«, die sich gegenseitig hilft, dem ersten Tropfen zu widerstehen! Nicht anders handeln die »Weight Watchers«, die anonymen Überesser. Sie alle wissen, daß man den ersten Bissen verhindern muß! Überschreitest Du diese Schranke, dann bist Du rückfällig. Jede Sünde giert nach der nächsten! Alle Anstrengungen, wieder gesund zu werden, waren umsonst!

Nicht nur die Alkoholiker sind süchtig, nein, das sind auch alle Überesser, Kaffee- und Teetrinker, Raucher usw. Wie ich ausführlich beim Brot/Getreide-Artikel dargelegt habe, sind auch alle Genießer von stark stärkehaltigen Nahrungsmitteln süchtige Alkoholiker!

Du stellst Deine Gesundheit wieder her. Ist das nicht die große Belohnung für die vorübergehenden Unpäßlichkeiten und dafür, daß Du später dann von Krankheiten frei bist, frei von Arzt und Angst? *»Wer zuletzt lacht, lacht am besten!«* ist immer mein Slogan. Deine Schmerzen von heute sind also nur Erinnerungen von morgen! Zeige endlich Willen, Kraft und Weisheit für Deine eigene Ernte, die Du garantiert einbringst!

Inzwischen werden sich Deine Geschmacksnerven an die

neue (alte) Naturkost gewöhnt haben. Du kannst das Verkochte nicht mehr sehen.

Nun erwachen Deine verstopften Kapillaren, die feinsten Äderchen, in die kaum noch Blut hineinkam, zu neuem Leben. Du spürst richtig, wie der Schlamm aus Deinen Arterien gefegt wird, der Darminhalt Dich verläßt, die Leber die verhärtete Gallensäure ausscheidet, die Dir vielleicht eine Gelbsucht brachte, zumindest das Weiße im Auge immer gelb erscheinen ließ. Die Augen als sichtbarste Krankheitszeichen werden wieder klar und leuchtend.

> *»Unabhängig davon, wie die Qualität unserer Nahrung sein möge: wenn wir uns gewohnheitsmäßig überessen, schädigt das die ganze Struktur und immer im Verhältnis zu unserer Übertretung!«*
>
> *(Sylvester Graham)*

Die arthritischen Ablagerungen in den geschwollenen Gelenken lösen sich, die Beweglichkeit und Geschmeidigkeit kommen zurück, die schon eingesetzte Verknöcherung wird unterbrochen. Du benötigst keine irritierenden Pillen, wie Aspirin und Schlaftabletten, mehr. Eine Nachtruhe, wie beim schlummernden Kind, wird Dir wieder beschert! Das Fett, das Du jahrzehntelang als ständige körperliche und seelische Belastung mit Dir herumgetragen hast, ist wie von Zauberhand dahingeschmolzen! Nun liegt es nur an Dir, diese überwundene Übergangsphase in einen Dauerzustand zu verwandeln! Ich weiß natürlich aus der Realität des Lebens, daß Du hin und wieder etwas rückfällig wirst. Aber dieser Fall ist kurzfristig; denn jetzt erfährst Du sofort an Deinen Schmerzen, daß Du auf der Stelle zurückkehren mußt, sonst kommt ein Dauerrückfall in die Arme des Satans, des Verführers! Eine feine Maschine merkt sofort den Sand im Getriebe, ein ausgeleierter, alter Traktor nicht mehr. In den kannst Du alles hineinschütten, bis er stehenbleibt. Diesen Vergleich sagte ich Dir schon einmal. Benutze auch Du ihn als Beispiel und Halt zugleich. Du bist wieder ein Neugeborener, Dein Haus, Dein Tempel, ist wieder sauber. Dieser saubere, gesunde Körper produziert saubere Gedanken und hohe Selbstachtung, während ein Kranker umgekehrt mit kranken Gedanken, mit Selbstmitleid und Schwäche zu kämpfen hat.

Einige Formulierungen dieses Übergangsartikels habe ich den Ausführungen von *Victoria Bidwell* (USA) in ihrem großen Lehrgang: »Natural Weight-Loss Newsletters«, den »Neuen Briefen zum natürlichen Gewichtsverlust«, entnommen. Sie hat außerdem viele Rohkostrezeptbücher verfaßt, die eine wunderbare Grundlage für jeden Tag und für die Festtage sind. Diese aktive Anhängerin der »Natürlichen Gesundheitslehre« beschreibt in der 1. Ausgabe ihr eigenes Schicksal. Ihr Maximalgewicht war 210 Pfund (US). Sie wiegt jetzt 80 Pfund weniger und ist heute 55 Pfund unter ihrem letzten Schulgewicht!

Nachdem *Frau Bidwell* die große Wirkung der Naturkräfte erfahren hatte, gab sie ihren Beruf als Englischlehrerin auf und verschrieb sich ganz der Lehre der »Natürlichen Gesundheit«. Sie lebt in 2 Garagen, schreibt, redigiert, vertreibt die Bücher und hält Lehrgänge ab, alles als Ein-Mann-Betrieb!

Frau Bidwell ist rastlos 14 Stunden am Tag tätig und schreibt weiter an interessanten Gesundheitsbüchern. Im Anhang ist ihre Anschrift. Ich kann ihre Bücher nur wärmstens empfehlen, weil sie selbst durch alle Torturen der Krankheiten und der Fettsucht gegangen ist und auch so lebt, wie sie schreibt!

Ich lasse ein kleines Gedicht folgen, das sie im 1. Lehrgang veröffentlichte:

Schöpfer, gewähre mir die Kraft,
daß ich nicht falle
in die Krallen des Cholesterins,
der ungesättigten Fette. Ich will niemals murren,
die Straße zur Hölle ist gepflastert mit Butter.
Kuchen ist ein Fluch, und Sahne ist schrecklich!
Satan verbirgt sich in jeder Waffel.
Belzebub ist ein Stück Schokolade,

und Luzifer ist ein Lolly.
Lehre mich das Übel von »Hollandaise«,
von Pasta und Mayonnaise,
knusprigem, gegrilltem Huhn vom Süden...
Schöpfer, wenn Du mich liebst,
verschließe meinen Mund!

¼ für Deinen Körper,
¾ für Deinen Doktor!

Diesen Ausspruch machten alte chinesische Ärzte, daß schon ¼ der Nahrungsmenge, die Du ißt, für die Ernährung Deines Körpers ausreicht. ¾ mußt Du ausgeben für den »zweifelhaften« Erhalt der durch das Überessen verlorengegangenen Gesundheit. Das heißt, Du »fütterst« mit der völlig überflüssigen Menge die Medizin- und Pharmaindustrie!

Fast alle 100jährigen sagen aus, daß sie immer wenig gegessen haben und viel arbeiten mußten. Ein klassisches Beispiel, daß man mit einem Minimum an Nahrungsstoffen sehr alt werden kann, ist die bekannte Geschichte des Italieners *Luigo Cornaro* (1466–1568). *Cornaro* aß nur zwei Mahlzeiten pro Tag zu je 180 g = 360 g tägliche Gesamtmenge. Mit 85 wurde er zum erstenmal krank. Seine Angehörigen sagten: »*Luigo, Du bist jetzt 85. Es wird endlich Zeit, daß Du ›ordentlich‹ ißt!*« So erhöhte *Luigo* die Menge auf 420 g täglich. Dadurch wurde er aber erst richtig krank. Er dachte wirklich, er müßte sterben. Er wurde schwach, erkältete sich und bekam Fieber.

Luigo ging wieder auf 360 g zurück, erstarkte erneut und lebte dann, bei dieser Minidiät, noch von 85 bis 102 Jahre. Dabei war seine Kost beileibe keine Rohkost sondern zumeist Kochkost! *Dr. Carrington* beschreibt das Leben *Cornaros* in »Discourses on the Sober Life«[53], »Abhandlung über ein mäßiges Leben«. Ein Bericht über ihn wurde bereits 1833 von *Sylvester Graham*, Erfinder des Graham-Brots, herausgegeben.

Du siehst, welche Verschwendung an Nahrungsstoffen heute mit der Überschußernährung betrieben wird. Das Leben *Luigi Cornaros* deckt sich vollkommen mit der Auffassung der alten chinesischen Ärzte und den in diesem Buch erwähnten Forschungen *Dr. Walfords*. Eine Maschine, die ständig überlastet wird, geht durch Energieverschwendung und Reibungsverlust zugrunde. Ein Mensch, der wenig ißt, selbst das Falsche, kann die Nahrung viel besser ausnutzen mit weniger Einsatz. Dadurch spart er Energie. Energieverlust ist der Beginn des Niedergangs!

Dr. Tilden (1860–1940) schrieb das Buch Toxemia, »Mit Toxämie fangen alle Krankheiten an«[4]. Er sagte, daß die Entkräftung zur Vergiftung und Vergiftung zur Entkräftung führt.

Die größte Ursache von Vergiftung ist aber **Überessen**!

Selbst wer falsche Kost und dazu in unrichtiger Kombination ißt, aber nur kleinste Mengen zu sich nimmt, wird selbst den Rohköstler, der in leckeren Früchten schwelgt, überleben! Diese Sätze sind von größter Bedeutung für den Übergewichtigen! Du brauchst keine Angst zu haben, zu hungern oder zu sterben, wenn Du die Nahrungsmenge drastisch begrenzt! Der Faster hat nach 3 Tagen keinen Appetit mehr. So geht es auch dem Miniesser. Der Körper gewöhnt sich an die kleine Menge, und Du vermißt gar nichts. Im Gegenteil, Du fühlst Dich leicht wie niemals zuvor in Deinem Leben! Das ist auch das Geheimnis, warum man manchmal nicht weiter abnimmt trotz Kalorieneinschränkung. Dein Organismus geht jetzt zum rationellen Arbeiten über. Jede kleinste Menge wird ausgenutzt, ja wiederverwendet wie beim Eiweißstoffwechsel. Bis zu 70% des Abbaueiweißes kann er erneut nutzen. Darüber mußt Du glücklich sein; denn dadurch konservierst Du Deine Kraft. Über das zwanghafte Überessen und die Überwindung dieser schädlichen Gewohnheiten hat *Dr. Stanley Bass*, ein strikter Rohköstler, einige Argumente zusammengetragen. Er war 18 Jahre lang ein Überesser selbst bei Früchten. Manchmal hat er 10–15 Pfund Früchte pro Tag gegessen. 7 Jahre lang hat er nur eine Mahlzeit pro Tag gegessen. Dann genügte ihm nur Salat, für 3 Monate. Er aß 7 Monate lang nur jeden zweiten Tag. Er ging bis auf die kleine Menge *Cornaros* herunter.

Selbst bei dieser Ernährung mit der kleinstmöglichen Menge hat er oft kein Gramm verloren! Seine Selbstversuche beweisen, daß er noch zuviel gegessen hatte. Eine weitere Tatsache kommt hinzu: Wenn eines Tages Deine Körperzellen gesund sind, brauchen sie noch weniger Nahrung. Je besser die Substanz, je weniger brauchst Du!

Wenn Du Dich bisher von totem »Abfall« ernährt hast und jetzt zur wirkungsvollen Rohkost übergehst, so wirst Du im Anfang schnell **Gewicht verlieren**. Dann aber ersetzt Dein Körper die Zellen geringer Kraft mit solchen höchster Qualität. Jetzt verlangsamt sich der Abbau, weil bald keine unbrauchbaren Zellen mehr da sind. Und je besser die Nahrung, je weniger muß Dein Organismus kämpfen, um diesen »Mist« wieder loszuwerden!

Wenn Du also jetzt Fleisch durch Nüsse ersetzt, so sagt Dein Körper: »*Schau auf den wunderbaren Stoff, der jetzt hereinkommt. Jetzt sollten wir den Müll abbauen!*« Ein mit falscher Kost aufgebauter Körper nimmt also schnell ab. Aber dieser Abbau verlangsamt sich naturgemäß mit Topnahrung mehr und mehr.

Das ist der Punkt, wo oft eine Mahlzeit pro Tag genug ist! Wenn Du dieses Gesetz nicht einhältst, so kannst Du bei einer Mini-Rohkostnahrung zunehmen!

> »*Wer die Opfer nicht schreien hören kann, nicht zucken sehen kann, dem es aber, sobald er außer Seh- und Hörweite ist, gleichgültig ist, daß es schreit und daß es zuckt – der hat wohl Nerven, aber Herz hat er nicht.*«
>
> (*Bertha von Suttner*)

Je höher Du also in der Qualität der Nahrung gehst, je weniger benötigst Du! *Sokrates* sagte: »*Je weniger Du benötigst, je näher bist Du den Göttern. Sie benötigen nichts und sind daher unsterblich!*«

Nahrung gibt direkt keine Energie. Das Hineinstopfen bringt nicht mehr Energie! Daher ist das Fastenbrechen schwerer als das Fasten selbst. Du ißt gar nichts und hast trotzdem viel Kraft, besonders Geisteskraft! In dem Moment, wo wieder

Nahrung in den Körper kommt, wird der Ausscheidungsprozeß des Abfalls gestoppt. Diese Reste können in ihr altes, »bequemes Lager« zurück. Die Unpäßlichkeit ist wieder da!

Jede Verdauung ist ein Prozeß der Stimulation. Wir können nur bei dieser Anstrengung unsere Kraft wahrnehmen. Wenn also die Kraft eingesetzt wird, reagiert unser Körper schneller, dabei fühlen wir uns kräftiger! Wenn wir noch so müde sind, wenn einer Feuer ruft oder Dein Haus brennt, Du springst aus dem Bett und könntest notfalls 20 km laufen, wenn ein solcher Alarm es erfordert!

Diesen notwendigen, momentanen Verlust kannst Du nur wieder aufholen durch Ruhe und Rasten. Dabei muß auch »Dein Geist« abgeschaltet werden! Physische und geistige Arbeit verschwenden Energie. Energieverlust führt aber immer zu depressiven Zuständen.

Die heute so verbreiteten Depressionen sind also nichts weiter als Verluste von Energie – und damit Nervenkraft! Nur Ruhe kann Deine entleerte Batterie wieder auffüllen, kein Fernsehen, kein Lesen, gar nichts tun. Möglichst auch die Gedanken abstellen!

Wie man das macht, habe ich bei *Vimala Thakar* geschrieben. Lies nach!

Und diese Gedankenkraft spielt auch beim disziplinierten Essen und Abnehmen eine gewaltige Rolle. Konzentriere Deine Gedanken auf andere schöne Dinge statt Essen. Lies nach bei der Erklärung von Disziplin. Du kannst den Körper mit seinen immer wandernden Gedanken auch austricksen. Wenn Du eingeladen wirst, so schaue in die Augen Deiner Eß- und Gesprächspartner statt auf die überladene Tafel mit **»Schiet und Dreck«**! Du mußt im Geiste sofort sehen, was diese tote Kost in Deinem Verdauungssystem anrichtet; dann fällt es viel leichter, den Gelüsten zu widerstehen!

Wer erst einmal längere Zeit nur von roher Nahrung gelebt hat, hat es viel leichter; denn das Verlangen seiner bisherigen kranken Zellen nach Kochkost ist verschwunden. Neue, gesunde Zellen verlangen nach gesunder Rohkost, nicht nach **»Junk Food«**! Es ist wie mit Medikamenten. Nach Absetzen erfolgt eine Zeit der Niedergeschlagenheit, der Depression, nicht anders als bei den Stimulanzien Kaffee, Tee, Schokolade, Nikotin und Alkohol. Wer roh ißt, hat kein Verlangen mehr nach diesen Stimulanzien. Er benötigt diese Gegengifte nicht mehr!

> *»Wenn auch die unfaire Verteilung, die den internationalen Handel charakterisiert, es zu einem unwahrscheinlichen Traum macht, ist es doch eine Tatsache, daß, wenn jeder einzelne zum Vegetarier werden würde, man jeder hungernden Person vier Tonnen Getreide geben könnte.«*
> (Harriet Schleifer)

Falsche Gewohnheiten bringen Entkräftung und Depressionen! Du machst aber diese Gewohnheiten selbst, und nachher machen die Gewohnheiten Dich! Wenn Du wirklich zur totalen Rohkost übergehst, werden Dich Depressionen nur vorübergehend beherrschen. Wie beim Fasten ist es daher viel leichter, konsequent zu sein, als ein bißchen zu »sündigen«!

Wiedererstarkte Kraft läßt **Depressionen** für immer verschwinden! Jeder Rückfall ruft diese bösen Geister wieder hervor! Der große Vorteil des längeren Rohessens ist, daß Du die alte Kochkost mit ihren stimulierenden Gewürzen nicht mehr verträgst! Das Gegenteil tritt ein: Rohes Gemüse kann Dich nicht »wild« machen wie Fleisch, Fisch und Eier! Es beruhigt Dich. Du wirst friedvoll und ausgeglichen!

Es ist daher auch hier der wichtigste Punkt, nicht nur Rohköstler zu werden, sondern zu bleiben! Es ist auch gleichzeitig die schwerste Arbeit an sich selbst! Für mich ist diese Arbeit eine vielfache Belastung; denn unzählige Leute rufen mich an und wollen meinen Rat bei diesen ständigen »Versuchungen«, denen wir alle ausgesetzt sind.

Gesundheit zu verkaufen ist die schwerste Arbeit. Dabei könnte ich es mir ganz gemütlich machen. Bin ich dann aber zufrieden, wenn ich weiß, wie Millionen unnötig leiden?

Der milliardenreiche *Onassis* war in Wirklichkeit ein ganz

armer Mann. Er hat seine Kraft bei zweifelhaften, oberflächlichen Vergnügungen vergeudet. Mit seinem kranken Körper konnte er weder Liebe, Nahrung noch Geld genießen! Du kannst ohne Gesundheit gar nichts genießen! Mit einem gesunden Körper kannst Du alles genießen, selbst wenn Du mal kein Geld hast. Mit einem stets vitalen Organismus kannst Du Geld machen! Du bist immer unabhängig. Erfolg und Mißerfolg kannst Du ganz allein bestimmen und lernen! Wenn Du Deinem Körper erlaubst, in schlechten Gewohnheiten zu schwimmen, gehst Du in die Falle!

Ich habe Dir oft gesagt, daß Du zunächst Deinen Geist schulen mußt, bevor Dein Körper zum Guten reagieren kann. Zuerst muß Dein »Köpfchen« gesunden. Dann folgt der Körper automatisch! Du brauchst also nicht nur lebendige Nahrung, sondern dazu kräftige geistige Unterstützung! Ich versuche immer wieder, diesen Geist zu mobilisieren, zu inspirieren! Gewohnheiten bestimmen also Erfolg oder Mißlingen. Befreie Dich von den falschen Gewohnheiten und suche statt dessen neue!

Immer wieder wirst Du entmutigt sein und erneut Fehler machen. Keiner ist gefeit dagegen. Wenn Du aber 100mal gefehlt hast, mußt Du auch 100mal neu beginnen! Jeder Rückfall ist der Neubeginn zu lernen! Wiederhole immer wieder den Erfolg. Dann bleibt dieser letzten Endes Sieger! Laß Dich nie entmutigen, gib nie auf!

> *»Für einen guten und edlen Menschen ist nicht nur die Liebe des Nächsten eine heilige Pflicht, sondern auch die Barmherzigkeit gegen vernunftlose Geschöpfe!«*
>
> *(Isaac Newton)*

Bei den Rückzügen in Rußland war es eine sehr schwere, zusätzliche Aufgabe für mich, Soldaten, die sich einfach erschöpft in den Schnee fallen ließen, zu »inspirieren«, sich aufzuraffen und weiterzugehen. Sie wollten lieber sterben, als diese Tortur der totalen Schwäche noch weiter mitzumachen.

Dabei hatte ich als Infanteriekommandeur ganz andere Sorgen!

Du sollst Dich also beim Nachgeben einer Schwäche immer wieder aufraffen, Dich niemals selbst als Schwächling verdammen. Dann machst Du es Dir nur noch schwerer. Ein Versager verliert alle Selbstachtung und sackt immer tiefer in den Morast. Jeder verdient Respekt, der der »feindlichen« Umwelt entrinnt und seine Restenergie »auf Trab« bringt. Du kannst und sollst immer wieder starten.

Diesen Neustart darfst Du aber niemals auf morgen verschieben. Mache es jetzt, in den nächsten Sekunden! Jedes Aufschieben ist Selbstbetrug. Je schneller Du wieder auf dem richtigen Weg bist, je einfacher ist es für Dich!

Die Selbsttäuschung ist leider sehr groß bei Rohköstlern und besonders Vegetariern. Sie essen Brot mit Käse, tote Gemüsekost und gekochte Kartoffeln, manchmal sogar Fisch und Hähnchen, sie verschmähen weder Kuchen noch Schokolade. Sie essen genauso falsch wie alle anderen. Sie zaudern, sie schwanken hin und her!

Ich kannte einen Arzt, der immer wieder zwischen Mayr-Kuren und »Schlemmen« schwankte. Er dachte, dieses Halbfasten einmal im Jahr würde ihm als Ausgleichsobjekt gegenüber den falschen Gewohnheiten dienen; aber das ist eine Selbsttäuschung. Inzwischen erwischte auch ihn der Krebstod! Er hat mich oft angerufen; aber er konnte nicht von der Sauferei, hier der »Nahrungssauferei«, lassen. Fleisch war sein beliebtestes Stimulans! Alle Süchte zerstören früher oder später jeden. Die schlimmste Sucht ist die Trunkenheit, weil mit jedem Suff Millionen unersetzbarer Gehirnzellen zugrunde gehen. Daher die immer mehr schwindende Geisteskraft dieser Suchtkranken! Wer raucht, bekommt zu 70% Lungenkrebs; aber er bleibt wenigstens geistig wach! Der Kaffee- und Teetrinker zerstört sein Herz; aber er kann denken! Der Esser stärkehaltiger Kohlenhydrate wird fett; aber die Gehirnzellen funktionieren!

Wer also fastet, ganz oder halb (Wasser- oder Mayrfasten), dann zwischendurch aber bei jeder Gelegenheit »reinhaut«, täuscht sich selbst. Wer glaubt, er kann den Abfall durch Fasten hinausbefördern, dann aber genauso schlecht wie die Allgemeinheit ißt, spielt das falsche Spiel. Er ist in Wirklichkeit ein Zauderer. Zaudern aber ist genauso schlecht wie gar nichts tun. Ich möchte auch diesen Zauderern zurufen, fange jetzt, heute, in dieser Sekunde neu an. Nur diese Sekunde ist real, das Gewesene ist Vergangenheit, die Zukunft eine Hoffnung! Tust Du es jetzt nicht, spielst Du mit Dir selber falsch!

Alle schlechten Gewohnheiten sind Süchte. Du wirst zuerst stimuliert, dann folgt auf dem Fuße die depressive Phase. Immer erneut mußt Du dieses Tief durch weitere Süchte überwinden! So kommst Du nie wieder aus diesem Sumpf heraus! Alle Stimulanzien sind Gifte, die unser Körper nicht gebrauchen kann. Er will diese sofort wieder unschädlich machen und eliminieren. Dieser Rausschmiß von unerwünschten Stoffen gibt Dir ein momentanes Hochgefühl, das alsbald von Niedergeschlagenheit abgelöst wird!

Kochkost erzeugt falsche Moleküle, an die unser Organismus in seiner Entwicklung nicht angepaßt ist. Das gilt erst recht für die vielen Stimulanzien, die sich heute fast jeder leistet, wie Kaffee, Tee, Kakao, Schokolade, Zigaretten und Schnaps! Das Brechen mit diesen Stimulanzien ist eine harte Arbeit! Je stärker diese Gewohnheit ist, also je giftiger, je schwerer ist sie zu brechen, weil das Pendel des Auf und Ab zu heftig schlägt!

Unser Körper versucht immer, eine Balance herzustellen. Süchte kannst Du am besten überwinden, wenn Du Deinem gepeinigten Körper **Ruhe** gönnst. Mit Hilfe der geistigen guten Vorsätze kannst Du jede Sucht überwinden. Mit anderen Worten, Du mußt mit Hilfe der depressiven Phase die Sucht überwinden. Ohne den Gang durch dieses Tal geht es nicht. Denke wieder an *Prof. Ehret* mit seinem Nadelöhr! »Per aspera ad astra!« »Durch das Rauhe zum Licht!« Jede erneute Übertretung des Naturgesetzes bringt Dich wieder in Abhängigkeit toter Kost und Stimulanzien. Du leidest wieder. Ich hoffe, daß Du mit Hilfe dieser Gedankengänge nicht nur die Fettsucht, sondern alle Süchte überwindest!

Totale Abstinenz ist leichter als »in Maßen« leben!

Unsere Füße
Der Fettsüchtige peinigt am meisten seine Füße und damit sein Rückgrat; denn kranke Füße machen einen kranken Rücken!
Jedes Pfund weniger an Gewicht ist weniger Belastung für die Füße.
Weißt Du überhaupt etwas über dieses »technische« Wunderwerk?
daß... jeder Schritt beim Fuß über 100 Bewegungen auslöst?
daß... der Fuß weniger Sorgfalt erhält als jeder andere Körperteil?
daß... Plattfüße mit eine Ursache von diesen Leiden sein können: Arthritis, Neuritis, Hüftschmerzen, Magen- und Gebärmuttersenkungen sowie Periodenbeschwerden?
daß... kranke Füße Rückenschmerzen, Ischias, Rheumatismus, Augen- und Ohrenerkrankungen, Kopfschmerzen, Skoliose und nervöse Erschöpfung verursachen?
daß... ein Mensch im allgemeinen täglich 18908 Schritte zurücklegt?
Trage doch mal ständig ein Fettpaket von 10, 20 oder gar 30 Pfund an einem Arm oder auf dem Rücken tagelang mit Dir herum. Nur so kannst Du den Unsinn eines »Wohlfühlgewichts« am besten beurteilen. Entlaste Deine Füße! Dein Kreislauf wird es Dir danken! Lies das interessante Buch von *Dr. Paul C. Bragg »Füße, die Dich tragen«*[98].

Zusammenfassung
Ich werde auch in anderen Kapiteln immer wieder auf die gefährliche Fettsucht hinweisen. Umfangreiche Erfahrungen mit Totalrohkost beweisen, daß eine dramatische Gewichtsreduktion erreicht wird. Mit der Ausscheidung von zuviel Wasser und den angehäuften Schlacken verschwinden sofort **Bluthochdruck** und zu hohe Blutfettspiegel. Gewisse Krankheiten sind besonders bei Fettsüchtigen anzutreffen, wie Diabetes, Lungenentzündung, Leber- und Nierenerkrankungen, Schlaganfall und Herzkrankheiten! Die Ansammlung von Fett setzt

die körperliche und geistige Funktion erheblich herab! Wie fette Tiere tendieren Dicke zu Sterilität, was *Aristoteles* schon vor über 2000 Jahren ausdrückte:

»Fette Männer und Frauen sind weniger fruchtbar als schlanke! Fette Lebewesen haben weniger Samen als schlanke!«

Da fette Leute oft große Stärkeesser sind, neigen sie zu diesen Symptomen: Verschleimung von Nase, Rachen, Lunge. Sie haben weniger Widerstand gegen Infektionen. Der große Druck behindert das Zwerchfell, schädigt fortgesetzt Rückgrat und Gelenke. Das Fettherz kann nicht wirksam arbeiten!

Jedes Pfund Extrafett benötigt 325 km zusätzliche Kapillaren, die mit Blut versorgt werden müssen. Allein dadurch muß der Blutdruck steigen. Die Gefahr für Nieren, Herz und Gehirn steigen! Übergewicht und Gesundheit können nie Seite an Seite existieren!

Wenn überhaupt Fette verwendet werden sollen, würde ich nur Butter empfehlen, wie ich bereits in meinem ersten Buch schrieb. Aber bei einer Naturrohkost, die kein Brot und keine Kochgerichte kennt, ist isoliertes Fett vollkommen überflüssig! Dann gibt es auch keine Probleme mit einem zu hohen Cholesterin- oder Triglyceridspiegel mehr! Triglyceride sind die Neutralfette, sprich auch »Bauchspeck«. Alle Fette erhöhen auch die Klebrigkeit und die Trägheit des Blutes, zusammen mit dem Kleister aus der gekochten und gebackenen Getreidekost. Sie werden ja oft zusammen gegessen, wie die leckeren Kuchen, das belegte Butterbrot. Sie machen »Honigblut«. Die roten Blutkörperchen kleben zusammen und können nicht mehr frei durch die kleinen Kapillaren fließen! So hat der Rohköstler auch keinerlei Blutdruckkrankheiten. Der Blutdruck pendelt sich in wenigen Wochen nach der Umstellung auf die Idealwerte von 115/75 ein. Der hohe Blutdruck geht zurück, der niedrige erhöht sich. Ich kann also mit Recht sagen, daß die hohen Fettwerte und der hohe Blutdruck »angegessen« sind. Sie können bei richtiger Lebensweise, bei lebendiger Nahrung, schnell wieder zu Normalwerten gebracht werden! Gleich nach dem Krieg war die durchschnittliche Cholesterinhöhe nur 140 mg/dl, heute 220 bis 260 mg/dl. Infarktkranke gab es überhaupt nicht. Die Unis mußten sich die wenigen Fälle als Demonstrationsobjekte »ausleihen«.

Milch

Die »Health Science« veröffentlichte in der Juli/August-Ausgabe 1985 einen Artikel des »Community Spirit Magazine« mit dem aufreizenden Titel: »Favorite Food Nr. 1 Killer?«, »Bevorzugte Nahrung Nr. 1 Killer?« Die Abbildung dazu zeigt eine Kuh. Die bekannten Ärzte aus Connecticut, *Dr. K. A. Oster* und *Dr. D. Ross*, haben kürzlich den XO-Faktor entdeckt. Sie sagen in ihrem neuen Buch aus, daß weder Cholesterin noch Nikotin, sondern die allgegenwärtige Milch die Ursache bei Herzinfarkten sei!

Sie stellten fest, daß das Milchfett ein Enzym, genannt Xanthine Oxidase (XO), enthält, das die Arterien verstopft und damit hohen Blutdruck erzeugen kann. Das Übel sei nicht die Milch selber, sondern die **Homogenisierung**, die heute bei der ganzen Milchindustrie angewendet wird. Dieser Vorgang zerlegt die Milch in mikroskopisch kleinste Kügelchen. Dadurch wird XO erlaubt, durch die Wände des Verdauungskanals in die Blutbahn zu gelangen, statt durch die Magensäure neutralisiert und ausgeschieden zu werden. Die Ärzte erklären, daß das Trinken homogenisierter Milch gefährlicher als das Zigarettenrauchen sei. Sie verlangen, daß diese Milchkartons eine Warnung enthalten müssen, ähnlich wie bei den Zigarettenpackungen!

Dale Kemery von dem »Nationalen Milchkonzil« nannte diese Entdeckung von *Oster* und *Ross* lächerlich. Das muß er wohl auch, sonst würden ihn die Bauern, die ihn ja finanzieren, steinigen! Immer wieder die Schlußfolgerung: Das Verlassen der Naturgesetze bringt erst die Probleme!

Tradition und Literatur haben uns beigebracht (ganz legal), daß *»Milch und Honig fließen muß«*, daß gerade für Kinder die Milch eine *»freundliche, gefällige, notwendige Nahrung«* sei. Das versucht besonders die Milchwerbung uns über alle Medien täglich vor Augen zu führen. In der Tat hat aber die Kuhmilch mehr Kalk, mehr Fett, mehr Cholesterin, mehr

Substanzen, die am meisten **Allergien** erzeugen. Das Fett macht bei Vollmilch 49% der Kalorien aus, noch 31% bei 2%iger Milch!

Ferner hat Milch einen Überfluß an Protein in Form von Kasein, mit dem unser Körper aus Mangel an dem Enzym LAB sehr schwer fertig wird. Dazu kommen die Kohlenhydrate, Milchzuckermoleküle, die ebenfalls Erwachsene nicht verdauen können, weil sie das Enzym Laktase ab der Entwöhnung von der Brust nicht mehr besitzen. Darunter leiden besonders die Schwarzen und die Asiaten in den zivilisierten Ländern, weil diese Rassen das Milchtrinken überhaupt nicht gewöhnt sind. Wenn man bei Milch von perfekter Nahrung spricht, so vergißt man, daß Milch keine Faserstoffe enthält und einen großen Mangel an Linolsäure, Eisen, Niacin und Vitamin C hat. Sie ist sicher ein perfekter Stoff, aber nur für das Kalb bis zur Zahnbildung, das sehr schnell wächst, Horn und Hufe hat, aber ein verhältnismäßig kleines Gehirn! Im Gegensatz dazu wächst der Mensch langsam, unser Gehirn wächst umfangreicher, und unsere Lebensspanne ist mehrfach höher als diejenige einer Kuh! Kuhmilch verkürzt das Leben! Fleischesser, warum ißt Du eigentlich kranke, kurzlebige Tiere und nicht die gesunden mit wesentlich höherer Lebenserwartung? Wo bleibt da eigentlich Deine Logik? Wenn Du schon Tierbrüder zu Deinem Genuß (und nur Genuß, wie wir in diesem ganzen Buch sehen) verzehrst, dann würde ich doch zumindest die Erbanlagen der zähen, genügsamen und gesunden Tiere genießen. Dann muß aber die Massenproduktion her; jedoch ohne Tierarzt kann kein eingesperrtes, degeneriertes Tier mehr leben! Degenerierte Tiere = degenerierte Menschen!

Die **Muttermilch** hat Eiweiß in Form des leicht verdaulichen Albumins im Gegensatz zum klebrigen, schwerverdaulichen Kasein (Labmangel) bei der Kuhmilch! Menschenmilch hat darüber hinaus nur halb soviel Eiweiß und enthält mehr natürlichen Zucker und Lezithin für die Gehirnentwicklung! Auch enthält es nur halb soviel **Kalzium**, weil ein Menschenbaby nur langsam wachsen soll. Und dieses Kalzium ist kolloidal, also organisch und leicht verwertbar! Kaum einer würde sich gegen die Muttermilch als vollendete Nahrung für Babys wenden, trotz heutiger Umweltverseuchung, die auch die Muttermilch belastet.

Aber die Opposition zur Kuhmilch wird größer! **Milchtrinkende Kinder werden abnormal groß.** Sie haben einen Mangel an gewissen Mineralien und Lezithin als Nerven- und Gehirnnahrung. Milchtrinker sind oft verschleimt und erkältet und neigen besonders zu allen möglichen **Hautkrankheiten**. Die Mütter unterliegen vor allem dem Trugschluß, daß Milch eine unersetzbare Menge an Kalzium enthält, notwendig für Knochenbau und Zähne. Milch enthält eine Menge Kalzium; aber dieses grobstoffliche Kalzium kann unser menschlicher Körper nicht aufnehmen, weil es an das sehr schwer assimilierbare Kasein-Eiweiß gebunden ist.

Als Beweis müßten dann doch die westlichen Völker, die in großen Massen Kuhmilch verzehren, die besten Zähne und Knochen haben? Sie haben aber im Gegenteil die schlechtesten! Der zwangsweise Schulmilchverzehr vernichtet also vorzeitig (neben Zuckerzeug) das kalkige Gerüst unserer Kinder!

Wenn in der Entbindungsstation schon gelehrt wird, wie man zu Hause die Säuglinge mit den kleisterformenden Milcherzeugnissen, die allesamt durch Feuerbehandlung total verändert wurden, ernähren soll, auf der anderen Seite auch Kinderärzte Milch empfehlen und letztendlich die Millionenwerbung immer wieder trommelt, daß es nichts Besseres als die gesunde Milch gibt, wie hilflos kommt sich die Mutter vor, die ihren überfütterten Säugling mit Dauerschnupfen, Milchschorf und zahlreichen anderen Hautausschlägen, wie Neurodermitis, betreuen soll! Und doch füttern die Mütter, die aufgrund ihrer eigenen falschen Lebensweise keine gesunde Muttermilch mehr liefern können, ihre Kinder mit diesen klebrigen Milch- und Breierzeugnissen krank und schwächen ihre Kraft für das ganze Leben! Ich kann auch nicht mehr als immerzu warnen und sagen: Gib dem Säugling jede rohe Frucht- und Gemüsekost, die er von sich aus gerne mag. Er hat ein viel besseres Gespür für die richtige Nahrung als die Mutter, die ja durch die gutbürgerliche Kost eine natürliche Nahrung ohne Kochtopf nicht mehr beurteilen kann!

Nur die Mutter führen ihre Säuglinge und später auch die heranwachsenden Kinder von ihrem angeborenen Naturinstinkt weg zur »gutbürgerlichen« Vernichtungskost. Wenn man dann noch, z. B. an Geburtstagen, die Riesenmengen Süßigkeiten und Kuchen sieht, kann einem angst und bange werden. Früher hat Geldmangel bei uns diese schreckliche Sucht verhindert; aber jetzt im Wohlstand geht es schnell bergab. Zähne und Rücken zeigen sehr früh das Zerstörungswerk bei den blassen, zappeligen Zuckerkindern: **Mütter, wacht auf! Ernährt Euch zunächst selbst naturgemäß.** Dann werdet Ihr auch Euren Nachkommen die wahre Kost nicht vorenthalten! Die **Schäden an den Kindern** sind nicht wiedergutzumachen. Die Mütter müssen sich also wieder mit den Naturgesetzen intensiv auseinandersetzen. Warum können unsere nächsten Verwandten im Tierreich, die Primaten, 3–5 Jahre stillen und wir »Überzivilisierten« nur wenige Wochen oder gar nicht? Karg lebende Völker ohne Milchverzehr haben dagegen stabile Knochen und gesunde Zähne! Nehmen wir doch wieder das Tier als Beispiel! Wie viele »gesunde« Milchprodukte bekommen denn diese in allen Variationen zugefüttert? Gar keine, und sie brauchen nicht zur Hüftgelenkoperation und zum Zahnarzt!

> *»Wenn ein Kind fortgesetzt erkältet ist, haben seine Eltern eine klägliche Gesundheitsinformation! Das gilt auch für alle Hautausschläge!«*
> *(Healthful Living 9/1985)*

Die Milch ist eine Nahrung für den Säugling und das Saugkalb; denn ab dem 3. Jahr etwa, der Entwöhnung von der Mutterbrust, haben wir Erwachsenen einen hohen Mangel an diesen beiden Enzymen: Laktase und Lab (Käselab). Laktase, um die Laktose-Milchzucker zu verdauen, und Lab, um das Kasein-Eiweiß spalten zu können.

Wir können also die Milch gar nicht mehr richtig verdauen.

Neben Getreide (besonders Weizen) ist die **Milch das am meisten verkleisternde Produkt**. Sie bringt auch die **höchste Verstopfungsrate**, weil jegliche Ballaststoffe fehlen. Ferner erzeugt die Milch, neben Weizen, **die meisten Allergieprobleme**. Kein Tier der Wildnatur saugt oder trinkt von einer anderen Tierart Milch. Auch hier stehen wir Menschen, wie bei der Hitzebehandlung, wieder vollkommen allein da! Über Verschleimungen im Rachenraum, Lungenentzündungen und Erkältungen beklage Dich bei der Milch, die Du trinkst, oder bei den vielen Milchprodukten, die Du in großen Mengen zu Dir nimmst! Und was ist mit dem Kalk? Wir benötigen diese Kalkstoffe dringend für unsere Knochen und Zähne, besonders die Kinder, so sagt man.

Westeuropa und USA sind die Länder mit dem höchsten Milchverzehr. Und welche erbärmlichen Knochenstrukturen haben wir? Wir müßten doch Superknochen haben. Leider nein. Wie wir bereits hörten, können wir die groben an Kasein gebundenen Kalkstoffe der Kuhmilch gar nicht einbauen. Außerdem wird jedes Milchprodukt heute **mehrfach hitzebehandelt**. Dadurch werden die organischen Mineralstoffe aus der Milch anorganisch, tot. Wir können diese nur noch zu dem bereits vorhandenen Müll als Gift ablagern! Wenn Milch, dann mußt Du schon an das Euter der Kuh direkt gehen, ohne Umweg, am besten noch an die Brust Deiner Mutter; denn nur Muttermilch hat die richtigen Bestandteile für das arteigene Lebewesen mitbekommen. Willst Du aber ein Leben lang ein Baby bleiben?

Darüber hinaus fehlt in der Kuhmilch der große Gegenspieler des Kalziums: **Magnesium**. Das untaugliche Kalzium aus den Milchprodukten setzt sich an den Wänden der Blutgefäße fest und trägt deshalb zur Arterienverkalkung bei. Statt die Knochen zu härten, verhärtet es die Arterien *(Julien Dungler)*. Also ist die kalkreiche Milch schädlich. Sie beschert uns frühzeitige Verknöcherung und Vergreisung!

Es sollte nicht vergessen werden, daß die **hohen Cholesteringehalte der Milchprodukte** zur gefährlichen Adernverkalkung mit beitragen. Zusammen mit den hohen Eiweißwerten muß unsere Leber übermäßig arbeiten, sie wird krank. Cholesterin ist aber nur ein Stoff, der in den Ablagerungen enthalten ist. Der weitere Hauptstoff ist das tote, anorganische Kalzium, das unser Organismus nicht verwerten kann. Es stammt, wie schon oft erwähnt, aus der toten Kochkost und aus den Mineralwassern, die wir so gerne gerade wegen der dringend notwendigen Mineralien trinken; aber leider sind sie nicht verwendungsfähig. Genaue Erläuterungen in dem Wasserbuch von *Dr. C. Bragg* »Wasser – das größte Gesundheitsgeheimnis«. Den wichtigen Grundstoff Cholesterin stellt unsere Leber selbst her. Das zugeführte tote Cholesterin aus dem Tierreich lagert sich zusammen mit dem Kalk und anderen Mineralien in den Adern ab. Im gesamten Pflanzenreich gibt es kein Cholesterin!

Muttermilch ist am besten. Wenn eine Mutter nicht ausreichend Milch hat, so liegt das nur an ihrer falschen Ernährung mit Kochkost und Stimulanzien! Es sollten so früh wie möglich Früchte gegeben werden!

Für den Erwachsenen aber hat die Milch nicht ausreichende Nährstoffe, vor allem keine Rohfaserstoffe, die für die Darmperistaltik notwendig sind, abgesehen von dem großen Mangel an den beiden erwähnten Enzymen Lab und Laktose. Normalerweise steht ja eine Kuh lange Zeit »trocken«, wenn sie ein neues Kalb erwartet. Unsere Kühe werden bis zuletzt gemolken und sind zuchtmäßig auf große Milchmengen eingestellt, damit die Erwachsenen ihren »pervertierten« Geschmack befriedigen können! Eine Mutter weiß, daß ihre Milch nicht für den Säugling geeignet ist, sollte sie erneut während der Stillperiode schwanger werden. Die gekaufte Milch ist aber ein »Gemisch« zahlreicher Kühe, ob tragend oder krank!

Milchschorf und Neurodermitis sind nicht ohne Grund in erster Linie Krankheiten aus dem Kuhmilchverzehr. Die Empfehlungen an die werdende Mutter, große Mengen Milch zu trinken, damit sie genügend Kalkreserven hat, ist ein Kardinalfehler, denn sie bekommt aus dieser Milch keinen verwertbaren Kalk. Die Kuh frißt ausschließlich Gras und bekommt alle Nährstoffe. Die Hauptursache von Mineralienmangel ist der reiche Verzehr von Brot, Fleisch und anderen totgekochten

Produkten, deren organische Substanzen herausgekocht oder unbrauchbar gemacht wurden!

Ihre kostbaren Zähne und Knochen kann die Mutter nur behalten bei einer verstärkten Zufuhr von rohem Obst und Gemüse mit wenigen Nüssen, vielleicht je 30 g zwischen den Mahlzeiten. Nüsse können auch mit Salaten gegessen werden, sonst aber ganz für sich! Verfaulende Zähne und Paradontose haben ihre Ursache ebenfalls in der toten Kost, besonders der Brot/Getreidenahrung. Die sich bildende Säure aus dieser Kleisternahrung zerstört den Zahnschmelz, nie aber tut das die organische Säure aus der rohen Obst/Gemüsemahlzeit! Diese Obstsäure kann höchstens den Plombenklebstoff angreifen! Aber was hat vorher die Zähne kaputtgemacht? = Die falsche, abgetötete Kochkost, nie die Rohkost! Für viele von Euch ist die Aufzählung meiner Ernährungsart, die ich doch nur von der Natur oder den zahlreichen Rohkostpionieren abgeschaut habe, so revolutionär, daß Ihr wohl bis hierher gedacht habt: *»Der Wandmaker spinnt.«* Dennoch gedenke ich weiterhin die Wahrheit zu sagen! Es ist sehr traurig, daß sich die Natur als bester Koch der Welt verteidigen muß und nicht der Koch mit seinem Feuer!

Wenn Du bis jetzt nichts von einer gesunden Ernährung wußtest, so ist Dein Gewissen nunmehr nicht mehr frei, besonders, wenn Du Deine unschuldigen Kinder weiterhin mit toter Nahrung fütterst! Wenn die Entwöhnungszeit für das Baby kommt, so ist es besser, ganz früh mit Obst/Gemüsesäften oder »gemanschtem« Obst, wie die nährstoffreiche Banane, zu beginnen. Du kannst heute keine Milchprodukte mehr kaufen, die nicht pasteurisiert, homogenisiert und sterilisiert sind. Auch die **Rohmilch** ist aus den erwähnten Gründen nicht zu gebrauchen; aber das heutige »Fabrikprodukt« ist geradezu gefährlich!

Nie sollten wir die Weisheit unseres Körpers vergessen: Der Organismus nimmt nur dann Kalzium auf, wenn er welches benötigt, und nicht, wenn wir ihm dieses bereitstellen. Je weniger zugeführt wird, je besser funktioniert die Aufnahme. Je mehr ihm angeboten wird, je weniger nimmt er auf! **Kal-**

ziummangel bei Vegetariern ohne Milchkonsum ist unbekannt. Der Mensch kann viel besser aus Pflanzen seinen organischen Kalk herausholen, wie es die Elefanten oder Giraffen mit ihrem viel schwereren Knochenbau auch können! Oder kennst Du Milch trinkende Tiere? Tiere wissen genau, daß nach der Entwöhnung von der Mutterbrust dies keine Nahrung mehr für sie ist. Nur der Mensch bleibt ewig an der Brust kleben! Der Ausnahme-Tiermensch: Nur **ER** kocht, nur **ER** trinkt Milch, nur **ER** nimmt Medikamente, nur **ER** würzt und mischt sein Essen! Ergebnis: **Krankheiten!**

Muttermilch hat nur ca. 1% Eiweißanteil. Dieser Anteil genügt für das schnell wachsende Baby. Sollte nicht dieser 1%ige Anteil erst recht für Erwachsene ausreichen? Ich erinnere hier an den Proteinrummel von heute, der größte Probleme bringt. Vegetarier, die auf den schwerverdaulichen Käseklebstoff schielen, sollten lieber ihren Eiweißbedarf mit reifen Früchten, Grünblattgemüse, gekeimten Nüssen, Samen und Hülsenfrüchten decken. Unsere vegetarischen Vettern, die Menschenaffen, haben doch ohne Käse auch keinen Eiweißmangel!

Hören wir den Ausspruch des Gründers der »Amerikanischen Vegan Gesellschaft«, H. Jay Dinshah: *»Wenn Fleisch ein Mörder ist, so ist die Milch zumindest ein großer Dieb.«* Nehmen wir dem Kalb nicht seine Milch weg und geben ihm kümmerliche, mit »Hormonen« angereicherte Ersatzstoffe dafür? Das Kalb wird dazu eingesperrt, vom Licht ferngehalten, damit der pervertierte Gaumen des Menschen das kranke, anämische, blasse Kalbfleisch bekommt, das ja so zart schmeckt! Du beförderst Dich selbst frühzeitig zum Friedhof!

Forschungen ergaben, daß die gelben und braunen Erhebungen auf der Haut, besonders der Gesichtshaut, im Milch- und Käsekonsum ihre Ursache haben. Also nicht nur die Kinder leiden unter allergischen Erscheinungen auf der Haut, auch die Erwachsenen durch unschöne, grobe und unsaubere Hautstrukturen! Oft haben diese unter den Augen fette, eiweißüberfüllte, cholesterinhaltige Papillen. Achte darauf; denn gerade die Haut sagt viel über unseren Gesundheitszustand aus. Ferner verrät der Geruch, wie unsere Klärgrube beschaffen ist! Sollen wir denn Kalktabletten einnehmen, um den Kalziumbedarf zu decken? Über diesen Kalziumwahnsinn hören wir am Schluß dieser Auseinandersetzung mit der Milch.

Wir sollten in diesem Zusammenhang doch einmal dick unterstreichen, daß gerade die am meisten Milchprodukte verzehrenden westlichen Industrienationen am heftigsten unter der **Osteoporose**, der **Knochenerweichung**, leiden!

Wenn der Milchverzehr biologisch richtig wäre, sollten wir dann nicht das stabilste Knochensystem der Welt haben? Aber die zähen, genügsamen, pflanzlich lebenden Völker, wie die Hunzas, die keine Milch trinken, zeigen, daß wir uns in der Beurteilung der »gesunden« Milch irren! Die »kalziumreiche« Milch in Verbund mit den gekochten, »kalziumarmen«, säurebildenden Getreide- und Fleischprodukten beschert uns also die weichen Knochen und die krummen, schmerzenden Rücken!

Für Deine Kinder ist folgendes »Milchersatzprodukt« tausendmal besser:

Eiscreme: Schneide reife Bananen in kleine Stücke und tue diese in einen Plastikbeutel in das Tiefkühlfach. Am nächsten Tag oder wann immer hinein in den Mixer, und Du hast fertiges, immer bereites, gesundes Eis!

Milch und **Kalziumtabletten** sind nicht die Antworten auf die Osteoporose, die Knochenerweichung! Ein intensives Forschungsprojekt, das die Mayo-Klinik in Rochester, Minnesota (USA), vor 4 Jahren unternahm, gab einige Antworten, die die Milch- und Kalziumtablettenindustrie erschütterten, wie das Wallstreet-Journal kürzlich berichtete:

Frau *Dr. Lawrence Riggs*, die diese Untersuchung leitete, fand heraus, daß Frauen, die Milch trinken, Milchprodukte essen oder Kalktabletten nehmen oder auch beides, keine größere Kalziumaufnahme haben als diejenigen, die Milchprodukte oder Tabletten nicht essen oder einnehmen!!

Mehr noch, die Osteoporose entwickelte sich bei denen weiter, die selbst 2000 mg Kalzium in Form von Milch, Milchprodukten und Tabletten zu sich nahmen!

Wumm, da haben wir die Bescherung! Das lehrt aber die NG, die »Natürliche Gesundheit«, seit fast 170 Jahren! Wie konnten diese Ärzte der NG, die seit 1822 für eine natürliche Gesundheit eintreten und nicht lange, kostspielige Untersuchungen machen konnten, die richtige Antwort haben? Nun, das praktische Leben zeigte diesen GesundheitsPraktikern ihre unumstößlichen physiologischen Erfahrungen an Tausenden von leidenden Patienten. Diese Ärzte haben vorher auch mit chemischen Mitteln praktiziert und ihre Nutzlosigkeit eingesehen.

Diese großen Erfahrungen sind Selbstbeweise und unumstößlich! Der Grundsatz lautet, daß unser Körper **anorganische Mineralien** nicht assimilieren, nicht verwenden kann! Dagegen benötigen wir dringend alle entdeckten und noch nicht entdeckten Mineralstoffe und Vitamine in **organischer** Form! Rohe Früchte und Gemüse sowie Nüsse und Samen liefern diese überreichlich in der richtigen, naturgewollten Zusammensetzung! Kein Labor der Welt kann die Natur nachahmen!

In diesem Buch wirst Du immer wieder auf diese Tatsache hingewiesen, weil bis heute kein Lehrbuch der Welt diese Wahrheit bringt! Alle Untersuchungen sind bisher am toten Material im leblosen Labor vorgenommen worden! So sind also Kalziumtabletten, die aus einem anorganischen Material hergestellt wurden, unlöslich! Die bereits angeführte Untersuchung in der berühmten Mayo-Klinik bestätigt das!

Ein anderes Beispiel: Das Kochen verwandelt die organischen Mineralien in den anorganischen Zustand zurück. Die dringend von unserem Körper benötigten Mineralien werden also durch die Hitzebehandlung unbrauchbar! Diese »Kochmoleküle« sind plötzlich fremd für unsere Gene geworden. Ständig hat unser Organismus mit diesen falschen Stoffen, die er seit Millionen von Jahren nicht gewohnt war, einen verzweifelten Abwehrkampf zu führen. Ergebnis: mangelhafte Leistung, Krankheiten und zu früher Tod!

Wenn Du in Zukunft keine Kalziumtabletten mehr kaufst, kannst Du nicht nur viel Geld sparen, sondern Du verhinderst die zusätzliche Verschlackung und Verknöcherung Deines

Körpers; denn Dein Organismus muß ja dieses tote Kalzium ablagern oder rauswerfen. Wie wir gesehen haben, sind wir aber schon durch die jahrzehntelange gbK derart überlastet, daß der unbrauchbare, tote Kalk abgelagert werden muß, in den Arterien, den Gelenken, der Wirbelsäule und so fort. Ein anderes Beispiel: Eine säurebildende Kost verursacht eine negative Kalziumbilanz! Gesundheits-Praktiker haben das seit Jahrzehnten beobachtet und gaben deswegen die Empfehlung, mindestens 70% basenbildende Nahrung zu sich zu nehmen! (Siehe auch die erwähnten Forschungen *Dr. Ragnar Bergs*!)

Säurebildend sind: **Alle tierischen Produkte** einschl. Fleischerzeugnisse (Ausnahme Blut, das ja kaum verwendet wird), sämtliche **Milchprodukte** mit Ausnahme der neutralen Butter, sämtliche Getreideprodukte mit Ausnahme der Hirse. Bis auf die Paranuß sind alle Nüsse und Samen säurebildend, ferner alle Hülsenfrüchte einschl. Erdnüsse, die zu den Hülsenfrüchten zählen und nicht zu den Nüssen! Alkalisch reagieren praktisch nur alle Früchte und Vegetabilien. Es gibt keine andere Nahrungskategorie, die basenbildend ist. So ist es einleuchtend, daß Gesundheits-Praktiker eine Nahrung vorschlagen, die besser zu 80% (10% Reserve) basenbildend ist, und diese muß roh sein!

Im erwähnten Wall-Street-Journal wird weiterhin empfohlen, das Rauchen sowie das Trinken von Alkohol (auch nur in kleinen Mengen) aufzugeben. Ferner sind kräftige Körperbewegungen zu machen! Nun, diese Empfehlungen sind gut und werden von der NH gelehrt mit der Ausnahme, daß die NH Alkohol niemals empfiehlt, auch nicht in kleinen Mengen! Die NH ergänzt immer wieder die richtige Nahrungsaufnahme mit ausreichendem Schlaf und vor allem besonders Sonnenschein, der in diesem Zusammenhang mit einem stabilen Knochenbau absolut und zwingend notwendig ist (Vitamin D).

Kalzium

Bekommen wir wirklich genug Kalzium aus Obst und Gemüse? Der erwähnte Vergleich mit den großen Wirbeltieren, die ihre Monokost lieben und keine große Auswahl haben wie wir Menschen, sollte uns doch zufriedenstellen! Leider können wir Menschen nicht einmal von unseren Tierbrüdern lernen. Das ist ja bloß ein Tier! Das Tier ist uns biologisch aber haushoch überlegen; aber töten und aufessen tun wir diese Tiere unbekümmert, um ihre »Nährstoffe« zu bekommen, die aus Pflanzen stammen!

Dazu werden sie millionenfach für Versuche gemartert, damit der Mensch seine eingefahrenen Gewohnheiten beibehalten kann! Immer wieder entgegnen mir die »schlauen« Menschen, daß wir im Gegensatz zum Tier denken können! Das ist ja gerade das Verheerende, daß wir so verdummt sind, daß wir diese erwähnten Grundtatsachen des gefährlichen Kochtopfs nicht mehr aufnehmen können. Wir haben nicht nur den Instinkt, sondern auch den Verstand verloren; denn **der Kochtopf lähmt die Hirnleistung**!

Aber führen wir doch noch einmal den Dr. *Walker* an, der trotz schwerster Erkrankungen in seiner Blütezeit als Manager in London spielend die 110-Marke überschritt. In seinem Buch »Auch Sie können wieder jünger werden«[34] schrieb er hinsichtlich des Kalziums: »*Ein Glas frischgepreßter Karottensaft enthält mehr Kalzium als 25 Pfund Kalktabletten aus der Apotheke!*« Wenn Du bisher noch einen leisen Zweifel hattest, jetzt weißt Du ganz genau, woher wir (wie die Tiere) unseren Kalkbestand nehmen müssen, nämlich aus der **Rohkost** und nicht aus ausgekochten Tierleibern und Gemüsesuppen! Und dieser organische Karottensaft ist wirklich von unserem Organismus leicht einzubauen, während der tote, anorganische uns ständig der Verknöcherung näher bringt! Soll ich Dich noch einmal an die großen Wirbeltiere erinnern?

Woher bekommt der Elefant z. B. seine starken Knochen

und wird bis 200 Jahre alt, aus einfachen Gräsern und Blättern als »Einheitskost« oder auch von den vorgesetzten Braten, Eierspeisen, Brot und Kuchen, Kaffee, Tee, Kakao, Schokolade, den Kalktabletten, der genossenen Zigarette oder dem Schnaps zur Anregung der Verdauung dieses trüben Gemisches? Du vernichtest Deine Knochen und Zähne ganz allein durch Deine Genußsucht!

Nun, Dr. *Walker* fuhr noch in diesem hohen Alter Fahrrad, machte seinen Garten selbst und schrieb mit 113 sein letztes Buch »Natürliche Gewichtskontrolle«[9], also über Fettsucht. Ab 70 hat er nie mehr eine Aussage über sein Alter gemacht, denn nach seiner Meinung spielt das Alter nach dem Kalender nicht die Rolle, sondern das biologische! In seinem Buch »Strahlende Gesundheit«[10] heißt es daher: **»Ich bin alterslos!«**

»Ich kann wahrheitsgemäß sagen, daß ich mir meines Alters niemals bewußt bin. Seit Erreichung meiner Reifezeit habe ich nie mehr bemerkt, daß ich älter geworden bin. Und ich sage ohne Zweideutigkeit oder Reserviertheit, daß ich mich heute lebendiger, munterer und begeisterter fühle als mit 30 Jahren! Ich empfinde, daß die besten Jahre noch vor mir liegen! Ich denke niemals an Geburtstage, noch feiere ich diese! Heute erkläre ich, daß ich mich meiner strahlenden Gesundheit erfreue! Ich halte nichts davon, den Leuten mein Alter zu sagen.«

99% des Kalziums sollten sich in unseren Knochen befinden; denn dort gehört es hin. Um aber das organische Kalzium aus der Nahrung auch den Knochen und Zähnen zuführen zu können, ist das **Sonnenlicht mit seinem Vitamin D** dringend erforderlich. Nicht umsonst heißt die Rachitis auch »Englische Krankheit«. In dem sonnenarmen England war diese Krankheit am meisten verbreitet. Daher bekommen unsere Kinder heute Vigantol, früher den scheußlich schmeckenden Lebertran.

Wir Menschen sind Sonnenmenschen. Um starke Knochen und Zähne zu bekommen, fehlt uns in Norddeutschland sehr häufig die Sonne. Daher: Sooft wie möglich raus in die frische

Sonnenluft! Man kann sich heute helfen, indem man ein Fenster zur Sonnenseite des Hauses einbaut, das die Originalsonne zu 75% durchläßt. So kann man auch im warmen Zimmer die wichtigen Sonnenstrahlen bequem an die nackte Haut herankommen lassen. Ich habe zwei solcher Scheiben einsetzen lassen (Bezugsquelle Scheiben durch Glaslieferanten). Künstliche Vitamin-D-Tabletten sind schädlich, da das Vitamin D eher ein Hormon ist und daher den ganzen Hormonhaushalt stören kann. Besonders die Nebennieren und die Schilddrüse werden dadurch dauernd negativ beeinflußt! Dies beschreibt sehr anschaulich *Dr. Zane R. Kime* in seinem Buch »Sonnenlicht und Gesundheit«[51].

Wir wissen, daß die Knochen bei den meisten Menschen in zivilisierten Ländern zu weich sind. Ich habe die Gründe vielfach dargestellt. Ganz schlimm ist es aber, daß der Kalk sich in den Weichteilen statt in den Knochen ablagert!

Das landläufige Wort von der »**Verkalkung**« hat einen bedeutenden Hintergrund! In jeder menschlichen Zelle, die wir ja nur mit einem Mikroskop erkennen können, haben wir mehrere 100 000 Mitochondrien. In diesen setzt sich der anorganische Kalk ab mit der Folge: Verkalkte Zelle = verkalkte Organe = verkalkter Mensch! Ergebnis: Verkalkung in allen Weichteilen: Arterien, Gelenken, Herzklappen und besonders im Gehirn!

> »*Lebe in Deinem Jahrhundert, aber sei nicht sein Geschöpf; leiste Deinen Zeitgenossen, was sie bedürfen, aber nicht, was sie wollen!*«
>
> (*Friedrich Schiller*)

Warum? Es fehlt der große Gegenspieler des Kalziums, das Magnesium! Das **Magnesium** scheucht den Kalk aus der Zelle und damit aus den verkalkten Organen! Im Laufe der biologischen Entwicklung des Menschen waren Obst und Gemüse die Hauptnahrungsmittel, frisch und roh! Diese enthalten große Mengen biologisch verwertbares Magnesium.

Da also der Kontrahent, das Magnesium, in zu geringer Menge vorhanden ist, ist kein Gleichgewicht mehr möglich, das unser Körper immer sucht. Also haben wir als Ergebnis unserer Torheiten frühzeitig die gramgebeugten, steifen, verknöcherten und verkalkten Menschen! Darüber hinaus nehmen viele Leute noch die anorganischen, toten Kalktabletten. Heute werden schon 1200 mg pro Tag empfohlen, für Schwangere und Frauen nach der Menopause gar 1500 mg. Wenn Du diese bisher wirklich genommen hast, schmeiße sie in den Müll. Sie bringen Dich noch schneller in den Vergreisungszustand; denn auch diese Tabletten gehen in die Weichteile statt in die Knochen. In Kanada hat man damit umfangreiche Versuche gemacht. Den Osteoporose-Kranken wurden große Mengen Kalktabletten gegeben. Folge: Die Erkrankung wurde nicht beseitigt, der Mensch wurde nur noch steifer! Siehe auch die Versuche der Mayoklinik beim Milchartikel! (Quelle: »Health Science Newsletter«, 2/89)

Wenn Du diesem Teufelskreis entgehen willst, dann forciere den Gegner des toten Kalziums, das Magnesium! Und dieses Magnesium findest du überreichlich im frischen Obst und Gemüse! Am reichlichsten ist es im Löwenzahn vorhanden, das die meisten Unkraut nennen. Wie ist es mit einem täglichen Löwenzahnsalat, gerade im Frühjahr? Du kannst alles von der Pflanze nehmen, Blätter, Blüten und Wurzeln, dazu noch kostenlos. Und vermeide alle Milchprodukte! Glaube nicht der Werbetrommel, die Milch sei ja so gesund! Sie ist nur gesund für Säuglinge und Saugkälber, wenn sie direkt von der Mutterbrust bzw. Euter kommt. Kalzium und Magnesium sind unsere wunderbaren natürlichen Helfer!

Kalium vertreibt das schädliche Kochsalz aus unseren Zellen. Daher die große Entwässerung bei allen, die zur Rohkost übergehen. Man muß die ersten Tage immerzu auf die Toilette. Endlich wird der Körper von den unnötigen, belastenden Wassermengen befreit; denn Du weißt inzwischen, daß der Organismus jedes Gift, dazu gehört ohne Zweifel Kochsalz, in Lösung halten muß, um die Giftwirkung dadurch herabzusetzen!

Ohne das Gift Lasix können so die Fetten ihre Wasseraufschwemmungen schnell loswerden. Es sind Ernährungslehrer der alten Schule, die meinen, Kochsalz wäre nicht schädlich, und wir würden dieses leicht wieder ausschwitzen. Dabei werfen sie gerade anderen »Forschern« ihre überholten Anschauungen vor. Sicher benötigen wir Salze, aber die organischen aus dem lebenden Pflanzenreich! Nochmals: Kalium in die Zelle, das Salz raus und Magnesium in die Zelle, den Kalk hinaus!

Ich kann Dir nur den Rat geben, diese beiden natürlichen Mineralien gut im Gedächtnis zu behalten! Lies diese letzten Sätze immer wieder, nur so wirst Du dem Jungbrunnen näher gebracht! Das ist aber nicht mit Tabletten möglich, sondern nur mit frischer, roher Obst- und Gemüsekost! Nie vergessen: anorganische, tote Mineralien aus hitzebehandelter Kost, Mineralwässer, Mineraltabletten »verkalken« Dich!

Ich habe mir lange Jahre darüber Gedanken gemacht, warum Menschen und die von ihm abhängigen Haustiere so schnell verkalken und die in der Wildnatur lebenden Tiere nicht. Diese bleiben bis in das hohe Alter geschmeidig und beweglich. Nun, ich glaube, die Lösung gefunden zu haben:

1. **Tote Nahrung**
2. **Magnesiummangel**
3. **Zu viele Milchprodukte**

Alle drei Punkte kannst Du ändern. Sie liegen in Deiner Hand!

Über Magnesium möchte ich noch einiges hinzufügen, weil die Verkalkung und damit Verknöcherung und vorzeitige Vergreisung allen stets sichtbar ist. Viele Forscher haben die Wunderwirkung des Magnesiums herausgestellt, wie *Professor Delbet*, Frankreich 1930, der aussagte, daß Magnesiumchlorid... »*das wunderwirkende Salz zur Verjüngung und Krebsbekämpfung*« sei. *F. Tasche* berichtet über die Forschungen *Delbets* in seinem Buch: »Überlegungen zur Krebsbekämpfung!«[11]

Dr. Efimie V. Bogomas empfiehlt in ihrem Buch »Den Krebs besiegen!«[11] neben Knoblauch und Roter Bete Magnesium. Es gibt unzählige Aufsätze über die Wunderwirkung von Magnesium, wie den von *Dr. Klaus Mohr* in der RR 7/86 mit dem Titel: »Schutzfaktor für das Herz!« *Prof. Dr. med. Aschoff* von der Uni Ulm bringt Magnesiummangel mit Alkoholschäden in Verbindung. Im VITAL 10/86 heißt es: »*Die neue Waffe gegen den Streß: Magnesium.*« In raum & zeit 21/86 schreibt *Dr. Wischnik* über: »*Sommer, Sonne, Urlaub und Magnesium*«, daß ohne Magnesium überhaupt nichts läuft!

Dr. Schmidsberger, der »Gesundheitsschreiber« der BUNTEN: »*Magnesium, das Mineral gegen den Herztod!*« So könnte ich noch seitenweise fortfahren. *Prof. Hackethal* und *Dr. Köhnlechner* fehlen auch nicht als Befürworter!

> »*Die Zeiten sind schlecht? Wohlan, Du bist dran, sie besser zu machen!*«
> (*Thomas Carlyle, engl. Historiker*)

Ich glaube, daß alle eine Spur Wahrheit enthalten; aber ein Mineral allein kann nicht eine solche Wunderwirkung vollbringen; denn dann dürfte das Krebsproblem doch gelöst sein. Im Gegenteil, Krebs trifft immer jüngere Jahrgänge! Wenn ich vom naturgesetzlichen Standpunkt ausgehe, dann benötigen wir **alle Mineralien und Vitamine**, die entdeckten und noch nicht entdeckten! Und diese sind in den rohen, natürlichen Lebensmitteln, die wir nur essen sollten, reichlich und in der richtigen Kombination, wenn wir unsere Böden nicht ständig durch einseitige Düngung, Insektizide und Pestizide selbst vernichten; denn erstens kommt der gesunde Boden, dann die gesunde Pflanze und auf beiden aufbauend der gesunde, lebenstüchtige Mensch und nicht der »zivile Krüppel« von heute!

Meine Forschungen gehen in eine andere Richtung, die plausibler ist: Magnesium wirft seinen gefährlichen Gegenspieler Kalzium aus den Zellen, damit aus den Organen und dem ganzen Körper. Magnesium verweist das Kalzium in sein Hauptbetätigungsfeld, in die Knochen und Zähne. Dort wollen wir die Festigkeit und nicht in den Weichteilen! Damit kommen wir dem **Arterioskleroseproblem** wirklich näher! Das Geheimnis der Jugend ist also, mit dem natürlichen Magnesium die Verkalkung zu besiegen. Hier liegt wohl auch die Ursache, warum die sich roh ernährenden Vegetarier gegenüber ihren Gleichaltrigen viel jünger aussehen, beweglicher sind, eine frische Haut haben und kaum Erkrankungen kennen! In Millionen von Jahren hatte der Mensch eine Nahrung mit hohem Magnesiumgehalt und niedrigen Kalziumbeständen. Heute ist das Verhältnis besonders durch die vielen Milchprodukte umgekehrt!

Dr. Abraham schreibt über die Wirkung dieser Umkehr: *»Fühle Dich 10 bis 20 Jahre jünger – Verliere eine Tonne Gewicht – Genieße Sex, wie Du ihn seit Jahren nicht mehr kennst.«*

Haben sich nicht gerade die Anzahl der Krankenhäuser und Ärzte nach dem Kriege mit dem Beginn der **Luxusernährung** dramatisch vergrößert? Und wir bauen immer noch mehr Kliniken mit superteuren Instrumenten. Ist denn der Krankenbefall trotz höherer Lebenserwartung gefallen? Nein, er steigt rapide weiter an. Du wirst auf den nächsten Seiten sehen, wie es wirklich mit uns Menschen heute aussieht. Ist das Leben lebenswert, mit Krücken einige Jahre älter zu werden? Nein, die zivilisierten Länder zerstören sich selbst!

Noch einige massive Aussagen von *Dr. Abraham*: *»Die Milchindustrie drückt in jedermann Kalzium. Es ist der größte Schwindel, mit dem sie die amerikanische Öffentlichkeit durchsetzt! Du kannst pfundweise Kalzium nehmen; aber ohne Magnesium kommt es nie in die Knochen! Magnesium hält Kalzium in Lösung. Es verhindert dadurch, daß es sich in den Arterien und Gelenken absetzen kann! Wir lebten Tausende von Jahren mit einer niedrigen Kalzium-Diät. Du kannst das nicht in wenigen Generationen umkehren! Die Menopause bei Frauen kommt früher durch reichliche Kalziumkost! Die Eierstöcke der Frau ›verkalken‹ zuerst. Nur daher stammen die Menstruationsbeschwerden!«*

Dr. Abraham war ein früherer Professor der Gynäkologie der bekannten UCLA-Universität der Medizin. In den letzten 10 Jahren hat er sich auf PMS (Pre-Menstrual Tension Syndrom) spezialisiert. Darunter sind die verschiedenen Schmerzsymptome vor der Menstruation zu verstehen. Unter diesen PMS-Schmerzen leiden heute Millionen von Frauen. Dazu sagt Dr. Abraham aufgrund seiner Forschungen, daß die weiblichen Eierstöcke am schnellsten verkalken. *»Statt daß sie erst mit 60 ihre Tätigkeit einstellen sollten, ist das schon mit 17–20 der Fall«*, erklärt er. Er nennt diese PMS-Symptome ein sicheres Zeichen frühzeitiger »Verkalkung« und Alterung der betroffenen Person!

»Wenn Du älter wirst, verändert sich Dein weiches Gewebe nach und nach zu Stein!« Dabei sollten doch die Frauen in diesem Alter sich unbändiger Gesundheit erfreuen! Sie neigen außerdem frühzeitig zu diesen Erkrankungen: Arthritis, Herzkrankheiten, Blutzuckerproblemen, Knochenentkalkung, Alzheimer Krankheit.

Obgleich immer **neue Fortschritte in der Medizin** genannt werden, wir hören von immer neuen »Durchbrüchen«, zeigt die Statistik leider immer **steigende Krankheitsziffern**! *»Wir glorifizieren heute Kalzium; aber ich denke, Kalzium kann ein großer Schurke sein! Die Forderung muß aber umgekehrt sein: mehr Magnesium, weniger Kalzium! Ziehen wir dem Mysterium des Alterns die Maske vom Kopf: So sieht die Lage bei uns Menschen wirklich aus: Die Verkalkung unserer Weichteile zeigt sich in diesen Organen:*

Arterien	= *Verhärtung bis zum ›Spaghetti-Stück‹*
Herz	= *Verkalkung der Kranzgefäße und der Klappen*
Gelenke	= *Verkalkung zeigt sich als Arthritis bis Arthrose*
Nieren	= *Ergebnis: Nierensteine, -grieß*
Gallenblase	= *Gallengrieß und -steine*
Haut	= *Faltige, eingeschrumpfte, trockene Haut, wie eine eingetrocknete Pflaume*
Augen	= *Grauer Star*
Ohren	= *Schwerhörigkeit, Ohrgeräusche*
Haare	= *trocken, spröde.«*

So könnte man beliebig fortfahren. Hunderte von akuten und chronischen Krankheiten haben ihre Ursache in der »Verkalkung«. Die meisten Menschen finden sich leider damit als »altersbedingt« ab! Diese Verkalkung durch tote Kost und zusätzliche Kalkpillen fordert aber einen bitteren Preis!

Dabei könnten wir dieser scheinbar unaufhaltsamen Verkalkung energisch entgegenwirken, wenn wir:

1. Zurückkehren zur biologisch richtigen Ernährung, das ist die **lebendige Obst- und Gemüsekost** in frischem Zustand sowie einige (eine Handvoll) Nüsse und Samen wie Sonnenblumenkerne z. B.
2. Bei jahrelanger Vernachlässigung dieser Forderung der Natur: **magnesiumreiche Früchte und Gemüse** verstärkt essen!

Natürlich benötigen wir auch dringend das Mineral Kalzium, das von allen Mineralien im Körper am meisten vorkommt. Kalzium spielt eine vitale Rolle bei der Blutgerinnung, der Zusammenziehung der Muskeln, den Nervenleitungen, dem Knochenstoffwechsel und der Bildung interzellularen »Zements« (Klebstoffs) und beim Stillen!

Wie wir gehört und gelesen haben, benötigen wir aber das **organische Kalzium**, das unser Körper leicht einbauen kann, und nicht das **tote, anorganische**, das durch den üblichen Erhitzungsprozeß gebildet wird. Dieser Kalk geht nicht in die Knochen, sondern in das Bindegewebe, die Weichteile.

Im Laufe des Lebens sammelt der Mensch von diesen anorganischen, erdigen Stoffen so viel an, daß dieser »Kalkberg« so hoch wie Deine Körpergröße wird. Natürlich versuchen unsere Ausscheidungsorgane mit allen Kräften, diesen anorganischen Kalk auszuscheiden; aber mit zunehmendem Alter und der Verstopfung unserer Säftebahnen (durch diesen Kalk) gelingt das immer weniger, so daß am Ende der steife, verknöcherte Mensch steht. Nichts geht mehr!

Wie eng unsere westliche Ernährung mit dieser Verkalkung zusammenhängt, zeigten im Koreakrieg allzu deutlich die amerikanischen gefallenen Soldaten, die seziert wurden. Diese jungen Leute von nur 18, 20 und 21 Jahren hatten eine derart fortgeschrittene Arteriosklerose, wie sie niemals vorher gesehen wurde. Besonders die Aorta war stark betroffen.

Dr. Abraham sagt, daß der Beginn ihrer Verkalkung mit dem verstärkten Konsum von Milchprodukten zusammenhängt. Je mehr Milch Du verwendest, je mehr Zement bringst Du in Deine Weichteile, aber nicht in die Knochen. Du zementierst Dich also richtig ein. Würden Deine Knochen bei weniger Kalzium schrumpfen? Dazu *Dr. Frank A. Oski* von der New Yorker Staatsuniversität, Vorsitzender der Orthopäden:

»Die meisten Amerikaner wissen es nicht, sie denken nicht einmal darüber nach, daß die Mehrheit der Weltbevölkerung weniger als die Hälfte derjenigen Menge Kalzium zu sich nimmt, wie sie uns immer wieder gepredigt wird. Dennoch haben diese Völker härtere Knochen und gesündere Zähne!«

Beim Kapitel über unser Wasser sehen wir, daß die zu große Menge anorganischen Kalziums darin uns ebenfalls der Verkalkung näher rückt. Das gleiche gilt für alle Mineralwässer.

Verkalkte Haut, gibt es sie? Dazu der Biochemiker *Dr. Eck*:

»Mit dem Ansteigen der Kalziumhöhe im Gewebe siehst Du in diesem Lande immer weniger Frauen mit einer rosigen, gesunden Gesichtshaut!« *Dr. Eck* hat mit dem Studium der Balance zwischen Kalzium und Magnesium in der Haut 20 Jahre zugebracht. Bei jungen Leuten siehst Du die rosige, gesunde Haut. Mit zunehmendem Alter wirst Du blasser und blasser, sagt er. Ferner: Deine Hände und Füße sind kalt, ein sicheres Zeichen, daß die Kalziumhöhe im Gewebe ansteigt, so daß die Blutzirkulation erschwert wird. *»Kalzium zieht die Blutgefäße zusammen, Magnesium entspannt diese!«*

»Bei vielen jungen Leuten ist die Blutzirkulation bereits gefährlich gestört. Sie haben ständig kalte Hände und Füße! Sie sehen blaß aus und haben immerzu Rouge und Lippenstift dabei. Selbst ihre Lippen sind nicht mehr rot!« Eine rosige, gut durchblutete Haut zeigt besser Deine Blutzirkulation an als jeder Labortest über die Höhe von Kalzium oder Magnesium.

Phosphor und Kalzium arbeiten eng zusammen. Da Getreidekörner zuviel Phosphor und zu wenig Kalzium enthalten, versucht man, Getreideprodukte zusätzlich mit Kalzium anzureichern, damit Du mit dem **Frühstücksgetreide** noch schneller verkalkst! Ich habe gesehen, daß man in den USA selbst die »kalkreiche« Milch mit noch mehr totem Kalzium anreichert! Das ist der beste Beweis, daß sich der Mensch von heute um vieles Unnütze kümmert, bloß nicht um seine Gesundheit! Du liest in diesem Buch, daß ich Dich zu einer natürlichen, rohen Ernährung zurückbringen möchte. Daher empfehle ich auch keine Ergänzungsmittel in Form von Tabletten.

Ich habe nie gesagt, daß Medikamente nicht wirken: Siehe Contergan-Kinder, die angeschwollenen Gesichter und die kaputten Mägen bei zuviel Cortison-Anwendung. Mancher erinnert sich noch an das aufgedunsene Gesicht des französischen Premiers *Pompidou*. Medikamente betäuben nur Symptome, sie beseitigen nicht die Ursache der Krankheiten!

Kalte Hände und Füße: Wenn diese Extremitäten eine mangelhafte Durchblutung anzeigen, dann ist das ein Zeichen von vorzeitiger Alterung. Denn nur durch Blut kannst Du Deine Körperwärme aufrechterhalten. Wenn Du eine Heizdecke im Bett oder überheizte Räume haben mußt, befindest Du Dich schon in einer armseligen Gesundheitssituation! Dein Körper kann dann nicht einmal genügend Energie bereitstellen, um Deine Körperwärme aufrechtzuerhalten! Wie soll er sich in diesem Zustand von seinen Giften befreien?

Zu wenig Kalzium in Früchten?

Viele »Wissenschaftler« verbringen ihre Zeit damit nachzuweisen, daß Vegetabilien, besonders Obst, von den wichtigsten Nahrungsstoffen zu wenig enthalten, wie Proteine, Eisen, Vitamin B_{12} und Kalzium. Was jedes Lebewesen am meisten benötigt, ist Energie! Der ganz leicht verdauliche Fruchtzucker in allen Obstsorten liefert beste Sofortenergie! Du erinnerst Dich: Obstnahrung stellt von 100% = 90% als Energie bereit bei nur 10% Verdauungsverlusten. Bei Fleisch ist es gerade umgekehrt: Sie raubt 70% Energie durch die schwierige Verdauungsarbeit und gibt nur 30% Kraft frei!

Hier über Kalzium: Kalzium und eine Menge anderer Stoffe sind in jedem Gramm Obst enthalten! Würde ein Mann von 70 kg sich nur von Früchten ernähren, sagen wir mit 2250 Kalorien, so wäre der von der RDA empfohlene Kalziumanteil mit ca. 800 mg zu bemessen. Diese Werte sind aber, wie so viele, 4mal zu hoch! Was ist nun an Kalzium in einigen Früchten enthalten?

Orangen haben 2050 mg Kalzium, also die 2,5fache RDA-Empfehlung. Cantaloupe-Melonen = 1.0 mg, Aprikosen = 782 mg, Äpfel = 315 mg, Bananen = 224 mg, Feigen = 1130 mg, Trauben = 440 mg, Datteln = 530 mg, Ananas = 785 mg, Wassermelonen = 640 mg.

> *»Ein medizinsüchtiger Arzt darf mir nicht an mein Krankenbett kommen! Die beste Medizin ist, keine zu nehmen!«*
> *(Prof. Dr. med. Bock)*

Offensichtlich ist der Fruchtesser mit Kalzium bestens versorgt. Was aber viel entscheidender ist: **Dieses Kalzium ist organisch** und in voller Menge vom Körper zu gebrauchen. Im Gegensatz hierzu ist das reichhaltige Kalzium in der Milch nicht zu verwenden!

Wie oft habe ich erwähnt, welche Minimengen Gift in Medikamenten eine verhängnisvolle Wirkung haben können. Es kommt also nicht auf die Menge allein an, sondern auf die Aufnahmefähigkeit unseres Organismus! Kleine Mengen **organischer Mineralien in Früchten** haben eine hervorragende Aufbauwirkung im Körper, während große Mengen in grober, zerstörter Fettkost nicht nur nichts nützen, sondern im Gegenteil äußerst schädlich sind, weil sie sich als Unrat im ganzen Körper ablagern! Wir benötigen unveränderte Naturkost mit ihrer magnetischen, elektrischen, lebendigen Wirkung, die ihre Zündkerzen, die Enzyme, lebendig mit sich tragen! Das ist das ganze Naturgesetz für Mensch und Tier!

Milchverbraucher haben weiche Knochen. Arme Völker, die Vegetabilien essen, haben starke Knochen. Das ist die Differenz! Diese Ausnahmegewohnheiten bringen ihm alle Krankheiten und die vorzeitige Versteifung und Verknöcherung!

Kann man die Verkalkung rückgängig machen?

Die alte Medizinschule sagt nein; denn das, was einmal abgelagert ist, kann nicht wieder allein verschwinden! So zu lesen von einem Mediziner, der sich gerade um eine gesunde Ernährung verdient gemacht hat im »Gesundheitsberater« 2/88. Er prangert richtigerweise immerzu die falsche, überholte »Medizinschule« an! Jedoch ist auch er auf halbem Wege steckengeblieben! Hier irrt er selbst. Dr. *Shelton* hat bei 40 000 Fastenpatienten, die nach dem Fasten zu einer totalen Rohkost übergegangen sind, erlebt, daß diese banale Verkalkung zurückzubilden ist. Dies hat er in seinem Buch »Fasten kann Ihr Leben retten« ausführlich beschrieben.

So wie unser Organismus die anorganischen, nicht einbaubaren Mineralien ablagern mußte, so beginnt unser Körper sofort mit dem Saubermachen, mit der Rückführung des Schutts über unsere verschiedenen Ausscheidungswege!

Das beste und jüngste Beispiel ist der bekannte US-Ernährungsforscher *Pritikin*, der ein total verkalktes Adernsystem besaß und einen Infarkt hinter sich hatte. Er konnte kaum hundert Meter gehen. *Pritikin* hatte im Todesfalle eine Sezierung seiner Leiche verfügt. Ergebnis: Seine verstopften Arterien waren vollkommen frei geworden nach seiner Kostumstellung auf extrem niedrige Fette, nicht mehr als 2×125 g tierisches Eiweiß pro Woche, hauptsächlich komplexe Kohlenhydrate und... forcierte Bewegungen aller Art! Sein Cholesterinspiegel ging von 280 mg/dl auf 105 zurück! Pritikins Bücher gibt es auch in Deutsch. Sein Sohn und der Arzt *Dr. Berger* führen in den »Longevity Center« sein Lebenswerk weiter. Nach wie vor werden dort größte Erfolge in der Bekämpfung der Arteriosklerose erzielt. Wenn ich diese Kost beurteile, so enthält sie zuviel tote Kost und zuwenig rohes Obst und Gemüse. Wir haben in diesem Buch gelesen, daß gekochte Getreideprodukte ungesund sind, und sein Kostsystem bestand zum großen Teil darin. Totgekochte, vegetarische Kost kann also weder Krebs verhindern noch Krebs heilen!

Hier sprechen wir aber darüber, ob eine bestehende Verkalkung wieder rückgängig gemacht werden kann. An den 40000 Patienten von *Dr. Shelton* und dem einprägsamen Beispiel *Pritikins* sehen wir, daß eine Rückbildung möglich ist.

Ich erwähnte ja bereits die Ultrasound-Doppler-Sonde, die ohne Eingriffe in den Körper die in den Arterien abgelagerten Kalkstoffe über Bildschirm und Papierstreifen wie beim EKG messen kann.

Ärzte, die die Chelationtherapie anwenden, benutzen diese Methode. Ich habe mir solche Bilder (vor und nach der Behandlung) bei einem 85jährigen Arzt in Florida selbst angeschaut. Die Polaroid-Bilder kommen sogar farbig heraus: 50% Verstopfung zeigt gelbe Ablagerungen, 75% violette und 100% = schwarze. Da ist alles dicht!

Wann wird eine solche aufklärende Methode bei uns angewendet? Ich glaube, wenn ein Patient seine »verkalkten« Adern sieht, würde er doch viel leichter zur »befreienden« Rohkost übergehen. Wäre das nicht die beste vorbeugende Medizin für die Krankenkassen? Sie würden Millionen an späteren Kosten sparen. Könnten die freiwilligen TB-Reihenuntersuchungen das nicht gleich mitmachen?

Zusammenfassung über Kalzium

Wir haben durch die Untersuchungen von *Dr. Riggs* von der berühmten Mayo-Klinik in Rochester/USA erfahren, daß weder Milchprodukte noch die Ergänzung durch Kalziumtabletten, selbst wenn diese 2000 mg täglich ausmachen, die Osteoporose aufhalten können. Das predigt die NH bereits seit 166 Jahren. Aber dem Naturgesetz glaubt man ja nicht! Unsere heutige 80%ige Säurekost beschert uns eine negative Kalziumbilanz. Das sind alle tierischen Produkte mit Ausnahme des Blutes, alle Getreideprodukte mit Ausnahme der Hirse, alle Fette, jede gekochte Nahrung, alle Hülsenfrüchte.

Umgekehrt essen alle Rohköstler zu 80% basenbildende Nahrung, wie alle Obst- und Gemüsesorten. Nur wenige Früchte bilden eine Ausnahme, z. B. wie einige Pflaumensorten und die Preiselbeere, sowie Nüsse und Samen, die ja nur in kleinen Mengen für sich allein gut gekaut gegessen werden sollten. Du kennst jetzt das ganze Kalzium- und damit Verkalkungsproblem. Triff Deine Entscheidung!

Der Perser *Aterhov* schildert uns in seinem Buch »Raw Eating« zahlreiche Beispiele über die Verjüngungsmöglichkeiten des Kreislaufsystems, nachdem er selbst mit 60 Jahren bereits ein Krüppel war und 2 Kinder durch falsche Lebensweise verloren hatte. Er war mit 91 Jahren noch vital. Er läßt aber keinen Zweifel daran, daß die Rohkost 100%ig sein muß. Jeder kleine Bissen gekochte Kost würde nur die kranken Zellen im Körper nähren und wieder aufleben lassen.

Kuhmilch ist für das Kalb, Muttermilch für den Säugling. Das Kasein in beiden Milchprodukten enthält Aminosäuren zur Bildung des körpereigenen Proteins, das später das ausgewachsene Lebewesen tragen muß. Das Kasein in der Kuhmilch aber hat die 300fache Menge gegenüber der Muttermilch! Die Kuhmilch soll das Gewicht des Kalbes in 6-8 Wochen verdoppeln, ein menschliches Baby benötigt dazu 6-7 Monate! Ist es da noch verwunderlich, daß viele mit Kuhmilch gefütterte Babys massenhaft Kleister entwickeln, wie laufende Nasen, röchelnde Bronchien usw.? Das an das grobstoffliche Kuhmilchkasein gebundene Kalzium liefert einen so festen Klebstoff, daß man Tapeten ankleben oder Holz leimen könnte! Wer ißt schon gerne Tapetenkleister?

Fasten

Wir haben gesehen, daß alle Krankheiten von aufgeladenen Giften herrühren. Um wieder gesund zu werden, muß man also diese Schlacken zuerst wieder hinausbefördern, den Körper reinigen. Das kann man am besten und leichtesten mit einer Fastenkur erreichen. Ich habe eine solche bereits 3mal gemacht. **In den ersten drei Tagen**, wo die Schlacken massiv den Körper verlassen wollen, fühlt man sich hinfällig. Aber dann geht es immer nur aufwärts. Man fühlt sich superleicht, körperlich und besonders geistig. Manchmal sind euphorische Tage dazwischen. Man möchte mit dem Fasten gar nicht wieder aufhören.

Jesus ging in die Wüste und fastete 40 Tage und Nächte! Was von diesem religiösen Fasten übriggeblieben ist, ist so gut wie gar nichts; denn die Leute essen statt Fleisch eben Fisch. Wenn während der Fastenzeit im Islam am Tage nichts gegessen werden darf, so hauen sie sich in der Nacht voll. Ein solches Fasten auf dem Papier ist natürlich Humbug. In Deutschland entstehen immer mehr Fastenkuranstalten oder Fastenkurse, die ambulant durchgeführt werden.

Nun gibt es verschiedene Arten des Fastens. Das ursprüngliche, reine natürliche Fasten bedeutet Fasten ausschließlich mit Wasser. Eine solche Kur bevorzugt die NH. **Fasten mit destilliertem Wasser:** man soll es nur trinken, wenn man durstig ist. Ferner werden diese Patienten die ersten Tage ins Bett gesteckt. Die NH lehrt, daß unser Körper nicht fasten und körperliche Anstrengung gleichzeitig machen kann. Strengt man sich an, erfolgt die Lösung von Schlacken nur unvollständig. Einer der Hauptvertreter dieses Fastens war der schon erwähnte *Dr. Shelton* in St. Antonio/Texas mit ca. 40000 Fastenpatienten. Er hatte sehr große Erfolge selbst bei Syphiliskranken.

Ich erwähnte die Behandlung mit dem Gift Salvarsan (Quecksilber) bei diesen Kranken. In solchen Fällen war eine

Heilung sehr schwierig. Wieder ein klassisches Beispiel, daß Medikamente nicht heilen können, sondern die akute Krankheit in eine chronische verwandeln und im Körper gar festigen! Chemie also drückt die Krankheit in den Körper hinein. Es wird ja niemals die Ursache einer Krankheit, die eine Heilmaßnahme des Körpers ist, beseitigt!

Immer sollten wir uns den unumstößlichen Lehrsatz vor Augen halten: **Es gibt keine Medikamente, die uns helfen.** Jede Krankheit wird vom Körper selbst ausgelöst und ist eine Reinigungsmethode unseres vitalen Körpers. Je mehr Rohkost Du ißt und alle sonstigen Komponenten einhältst, je günstiger ist die eigene »KUR«. Je mehr wir uns schwächen, ob mit toter Kost oder mit chemischen Unterdrückern, je unvollständiger können wir abgelagerte Gifte lösen und hinausbefördern! Krankheit und Gesundheit liegen dicht beieinander!

Wer längere Zeit chronisch krank ist, das gilt besonders für die Krebskranken, kann nicht mehr die Kraft zur Lösung aufbringen. Daher bekommen diese nicht einmal mehr eine »heilsame« Erkältung!

Fasten bewirkt:
Verjüngung des Körpers und längeres Leben!
Versetzt Deinen Körper in die Fähigkeit, sich **von Erkrankungen zu heilen**, selbst von länger bestehenden!
Deine **Nervenkraft** wird erneuert. Toxische Rückstände, die Dich belasten, werden gelöst und ausgeschieden!
Deine **Denkkraft** wird erheblich gestärkt!
Du bist **aufgeweckter** und erntest einen kühnen Intellekt!
Du verlierst sicher, angenehm und dauerhaft **Gewicht**.
Tumore (Krebs vielleicht auch) verschwinden durch körpereigene Aufnahme dieser Geschwülste, die sehr eiweißreich sind.
Blutdruck normalisiert sich. Der hohe geht zurück, und der niedrige steigt!
Geschmack, Hören, Sehen und Riechen verbessern sich erheblich!
Dein Körper wird von geistigem **Druck und Überstreß** befreit!

Fasten ist also der schnellste Weg zur Supergesundheit und Verjüngung!

Der Kernsatz von *Dr. William L. Esser*[54], Leiter einer Fastenkuranstalt in Palm Beach, Florida, ist: »*Fasten kommt einem Allheilmittel am nächsten. Alle Altersstufen können fasten, Kinder und sehr alte Menschen. Es ist der schnellste Beistand zur Anstrengung des Körpers, akute Krankheiten, Schmerzen und Unbehagen zu beseitigen! Es wurde in alten Zeiten angewendet und heute wieder, und diese große Erkenntnis sollte zum Wohle aller verbreitet werden.*«

Die »wissenschaftliche« Schulmedizin lehnt aber auch heute noch das Fasten als Kunstfehler ab. Dabei sind sie zu 99,9% Christen, und ich frage mich, was sie aus dem Leben Christi und seinem Fasten von 40 Tagen eigentlich gelernt haben? Zumindest sollten sie »Heiden« werden, wenn sie seine Grundsätze nicht praktizieren wollen! Ich behaupte, daß diese Christen selbst nie gefastet haben, sonst könnten sie nicht so verhängnisvoll über die Faster urteilen!

»*Gibt es nicht andere Nahrungsmittel, ohne daß man Blut gebraucht? Heißt es nicht, die Menschen zur Grausamkeit ermutigen, wenn man ihnen gestattet, den Tieren das Messer in das Herz zu stoßen?*«

(Denis Diderot, franz. Philosoph)

Glücklicherweise haben sehr viele Mediziner dieser überholten Schule eine andere Auffassung. Diese errichteten Fastenkuranstalten, wie *Dr. Buchinger* und Sohn in Bad Pyrmont. Zweigstellen sind in Überlingen a. Bodensee und Marbella/Spanien. Es gibt aber noch viele andere. *Dr. Buchinger* war aber der erste prominente Fastenarzt! Abgeschwächte Fastenkuren sind solche mit Obst- und Gemüsesäften oder Tees. Die meisten schreiben Glauber- oder Karlsbadersalz, also Bittersalze vor, um zunächst das Verdauungssystem gründlich zu reinigen. Diese Salze sind harmlos und besser als alle anderen »Abführmittel«. Auch sind regelmäßige Einläufe durchzuführen. Zu empfehlen wären auch hier die großen Darmreinigungen.

Eine Reinigungskur ist auch die Mayr-Kur, nach dem Wiener Arzt *Dr. Mayr* benannt. Sein Hauptaugenmerk lag bei der Sanierung und Ruhigstellung des Darmes. Altbackene Brötchen werden in dünne Scheiben geschnitten. Eine Scheibe davon und 1 Teelöffel Milch werden zusammen intensiv eingespeichelt (1 Minute oder 80 mal kauen) und erst dann runtergeschluckt.

In meinen Augen sind Brötchen und Milch ernährungsmäßig falsche Produkte; aber die Mengen sind ja so klein, daß diese nicht allzusehr negativ ins Gewicht fallen. Zwischendurch trinkt man mineralstoffarmes Wasser und Gemüse- oder Kräutertees.

Eine Heider Ärztin, *Frau Dr. Olivet*, führt seit Jahren mit steigendem Erfolg solche Kurse an der Westküste durch. Da ich schon oft bei Kursende mit »Gemüsewasserlöffeln« dabei war, hörte ich von den Teilnehmern über erstaunliche Erfolge. Ein solches Fasten ist natürlich leichter durchzuführen als das reine Wasserfasten. Außerdem werden oft gemeinsame Wanderungen unternommen. Da die Fastenleute zumeist nicht wissen, was sie anschließend essen sollen, habe ich als Übergangskost reifes Obst empfohlen. Einige bleiben noch mehrere Wochen bei der Obstkost, und diese fühlen sich besonders fit.

Früher wurde dieses Fasten mit Frischkornbrei abgebrochen. Ein solcher Brei ist aber schwer verdaulich, das ausgeruhte Verdauungssystem kann damit nur zäh wieder zum Arbeiten gebracht werden. Auch die anschließende Zufuhr von leichtem Eiweiß (Fisch), wie bei der Schrothkur, ist nicht gut. Bekannt ist auch der Fastenpastor *Michl*, der beim Fasten große Wanderungen unternimmt. Er führt seinen Beruf als Pastor nicht aus, sondern macht das ganze Jahr über solche Fastenkurse. Ca. 200 Tage im Jahr ist er mit seinen Teilnehmern unterwegs. Leider ist er noch ein Brot-/Getreidemann. Er war bei einem Vortrag von mir anwesend. Ich hoffe, meine Argumente haben ihn überzeugt, daß trotz der kirchlichen Aktionen »Brot für die Welt« dieses Produkt leider nicht gesund ist, so daß er jetzt mehr zum rohen Obst übergehen wird! Die Kassen unterstützen Fastenkuren und -kurse leider nur halbherzig! Wenn überhaupt die Kosten der Krankenindustrie in den Griff zu bekommen sind, dann nur durch vorbeugende Maßnahmen! Und das Fasten ist eine hervorragende Vorbeugungsmethode!

Professor Ehret und *Dr. Walker*, die beide große Erfahrungen mit dem Fasten hatten, korrigierten später ihre Fastenempfehlung, indem sie periodisches Kurzfasten, abwechselnd mit reiner Obstkost, für wirkungsvoller und nicht so eingreifend betrachteten! Wer sich nur von rohen Früchten ernährt, braucht überhaupt nicht zu fasten; denn er gehorcht der Natur und »fastet« ununterbrochen!

Sollen wir Brot essen?

Ich weiß, daß dieser umfangreiche Artikel über Brot Dich am meisten beschäftigen wird. »*Auch nicht manchmal ein leckeres Stück Vollkornbrot, das geht doch zu weit!*« Du brauchst natürlich nicht alles auszuführen, was ich Dir sage; aber dann mußt Du eben Deinen Zustand der Halbgesundheit behalten oder mit einer späteren heftigen Erkrankung rechnen. Du hast alle Freiheit, mit Deinem Körper zu machen, was Du willst. Du hast aber dieses Buch gekauft, um die Wahrheit auf dem Ernährungs- und Gesundheitssektor endlich kennenzulernen. »*Machen Sie sich auf etwas gefaßt*«, stand in der Ankündigung meines Buches. Ich kann Dir nicht nach Deinem »*Munde reden*«, was Du gerne hören möchtest, um Deinen »Schlendrian« beibehalten zu können. Die Kompromisse mußt Du allein machen und verantworten, aber **Kompromißernährung führt über Kompromißkrankheiten zum Kompromißtod!**

Kriterien der Gesundheit!
»*Gesund ist, wenn man seinen Körper nicht spürt*«, sagte *Are Waerland*. Ich gebe Dir aber noch einen besseren, sicheren Hinweis. Wenn Du die Umstellung auf eine Naturkost ganz oder »auf dem Wege« fertiggebracht hast, so probiere bei Einladungen nur das angebotene Kochgemüse mit den falschen, totgekochten Fetten, den Gewürzen usw. Wenn Du dieses Gemüse ohne Murren vertragen kannst, dann bist Du noch lange nicht gesund. Dein Körper muß inzwischen so fein arbeiten, daß er sofort und noch Stunden hinterher unpäßlich reagiert, mit richtigen Schmerzen, Koliken, Blähungen usw.

Passiert das nicht, dann hast Du noch einen ganzen Weg zurückzulegen, dann bist Du noch wie ein »ausgeleierter Traktor«, in den man noch alles mögliche schütten kann, bis er stehenbleibt. Dein Körper muß sich notgedrungen mit Deinen »Sünden« arrangieren! Diese Reaktion vergleiche ich mit einer anderen. Wenn ein Junge erstmalig raucht, muß er so lange erbrechen, bis der Körper die Abwehr aufgegeben hat. So hat Dein Organismus auch die Abwehr gegen Deine bisherige falsche »gutbürgerliche« Küche aufgegeben. Er hat sich mit Dir arrangiert und ein notwendiges Gleichgewicht hergestellt, was der Körper immer versucht! **Toleranz ist aber schon Krankheit!** Was folgt aber solch einem ständigen Vergehen gegen das Naturgesetz? Du wirst früher oder später chronisch krank! Wenn Du der Naturkost nahegekommen bist, so sei doch froh über diese Tatsache, daß Du das Falsche nicht mehr »vertragen« kannst. So bist Du am besten gegen die »täglichen Sünden«, an denen Du vorbeigehen mußt, wie am lecker duftenden Bäckerladen, gewappnet!

Weitere Kriterien der Gesundheit sind: Nie mehr müde sein – sofort in einen tiefen Schlaf fallen – immer optimistisch sein – fröhlich an die Arbeit gehen – zähe Ausdauer – Geschmeidigkeit! Nichts darf steif werden!

Welche schädlichen, unbekömmlichen Zutaten sparst Du, wenn Du kein Brot mehr ißt: Butter oder Margarine, Käse, Wurst, Honig, Marmelade! Diese sind mit Brot schwer verdaulich. Sie passen nicht zusammen, am ehesten noch Fett. Aber willst Du die kleinen Brotmoleküle erst mit Fett umschließen, damit Dein Körper auch noch die Fettsäureverdauung in Gang setzen muß? Ich wiederhole: Fette aller Art, selbst die ordinäre Butter, kommen in der Natur nicht vor *(Ehret)*. Sie sind Menschenwerk!

Käse ist schon für sich schwerstverdaulich, besonders das klebrige Kasein. Dann hat Käse zuviel anorganisches, totes Salz. Wir brauchen dringend organische Salze, aber nicht das übliche anorganische Tafelsalz!

Bei **Wurst** will ich mich gar nicht erst aufhalten. Die Zuckerstoffe aus Honig und **Marmelade** bringen das Brot bei einer Temperatur von 37° sicher zur Schnapsgärung. Du brauchst gar keinen »Extra« zu kippen, um leicht »besäuselt« zu sein!

Sehr viele Völker kennen überhaupt kein Brot. Ein Beispiel: Ich war vor kurzem bei meiner Schwägerin, die 80 wurde, zum Empfang. Es gab »großes Essen« mit Rouladen und totgekochtem Gemüse. Mein Teller blieb leer. Nach einiger Zeit begab ich mich nach draußen in die frische Luft und zu meiner Banane im Wagen. Diese aß ich gerade genußvoll, als schnellen Fußes der junge Pastor vom Essen kam. Er hatte die Ansprache gehalten. Ich sprach ihn an: »*Sehen Sie, Herr Pastor, ich esse nur eine preiswerte Banane. Sie wissen doch, Du sollst nicht töten, weder Mensch noch Tier! (Aramäischer Urtext.) Ich esse nicht einmal Brot.*« »*Ja*«, sagte er, »*ich habe schon davon gehört. Ich war längere Zeit in Tansania. Dort gibt es auch kein Brot. Ich würde mich gerne mal mit Ihnen unterhalten, nur jetzt muß ich zur Beerdigung.*« Er hat inzwischen meinen großen Brotartikel bekommen!

Das große chinesische Reich kannte auch kein Brot. Ich weiß nicht, wie es dort heute aussieht. Man weiß, daß die Hauptnahrung der Chinesen im südlichen Teil aus **Reis** und im nördlichen aus **Hirse** bestand. Bei den hirseessenden Nordchinesen ist die Zahl der Krebskranken erheblich niedriger!

Während der klebrige Reis nicht so gut ist, ist die Hirse als einziges Halbgetreideprodukt basisch und enthält mehr Nährstoffe als Reis, der leider auch in den asiatischen Ländern heute aus weißem, poliertem Reis besteht. Reis ist extrem säurebildend! Aber auch Hirse mußt Du kochen!

Wenn man wirklich ein übermäßiges Verlangen nach irgendwelcher früherer Lieblingsnahrung bekommt, so soll man diesem nachgeben und sich nicht selbst kasteien, das frustriert. Du wirst aber bald merken, daß dieser frühere »Genuß« weder schmeckt noch bekommt! Am besten, Du ißt von dieser »sündigen« Kost große Mengen, damit Dir übel wird. Desto schneller hast Du Dein Verlangen überwunden!

Das Brotproblem wird manchen schockieren. Aber als ehemaliger »Getreidemann« *(Waerland-Oshawa)* muß ich Dir (wie im ganzen Buch) meine Erfahrungen dringend ans Herz legen! Ich habe die Natur auf meiner Seite. Was aus der Ernährung geworden ist, ist kümmerliches Menschenwerk! Ich befinde mich hier in bester Gesellschaft; denn die Leute, die ganz schlicht das Naturgesetz verteidigen, wurden schon immer als Radikale und Utopisten verschrien. »*Diese Titel sind für mich eine Ehrenbezeugung*«, sagte *Dr. Shelton*, als die »Kompromißleute« sagten, *Shelton* sei zu **radikal**! Du mußt dann auch die Natur radikal schelten!

Schon in meinem 1975 herausgekommenen Buch »dick + krank oder schlank + gesund«[1] habe ich bereits begründet, warum Brot/Getreide als Grundnahrungsmittel für den Menschen abzulehnen ist. Nur das vom Organismus gebildete Enzym Ptyalin im Mundspeichel ist imstande, Stärke aufzuspalten. Die Ptyalin-Bildung ist begrenzt. Es kommt im weiteren Verdauungsvorgang nur noch in winzigen Mengen in der Bauchspeicheldrüse vor. Was Du also im Mund nicht geschafft hast, bleibt unaufgeschlossen! Auch das Enzym Amylase schafft das nicht bei gebackenen oder gekochten Stärkeprodukten, wie wir noch sehen werden! »*In der Not frißt der Hund auch Trockenbrot!*« Aber schmeckt das trockene Brot ohne Salz? Schmeckt das Brot ohne Backofen?? Hier kommen wir sogleich wieder auf den Grundtenor in diesem Buch zurück: ... den Kochtopf, ... den Backofen. Ist der rohe Teig ansehnlich?

Der Mensch ist von Natur aus kein Stärkeesser, sondern vorwiegend Früchteesser. Unser Enzymvorrat ist für rohe, stärkearme Nahrung gerade ausreichend, also für unsere rohe, lebendige Obst- und Gemüserohkost! Grassamen sind keine natürliche Nahrung für den Menschen. Reife, harte Körner (einschließlich Nüsse) sind erst verdaubar, wenn sie vorher zum Keimen gebracht werden. Durch den Keimvorgang wird der in den Körnern, Samen und Nüssen vorhandene Enzym-Inhibitor aufgehoben; er wird ebenfalls durch den Kochvorgang zerstört. Dieses Antienzym wurde erst 1942 entdeckt; die Natur will dadurch verhindern, daß ein Korn, das ja als Grundlage für eine neue Pflanze dienen soll, zerstört wird. Die Liebhaber roher Getreidemüslis ignorieren dieses Naturgesetz völlig. Rohe Körner sind unverdaulich. Unser Körper ist selbst ein kleiner Kochtopf (37°). Die Maische aus Brot/Getreide und Zuckerstoffen geht sofort in Gärung über. Ergebnis: eigene Schnapsfabrik, wie an anderer Stelle dieses Buches erwähnt. Getreidekörner (und Nüsse) sind daher nur für Vögel verdaubar, denn sie haben einen Kropf, in welchem die Samen bis zum

Keimvorgang verbleiben, dann erst kann selbst ein Vogel die Körner verdauen. Sind wir aber Vögel, haben wir einen Kropf? Ist das alles? Nein, es wird kaum gekaut und das »Gemisch« mit reichlich Kaffee oder Tee hinuntergespült! Du spülst diesen **Kleister** hinunter, der Dir das Leben noch schwermachen wird. Studiere diesen schockierenden Brotartikel sorgfältig!

Die »heroischen Vollwertköstler« essen also unverdaubaren Kleister, ein Wahnsinn! Wer aber ißt denn dieses Müsli allein für sich? Da dieses Zeug nicht schmeckt, wird ein Apfel als Auflockerung dazwischen gerieben. Dann aber kommen noch weitere Früchte, Rosinen, Honig und Milch hinzu. Dieses Gemisch ist aber wieder kaum verdaubar, denn die Säure aus dem Obst neutralisiert **sofort** das basische Ptyalin! Es liegt wie ein Steinklumpen im Magen! Honig ist reiner Zucker und beschleunigt den Gärvorgang. Milch ist kein Nahrungsmittel für Menschen, wie wir an anderer Stelle noch erfahren werden. Genügt für die meisten Menschen dieser schwere Brocken? Nein, ich sehe, wie sie in »Vollwertheimen« dieses Müsli hinunterschlingen, um sich dann anschließend auf die leckeren selbstgebackenen **Vollkornbrötchen und -brote zu stürzen**! Wieder kommen reichlich Quark und Käse darauf, ferner wie immer Marmelade und **Bienenhonig**, der ja so gesund sein soll. Wir werden später sehen, daß Bienenhonig noch gefährlicher als reiner Zucker ist! Dieses Bleifrühstück hat sich den Namen Vollwert fälschlicherweise zugelegt. Die nicht verdaubaren Körner sind durch die unrichtige Kombinaton mit anderen Nahrungsstoffen schwerverdauliche Brocken geworden! **Trinken soll man zum Essen überhaupt nicht.** Kräutertees als Ersatz für Kaffee sind aber auch nicht besonders verträglich, weil die meisten viel Gerbsäure (Tannin) enthalten. Tannin aber ist ein Gift und nach neueren Forschungen als Krebsnoxe bekannt! Eine Ausnahme bildet nur der Lindenblütentee. Aber ist der Kräutertee nicht auch gekocht, also tot? Das beste Getränk der Welt ist reines Wasser! Noch bekömmlicher ist das Wasser aus der flüssigkeitsreichen Frucht. Wer die beste Nahrung für den Menschen bevorzugt, braucht nicht zu trinken.

Die Menschen sind aber auch keine Herbivoren, also Kräuter- und Grasesser; denn wir haben nicht die Mehrfachmägen einer Kuh oder Giraffe. Entwicklungsgeschichtlich, das habe ich ausführlich begründet, ist der Mensch ein reiner Früchteesser. Auf einen Apfel braucht man weder Senf noch Marmelade zu streichen! Er rollt einem direkt in den Mund. Alles Tote muß präpariert werden! Wir aber sind lebendige Geschöpfe und benötigen, wie unsere Verwandten im Tierreich, lebendige Nahrung!

> *Alles Gescheite ist schon gedacht worden. Man muß nur versuchen, es noch einmal zu denken!*
>
> Goethe

Warum also keine **Getreidenahrung** für den Menschen? Getreide wurde vor etwa 6000–8000 Jahren in Ägypten aus Gräsern, die es heute gar nicht mehr gibt, gezüchtet. Jedoch nicht für Ernährungszwecke, sondern für die Sprengung der Steinblöcke für den Pyramidenbau. In den Pharaonengräbern gefundene Samen waren noch keimfähig. Daraus ersehen wir die große Widerstandskraft des Korns. Jedoch ist gerade diese Zähigkeit des Kornes unser großes Handikap. Das Korn ist für ein neues Leben bestimmt und daher sein großer Stärkevorrat. Wir Menschen aber können diese Stärke nur schwer abbauen. Das Korn hat wertvolle Bestandteile, wie die Vitamin-B-Gruppe und die wichtigen Mineralien. Aber der Mensch lebt nicht von dem, was er ißt, sondern von den Stoffen, die sein Organismus auch assimilieren, also verwenden kann. Durch die Hitzebehandlung sind 80% der Vitamine zerstört, die Mineralstoffe sind anorganisch geworden, also tot und nicht verwendbar, sondern nur noch zum »Verkalken« geeignet! Wir können nur organische Mineralstoffe verwenden, wie sie die Pflanze mit Hilfe der Photosynthese aus anorganischen Stoffen herstellt.

Alles Getreide ist säurebildend, ein großer zusätzlicher Nachteil. Die meisten Menschen sind bereits übersäuert! Ferner ist Getreide kalkarm. Das ist besonders tragisch! Ganz schlimm ist es natürlich, wenn man unsere genüßlich verzehrten Kuchen und Torten analysiert. Ich darf hier wörtlich aus meinem Buch von 1975 wiederholen:

Mehl, in Verbindung mit Zucker, falschen Fetten und sonstigen Zutaten (wie chemisches Backpulver) ergeben die herrlichen Todeskuchen in mannigfaltigen Formen und Zubereitungsarten. Wie heißt es doch in den Kochbüchern: Man nehme:

½ kg Mehl (schneeweißer Kleister)
½ kg Weißzucker (Feind Nr. 1)
½ kg Margarine (künstliches Fettprodukt)
1 Btl. Backpulver (Chemie)
6 St. Eier (Eier erzeugen Eiter!)

Alles gut verrühren und bei einigen 100°C Hitze noch mehr abtöten, dazu Früchte (gezuckert) nach Wahl und obendrauf cholesterinreiche Sahne oder Schokoglasur (Koffein).

Was meinst Du, wie Dein Verdauungssystem sich freut, wenn diese Supermischung Deinen Magen erreicht! Kaffee- und Kuchenstunden sind Giftminuten für Herz und Kreislauf!

Der deutsche Arzt *Dr. med. Steintel* hat in seinen NEG (Neuen Ernährungsgesetzen) ausführlich auf die Gefährlichkeit der Getreidenahrung hingewiesen. Er bezeichnet das Korn als »kleine Atombombe«, als Explosivgeschoß! (Siehe Steinsprengung für die Pyramiden.) Er macht Getreide für diese Krankheiten verantwortlich: Chronischer Entzündungsprozeß der Schleimhäute, Gärung, Verstopfung, Übersäuerung, Rheuma, Gicht, Ischias, Hautausschläge, Diabetes, Magen- und Darmgeschwüre, krebsige Entwicklung.

Nach den Regeln der NH ist jede Erkrankung eine Anhäufung von Schlacken. Und gerade Getreide sorgt wegen der mangelhaften Stärkeverdauung für eine starke Vergiftung des Körpers mit Ablagerungen. Wenn man gesund werden will, empfiehlt sie Fasten. Der Körper baut dann den angesammelten Müll ab, die Krankheit verschwindet. Wenn man dann noch die Willenskraft hat, zu 100%iger Obstnahrung überzugehen, dann stabilisiert man seine Gesundheit noch schneller.

Dr. Alvarez von der weltberühmten Mayo-Klinik in Rochester (USA) zum Brot: »*Brot passiert den ganzen Dünndarm, ohne vollkommen verdaut zu werden. Außerdem stört Weizen, wie auch Salz, die Aufnahme der Nahrung. Gesundheits-Praktiker wissen, daß der jahrelange Verzehr von unrichtiger Zusammensetzung der dazu noch falschen Nahrung die Fähigkeit der Verdauung beeinträchtigt.*«

Übrigens ist alles, was das Korn hat, auch im reifen Obst enthalten, aber viel leichter verdaubar ohne die gewaltigen Probleme mit der hitzebehandelten Stärke!

Noch *Dr. Alvarez:* »*Wenn die Leute ein Stück Brot essen, dann fühlen sie sich voll. Sie essen dann weniger Früchte und Gemüse, die besten Nahrungsstoffe, die auch die wichtigen Vitamine und Mineralstoffe in organischer Form enthalten.*«

So sagte *J. I. Rodale* in seinem Buch »Das vollständige Buch über Nahrung und Ernährung«[100]: »*Die ganze Aussage über ›Brot als Stoff des Lebens‹ läßt mich kalt! Ich denke, die Allgemeinheit wäre besser dran, das Brot ganz wegzulassen!*«
Weiter: »*Was ist das beste Programm für einen Menschen, der bis 120 zu leben wünscht? Ich sage: Iß kein Brot! Es ist das schlechteste von allen Stärkeprodukten. Es ist keine eßbare Stärke!*«

Bereits 1845, also vor 147 Jahren, hat der englische Ernährungsforscher *Mr. Abel Haywood* Brot und Getreide »**Stoffe des Todes**« genannt. Dabei gab es damals noch gar kein reines, weißes Mehl, es war noch Vollmehl, grob gemahlen, das heute für die so gesunde Vollwertküche verwendet wird. Dabei ist Weißbrot (ohne Chemikalien) leichter verdaulich als Vollkorn. *Mr. Haywood* erklärte, daß die erdigen Stoffe im Brot, wie auch im Brunnenwasser, so viele tote Mineralstoffe (kalkige Mineralien für Steine) enthält, daß der Mensch im Laufe seines Lebens vom beweglichen, elastischen Zustand zum steifen, krummen, verknöcherten Lebewesen wird!

Die Ursache ist auch hier immer wieder die **Feuerbehandlung unserer Lebensmittel**. Die organischen Mineralstoffe werden in tote, anorganische umgewandelt, die Vitamine zum größten Teil verändert oder zerstört! Es gibt ca. 700000 Tierarten auf der Erde, die das Ursprungsprodukt roh und unverändert als Nahrung verwenden und dabei gesund sind. Nur der Mensch und die von ihm abhängigen Tiere sind so dumm, die kostbare Nahrung vorher durch Kochen, Braten, Backen, Fritieren usw. zu verändern und damit die notwendige Lebendigkeit der Nahrungsstoffe zu zerstören. Ergebnis: Tausende von Krankheiten und vorzeitige Vergreisung! Der Mensch ist das einzige kochende Lebewesen dieser Erde! An dieser Zerstörung hilft der neuartige Mikrowellenherd kräftig mit, in Sekundenschnelle.

Brot und Getreide ohne Hitzebehandlung schmecken nicht und sind roh sehr schwer verdaulich! Immer müssen Salze, Fette, Gewürze, also Irritanten und Gifte hinzugefügt werden. Ganz schlimm ist es, wenn man Getreide zusammen mit Eiweiß verzehrt, also die beliebten Käsebrote! Stärkehaltige Nahrungsmittel benötigen den basischen Speichel zur Verdauung, Eiweiß aber die saure Magensalzsäure. Nach dem chemischen Gesetz neutralisieren sich aber Base und Säure, so daß weder Brot noch Käse richtig verdaut werden können. *»Käse verschließt den Magen«*, sagt man nicht ohne Grund! Er verschließt die gesamte Verdauung! Das »gute Käsebrot« liegt also ebenfalls wie Blei im Magen. Darum fühlt man sich so lange voll und satt. Auch das Blut wird nicht mit ausreichenden Nährstoffen versorgt. Je schwieriger die Verdauung ist, um so schlechter ist die Körperleistung!

Früchte gehen so schnell in die Blutbahn, daß nur 10% der Energie für die Verdauung benötigt wird, aber 90% in Minuten als Kraftnahrung (Fruchtzucker) zur Verfügung steht: Leistung für Muskeln und Gehirn! Ja, auch das Gehirn benötigt kein Fertigeiweiß, sondern ebenfalls Fruchtzucker. Das »wertvolle« Fischeiweiß für Gehirnnahrung ist also ein reines Märchen!

Um Fleisch zu verwerten, werden 70% der Energie für die Verdauung benötigt, und nur 30% bleiben als Energie übrig, also ein ständiger Verlust von Kraft (daher auch die »erfolgreichen« [aber schädlichen] Resultate bei eiweißreichen Abmagerungskuren!). Welche Verschwendung von teuer erzeugten Nahrungsmitteln. Die dritte Welt muß hungern und den reichen, überernährten Ländern Viehfutter liefern, das sie selbst dringend benötigen.

»Brot für die Welt« ist also nicht die Lösung für die hungernden Millionen. Die Kirchen, die solche Weisheiten von sich geben, sollten diese Hungernden lehren, wie man Wasser schöpft, Obst und Gemüse anbaut und diese Grundnahrungsstoffe roh verzehrt. Dann wäre das Hungerproblem sehr schnell und radikal gelöst! Bei einer Ernährung direkt über die Pflanze könnten sofort 7- bis 10mal so viele Menschen ernährt werden!

Wann lichtet sich der Verstand?

Kommen wir hier noch einmal auf das so beliebte **Müsli** zurück. Entwickelt hat dieses Müsli *Dr. Bircher-Benner* als »Bircher-Müsli«. Bekannte Ernährungsfachleute wie *Dr. Kollath, Dr. Bruker, Dr. Schnitzer* verteidigen diese Frischkornmüslis als lebensnotwendig. Wie konnten wir die Millionen Jahre ohne Müsli nur überleben?

> »Wer über das gewöhnliche Leben hinaus will, der scheut blutige Nahrung und wählt nicht den Tod zu seinem Speisemeister!«
> *(Joseph v. Görres, kath. Publizist)*

Dr. Bruker in »Schicksal aus der Küche«[101]: »*Ohne Frischkornbrei keine Vollwertkost!*« Pflücken wir einmal diese Aussage auseinander, so wirst Du sehen, daß sie einfach falsch ist. Im Gegenteil, dieses Müsli ist unverdaulich und eine schwere Belastung für unser Verdauungssystem.

1. Kaue **rohes Hafermehl** intensiv, und Du wirst bemerken, daß es leicht süß schmeckt. Das stärkespaltende Enzym Ptyalin aus dem Speichel hat eine Teilauflösung der Stärke vollbracht. Dennoch bleibt ein »Klumpen Kleister« zurück, den man am besten ausspucken sollte. Dann hast Du die Nährstoffe des Hafers, aber nicht die unverdaulichen Stärkereste in Deinem Körper. Du weißt inzwi-

schen, daß es keine unverarbeitete Stärke im Körper gibt. Sie muß entweder ausgeschieden oder abgelagert werden.

Nun kaue das eingeweichte Hafermehl, wie es die Müsli-Befürworter empfehlen. Selbst wenn Du sehr lange kaust, wird das Eingeweichte nicht süß! Das bedeutet, daß eingeweichtes (oder auch gekochtes) Korn nicht vom Speichel Ptyalin verdaut werden kann. Wenn Du jetzt aber dieses eingeweichte Müsli mit Milch oder Honig ißt, dann ist die Verdauung vervielfacht unmöglich!

2. Das eingeweichte Korn (für sich allein) schmeckt natürlich wie **Tapetenkleister**. Es wird daher genußfähig gemacht; denn »Essen muß schmecken« (Originalton *Dr. Bruker*). Aber womit? Durch Hinzufügen von frischem Obst, Zitronensaft, 1 Teelöffel Honig, 1 Eßlöffel Sahne und geriebenen Nüssen! Die Folgen schilderte ich bereits! Dagegen schmeckt frisches, reifes Obst ohne jede Veränderung oder Mischung immer herrlich!

Da haben wir also den Salat. Das Enzym Ptyalin kann selbst nach minutenlangem Kauen den eingeweichten Körnerkleister nicht spalten. Auch die Obstsäure zerstört dieses Ptyalin sofort! Folgerung: Verdauung und Aufnahme der Nahrung gleich Null! Daher sind auch Obsttorten unverdaulich!

3. Es kommt aber noch dicker: **Geriebene Nüsse** sollen hinzugefügt werden. Stärkehaltige Kohlenhydrate (wie Getreide) und stark eiweißhaltige Produkte, wie Nüsse, soll man nicht kombinieren. Eiweiß benötigt die Magensalzsäure und das Pepsin, Stärke den basischen Speichel. Säure und Basen heben sich aber auf, so daß sie sich gegenseitig in der Verdauung ihrer Nahrungsstoffe behindern! Jede Nahrung enthält Proteine, Kohlenhydrate, Fette, Vitamine, Mineralstoffe usw., jedoch gibt es schwere Hindernisse bei der Verdauung, wenn man stark stärke- und stark eiweißhaltige Produkte gleichzeitig verzehrt! Man sollte auch nicht zwei verschiedene Arten Proteine oder Stärkeprodukte gleichzeitig verzehren!

4. Ein Teelöffel **Honig**, der zwar einen Teil leicht verdaubaren Fruchtzucker enthält, dennoch ändert das nichts an der Tatsache, daß die Wirkung auf den Körper wie das süße Gift Zucker ist! Alle konzentrierten Zuckerstoffe aktivieren die bereits erwähnte schädliche Insulinschaukel. Außerdem sammelt die Biene direkt die Umweltgifte. Ferner ist auch die Bienensäure ein Gift für unseren Körper!
Die Müsli-Maische freut sich. Schnell kann dieses Gemisch in unserem eigenen kleinen »Kochtopf Mensch« (37°C) in die bekannte Gärung übergehen und schließlich aufgrund des langen Verweilens dieses falsch zusammengesetzten Müslis prima Schnaps erzeugen. Du weißt doch, wie Bier gebraut wird? Nichts anderes geschieht hier. *Dr. Bruker* bestreitet natürlich diese wissenschaftlich einwandfreie Tatsache, weil ihm diese Wahrheit unangenehm ist und sein ganzes Kartenhaus, das er von *Dr. Kollath* übernommen hat, zusammenbricht! Siehe seine streitbaren Abhandlungen über diese nackte Wahrheit. Aber eine Tatsache kann man nicht durch stoischen Streit unterdrücken. (Siehe Artikel über die CHO-Alkoholkost!) Jeder Müsli- und Brotesser kennt dieses Gärungsproblem aus eigener Anschauung sehr genau. Sein Körper ist sein Lehrmeister. Starke Brot- und Getreideesser haben einen »instabilen und unsicheren« Gang, weil sie immer unter leichtem Alkoholdusel stehen!
5. Zutat **Sahne**. Das Fettprodukt Sahne ist stark cholesterinhaltig und stört die Verdauung der Getreidemoleküle, weil zunächst das Fett aufgenommen werden muß, das diese feinen Moleküle umschließt. Aus 1 Eßlöffel werden erfahrungsgemäß 3–4, weil Sahne so gut schmeckt. Beim Original Bircher-Müsli werden gar Kondensmilch oder viel Schlagsahne verwendet! Isolierte Fette, die es in der Natur nicht gibt, soll man nirgends hinzufügen, weil sie immer jede Verdauung stören und verlangsamen!
Über Cholesterin, das nur in tierischen Erzeugnissen vorkommt, wollen wir uns hier nicht unterhalten. Das

geschieht ausführlich an anderer Stelle! Ist der Verzehr des cholesterinhaltigen Tierprodukts nicht geradezu als »Rache der Tierwelt« zu bezeichnen, wenn sich der Mensch dadurch eine Arteriosklerose anißt, wobei aber das anorganische Kalzium an dieser weit mehr beteiligt ist? Die Pflanze ohne Cholesterin, sollte das nicht ein Fingerzeig der Natur für uns Menschen sein?

Es werden immer wieder die römischen Legionäre angeführt, die angeblich starke Marschleistungen mit Weizenkörnern erreichten. Diese Soldaten hatten viel Zeit zum Kauen der Körner. Sie kauten wirklich intensiv, aber sie spuckten den schädlichen Schleim wieder aus, nachdem sie dem Weizen die Nährstoffe entzogen hatten. So blieben sie von den Schäden der Stärkenahrung ziemlich verschont. Der Kleister schmeckt ja auch scheußlich! Siehe mein Beispiel mit dem Hafermehl. Man kann das mit jedem anderen Korn probieren!

Was bleibt also von dem Müsli übrig, das so viele »Experten« heiß empfehlen? Gar nichts! Schädliche »Pampe«, die ohne Zutaten auch so schmeckt! Sie ist eine Belastung unseres Verdauungssystems, das schon durch die jahrzehntelange Luxuskost am Boden liegt! Die gekauften Fertigmüslis mit ihrem hohen Zuckeranteil gehören schlicht zu den »Junk Foods« **(Schiet und Dreck)**. Eingeweichtes oder hitzebehandeltes Müsli ohne Auflösung durch das spaltende Ptyalin beschert uns mit der täglichen Gärung: Schleim in Nase, Rachen und Lunge, Magenstörungen, Arthritis, Zahnfäule. Viele andere Krankheiten entwickeln sich aus dieser konstanten Gärung. Wie erwähnt, gibt sich aber der Vollwertköstler mit diesem Müsli allein nicht zufrieden, es kommen noch die »herrlichen« **Vollkornbrötchen und -brote** mit allerlei schwerverdaulichem Belag hinzu. Wie oft habe ich auf Vollwert-Schiffsreisen und in Vollwertheimen die aufgeblähten Bäuche der Teilnehmer erlebt, jeder klagt über Blähungen noch und noch!

Es gibt ein sehr bekanntes Vollwert-Kochbuch von einer Autorin, die auf einer dieser Schiffsreisen die Vollwertküche organisierte und überwachte. Die Zusammensetzung jeder

Mahlzeit hat sie uns vor Beginn des Essens erklärt. Aber wenn schon das rohe, eingeweichte Getreide durch die falsche Kombination fast unverdaulich ist, dann ist das hitzebehandelte direkt gesundheitsschädlich! Das angeführte Vollwert-Kochbuch sollte also genaugenommen Vollwert-Vernichtungsbuch lauten! In allen Vollwert-Heimen ist gekochte Getreidekost die Kernkost. Ich werde Dir aber die weiteren verheerenden Folgen einer stark brot- und getreidehaltigen Nahrung noch aufzählen:

Der bekannte englische Forscher und Chirurg *Dr. de Lacy Evans* schreibt in seinem 1910 herausgekommenen Buch über die verhängnisvollen erdigen Grundstoffe, die besonders stark im Getreide vorhanden sind. Immer wieder spricht er von den »Earthy Matters«, den giftigen erdigen Stoffen, die den Menschen eine vorzeitige Verknöcherung und Vergreisung bescheren. Woraus bestehen diese »Inorganic or Earthy Matters«, »Anorganische oder erdige Stoffe«?:

a) Phosphat of Lime (Kalkphosphat)
b) Carbonate of Lime (Kalkkarbonat)
c) Fluoride of Calcium (Kalkfluoride)
d) Phosphat of Magnesia (Magnesiumphosphat)
e) Soda and Chloride of Sodium
   (Soda und Natriumchlorid).

Und das ist die Wertigkeit der Nahrungsmittel,
wie *Dr. Evans* sie sieht:

1. Früchte (!)
2. Fisch
3. Fleisch
4. Gemüse
5. Getreide

Ist das nicht erschreckend, daß das heute so beliebte Getreide am Ende der Skala steht? Früchte haben den geringsten Anteil erdiger Stoffe und bringen nach seinen Worten Leben und Gesundheit! Getreide hat also den höchsten Anteil und bringt dadurch Vergreisung und frühzeitigen Tod!

Der vielfach gelobte Hafer hat die schädlichste Wirkung auf die Zähne. Weizen ist am meisten säurebildend und der größte Kalkräuber. Niemals zuvor in der Geschichte wurde nach Entwicklung der Mühlen 1879 Getreide und Mehl in diesen enormen Mengen konsumiert. Ein großer Teil der Krankheiten entspringt daher dem hohen Körnerverzehr! Die Prediger von Vollkornkonsum machen ihr Werk zu gut. Gerade die Vegetarier sind in der Regel große Verbraucher von Getreideerzeugnissen. Sie leiden daher auch viel mehr als die Fleischesser unter diesen krankhaften Gärungskrankheiten!

Selbst Gemüse steht auf dem vorletzten Platz. Das trifft besonders auf Gemüse unterhalb der Erde zu. Ich nenne daher Gemüse »Second-hand«-Nahrung. Rohes Gemüse, besonders das chlorophyllreiche Blattgemüse, enthält aber erhebliche Mengen der lebensnotwendigen Vitamine und Mineralstoffe, jedoch ist Gemüse durchweg kalorienarm und kann bei ausschließlicher Kost keine ausreichenden Energien liefern!

Immer wieder betonen Forscher die wichtigen Mineralstoffe, aber bei *Dr. Evans* sehen wir, daß diese in übergroßer Menge schädlich sind, erst recht, wenn sie durch den Kochtopf in den anorganischen, toten Zustand zurückversetzt wurden, was ja heute bei der »gutbürgerlichen Kost« fast 100%ig der Fall ist. Wer ißt denn bis auf die paar Vegetarier (die leider auch den Kochtopf lieben) überhaupt roh und unverfälscht?

Die Zubereitung durch Feuer verwandelt also die sonst leicht löslichen Mineralsalze in den anorganischen, leblosen Zustand zurück, so daß diese von unserem Organismus nicht mehr eingebaut werden können, sie bilden so nur Schlacken, die sich überall im Körper festsetzen! Er muß diese ablagern, weil unsere Nieren und die Haut diese großen Mengen auf die Dauer nicht ausscheiden können.

Wenn Fleisch genossen wird, so empfiehlt *Dr. Evans*, die Fleischsäfte als Gifte wegzuschütten, genau so, wie es der deutsche Arzt *Dr. med. Steintel* empfiehlt, den ich bereits mehrfach erwähnte. Die Puddingvegetarier mit dem Kochtopf sollten lieber Fleisch ohne Säfte essen. Sie wären gesünder! Das Buch von *Dr. Evans* lautet: »*Wie verlängere ich das Leben?*«[99]

Er hat sich darin intensiv mit den Möglichkeiten der Lebensverlängerung auseinandergesetzt.

Interessant ist, daß er über 2000 Menschen jenseits der 100 berichtet, die in den früheren Jahrhunderten gelebt haben. Viele sind mit ihrem Namen, dem erreichten Alter und ihrer Lebensweise beschrieben. Er bestätigt damit meine Ermittlungen, daß der Mensch aufgrund des Übergangs zur toten Kost von seiner gesunden Langlebigkeit abgewichen ist und erst jetzt beginnt, langsam wieder älter zu werden, aber mit Krücken, die ihn als Invaliden ins Altersheim befördern!

Im Gegensatz zu der landläufigen Meinung zeigen seine Berichte, daß auch in früheren Jahrhunderten die Menschen sehr alt geworden sind. Es heißt ja auch, daß der Mensch, der im vorigen Jahrhundert 70 Jahre alt wurde, heute die 70 kaum noch erreicht. Die polnische Regierung gab kürzlich bekannt, daß in diesem Land schon ein Absinken auf 69 Jahre festzustellen sei. Es wären noch viele interessante Punkte aus dem Buch von *Dr. Evans* zu erwähnen, aber diese würden diesen Artikel über Brot sprengen.

Einen wichtigen Punkt aber möchte ich dennoch anführen, der besonders an die Obstsäure-Gegner zu richten wäre! *Dr. Evans* erwähnt die Obst- und Zitronensäure als das beste Mittel, die schon abgelagerten erdigen Grundstoffe wieder aufzulösen. Die alkalischen Stoffe lösen die Säureschlacken auf, aber nicht die Knochen und Zähne, wie immer wieder fälschlich behauptet wird. Zweitens ist die Phosphorsäure (ohne Phosphor keine Denkkraft) ein weiterer Grundstoff, Ablagerungen aufzulösen.

Auf Seite 186 erwähnt er den deutschen Forscher *Prof. Dr. Wilhelm Schmöle*, einen Professor der Pathologie. *Dr. Schmöle* behauptet dort im »Daily Telegraph«, daß Zitronensaft das Elixier Vitae, DAS Lebenselixier sei! Wörtlich: »*Er ist zuversichtlich in der Hoffnung, daß in ferner Zukunft er in seiner eigenen Person der Nachwelt beweisen wird, daß derjenige, der nur Zitronen genug ißt, niemals zu sterben braucht!*« Zu *Graf Waldeck*, der in Paris 120 Jahre alt wurde und in jedem Frühjahr große Mengen Meerrettich, eingeweicht in Zitronensaft, aß, sagte er, daß es nicht der Meerrettich war, sondern der Zitronensaft, der sein Leben um viele Jahre verlängerte!

Welch krasser Gegensatz zu den Antisäureleuten, die immer wieder von der Schädlichkeit der Obst-, besonders der Zitronensäure, reden, die die Zähne zum Ausfallen bringen und die Knochen erweichen lassen. **Ein Apfel reinigt die Zähne besser als jede Chemiezahnpaste!**

Dabei ist gerade Getreide, ob roh oder hitzebehandelt, immer säurebildend, es ist kalkarm und laugt dadurch das wichtige Kalzium aus unseren Knochen und Zähnen aus. Da Brot- und Getreideprodukte auch heute noch in großen Mengen verzehrt werden, ist der Abbau der Knochensubstanz sehr groß! Das stört die Antisäureleute aber nicht, sie haben alle die »gesunden« Getreidearten in ihren Kostplänen, ohne je die ständige Säurewirkung dieser zähen Kleisternahrung zu erwähnen! Ich habe mir gerade in den letzten Jahren viele Bücher aus dem vorigen Jahrhundert besorgt. Wir tun so schlau, dabei waren unsere Vorfahren schon ganz weit vorne in ihrer Vorausschau. Daher auch mein Anfangszitat von *Goethe*.

Der britische Arzt *Dr. Densmore* schreibt in seinem 1892 herausgegebenen Buch: »Wie die Natur heilt!«[102], das als Grundlage einen Vortrag von ihm vor der Londoner Ärztegesellschaft im Jahre 1876 hat, wie folgt über Getreide:

*»**Getreidenahrung führt zum frühen Tod!** Wer große Mengen dieser gefährlichen Nahrung zu sich nimmt, sammelt die größte Menge erdiger Grundstoffe an und schädigt seinen Organismus fortwährend! Diese Ablagerungen, die man sichtbar im Teekessel sieht, lagern sich im ganzen Körper ab, verkleistern das Blut, verstopfen die Filtriersysteme, führen zu allen möglichen Krankheiten und zum vorzeitigen Ende! Schwere, unbeholfene Menschen, deren Bewegungen steif und ungeschickt sind, sind fast immer große Verbraucher von Brot, sonstigem Getreide und Kuchen aller Art. Wer unter Ausschlag, schlechten Zähnen, Geschwüren, häufigen Kopfschmerzen und Erkältungen leidet, ist vornehmlich auch Verbraucher der erwähnten stärkehaltigen Nahrung!«*

Plutarch erwähnt in »Pinnocks Edition of Goldsmith's History of England«, daß die Briten so mäßig im Essen waren, daß die Alterserscheinungen erst bei 100–120 Jahren begannen! Ihre Arme, Beine und Oberschenkel waren immer ohne Bekleidung, und viele Hautpartien waren blau. Ihre Nahrung bestand fast nur aus: Eicheln, Beeren und Wasser! Andere Historiker erwähnen Fisch, Geflügel, Blätter und Früchte als Hauptnahrung mit kleinen Mengen Wurzeln aus dem Wald. Diese Produkte enthalten eine viel kleinere Menge an erdigen Stoffen als Getreide. Gerade die Abstinenz von Getreide führte bei diesem Volk zu außerordentlicher Langlebigkeit. Die genossene Nahrung führte zu einem hohen Grad von Aktivität und Stärke!

Dr. Henry stellte fest, daß sie eine bemerkenswert athletische Form hatten, größte Kraft entwickelten und leichtfüßig waren. Sie übertrafen sich beim Rennen, Schwimmen, Klettern, Ringen und allen Arten körperlicher Betätigung. Sie ertrugen geduldig Schmerzen, schwere Arbeit (Plage), ohne Murren Kälte, Hunger und alle Arten von Ungemach. Sie rannten bis zum Hals ins Moor und lebten tagelang ohne Nahrung! Die Bewohner von Neuseeland und den Südseeinseln lebten von ähnlicher Nahrung wie die früheren Briten und waren gesund und vital über die 100 hinaus!

Herodot (ältester Geschichtsschreiber – um 490 v. Chr.) beschreibt die Äthiopier, die wegen ihrer Langlebigkeit Makrobioten genannt wurden. Ihre Kost bestand ausschließlich aus geröstetem Fleisch und Milch. Beide enthalten nur eine kleine Menge erdiger Grundstoffe, und sie hatten eine bemerkenswerte Schönheit in ihrer Figur, sie lebten bis 120 Jahre, und viele wurden noch älter!

Herodot berichtet auch über einen Besuch persischer Gesandter bei den langlebigen Äthiopiern. Sie fragten die Perser, was ihr König wohl zu essen wünscht und wie lange die Perser im allgemeinen lebten. Sie erzählten, daß der persische Kaiser Brot essen würde, Weizenbrot, und die längste Lebenserwartung sei 80 Jahre. Es überraschte die Äthiopier nicht, weil sie sich vom »schmutzigen« Brot ernährten und daher so früh starben.

In der Tat, er *(Herodot)* war sicher, die Perser könnten nicht einmal bis 80 Jahre leben, sie hätten das nur ihrem erfrischenden Getränk (Traubensaft oder Wein) zu verdanken. Dann fragten die Perser die Äthiopier über ihr Lebensalter, wobei sie erklärten, daß die meisten 120 Jahre alt würden und einige noch darüber hinaus, wobei, wie oben erwähnt, geröstetes und gekochtes Fleisch die Hauptnahrung gewesen sei und als Getränk nur Milch.

Es werden in dem Buch von *Dr. Densmore* noch recht viele Beispiele angeführt, daß Früchte die beste und ursprünglichste Nahrung für den Menschen sei, aber Brot/Getreide als späte Kost die schlechteste!

Mr. und Mrs. Densmore waren beide Ärzte, praktizierten zunächst in London, später in den USA. Sie setzten alle ihre Patienten sofort auf getreidelose Kost, wobei vorrangig Früchte gereicht wurden, dazu zunächst noch etwas Fleisch, es war »durchgedrehtes Beefhack«, flach wie Pfannkuchen ausgerollt, dann beidseitig in der Pfanne mit wenig Fett leicht angebraten. Später haben die *Densmores* auch Fleisch als schmutzige Nahrung, wie sie sich ausdrückten, weggelassen. Ihre Patienten machten dabei sofort den größten Sprung in Richtung Gesundheit, wenn sie Brot/Getreide vollkommen absetzten! Das waren ihre strikten Forderungen:

1. **Streiche Brot- und Getreideprodukte**
2. **Basiskost sind Früchte und Nüsse**
3. **Absoluter Verbrauch ungekochter Nahrung**

dann gibt es keine Krankheiten, und es ist kein Doktor notwendig! Denn... Früchte sind die beste Nahrung für Menschen, wenn sie ein langes Leben wünschen!

Wie *Dr. Evans* in seinem Buch den deutschen *Prof. Dr. Schmöle* erwähnt, so schreibt *Dr. Densmore* über einen deutschen Arzt *Dr. Winckler*, der unter dem Pseudonym *Dr. Alanus* Artikel über Vegetarismus in Gesundheitsblättern schrieb, nachdem er von einer gemischten Kost zum Vegetarismus übergegangen war. Bei *Dr. Winckler* kam schon mit 40 Jahren das große Erwachen, als er feststellte, daß seine radialen Arterien (Speicherarterien) Zeichen einer Arteriosklerose zeigten. Er konnte es sich bei seiner »gesunden« vegetarischen Kost nicht erklären, aber die Zeichen seiner »Verkalkung« waren unmißverständlich! Da er außerdem Nichtraucher war, beunruhigte ihn dieses Symptom.

Plötzlich jedoch, beim Lesen von Literatur des hervorragenden Pariser Arztes *Dr. Monin*, kam ihm die Erleuchtung, daß die gekochte und gebackene Getreide- und Stärkenahrung bei seiner vegetarischen Kost die Ursache der frühzeitigen »Verkalkung« sei! Die Feststellungen *Dr. Monins* basieren auf den Forschungen von *Prof. Gubler*, Paris, der schon früher in dem Buch von *Dr. Densmore* erwähnt wurde.

Die gekochte vegetarische Diät mit ihrem hohen Anteil von Getreide führt also zu einer frühen Arterienverkalkung und vorzeitigem Tod!

Dr. Winckler (Alanus) kehrte zur Mischkost, also zur gutbürgerlichen Kost, zurück. *Dr. Monin* erwähnt auch den hohen Verkalkungsgrad bei den Menschen in Bombay und Kalkutta, die sich fast ausschließlich von gekochtem Reis ernähren!

Wir sollten uns immer daran erinnern, daß dieses Buch 1892 geschrieben wurde, basierend auf einem Vortrag von 1876!

Wer dieses Buch liest, wer hat jemals von den beiden Ärzten *Dr. Schmöle* und *Dr. Winckler* gehört? Ich wäre für Hinweise dankbar. Von *Dr. Gustav Schlickeysen* habe ich in den früheren vegetarischen Blättern öfter gelesen, heute nicht mehr. Es ist schade, daß die Erkenntnisse auch dieser deutschen Ärzte einfach übergangen wurden! Das heutige ständige Gerede über das »gute« Vollkorn hat unseren Blick für die Wahrheit benebelt.

Weitere Übel der Brot/Getreidenahrung: **Fettsucht!** Die Hauptursache des heute so verbreiteten Übergewichts sind die stärkereichen gekochten und gebackenen Brot- und Getreideprodukte! Wie auf diesen Seiten erwähnt, sind sie gesundheitsschädlich, weil sie den gesamten Stoffwechsel, besonders den Zuckerstoffwechsel (neben den reinen Zuckern aller Arten natürlich), dauernd erheblich stören!

Ich habe in meinem ersten Buch »dick + krank oder schlank + gesund«[1] ausführlich über Brot und Fettsucht berichtet, Du kannst dort nachlesen. Meine Ausführungen von 1975 sind durch weitere Studien noch erhärtet. Vor allem prangere ich heute mehr denn je die **Hitzebehandlung** unserer wertvollen Lebensmittel an. Was nützt der gesamte biologische Anbau, wenn wir diese gute Nahrung anschließend in den Kochtopf werfen und total zerstören!

Jeder Fettsüchtige kann feststellen, daß er **sofort** zum gesunden Normalgewicht zurückkehrt, wenn er getreidelos ißt, besonders schnell, wenn er die verbleibende Kost roh ißt und diese vorwiegend aus Früchten, Gemüsen und wenig Nüssen besteht!

Die überragende Bedeutung der Früchte habe auch ich 1975 noch nicht erkannt. Wer jetzt also Getreide mit Rohobst tauscht, der wird unweigerlich schlank und gesund, selbst wenn er im Übergangsstadium Teile seiner anderen Kost (selbst Fleisch) noch beibehält.

Der Übergang zur totalen Rohkost ist zwar einfach, jedoch bekommen einige unangenehme »Rückzugssymptome«, weil unser Körper die abgelagerten Schlacken im Organismus auflösen will, wozu er bisher wegen der Dauerzufuhr falscher Stoffe nie kam! Alle Getreideerzeugnisse sollten am besten von der Tafel verschwinden, ganz besonders aus der Säuglingsernährung! Kinder bis 2 Jahre können Stärke überhaupt noch nicht verdauen, denn sie sind von der Natur bis zu 3 Jahre auf Muttermilch als alleinige Kost programmiert!

Diese Symptome, wie Kopfschmerzen, Müdigkeit, Schmerzen in vielen Gliedern, sind zwar unangenehm, jedoch sind das Heilungs- und Gesundheitskrisen und nie schädlich! Gesundheit und Krankheit sind dieselbe Münze mit 2 verschiedenen Seiten! Die Natur will uns mit Krankheiten nicht schädigen, sondern heilen! Wieder ein einfaches Gesetz!

Hilfe: Versuche, den Übergang zu verlangsamen. Am besten ist es, wenn man die Morgenmahlzeit nur mit saftigem Obst beginnt. Wenn Du bis mittags Hunger verspürst, nimm wieder wasserhaltiges Obst, das Dich gleichzeitig mit dem besten

Getränk der Welt (destilliertes Wasser) versorgt. Ab 4 Uhr morgens beginnt die Ausscheidungsperiode, unterstütze diese durch den reichlichen Frischobstverzehr. Halte das einen Monat durch, dann iß auch abends nur Früchte, möglichst vor 18 Uhr, sonst mußt Du wegen des großen Urinanfalls öfter »aus dem Bett«, dieser Urinfluß kommt durch den erwünschten Kaliumanteil im Rohobst, der die gefährlichen (toten) Salzmengen aus unseren Körpern treibt. Auch wieder einen Monat durchführen!

Wenn diese beiden Mahlzeiten aus rohen Früchten bestehen, dann hast Du schon viel auf dem Wege zur gesunden Schlankheit erreicht. Ich kenne einen Unternehmer, der in wenigen Monaten 45 Pfund abnahm, obgleich er die sonst übliche Mittagsmahlzeit (aus anderen Gründen) noch weiter aß.

> *Alles Große ist einfach, wenn Du Dein Gehirn vom alten Ballast befreist!*

Jetzt mache Dich an das Mittagessen ran, das vorwiegend aus rohen, frischen Gemüsen bestehen sollte. Du kannst als Übergangskost einige Pellkartoffeln hinzunehmen mit der nahrhaften Avocadosoße, es sei auch etwas saure Sahne oder Buttermilch-Yoghurt erlaubt. *»Du mußt durch dieses Nadelöhr durch«*, schreibt *Prof. Ehret*, der oft die ganze Nacht auf der Toilette mit Einläufen und Durchfall zubrachte, um seine aufkommenden Belastungen zu mildern. Mit Tabletten unterdrückst Du diese nur, aber heilen können sie niemals. Du willst aber doch den alten Dreck, der seit Jahrzehnten in Deinen Därmen und Geweben liegt, herausholen? *Ehret* war aber ein schwerkranker Mann, er hatte Nieren- und Lungenschwindsucht und war von den Ärzten aufgegeben! Jeder von uns wird bei dieser Reinigung einmal rückfällig, aber beginne unerschütterlich die Fortsetzung dieser Übergangsperiode. Am Ende strahlt Dein gereinigter, gesunder Körper im Sonnenlicht!

Vergleiche Dich dabei nicht mit anderen Menschen, die trotz total falscher Kost, trotz Schnaps, Zigaretten und Bohnenkaffee anscheinend alles vertragen können und äußerst »mobil« erscheinen, diese Täuschung kommt ihnen später teuer zu stehen. Plötzlich und unerwartet (in Wirklichkeit langsam, aber sicher) sind sie kaputt! Diese Leute sollten sich immer wieder bei ihren Vorfahren bedanken, daß sie so gute Chromosomen mitbekommen haben! Tote, gekochte Kost mit Salzen und Gewürzen bringt einen Rohköstler schon... »aus dem Tritt«! Eine feine Maschine reagiert sofort!

Are Waerland kaufte sich während eines US-Besuchs auf einem Marktstand »große, prächtige Brombeeren«. Die Nacht darauf wurde *Waerland* sterbenskrank, er dachte wirklich daran, sein Ende wäre gekommen. Bis ihm einfiel, daß diese »Kunstbrombeeren« mit starken Giften wie Insektiziden und giftigen Düngemitteln »produziert« wurden. Nach diesem Ereignis reiste er sofort zurück. Das war vor ca. 60 Jahren, welche weitere Verseuchung hat die Umwelt heute durchgemacht! Ich glaube aber, daß die Reaktion eher von einem bereits latent kranken Organismus *Waerlands* kam, denn seine falsche Getreidekost mit zu vielen Kartoffeln überfüllt alle Verdauungsorgane, so daß für das gesunde rohe Obst und Gemüse kaum noch Platz vorhanden ist. Ferner hat die große Menge Obstsäure die bereits gärende Getreidemaische »in große Aufruhr« versetzt! *Waerland* wußte nichts von der reinen Obstnahrung und ihrer erforderlichen Kombination. Siehe Obstartikel. Wir merken bei unseren jährlichen Aufenthalten in Florida bei reiner Obst/Gemüse-Nahrung nichts trotz viel stärkerer Belastung heute! Wenn Du schlank werden willst, mußt Du aber jegliches Getreide meiden, auch das versteckte Mehl, das sooft als Bindemittel bei Soßen verwendet wird. Du bist dann Sieger nicht nur über Fettsucht, sondern auch über den banalen Schnupfen, der meistens ein Brot- und Getreideschnupfen ist. Du siehst doch selbst, wie diese Brotsäure aus Deiner Nase wieder herauskommt. Das hat rein gar nichts mit dem harmlosen Wind zu tun, sondern nur mit Deiner inneren Verschmutzung. Wären es wirklich die frische Luft oder die Kälte, dann müßten die Tiere dauererkältet sein! Freue Dich also über den reinigenden Schnupfen, ein Krebskranker bringt diese »gesunde« Auflösung der Gifte nicht mehr fertig. Es gibt Professoren, die Schlacken im Körper verneinen, weil sie in den toten Zellen unter ihrem Mikroskop diese nicht entdecken. Braucht man dazu ein Labor, wenn Nasen und Rachen in Massen diesen Dreck verlassen? Arme Theoretiker! Ich werde darauf noch ausführlich eingehen!

Mit Getreide beginnt die Fettsucht, sie wird Dich so lange quälen, bis Du die Ursache beseitigt hast: Brot, Brötchen, Frühstücksflocken, Müsli, Mehl und Zucker! Und vorerst auch die beliebten Kartoffeln, auch wenn diese nicht ganz so schädlich wie die Körner sind. Sie erzeugen aber auch Kleister und sind gekocht, also tot!

> *»Wenn die Leute sich richtig ernähren würden, wäre eine Operation unnötig!«*

Professor Hotema: »Experten, die ihre Behauptungen auf große eigene Erfahrungen stützen, berichten, daß Getreide, Knollen und Mineralwasser den Körper mehr als Fleisch zerstören!« Auch ich sage das in diesem Buch und während meiner Vorträge immer wieder, daß die Verzehrer von ausgekochtem jungen Fleisch (aber kein Schweinefleisch) ohne die (Urin-) Brühe viel besser dran sind als die Körner-, Kartoffel-, Zucker- und Honigesser! Siehe auch mein 1. Buch von 1975 »dick + krank«[1]. Dabei nehme ich natürlich nichts zurück, was ich in diesem Buch über Fleischkost ausführe!

> *»Bessere und schnellere Heilresultate erhält man durch Fasten. Alle Heilkraft dieser Erde liegt im Körper selbst. Medikamente ›kuren‹ nicht! Kuren beseitigen nicht die Ursachen der Erkrankungen. Ursachen sind aber die Menschen selbst mit ihrer jahrhundertelangen falschen Lebensweise!«*
>
> *(Prof. Hilton Hotema)*

Siehe, die völlig verrückte Obstkost *(Stahlkopf)* macht Dich krank! Aber die degenerierte Kochkost mit Kaffee, Schnaps und Zigaretten macht Dich gesund? Welches Gehirn kann nur so verrückt denken? Die unheilvolle, falsche Lebensweise bringt Dir nur eine kleine Schonfrist. Die Natur läßt sich niemals für dumm verkaufen, sie wird ihren (dann aber viel härteren) Tribut fordern! Vergiß nie diese Wahrheit!

Rheuma – Gicht – Ischias

Viele Ernährungsforscher glauben, daß Fleischprodukte als Harnsäureerzeuger die Hauptverursacher rheumatischer Erkrankungen sind.

Sicher sind die Harnsäureüberschüsse mitbeteiligt, besonders bei der Gicht. Im Gegensatz zu den tierfressenden Tieren (die übrigens alles roh, lebendig vom Tier verzehren) haben wir Menschen nicht das Enzym Urikase, das sofort die Harnsäure auflösen kann. Daher ist die Umwandlung von Harnsäuren zu dem leichter abzubauenden Harnstoff für uns so schwierig. Ferner haben tierfressende Tiere einen viel kürzeren Darm, so daß die Verweildauer stark herabgesetzt wird. Ein weiterer wichtiger Hinweis der Natur, daß unser Organismus nicht für eine Fleisch- und Fischverdauung vorgesehen ist! Aber die verkleisternden, klebrigen Säuren aus den gekochten und gebackenen Brot/Getreideprodukten sind viel schlimmer. Diese verstopfen fortwährend alle Lymph- und Filtriersysteme, verhindern einen flüssigen Blut- und Säftestrom und ziehen das lebensnotwendige Kalzium aus den Knochen und Zähnen.

Da der Schleim aus diesen gekochten Stoffen kaum abbaubar ist, macht unser Körper ab und zu eine Gewaltkur, so daß dieser Kleister als Schnupfen wieder herauskommt. Geht dieser Schleim tiefer, so nennt man solche Erkrankungen: Bronchitis, Lungenentzündung oder Asthma.

Krebsentdeckung bedeutet ja zumeist Endstation, und diesen letzten Weg verdankst Du in erster Linie dem Verzehr schlackenarmer Tierleichenkost und dem gebackenen Getreideschleim! Wenn es also überall im Körper »zieht und knirscht«, so klage die Kleisterkost an, die Du täglich in Dich hineinschlingst. Überlege einmal selbst, was alles so am Tag zusammenkommt, dann solltest Du Dich über Dich selbst beschweren, der Du gedankenlos alles hinunterfutterst, was Dir vorgesetzt wird!

Alle Stärkenahrung, die nicht verwertet werden kann, vermindert unsere **Vitalkraft**! Unverarbeitete Stärke sollte in unserem Körper nicht vorkommen, da wir Stärke nur als Glykogen in der Leber und den Muskelzellen als ständige Kraftreserve speichern können. Stärke ist nicht wasserlöslich, unser Organismus kann reine Stärke nicht lagern, sondern muß diese immer sofort verarbeiten oder ablagern!

Jede überflüssige Stärke muß in Fett umgewandelt werden! Da bei der reichlichen Brot/Getreidekost unser Körper überfordert ist, vermindern die schleimigen Massen ständig unsere vitale Kraft! Die überzählige, tote Stärke aus dieser Kost ist also unnatürlich, kräfte- und nervenzehrend!

Früchte aber sind positive Stimulanzien!
Sowohl gekochte Fleisch- als auch Getreidekost schmeckt ohne Salz und Gewürze nicht, sie benötigt als ausgelaugte, tote Leichennahrung diese immer schädlichen Zutaten, verbunden mit den schwer verdaubaren Fetten, die isoliert in der Natur auch nicht vorkommen. Der Mensch produziert diese in den Fabriken und Meiereien. Ihre »Fabrikware« Milch wird homogenisiert, pasteurisiert und sterilisiert. Sie wird nur wegen der längeren Haltbarkeit in den Regalen zum Nachteil des lebendigen Körpers degeneriert!

Da die falsche »gutbürgerliche« Kost (gbK) in dieser Zusammensetzung als tote Nahrung schwer »im Magen liegt«, benötigt man weitere Stimulanzien, um diese Mischung erträglich zu machen, wie Schnaps, Zigaretten, Kaffee, Tee oder gar Maalox, ein Alu-Produkt, wegen des Sodbrennens.

»Nimm einen Underberg, und Du fühlst Dich wohl«, heißt der Slogan, dieser stimmt für die Kasse der Firma, aber für Dich? So wird das Übel zwangsweise in den empfindlichen Darmkanal getrieben. Der geschundene Körper soll dann selbst sehen, wie er damit fertigwird!

Da gibt es ja auch noch Aspirin, und wenn der verstopfende »Kram« nicht wieder hinaus will, unzählige Pillen. Irgendwie werden wir die Symptome schon unterdrücken! Außerdem Penicillin, wenn die »bösen« Bakterien helfen wollen, unseren Fraß zu beseitigen.

Aber Obst mit seinem hohen Anteil an Vitamin C ist das bessere, unschädliche Penicillin! Weiter enthält es alle lebendigen Vitamine und Mineralstoffe, sie sorgen für die Verflüssigung der Schlacken, sie fegen, wie ein Besen, den Boden sauber. Gerade die säurehaltigen Früchte, die im Endabbau immer basisch sind, garantieren aufgrund ihrer raschen Verfügbarkeit (D-Zug-Verdauung) dafür, daß unser Körper **sofort** mit der Reinigung beginnen kann. **Früchte sind unsere Zündkerzen!** Keine Nahrung, auch Obst nicht, kann direkt heilen. Es gibt keine sogenannte Heilnahrung (auch keine Heilmedizin oder -kuren). **Alle sogenannten Diät-Kuren sind unsinnig!** Nur unser Organismus heilt in seiner Weisheit ganz allein, wie eine Wunde ohne unser Zutun heilt! Man muß ihm nur die Gelegenheit geben und sich nicht immer wieder »vollstopfen«. Er muß dann die unnützen Schlacken wegräumen und kommt nicht zum eigenen Heilen! Einige Tage Fasten und anschließend nur Obstkost, das sind die besten Heilquellen für alle Krankheiten! Du weißt doch noch, was alte chinesische Ärzte sagten: »*¼ der Nahrung für Deinen Körper, ¾ für den Arzt!*«

Wer die »gutbürgerliche Kost« (gbK) vertragen kann, ist bereits krank und hat noch einen weiten Weg zur Vollgesundheit vor sich. Sein Körper hat sich arrangiert, aber die Sünden gegen das Naturgesetz sind tief eingegraben und angesammelt. Die Natur vergißt nie, früher oder später kommt die gerechte Strafe, zumeist unerwartet...! Stärkereiche Nahrungsmittel wie Getreide und Kartoffeln sind aber schleichende Gifte, die leider erst später ihren Tribut einfordern!

Der bekannteste und wohl konsequenteste deutsche Lebensreformer war *Walter Sommer*, Ahrensburg bei Hamburg. Er starb erst 1986, zwei Monate vor seinem 99. Lebensjahr. Ich besuchte ihn einmal vor ca. 17 Jahren in seinem Haus, ein weiteres Mal im Herbst 1985, wenige Monate vor seinem Tod. *Walter Sommer* lag schon ständig im Bett, hatte täglich Durchfall, vergaß sofort alles wieder. Durchfall ist immer ein Zeichen, daß der Körper sich von Giften befreien will. *Sommer* hat die Rezeptzusammenstellung in seinem Buch von seinem »Lehrer« *Dr. Drews*, Chicago, übernommen. Diese Kombinationen entsprechen nicht den Erkenntnissen der NH. Obst, Gemüse, Nüsse und besonders Erdnüsse wurden gemischt, dabei sind Erdnüsse als Hülsenfrüchte abzulehnen. Auch die guten Nüsse sollten am besten für sich allein genossen werden. Seine Rezepte enthalten auch zu viele Obst/Gemüse-Sorten. Die Mono-Kost ist immer die beste und führt nicht zur Gefräßigkeit. Du weißt, alle Worte mit »über« taugen nichts, wie Überessen, -sex, -streß usw.! Seine Aversion gegen Obst allein hält den Argumenten nicht stand. Zu den Früchten gehören Nüsse (auch Früchte), Früchte tragende Gemüse, wie Tomaten usw., auch die fettreiche Avocado. Wir bekommen also Fette genug. Wir sehen an *Sommer* aber, daß der Körper selbst ein Durcheinander von Stoffen verzeiht, wenn diese nur **frisch und roh** sind, sogar bis 100 Jahre! Ich versuchte, *Sommers* Essensplan zu korrigieren, und empfahl bis 1 Liter rohe, frische Obst- und Gemüsesäfte, besonders den Provitamin-A-reichen Karottensaft. Nach Umstellung auf »meine« Linie rief mich Frau *Sommer* wenige Wochen später erfreut an, ihr Mann würde derartige Fortschritte machen, daß er sicher im Frühjahr wieder mit seinen geliebten Hunden im Garten spazierengehen könne. Doch der Schein trog, seine Lebenskräfte waren erschöpft, auch durch die jahrelangen Querelen um seinen Besitz, den er einem Verwandten überschreiben ließ.

Wer war nun *Walter Sommer* wirklich? Er wurde als Sohn eines Bauunternehmers in Rendsburg als schwächliches Kind geboren, von der Familie deswegen schlecht behandelt, so daß er schon in seinen jungen Jahren an Selbstmord dachte. Er wanderte dann als Elektriker in die USA aus, wo sein von Geburt an schwacher Körper erst recht erkrankte. Er bekam in den Staaten aber schon sehr früh Kontakt mit der Naturheilbewegung, lernte *Dr. Drews* in Chicago kennen, einen der damals führenden Ernährungsforscher. Er stellte seine Ernährungsweise um und gesundete.

Zurück in Deutschland gründete er in der Stadtmitte von Hamburg seinen SommerVerlag-Versand mit Naturprodukten wie Nüssen, Trockenfrüchten. Regelmäßig gab er seine »Hausmitteilungen« heraus, die für mich auch heute noch wertvolle

Erkenntnisse erhalten. Seine Lehre basiert ausschließlich auf den Naturgesetzen. In diesem Zusammenhang mit der Getreidekost hat er fast in jeder Ausgabe die Gefährlichkeit dieser Nahrung mit den schleichenden Folgen angeprangert.

In seinen »Hausnachrichten Nr. 90 v. Sept./Okt. 1967« beschreibt er nach langem Schweigen unter »Liesel« den Tod seiner geliebten Frau, der ihn schwer erschütterte. Um das Andenken dieses führenden dütschen Forschers der Naturkost aufrechtzuerhalten, möchte ich wesentliche Passagen daraus hier bringen:

»Wer meine Frau Elisabeth gekannt hat, kann vielleicht ermessen, welch einen Schmerz ihr Heimgang in meiner Seele aufgerissen hat. Ein Leben lang haben wir zusammen geplant, im Gedankenaustausch aufkommende Schwierigkeiten miteinander überwunden. Wir haben Schmerz und Trauer miteinander getragen. Nicht immer zeigte uns das Leben seine Sonnenseite. Manch herben Schmerz hieß es zu überwinden, und in der Überwindung wurde unser Bund gefestigt mit dem Ziel, der Welt zu zeigen, worin die Menschen gefehlt haben. Wir haben uns bemüht, nach unseren Kräften und Erkenntnissen die Ursachen aufzuzeigen, die dem Verfall der Menschheit zugrunde liegen. Wir haben gezeigt und nachgewiesen, warum die landesübliche Ernährung mit blutigem Tiermord und dem Verzehr von Tierleichenfleisch den Charakter des Menschen verdirbt und seinen Verstand in eine teuflische Kreisbahn zwingt, die ins Verderben führt und der Menschheit durch Herrschsucht, Gewalttat, Krieg und Krankheit den Untergang zu bringen droht.

Gemeinsam haben wir auf Reisen und Tagungen versucht, neue Gedanken zu fassen und nutzbringend zu fördern. Aber wie kläglich sind alle Versuche der Wissenschaft bisher gescheitert, das Geschick der Menschen in gesunde und friedliche Bahnen zu leiten. Solange die Wissenschaft und ihre Diener unter der Voraussetzung arbeiten, daß die landesübliche Ernährung mit Tierleichenfleisch, Brot und Milch die den Organen des Menschen und seinem Körper gemäße Ernährung ist, führt die unrichtige Voraussetzung zu unrichtigen Folgerungen und damit zu leidvollen Katastrophen im Leben des einzelnen Menschen und der Volksgemeinschaften.

Wir haben erkannt: Die Grundlage der Erhaltung des Lebens in voller Gesundheit und Leistungsfähigkeit ist und bleibt die Ernährung durch pflanzliche Kost in Form von Früchten, Gemüsen und Nüssen in dem Zustand, wie sie gewachsen sind. Das Gebot der Erhaltung des Lebens lautet doch:
›Siehe, ich habe Euch gegeben alles grüne Kraut, das (auf hartem Stengel) Samen ausstreut über die ganze Erde, und jeden Baum, an welchem samentragende Frucht ist, das sei Eure Speise!‹«

Auf diesen fundamentalen Satz aus der Genesis 1/29 hat *Sommer* ständig in allen seinen Schriften mit nie ermüdender Kraft hingewiesen! Auf eine solche Nahrung und nur auf diese Art der Nahrung sind der Körper des Menschen und seine Organe aufgebaut!

»Die Ackernahrung, sowohl die über den Umweg durch den Magen des Tieres in Form von Fleisch, Milch, Eiern usw., und das Brotgetreide steht unter dem Fluch Gottes, der da lautet: ›Verflucht sei der Acker, (um der Nahrung willen, die Du darauf baust).‹ Diesen Fluch Gottes, der auf dem Acker und damit auf dem Brotgetreide liegt, hat meine Frau nie begreifen können!

Da nun meine Liesel sich nicht von Brot und gekochtem Gemüse trennen konnte, so genügte der Unfall eines Oberschenkelhalsbruchs und die unvernünftige Verleimung und Abschnürung des Fußes bei der Stillegung des Beines, um den durch die Brot- und gekochte Getreidebrei- und Gemüsenahrung geschwächten und nicht mehr voll lebensfähigen Körper in hinterhältigster Weise einem langsamen, aber sicheren Tode entgegenzuführen. Warum schreibe ich das alles? Ich hoffe, es könnte mancher Familie zur Warnung dienen und helfen, die natürlichen Gesetze der Lebenserhaltung in bezug auf die Ernährung klarzustellen.

In ihrer langen Leidenszeit habe ich meine Frau gepflegt und bin die letzten Jahre nicht von ihrem Krankenlager gewichen, als die fortschreitende Versteifung der Glieder und Muskeln sie fast hilflos machte. Und doch zerriß ihr Tod mir Herz und Seele!«

In denselben Hausnachrichten schreibt *Sommer* dann unter: »Brot für die Welt!« (ein Slogan der Kirchen), um für die Entwicklungsländer zu sammeln, noch einmal ausführlich über die Schädlichkeit der gebackenen und gekochten Brot- und Getreidenahrung.

»Nachdem mir meine Lebensgefährtin nach langen Leidensjahren genommen wurde, liegt es mir vor allem am Herzen, wie schon sooft, auf die Gefahren der Brot- und Getreidenahrung hinzuweisen. ›Brot für die Welt‹ ist der Werberuf an die satte Welt der ›reichen‹ Industrieländer.

Diese Länder ernähren sich von Ackerbau und Viehzucht als ihre Nahrungsgrundlage, die aus der Erzeugung von Fleisch, Milch, Eiern, Brotgetreide usw. besteht, ergänzt durch die Beute der Jagd und des Fischfangs aus den Flüssen, Seen und Meeren. Diese Industrieländer rationalisieren ihre Fertigung, aber in ihrer Ernährung ist es noch nicht Allgemeingut geworden, mit welch einer Verschwendung dort gearbeitet wird. Allein die Fleisch- und Milchversorgung verschlingt bis zu 85% der aufgewendeten Ackerfläche.

Es wäre daher richtiger, sich zu überlegen, wie man sich ohne den Umweg über den Tiermagen ernähren könnte. Man würde dann die rein pflanzliche Nahrung gartenmäßig erzeugen müssen. Dabei würde man erleben, welch eine Unmenge von Krankheiten der Genuß von Tierleichen und Kadavern im menschlichen Körper hervorruft. Dem Ursprung dieser Krankheiten wird deshalb nicht nachgeforscht, weil die Wissenschaft von heute voraussetzt, daß diese heutige landesübliche Ernährung von Anfang an die dem Menschen natürliche sei. Nun müssen wir aber versuchen, uns in die Anfangszeiten zurückzuversetzen, in denen zuerst Menschen auf der Erde auftauchten und zu ihrer Lebenserhaltung Nahrung suchten, die sie auch ohne Werkzeug und Feuerbehandlung verzehren konnten. Die Natur mußte den Menschen mit Organen versehen, die auch diese einfache, rohe

Pflanzennahrung, wie sie gewachsen war, verarbeiten konnten. Was der Mensch vorfand, waren Gras und Kräuter, Wurzeln verschiedenster Art, dazu Bäume und Sträucher. Obst und Gemüse bot sich ihm der Jahreszeit entsprechend, aber er mußte ständig danach suchen. So suchte er sich, was seinem Gaumen zusagte. Er hatte kein Werkzeug, so mußte er tüchtig kauen und hatte daher ein kräftiges Gebiß.

Aber der Mensch hatte gegenüber dem Tier einen Verstand, so wurde er allmählich Gärtner, so daß er schmackhafte Pflanzen anbauen konnte. Wie sollte er auf den Gedanken kommen, die friedliche Tierwelt um ihn herum zu töten und zu verzehren, da er weder Waffen noch Werkzeug besaß? Er hatte auch kein Raubtiergebiß mit Reißzähnen, er hatte nur einen kleinen Mund mit Zähnen, der nur für eine rohe Pflanzennahrung mit Obst und Nüssen ausreichte.

Es ist nun keineswegs nachzuweisen, daß sich im Laufe der jahrtausendealten Eßgewohnheiten seine Organe gewandelt hätten. Sie blieben von Beginn an dieselben! Solange sich nun der Mensch der Nahrung roh bedient, für die ihn die Schöpfung bildete, wird ihm sein Körper durch strahlende Gesundheit und fröhliche Schaffenskraft danken.«

Den Fleisch verzehrenden Ernährungswissenschaftlern in ihren Labors kommen keine Zweifel an der Richtigkeit ihrer heutige üblichen Kochkost, weil die ganze Umwelt sich ja so ernährt. Auch ihnen setzt die Hausfrau Suppen mit Braten, gekochtem Gemüse und Nachtisch vor. Sie kommen nicht auf den Gedanken, den menschlichen Körper als lebendes Wesen zu betrachten! Das Elektrische, Magnetische, die Schwerkraft kann man im Labor nicht sehen, das ist der Unterschied zwischen tot und lebendig! Ich verweise auch auf die Beispiele in diesem Buch! Jeder kann die Richtigkeit der pflanzlichen Rohernährung durch Umstellung seiner Ernährung selbst nachprüfen. Er wird Gesundheit wieder bekommen und ein gesundes Alter erreichen! Dann kam der Übergang zu einer Ernährung mit Tieren. Sie wurden zunächst zur Besänftigung scheinbar böser Geister mit religiöser Inbrunst geopfert, dann bei religiösen Feiern aber verzehrt und wurden so trügerische Beweise von Kraft und Schönheit. Aber offensichtlich kamen statt dessen Krankheiten mit seuchenhaften, lebensbedrohlichen Erscheinungen. Tierkörper mit ihren Leichengiften sind nichts weiter als Stimulanzien, die wahre Gesundheit nur vortäuschen! Nachdem die Sucht auf Tierleichenfleisch zur unstillbaren Begierde im Leben der Menschen wurde, begann die Viehzucht und zur Ernährung dieser Tiere Weide- und Ackerwirtschaft. Der Garten und seine Erzeugnisse wurden verdrängt und vernachlässigt. Da nun aber die ausschließliche Ernährung über das Tier den Menschen recht schnell zu Siechtum und frühem Tod führen würde und der Garten beim Verzehr von gekochtem Gemüse keine Kraft mehr geben konnte, sann der Mensch auf eine kräftige Ergänzung seiner Fleischspeisen.

Bei der Erzeugung von Viehfutter züchtete man aus wilden Gräsern Körnerfrüchte, die auch ihn zusätzlich ernährten. Die so entstandenen Körner wurden mit Hilfe des Feuers gebakken, wobei würzige Zusätze und Gärungsvorgänge solche Brote schmackhaft machten. So wurde überall Fleisch und Brot, gekochtes Gemüse und gekochte Getreidebreie die Speise der Menschen! (Ohne das giftige Salz schmeckt das totgebackene Zeug nicht.) Aber ich höre den Einwand: Brot- und Getreidespeisen sind doch auch pflanzliche Nahrung, was ist dagegen zu sagen? Nun, praktisch alles daran ist für den menschlichen Organismus nicht geeignet! Im rohen, reifen Zustand sind die Körner zu hart, um sie mit Genuß kauen zu können. Gebacken und gekocht sind aber alle Getreide und alle Speisen daraus von Übel!

Magen und Darm des Menschen können nur einfache Zuckerformen, wie sie uns das Obst in Form von Trauben- oder Fruchtzucker liefern oder von zweifachgebundenen Arten, wie sie in süßem Wurzelgemüse und den grünen Blättern der Gemüse und Kräuter vorhanden sind, leicht und ohne Schwierigkeiten in Blutzucker verwandeln. Damit ist die Voraussetzung für eine gesunde Kraftentwicklung und den richtigen Neuaufbau von Muskeln, Organen und Knochen gegeben.

Brotgetreide aber bietet Zuckerformen in Gestalt von vielfach gebundenen, schwerlöslichen Stärkearten. Diese Getreidestärke kann in kleinen Mengen im rohen Zustand bei kräftigem Kauen durch den Mundspeichel in einfache Zuckerformen umgewandelt und dadurch vom Körper assimiliert werden.

Durch die Feuersglut im Backofen und in dem Kochtopf aber verwandelt sich die **Stärke in Kleister** und verhärtet dadurch die Zuckerformen, ja, sie wird unlöslich für die Verdauung, weil die Breie kaum gekaut werden. Die verkleisternden Zuckerformen können nicht aufgeschlossen werden! Aber die Menschen aller Völkerschaften und Rassen auf dem ganzen Erdenrund essen Brot und Getreidezubereitungen, selbst dort, wo Fleischnahrung aus religiösen Gründen verpönt ist!

Ist denn nun die Brot- und Getreideesserei dem Menschen und seiner Gesundheit so zuträglich, wie diesen Speisen nachgerühmt wird? Brot und gekochte Getreidezubereitungen können sehr **gefährliche Krankheiten** hervorrufen, die zudem noch im Gegensatz zu Fleischspeisen schmerzlos verlaufen, bis es meistens zu spät ist!

Man denke doch nur einmal an die Zuckerkrankheit, von der alte Menschen fast immer geplagt werden, aber an der heute selbst junge Menschen und Kinder sterben. Diese entsteht durch die vom Speichel nicht umgewandelte, verkleisternde Stärke. Besonders im Alter, wenn die Organe ihre Spannung verlieren, kann diese nicht umgewandelte Stärke die Dünndarmschleimhaut durchdringen (Osmose). Sie geht dann mit dem Pfortaderblut in die Leber, ruft dort krankhafte Erscheinungen hervor, geht weiter in das Blut, um dann im Harn, zusammen mit den anderen Stoffwechselrückständen, als diabetische Zustände bezeichnet zu werden.

Da nun aber die gekochte Gemüsenahrung oder die gekochten und gebackenen Getreidespeisen die Erdmineralien, das heißt, die basischen Grundstoffe der Erde nicht mehr im (organischen) gewachsenen Zustande erhalten, fehlen dem Organismus wesentliche Grundlagen. Die Feuershitze hat diese wichtigen Mineralien aus ihrem feinstofflichen, organischen Zustand herausgerissen und in grobstoffliche, vom Körper nicht verwertbare Formen umgewandelt. So kann das Insulin der Bauchspeicheldrüse nur unter erschwerten Bedingungen den Zuckerstoffwechsel regeln. Auch die zerstörten Vitamine fehlen für den wichtigen Aufbau der Blut- und Gewebezellen, so daß letzten Endes der Körper mit seinen Milliarden von Zellen zusammenbricht!

Zuckerkrankheiten haben ihre Ursache in erster Linie im zu großen Konsum von Brot/Getreide und im hohen Eiweißverzehr. Das süße Obst ist vollkommen unschuldig!

Ähnlich ist es mit der **Fettsucht**, die durch die Anreicherung unrichtiger Zuckerformen zwischen den Geweben als eine Vorläuferin der Zuckerkrankheit bezeichnet werden kann. Die aus der verkleisterten Getreidestärke im Brot und in gekochten Getreidebreien ins Blut gelangten unrichtigen Zuckerformen sind nun nicht mehr so leichtflüssig und feinstofflich vorbereitet wie die natürlichen, lebensvollen Zuckerformen im Obst und Gemüse. Diese machen deshalb das Blut schwerflüssig, in den feinen Kapillaren der Blutbahnen kommt es zu Stauungen, besonders beim Rückfluß des verbrauchten Blutes in den Venen. Das sind dann die Krampfadern mit ihren Geschwüren und Entzündungen, offene Beine, Wasseransammlungen in den Beinen usw.

Der sich aus der verkleisterten Getreidestärke bildende Blutzucker kann in den feinen Lungenbläschen und -gefäßen nicht in rotes Blut verwandelt werden. Zunächst müssen alle schleimbildenden Stoffe ausgeschieden werden. Das geschieht durch den allzugut bekannten Auswurf dieser Schlacken. Ergebnis: Überlastung der Bronchien mit Husten und Heiserkeit als Vorstufe der Bronchial- und Lungenentzündungen mit Bildung von Geschwüren. In solchen schleimbildenden Abfällen finden dann die überall lauernden Bakterien und Mikroben den besten Nährboden. Ist es da ein Wunder, wenn Lungenschwindsucht die Folge ist?

Sammelt sich dieser verkleisternde Zuckerschleim aber in den anderen Organen oder gar den Nervenbahnen an, dann finden die Tuberkelbazillen dort einen wunderbaren Nährboden zur Entwicklung weiterer Krankheiten. Wie erwähnt, verlaufen alle diese Krankheiten schmerzlos! Erst im fortgeschrittenen Zustand machen sie sich unangenehm bemerkbar. Wenn dann nicht entscheidend durchgegriffen wird, werden diese Krankheiten **chronisch** und verursachen sehr oft langes **Siechtum!**

Aber Brot und Getreidespeisen haben noch eine allen Hausfrauen bekannte Eigenschaft: sie säuern an der Luft, d. h., sie bilden eine hervorragende Maische als Grundlage zur alkoholischen Vergärung. Die Zuckerstoffe lösen sich bei dieser Gärung in Alkohol und Kohlensäure auf. Kommt nun diese Getreidespeise aber in den warmen Körper des Menschen (37°), dann wird diese alkoholische Gärung erst recht in Gang gesetzt. So entstehen aus dieser »Nahrung« Alkohol und Kohlensäure, die, wie alle Säuren, gefährliche Eigenschaften haben, besonders im Anfangsstadium. Sie muß sich nämlich sofort neutralisieren und reißt deshalb die basischen Mineralstoffe aus der Magenschleimhaut. Das ist dann die Ursache so vieler **Magen- und Darmschleimhautentzündungen** sowie Reizungen bis zur Geschwürbildung!

Immer neue Mengen dieser Maische aus Brot- und Getreidespeisen kommen in den Magen, der nie zur Ruhe kommt! Diese vervielfachte Gärung verursacht dann Darmkatarrhe, Lähmungen, Verstopfungen, wie in Vollwertheimen die leidenden Gesichter der Teilnehmer an diesen Essen zeigen! Alles wird noch verschlimmert durch den gebildeten frischen Alkohol. Dieser steigt, wie allgemein bekannt ist, in den Kopf, lähmt dort die Nerven und erzeugt Benebelung = sprich Trunkenheit!

Da nun die bei der Magengärung entstehende Kohlensäure als gasförmige Substanz sich ausdehnen will, so treibt sie den Magen auf: der bekannte Magendruck ist die Folge! Diesen Druck versucht man dann zu überwinden mit mindestens 15% Alkohol, weil dann die Gärung aufhört. Daher das angenehme Gefühl bei einem Schnaps! Ist es Dir jetzt klar, woher die **Trunksucht** kommt? Sie entsteht aus der Küche und dem Backofen und ist bei allen Getreidespeisen verzehrenden Völkern heimisch! Die **gekochte Kartoffel** als Zuspeise bei fast allen Hauptmahlzeiten entwickelt durch den in der Kochhitze **verkleisternden Stärkegehalt** gleiche oder ähnliche Eigenschaften wie das Brotgetreide und die gekochten Getreidezubereitungen! Da aber die Kartoffel durchweg als Zuspeise zu Fleischmahlzeiten gegessen wird, so wirken sich die Schäden oft in verstärktem Maße aus. Die Schäden der Fleischspeisen werden durch die Kartoffeln keineswegs aufgehoben, sondern im Gegenteil verstärkt! Magendruck und Gärung werden noch größer durch die Giftstoffe aus dem Fleischstoffwechsel. Schwere **Magenverstimmung** mit schlimmen Darmerkrankungen sind die Folge!

Nun wird aber das **Vollkornbrot** wegen seines Gehaltes an Mineralstoffen in den Randschichten mit aufbauendem kräftigem Inhalt so sehr gepriesen. Stimmt das mit der Wirklichkeit überein? Ich wiederhole: In der Backhitze werden die erdigen Grundstoffe aus ihren gewachsenen Verbindungen gerissen, die meisten Vitamine, Enzyme, Wuchsstoffe, Mineralien zerstört oder wirkungslos gemacht. Die Kleberschicht in der Hülle des eigentlichen Stärkekerns im Verbund mit den Erdmineralien enthält sehr viel Phosphor. Da die organischen, natürlichen Verbindungen aber durch die Feuerbehandlung gelöst werden, entsteht freie Phosphorsäure, die sich immer schnellstens abzubinden versucht. Sie bildet dabei phosphorsaure Salze. Phosphor hat aber die größte Affinität zu Kalzium und sucht sich daher mit Vorliebe Kalkstoffe zur Neutralisation. Da aber Getreide kalk- und magnesiumarm ist, erfolgt die Abbindung aus unseren Zähnen und Knochen! Muß man sich noch wundern, daß gerade die Verzehrer von Brot und gekochtem und gebackenem Getreide ein schlechtes Knochengerüst haben, schaue auf die krummen Rücken und Beine, die vielen Hüftoperierten! Um alle diese Schäden zu vermeiden, lasse man diese »guten« Körnerfrüchte total weg, es fällt dann auch die Umstellung auf eine gesunde Rohkost viel leichter.

Es gibt reichlich Obst, Gemüse und Nüsse auf der Welt, um alle Menschen hervorragend und gesund ernähren zu können, so daß der teure Umweg über den Tiermagen allein die Ursache der großen **Hungersnöte** auf der Welt ist. Wo eine Kuh satt wird, könnten bei rein pflanzlicher Rohernährung 10 Menschen satt werden. Wenn z. B. in Indien neben den jetzt ca. 800 Mill. Menschen noch 250 Mill. Rinder gehalten werden, dann rechne man sich einmal aus, wie viele Inder dort ohne Kühe leben könnten. Das hungernde Indien wird von (vorwiegend auch aus religiösen Gründen gehaltenen) Kühen direkt »aufgefressen«. Bäume und ganze Wälder verschwinden, weil die Acker- und Wiesennahrung große Flächen verlangt. Wir hörten: *»Auf der Ackernahrung liegt der Fluch!«* Diese falsche Umwandlung der fruchtbaren Gartenflächen erzeugt Steppenländer wie in Afrika. Jeder Eingriff in das Naturgeschehen wird sich rächen! Die Inder kochen und braten außerdem noch aus Angst vor Bakterien ihr herrliches Obst.

Soweit also *Walter Sommer* mit einigen Kürzungen und stilistischen Abänderungen von mir. Hat aber die Menschheit von ihm gelernt? Nein, sie lebt unbekümmert weiter. Da sie besonders in den »zivilisierten« westlichen Ländern inzwischen reich geworden ist, wird noch üppiger gelebt. Jede kleine Geburtstagsfeier wird zum Anlaß genommen, die Freunde besonders reichhaltig zu bedienen. Dabei sitzt man nur herum und schlägt sich den »Bauch voll«, ohne Bewegung und kurz vor der Schlafenszeit.

Wie wir gesehen haben, hat selbst die erste *Frau Sommer* nicht ihrem Manne voll folgen können, sie konnte nicht von Brot und Getreide lassen und mußte daher ein Vierteljahrhundert früher als ihr Mann sterben. Vergegenwärtigen wir uns noch einmal: *Walter Sommer:* 100%iger Obst- und Gemüserohköstler, *Liesel Sommer:* dieselbe Kost mit Zusatz von Brot/Getreide u. Kochgemüse.

Allein der Zusatz von Getreidegerichten zerstörte die Gesundheit von *Frau Sommer* vorzeitig! Wir haben allen Grund, immer wieder über diese einfache, aber erschütternde Tatsache nachzudenken! Die zweite *Frau Sommer* heiratete er erst mit 95 Jahren! Sie hat aber erst recht nicht nach seinen Prinzipien gelebt. Sie war Gesundheitsberaterin aus der Schule von *Dr. Bruker* und liebte daher mit Betonung die schädlichen Getreideprodukte. Sie starb letztes Jahr mit 66 Jahren an Krebs!

Die langjährige Mitarbeiterin des Ehepaares *Sommer* im Versandgeschäft, *Frau Emmy Schuster*, führt aber den Versand[56] weiter. Besonders empfehlen möchte ich das umfangreiche Grundlagenbuch von *Walter Sommer*: »Das Urgesetz der natürlichen Ernährung«[25], es sollte für jeden ernsten Gesundheitsforscher eine Muß-Literatur sein!

Blutfette

Vorausschicken möchte ich, daß nicht die Fette selbst die alleinige Ursache der zu **hohen Cholesterinwerte** sind, sondern die gebackenen und gekochten Getreidemahlzeiten sind ebenfalls Hauptübeltäter. Außerdem lagert sich nicht rohes Fett ab, sondern das hitzebehandelte. Wäre es anders, müßten auch alle Tiere einen hohen Cholesterinspiegel haben, denn sie fressen teilweise große Fettmengen!

In den 70er Jahren habe ich umfangreiche Versuche hierin gemacht, weil ich erbanlagemäßig zu diesen hohen Blutfettwerten neige. Trotz reiner pflanzlicher Kost wollten die Gesamtfettwerte nicht unter 1200 mg/dl fallen, ebenfalls blieb der Cholesterinspiegel überhöht. Damals gab es noch nicht die verschiedenen Arten der Cholesterine, wie HDL, LDL oder gar VLDL-Cholesterine. Man legte nur Wert auf die Gesamtfetthöhe im Blut.

> *»Vor lauter Krankheiten vergessen wir die Gesundheit des normalen Menschen. Heute noch verläßt der künftige Arzt die Fakultät, ohne wirklich zu wissen, was die Gesundheit ist und welches ihre Gesetze sind!«*
>
> *(Prof. Dr. med. Delore, Lyon)*

Was habe ich nicht alles ausprobiert, ich erhöhte den Rohkostanteil (ich war wohl Vegetarier, aber noch lange kein Rohköstler), dann ließ ich alle Milchprodukte, wie Käse und besonders Quark, weg. Ich dachte, die Fette aus den Milchprodukten seien die Übeltäter, auch Butter verschwand vollkommen. Auf die Scheibe Brot wurden Bananen oder Apfelmus gestrichen. Nichts half aber, im Gegenteil, manchmal waren die Werte noch höher als vorher! Die Lauferei zum Labor wurde wegen der mageren Ergebnisse ermüdend. Dann erinnerte ich mich an *Walter Sommer* und ließ alle Brot- und Getreideprodukte weg. Ergebnis: Sofortiger Abfall von 1200 auf 800, dann sogar 670 mg/dl (Milligramm in einem Deziliter Blut).

Hier lag also des Pudels Kern! Brot und Getreide erhöhen erheblich trotz »gesunder« Lebensweise den Blutfettspiegel. Verursacht wird dieser also in erster Linie durch den Getreideschleim – sprich -kleister – und nicht durch Fett allein! Auch tierisches Eiweiß erhöht den Cholesterinspiegel, pflanzliches nicht (*Dr. med. Dean Ornish* in: Stress, Diet & Young Heart von 1984). Folgerung: Erhöhte Blutfettwerte (Cholesterine und Neutralfette (Triglyceride) kannst Du auf die richtigen Werte bringen, wenn Du ab sofort alles aus Getreide, einschließlich die leider nicht gesunden Brote und Kuchen, von Deinem Speiseplan absetzt! Den wichtigen Baustein Cholesterin produziert unser Organismus selbst; er ist lebensnotwendig!

> »Nicht die ärztliche Wissenschaft ist das Ziel, sondern die Gesundheit der Menschen!«
> *(Prof. Dr. med. Werner Kollath)*

Kaum zu glauben? Ich sage es Dir immer wieder: Sei Dein eigenes Versuchskaninchen! Du wirst genau so wie ich erstaunt sein, daß solche als »gesund« gepriesenen Nahrungsmittel wie Getreide eine derartige Negativwirkung haben. Eines hat das Fett den stärkearmen Kohlenhydraten voraus; man fühlt sich gesättigt, voll. Für eine längere Periode spürst Du keinen Hunger. Aber Mcleods Physiology in Modern Medicine sagt: *»Fett hat einen deutlich hemmenden Einfluß auf die Sekretion der Magensäfte. Die Anwesenheit von Fett im Magen verzögert erheblich die Ausschüttung der notwendigen Verdauungssäfte wie Pepsin und Salzsäure in die bereitliegende Nahrung! Ohne Fett/Öl würden diese sofort die Aufschließung in Gang setzen.«*

Fett hemmt aber nicht nur die Menge der Verdauungssäfte, sondern vermindert gleichzeitig die Aktivität der Magendrüsen. Es schwächt die Magenkraft bis zu 50%! Dieser fettbedingte Verzögerungseffekt kann zwei oder mehrere Stunden andauern!

Wer abnehmen muß, sollte daher Fett ganz vergessen. Bei einer reinen Obst/Gemüserohkost benötigst Du auch kein Fett. Oder willst Du etwa Butter auf die Apfelscheibe schmieren? Wer Gewicht verlieren muß, sollte auch nicht mehr als eine halbe Avocado pro Tag essen. Sind nun die so hoch gepriesenen **pflanzlichen Öle** besser? Nein, sie machen die gleichen Verdauungsschwierigkeiten. In der Natur gibt es keine isolierten Öle und Fette, sie sind auch Fabrikware! Laß die fetthaltigen Dressings in ihren Gefäßen! Alles, was aus einem Naturprodukt herausgenommen wird, ist ein schädliches Teilnahrungsmittel. Immer muß das ganzheitliche, reife und unbehandelte Produkt gegessen werden, dann haben wir alle von der Natur für die Verdauung dieses Produktes vorgesehenen Enzyme!

Blutdruck

Der überhöhte Blutdruck hängt eng mit den **hohen Blutfettwerten** zusammen. Aber das ist nur ein Symptom und nicht die Ursache der Krankheit! Der Blutdruck geht mit dem Absetzen der schleimbildenden Getreidenahrung sofort zurück! Ich habe das immer wieder selbst probiert. Mit wenigen Scheiben Brot steigt der Blutdruck sofort erneut! Blutdruckkranker, ob zu hoch oder zu niedrig, welches einfache, unschädliche Mittel hast Du damit heute zur Verfügung. Verändere Dein zähflüssiges »Honigblut« durch rohes Obst und Gemüse zum dünnflüssigen Lebenssaft. Du steigerst Deine Nervenkraft und Energien! Oder willst Du lieber lebenslang das Medikamentengift Marcumar einnehmen und damit Leber und Nieren zerstören?

Der nicht verdaubare Getreideschleim, der sich überall in den Säftebahnen ablagert, ist also die Ursache der mit dem hohen Blutdruck und den hohen Blutfettwerten einhergehenden schweren Krankheiten wie **Herzinfarkt und Schlaganfall**! Dem wichtigen Blutdruck habe ich aber ein besonderes Kapitel gewidmet! Deine Säftebahnen sind durch zu hohen Brot- und Eiweißkonsum verstopft. Zusammen mit hitzebehandelten Fetten entsteht die: **Verkalkung.** *Dr. Walker* (116 J. alt) hat immer wieder erwähnt, woher die Herzkrankheiten und die Beschleunigung des Herzschlags kommen: nämlich von den gekochten und gebackenen Getreidemahlzeiten! Die durch diese Kost entstehenden Kohlenstoffatome zwingen das Herz zum erhöhten Schlagen. Der Herzschlag ist abhängig vom Gehalt an Kohlensäure im Blut. *»Die Leute lieben Stärkenahrung, Getreide, Brot usw. Du weißt jetzt, woher die meisten Herzprobleme kommen!«*

»Der hohe wie der niedrige Blutdruck sind nichts weiter als das Ergebnis von zuviel genossenen stärkereichen Kohlenhydraten! Diese formen Kohlensäure, die die ruhige und rhythmische Funktion von Blut und Herzschlag stören!« Das sind Worte aus seinem Buch »Auch Sie können wieder jünger werden«[34].

Und wie steht es mit den **Kartoffeln**? Natürlich sind diese auch stärkereiche Kohlenhydrate und haben dieselbe Wirkung, allerdings haben sie nur ¹⁄₁₀ der Stärke von Getreidekörnern. Sie sind aber auch gekocht und daher tot! Eine reichliche Kartoffelmahlzeit bringt also die gleichen Herzprobleme wie Getreide, zumal jede Kochkost in zu großer Menge gegessen wird! Man hat heute einen weiteren Index entwickelt, den glycemischen, darüber werde ich bei der Erörterung der Unterzuckerung (Hypoglykämie) schreiben. Die Kartoffel steht hier mit einem Wert 70 sehr hoch im Gegensatz zum Fruchtzucker von nur 20 (!!). Vollkornbrot hat einen Wert von 72, viel höher als feiner, weißer Zucker mit nur 59. Je niedriger der glycemische Wert, desto besser! Einige Ernährungsberater, die Fruchtzucker als »Feind« anklagen, kennen diese wichtigen Forschungen von *Dr. David Jenkins* von der Universität Toronto nicht.

> *»Ich bin sowohl Vegetarier wie auch leidenschaftlicher Antialkoholiker, weil ich so besseren Gebrauch von meinem Gehirn machen kann.«*
> *(Thomas Edison, Entdecker der Glühlampe)*

Die Kartoffelstärke geht also zu schnell in das Blut über, zwingt die Bauchspeicheldrüse zur **überhöhten Insulinausschüttung**, und es kommt als Gegenreaktion zu schnellem Abfall des Blutzuckers mit allen betrüblichen Erscheinungen, die damit verbunden sind. Der Zuckerkranke kennt diese genau, und der Unwissende glaubt, er sei schwer erkrankt! Auch die Getreideerzeugnisse stehen mit an der Spitze der Tabelle, besonders natürlich die weißen Mehle, die kaum noch Ballaststoffe haben. Die Nüsse, wie auch Sojabohnen, stehen mit 13 wegen ihres großen Anteils an Fetten und Proteinen ganz unten. Ich sagte bereits, daß Bienenhonig reiner Zucker ist, daher sein hoher Index von 87! »Mit Honig backen«, heißt ein vegetarisches Kochbuch, das ist größter Ernährungsunsinn! Mit diesen Tatsachen vor Augen, die im aufgeklärten Zeitalter allmählich die sogenannten Ernährungsforscher aufrütteln sollten, können wir nun verstehen, daß der Verzehr von Brot- und Getreidegerichten einzustellen ist, sie sollten im Übergangsstadium zumindest sofort drastisch eingeschränkt werden! Folge der Aufforderung des großen britischen Arztes *Dr. Densmore*: Brot/Getreide sofort durch Obst ersetzen! *Die Art der Nahrungsaufnahme und die wirksame Entfernung der Stoffwechselschlacken bestimmen unsere Gesundheit für alle Zukunft!*

Makrobiotik

Die Makrobioten, die bis zu 90% Getreideprodukte essen, dokumentieren doch ganz offensichtlich die Schädlichkeit ihrer Kostform, wenn sie längere Zeit die ausschließliche Nahrung ist. Das Wort Makrobiotik verbindet man mit Langlebigkeit. Wenn man heute von makrobiotischer Lebensweise spricht, so meint man in der Regel die Zen-Makrobiotik. Diese wurde in Europa und Amerika von dem japanischen *Professor Oshawa* eingeführt.

Aber schon der deutsche Forscher *Ch. W. Hufeland* (1762–1836) nannte sein Buch: »Die Kunst, das menschliche Leben zu verlängern« mit dem Untertitel Makrobiotik. Ferner haben viele Sucher aus den vorigen Jahrhunderten über Makrobiotik gesprochen, wenn sie die Verlängerung des Lebens meinten. Die Zen-Makrobioten haben nun das Getreide voll auf ihre Fahnen geschrieben. *Oshawa* nennt in seinem Buch Zen-Makrobiotik auf Seite 35: »*10 Wege durch Gesundheit zum Frieden. Stufe 7 sei die beste mit 100% Getreide, kein Gemüse, keine Früchte, so wenig wie möglich trinken, und alles ganz langsam mit viel Fett und Salz stundenlang herunterzuschmoren!*«

Diese 5 Zusammenstellungen sind nach *Oshawa* die schlechteste Stufe: 10% Getreide, 30% Gemüse, 30% tierisches Eiweiß, 15% Salate/Früchte und 5% Nachtisch! Nach der langen Zeit der Waerland-Kost haben wir drei Jahre lang nach diesem Prinzip gelebt, wobei es uns verhältnismäßig gutging. Glücklicherweise dauerte diese Kostform nicht lange bei uns, sonst hätten auch wir die **heimtückischen Folgen der Getreidekost** tragen müssen, wie *Walter Sommer* sie anschaulich beschrieben hat!

Jedoch hält man eine solche Kost nicht lange durch, da die Grundlage dieser Kost das Getreide ist, mit viel Fett und Salz stundenlang runtergeschmort, um es so yangig wie möglich zu machen. Dabei soll man jedes Trinkbedürfnis unterdrücken!

Diese verhängnisvolle Ernährung führt früher oder später zum tragischen, qualvollen Tode, meistens zum **Magenkrebs**. Welcher Magen kann auf die Dauer eine solche Todesmischung vertragen?? Der Mangel an lebendigen Stoffen mit dem großen Zusatz von immer **schädlichem Salz** (mit absichtlichem Wassermangel) führt zum Ausdörren und Verhungern lebenswichtiger Teile des Organismus.

Man nennt das **Yangisieren**, das der Führer *Oshawa* so weit trieb, daß er sich zeitweise die ganze Nacht mit Whisky hat vollaufen lassen, um aus dem Teufelskreis der Austrocknung herauszukommen. Er starb elendig an Krebs mit 72 Jahren, sein großes Vorbild, *Prof. Katase*, von dem er die Lehre übernommen hatte, starb ebenfalls an Krebs mit 56! Ich kenne aus meinem Bekanntenkreis eine glühende Verfechterin dieser Kost, eine Frauenärztin aus Heide, bei der sich mit 60 der Krebs entwickelte. *Frau Dr. Sch...* beendete diesen Zustand durch Selbstmord.

Anfang der 70er Jahre hatte ich einen Ärztekongreß in Büsum versammelt. Er fand statt in einem kleinen makrobiotischen Kurheim, das ein mir bekannter Hamburger Arzt eingerichtet hatte. Dieser Arzt schrieb auch das Vorwort zu einem der Oshawa-Bücher. Neben weiteren Ärzten nahm auch Frau *Ilse Clausnitzer*, die damals in Schweden lebte, an dieser Aussprache teil. Auch sie schrieb ein Buch mit dem Titel: »Wegweiser in die Makrobiotik«, in dem sie die harten Thesen von *Oshawa* verteidigte. Obgleich auch sie unter 50 an Krebs starb, sehe ich noch heute in der Literatursammlung von Vollwertkostheimen ihr Buch stehen! So lange lebt eine falsche These. Frau *Dr. Budwig* nahm auch an diesem kleinen Kongreß teil, vertrat die bekannte Öl/Eiweißkost, sie lebt noch heute frisch und fidel in der Nähe Freudenstadts. Die ZEN-Makrobioten lassen sich durch die Anfangserfolge täuschen, denn jede Umstellung von der landesüblichen, falschen Ernährung auf ein anderes Kostsystem bringt zunächst Pluspunkte. Hier in Europa hört man nicht mehr viel von dieser Lebensart. Jedoch kommen neuerdings aus den USA Bücher des Ehepaares *Kushi*, wobei man anscheinend aus den Fehlern der Gründer gelernt hat und wieder Obst und Gemüse einführte. Ferner haben die Zen-Leute immer eine starke glaubensmäßige Richtung (Buddha). Der bekannte deutsche Heilpraktiker *Alfred Dorschner*, der eine Kuranstalt gründete und mehrere sehr empfehlenswerte Bücher schrieb, erwähnt auf Seite 92 seines Buches: »Naturheilkunde – ein Weg für Dich«[57]:

»Durch 90%ige Getreideernährung gingen Tausende von Häftlingen elendig zugrunde. Die furchtbare Gärung (!!), ausgelöst durch eine einseitige Zerealienernährung, mit dem dadurch bedingten Sauerstoffunterdruck und absolutem Sauerstoffmangel war die Ursache. Erst ein Eßlöffel voll eisenhaltiger, grüner, frischer Brennesselsubstanz (als tägliche Zusatznahrung) rettete vielen das Leben.«

Auf Seite 91: *». . . Mit dem mehr und weniger starken Getreideverzehr verschlechtert sich unsere Atmung, sinkt der Sauerstoffdruck. Diese einseitige Ernährung vermindert nicht nur den optimalen Sauerstoffdruck, sondern verhindert auch die Bindung des Sauerstoffs im Blut, die Utilisation (Ausnutzung). Mit dem sinkenden Blattgrün- und steigendem Brotkonsum läuft der Sauerstoffdruck einher, und damit verändert sich unsere Atmung. Durch diesen mangelhaften Sauerstoffdruck tritt ein Sauerstoffmangel in den Zellen auf, die Sauerstoffversorgung des Gewebes ist bedroht! Die dadurch auftretenden Durchblutungsstörungen führen zu einer mangelhaften Versorgung der Körperorgane und ihrer wichtigen lebensnotwendigen Nahrungszufuhr!«*

Alfred Dorschner stimmt hier also völlig mit *Dr. Walker* überein, der sagt, daß die ganzen Herzprobleme in erster Linie dem stärkehaltigen Brot/Getreidekonsum zu verdanken sind! **Überfüllung mit Kohlendioxyd aus der Körnergärung!** Der bekannte Ernährungsforscher *Dr. Ralph Bircher* (1990 mit 90 Jahren verstorben), der durch seine vielen Publikationen zumindest so bekannt wie sein Vater ist, schrieb in seinem Wendepunkt 11/78 über die Oshawa-Sekte:

»*Man hätte denken können, daß die Vernunft bald über diesen angemaßten Yin-Yang-Professor hinweggegangen wäre, aber die neue Magie breitete sich aus, dauert an und mehrt den Wirrwarr im Felde der Gesundheitslehren. Wir haben immer etwa im Vorbeiweg darüber berichtet, auch über die ernsten Gesundheitsfolgen. Hier ein Brief aus Deutschland: ›Zu Ihren Ausführungen 1978, Seite 377, möchte ich das Folgende mitteilen: Ich habe selbst schon wiederholt versucht, diese Kreise zur Vernunft zu bringen, und zwar, weil Oshawa sich selbst am Ende (seines Lebens) davon überzeugen ließ, daß Rohkostbeigaben für den Menschen des Westens und Nordens nötig sind. Jedoch, weder vor noch nach meinem Schreiben konnte ich feststellen, daß in dem Informationsmaterial der deutschen Oshawa-Zentrale diese späte Erkenntnis ihres ›Propheten‹ selbst zur Kenntnis genommen und berücksichtigt wäre. Auch von China nicht, daß in ihrem Ursprungsland der Yin-Yang-Lehre (welches das ist, und nicht etwa Japan) das Gemüse keineswegs so total (stundenlang) verkocht (und versalzen, RB) wird wie bei Oshawa, sondern für den europäischen Gaumen oft als ›halbroh‹ empfunden würde. Das wollte man bei der Zentrale nicht zur Kenntnis nehmen.*

Ganz zu schweigen über weitere Klarstellungen über die wirklichen Absichten der Yin-Yang-Philosophen Altchinas und mit den heutigen Umständen ›zusammengeschauten‹ Gesichtspunkten betr. Wassergehalt und Erhitzung der Nahrungsstoffe, auch über die Tatsache, daß die Nieren nur wenige Gramm Salz täglich ausscheiden können. Wobei Japan mit seinem höchsten Salzverzehr in der Welt (am meisten Bluthochdruckkranke) für uns kein Beispiel sein kann. Aber Nakamura (verstorbener Vorsitzender der deutschen Makrobioten) geht mit nichtssagenden Bemerkungen darüber hinweg.‹«

Dr. Martin, USA, schreibt: »*Eine kürzlich populäre Modediät, die ZEN-Makrobiotik-Diät, hat zu einer gewissen Zahl von Todesfällen geführt. Schwerer Skorbut aufgrund des starken Vitamin-C-Mangels war die Ursache dieser Todesfälle, die diese Diät bis zum bitteren Ende mit Einschränkung der Wasserzu-*

fuhr zu lange durchgeführt haben.« Der Arzt und Ernährungsforscher *Dr. Reuben* schreibt, die einzigen Menschen, die noch heute in den USA Skorbut bekommen, seien die Anhänger der Zen-Makrobiotik. Was sagt die NH, die Natural Hygiene (seit 1822) zu dieser östlichen Zen-Makrobiotik? *T. C. Fry*, einer der heute führenden Vertreter dieser »Natürlichen Gesundheit«, schreibt in seinem Buch: »The Course of Cooking«[76]: *»Wir wissen von einem modernen ›Tagesphänomen‹, das sich Makrobiotik-Diät nennt. Nun, es ergibt sich, daß ich inbrünstig die Makrobiotik-Diät in der Echtheit verfolge. Ich wollte, die ganze Welt würde sich für diese einsetzen. Eine ›Makrobiotik-Diät‹ ist eine Diät für ein langes Leben, das ist mein Objekt, das ich vertrete! Eine wahre Makrobiotik-Diät ist einer der Marksteine des Hygienik-Systems! Aber die populäre, falsch genannte Makrobiotik, über die ich berichte, ist diejenige der Oshawa-Sekte. Ich sollte diese Diät wirklich wie folgt nennen: eine makrobiotische Diät für ein kurzes Leben! Für die Wissenden liest sich diese Nahrungsart wie eine Verschreibung für den Tod!*

Tatsächlich wurde ein Fall reichlich publiziert, wo ein junger Mann in nur 85 Tagen an einer reinen Reiskost starb, das war in Passaic, New Jersey. Er richtete sich nach Oshawas perfekter Kost: Reis, der nur im Drucktopf gekocht wurde. Wir wissen als Hygieniker, daß eine Person im allgemeinen mit Wasser allein länger leben kann!« Diese Ausführungen über die schädliche Oshawa-Lehre soll all diejenigen warnen, die immer noch den verführerischen Klängen dieser Sekte (vermischt mit östlicher Seelenweisheit) lauschen. Schon rein abstammungsmäßig muß sich jeder Vernünftige sagen, daß der Mensch in den Jahrmillionen seiner Entwicklungszeit weder Feuer noch Werkzeug kannte. Er mußte, um zu überleben, alles roh essen, wie es die Vegetation hergab. Dabei sind Früchte, Blätter, Knospen, Nüsse wirklich die Hauptnahrung gewesen. So sind wir also aufgebaut, die Gene haben sich kaum verändert, warum essen wir nicht mehr die beste Nahrung der Welt?

Getreide ist entwicklungsgeschichtlich eine sehr junge Nahrung!

Ali Dornseifer, Pulheim 3, der sich mit dem Taoismus beschäftigt, schickt mir eine interessante Abhandlung seines Lehrers, wonach *Oshawa* die von Tao übernommene Form Yin und Yang nicht verstanden hat. Das genaue Gegenteil sei richtig. Einige Sätze daraus: »*Oshawa hat Yin und Yang fatal verwechselt, indem er Yin gleich Zentrifugalkraft und Yang gleich zentripetal setzt. Es ist genau umgekehrt! Richtig müßte es daher bei Oshawa heißen: ›Die Zentripetalkraft Yin bringt folgende Erscheinungen hervor: Zusammenziehung und Kälte, die Zentrifugalkraft Yang Erweiterung, Ausdehnung, Erwärmung und Hitze!‹ Es ist im übrigen völlig falsch, in Yang das Gute zu sehen und in Yin das Böse.*«

Demnach ist das von *Oshawa* verstoßene Obst/Gemüse gerade das beste, Getreide als »späte Erfindung« das schlechteste Lebensmittel! Die Forschungen dieses Bio-Chemikers stimmen also mit den Lehren der von mir erwähnten Ärzte vom vorigen Jahrhundert überein, die die Wahrheit aufgrund großer praktischer Erfahrungen bei ihren Patienten herausfanden! Ein gesunder Menschenverstand kann das ganz einfach beurteilen: Die seit dem Beginn der menschlichen Entwicklung gültige Naturnahrung (Obst, Gemüse und Nüsse roh) soll falsch sein, und die ganz junge Körnerkost, bis zur Asche mit großen giftigen Salzmengen »runtergeschmort«, soll richtig sein? Perverses Denken der Makrobioten!

Verstopfung, Verdauungsstörungen!

Immer wieder behaupten die Vertreter der Körnerkost die wundervolle Wirkung der Vollgetreide bei der Stuhlverstopfung. *Dr. Bruker* hat sogar ein ganzes Buch darüber geschrieben mit dem Titel: »Stuhlverstopfung in drei Tagen heilbar!« Das Gegenteil ist aber der Fall. Ich habe bereits ausführlich dargelegt, daß gerade die Vollwert-Getreide-Köstler ständig unter Blähungen und Verdauungsbeschwerden leiden. Ich stelle die Behauptung auf, daß der Darm diesen irritierenden, stimulierenden Kleister rauswerfen muß, um nicht unterzugehen! Man kann die Darmarbeit mit den groben Getreideerzeugnissen auch mit einer Presse vergleichen, die die Bauern beim Zusammenpressen der Strohballen verwenden. Wenn immer wieder große Mengen dieser schwerverdaulichen Grobstoffe in den Darmkanal gelangen, dann muß der Darm letzten Endes diese (wie bei der Presse) wieder rauspressen.

Unser Darm betrachtet diesen Säure erzeugenden Schleim als Gift und will diesen so schnell wie möglich wieder an die Luft setzen! Wie oft wird noch Kleie extra hinzugefügt. *Waerland* nannte diese Kleie seine »Darmbürste«. Schon morgens bekam man ausgekochtes Gemüsewasser mit Kleie und Leinsamen an das Bett gebracht, es nannte sich »Excelsior«. Die Hautschichten des gemahlenen Getreides und besonders natürlich der konzentrierten Kleie selbst enthalten messerscharfe Kanten, die auf die Innenhaut unserer empfindlichen Darmwände verheerend wirken. Die Reizungen sind manchmal so stark, daß Blut mit dem Stuhl herauskommt. Die unzähligen Erkrankten mit Hämorrhoiden haben besonders unter dem groben Stuhl zu leiden.

Dr. Gibson schreibt in »Bran, a dangerous Food«, »Kleie, eine gefährliche Kost«: »*Die Theorie, daß Kleie wertvoll als Laxativ sei, basiert auf demselben Prinzip, daß ein Schlag ein gutes Mittel für ein müdes Pferd sei! Die Kleie nötigt die Därme zu kräftiger Bewegung, um die geschädigten Schleimhäute von dieser Irritierung zu befreien.«* Dr. White schreibt in seinem erwähnten Buch über Kleie: *»Kleie als Lebensmittel ist so sinnlos wie Sägespäne! Ich wundere mich, wie lange diese ›Ernährungswissenschaftler‹ diesen Quatsch noch verkünden werden!«* (1927) Der Quatsch steigert sich noch, ohne das Ende abzusehen. Jeder schreibt den Unsinn nach! Weiterhin, schon im Magen beginnen die groben Hüllen der Getreidekörner die Magenschleimhäute zu reizen, die dann noch mehr Salzsäure ausscheiden, um ihre Häute zu schützen, in Wirklichkeit aber diese Schutzschicht noch mehr zerstören!

Im Laufe der Zeit entstehen so massenhaft Säuren im Verdauungssystem, die letzten Endes zum Beispiel als neuralgische Symptome in der Schulter wieder auftreten! Nervenreizungen also!

Nur die Hirsehaut wirkt laxativ und heilend, weil sie weich ist und als einziges Getreide nicht säurebildend ist. **Hirse** erzeugt eine geschmeidige, gelatineartige Substanz. Hirse und Buchweizen sind keine eigentlichen Getreide, sondern Knöterichgewächse. Leinsamen könnte man auch als eine geschmeidige Gleitsubstanz aus gutem Grund verwenden. Ein Russe, der nach dem Genuß von grobem Roggenbrot Magengeschwüre bekam, wurde von seiner Familie gezwungen, nur noch Hirse zu essen. Er gesundete dabei in 6 Monaten! Wer aber ißt denn bei uns noch Hirse?

Die Faserstoffe in den rohen Früchten und Gemüsen haben im Gegensatz zu den Getreidefasern nicht die reizende, schädliche Wirkung. Für eine geregelte Verdauung sind gerade diese harmlosen Füllstoffe dringend notwendig. So hat man auch hier bei der Ursprungsnahrung des Menschen die beste Lösung für alle Verdauungsprobleme! Daß Obst verdauungsfördernd ist, hat sich allmählich herumgesprochen. Erst am 10. August 1986 veröffentlichte der Arzt *Dr. Herbert Freisleben*, daß Weizenkleie nicht nur die Verdauung stört und die Darmwände schädigt, sondern auch den Darm erweitert!

Die menschliche Ursprungskost (Früchte/Gemüse) im rohen Zustand ist daher immer die beste Nahrung. Wer soll eine solche Kost auch besser machen können als die Natur selbst?

Jede Veränderung durch Menschenhand mit Kochhitze, Salzen und Gewürzen ist immer schädlich! Küche und Köche sind daher gefährliche Einrichtungen!

Deswegen ist auch die immer wieder vorgebrachte Aussage der Körnerverteidiger falsch, daß wir 3 Eßlöffel eingeweichtes Getreide täglich benötigen, um eine optimale Versorgung unseres Organismus mit den nötigen Nährstoffen zu gewährleisten! Ich habe nachgewiesen, daß auch eingeweichtes Getreide nicht zu verdauen ist, erst recht nicht die Müsli-Variationen!

Was haben denn die rohen Früchte und Gemüse nicht ebenfalls, was im Getreide mit seiner negativen Säurebilanz vorhanden ist? Es wird Zeit, daß wir diese Märchen gründlich zerstören! Es steht nirgends geschrieben, daß wir täglich oder nach jeder Mahlzeit Stuhlgang haben müssen. Es gilt auch hier die Naturregel: Laß den Körper ganz allein uns durch seinen Nervenreflex mitteilen, wann es soweit ist!

Prostata

Lange Jahre habe ich mir darüber Gedanken gemacht, warum bei uns Männern sich die Prostata mit zunehmendem Alter progressiv vergrößert und verhärtet. Heute kommt die Erkrankung in immer jüngerem Lebensalter vor.

Dabei hatte sich die Prostata noch entzündet. »Feinde« (Mikroben) wurden gesucht und mit Penicillin bekämpft. Damit wurde doch nicht die Ursache beseitigt! Es heißt ja auch, wer einmal eine Prostataentzündung hat, wird sie nicht wieder los. Man verwechselt immer wieder Ursache und Wirkung! Solange die Ursache, die falsche Lebensweise, nicht beseitigt wird, kann nichts helfen! Vor 18 Jahren machte ich bei *Dr. Feldweg* eine **Frischzellenkur**, die nach seinem Buch bei Prostataerkrankungen wirken soll.

Ich habe von dieser Kur rein gar nichts gemerkt. Wie so viele Eingriffe in den menschlichen Organismus mit tierischen, chemischen oder auch pflanzlichen Produkten, so ist auch diese Frisch- oder Trockenzellen-Therapie abzulehnen. Was man vielleicht spürt, sind die verzweifelten Kämpfe des Körpers, auch diese Gifte wieder loszuwerden. Daher auch oft die fieberhaften Erscheinungen nach solchen Injektionen. Alles, was mit **Tiermord** zu tun hat, kann für uns Menschen niemals eine gute Wirkung erzielen. Wie viele Tierliebhaber mögen mit ihren »geliebten« Hunden in diese Anstalten gehen, wobei sie kaltblütig den Mord an den Schafen hinnehmen. Was ist der Unterschied im Lebewesen des einzelnen Tieres, wer will über Gottes Geschöpfe, ob wertvoll oder nicht, richten?

Ich bin fest davon überzeugt, daß ich die **wahre Ursache der Prostata-Erkrankungen** gefunden habe: das sind die **Brot- und Getreidemahlzeiten**! Das kann jeder Mann sofort nachprüfen. Lebt er einige Wochen und Monate ohne Getreidekost, gehen seine Beschwerden langsam, aber sicher zurück. Das dauert so lange, bis er den angehäuften Getreideschleim wieder aus seinem Organismus aufgelöst und hinausbefördert hat.

Wie alle Säftebahnen und Filtriersysteme, so müssen auch die besonders feinen »Röhrchen« in der Prostata und seinen »Zulieferwegen«, also im gesamten Geschlechtsapparat, vollkommen frei von Ablagerungen sein. Der Esser von stärkereichen Nahrungsstoffen hat außerdem ständig seine Därme überfüllt, die unentwegt auf Blase und damit Prostata drücken. Hier ist der ausgeweitete und gefüllte Enddarm besonders zu erwähnen. Dieses Endstück sollte in Wirklichkeit immer leer sein.

Dabei sind unsere herrlichen Früchte die großen Reiniger. Der Schleim wird aufgelöst, Miktionsbeschwerden, Druck- und Ziehgefühl verschwinden. Das häufige Aufstehen in der Nacht ist vorbei. Der Urinfluß wird wieder so stark und reichhaltig wie in jungen Jahren. Geht man zurück zur Kleisterkost, so kommen bereits in wenigen Tagen die alten Beschwerden zurück! Ich habe das mehrfach an mir selbst getestet. Inzwischen habe ich erfahren, daß viele bekannte Ernährungsforscher in den USA meine Erfahrungen bestätigen.

Hier möchte ich ein eindringliches Beispiel aus dem Buch *Dr. Walkers* anführen, der 1985 bekanntlich trotz schwerster Erkrankungen im besten Alter als selbständiger Manager 116 Jahre alt war.

»Eines Tages kam ein 87jähriger Gentleman in mein Sanatorium, begleitet von einer Krankenschwester. Seine Geschichte ist kurz, daß er schon seit 25 Jahren an Prostatabeschwerden gelitten hat. Während der letzten 12 Monate hatte sich sein Zustand aber derart verschlechtert, daß er ohne ständige Krankenschwester nicht mehr leben konnte. Diese mußte ihm Tag und Nacht einen Katheter einsetzen, um seine Blase zu entleeren! Diese Luxusbedienung können sich aber nur reiche Leute leisten!

Als der Doktor ihm erzählte, daß er nur die Nahrung essen dürfe (Früchte und Gemüse), die im Sanatorium vorgeschrieben sei, protestierte er, er könne ohne Getreide und Stärkekost nicht leben. Als ihm erzählt wurde, daß er seinen Zustand gerade seiner Getreideschleimkost zu verdanken habe, entschied er, für 2 Monate einen Versuch zu machen. Am Ende des 1. Monats *konnte er dank der **getreidelosen Ernährung** und der täglichen Einläufe seine Krankenschwester entlassen! Seine 25jährigen Prostatabeschwerden waren verschwunden! Als der zweite Monat zu Ende ging, sah er 25 Jahre jünger aus, und er fühlte sich auch so!«* Weiter *Dr. Walker: »Ich möchte sagen, daß dieses nicht ein isolierter Fall aus meiner Erfahrung ist. Ich habe persönlich eine große Zahl Prostata-Fälle gehabt, und bei keinem hat dieses Programm fehlgeschlagen! Genau so wie bei dem 87jährigen alten Herrn erhielten sie wieder **Vitalität und Kraft** für eine weitere lange Lebensspanne! Ich bin ganz gewiß, hätte dieser Gentleman vor 20 oder 30 Jahren mit der Lebensweise ohne Brot und Getreide begonnen, so würde er ohne Zweifel heute wie 50 oder 60 aussehen und sich auch so fühlen! Ich versicherte dem alten Herrn, wenn er strikt der richtigen Lebensweise folgt, so wird er die 100-Jahres-Marke heil und gesund überschreiten!«*

Soweit *Dr. Walker*. Müßte nicht allein diese Erfahrung mit der schleichenden »Alten-Männer«-Krankheit alle Männer und Frauen äußerst hellhörig machen?

Du weißt, daß kein Arzt bei dieser Erkrankung bis jetzt entscheidend helfen kann. Nichts hilft, keine Medizin, keine Pseudomittel, wie Kürbiskerne, kein Beta-Sisterol (aus afrikan. Pflanze). Nein, nur das Messer kommt mit der Möglichkeit der Kastrierung! Ich kenne einen Operierten, der mußte danach Damenbinden tragen! Mit dem Schneiden wurde aber niemals die Ursache dieser Erkrankung, die sehr häufig zum Krebs führt, beseitigt. Außerdem kann die Vergrößerung erneut erscheinen! Bei jeder Operation drohen Gefahren, hier aber zusätzlich noch die Möglichkeit der **Impotenz**, wenn nicht mit besonderer Sorgfalt und Erfahrung operiert wird. Allein diese schwere Erkrankung vor Augen, sollte es nicht schwerfallen, vom kleisternden Brot und Getreide wegzukommen! Welcher Entschluß ist wohl schwerwiegender: Messer und seine Folgen oder der Übergang zur rettenden Obst/Gemüse-Rohkost? Eng mit der Prostata verbunden ist die Blase. Prostataoperation und die **Bildung von Blasensteinen** sind oft gekoppelt.

Auch hier spielt der Getreidekleister und das daraus gebraute Bier eine verhängnisvolle Rolle!

Ich möchte Ihnen noch einen anderen drastischen Fall schildern. Über die Gefahren der verkleisternden Makrobiotik-Kost habe ich ausführlich berichtet. Ich habe einen Arzt, der mit dem Auftreten dieser Lehre in Deutschland ihr großer Befürworter war, jahrelang vergeblich vor dieser extremen Getreidekost gewarnt. Eines Tages war dann die Prostataoperation fällig, nachdem vorher sein total vereiterter Kiefer bereits fehlerhaft operiert war. Die Prostata-Operation wollte er geheimhalten, es geht doch nicht an, daß die »gesunde« *Oshawa*-Getreidekost eine solche Operation nötig macht? Die Beschwerden verschwanden auch nach der Operation nicht, weil er seine falsche Körnerkost beibehielt. Er mußte also noch ein zweites Mal unter das Messer. Der Doktor war dann zwei Wochen Gast in meinem Hause, ich wollte ihn endlich auf rohes Obst und Gemüse umstellen. Aber auch hier machten sich noch Miktionsbeschwerden bemerkbar, so daß ich noch spätabends meinen Hausarzt holen mußte. Ich hatte ihn schon vorgewarnt, einen Katheter mitzubringen. Aber es war nichts, die Blase war keinesfalls gefüllt. Ärzte sind bekanntlich bei eigener Erkrankung Hypochonder, denn sie wissen zuviel, was passieren kann! Der Doktor mußte hier wirklich schwer leiden, ständig Kopf- und quälende Nervenschmerzen, die ihn auch heute noch nicht verlassen haben. Da haben wir es also wieder: statt gepriesener Langlebigkeit bei der toten Getreideschleimkost: Leiden, Leiden, Leiden! Diese Heilsbringer tragen den Namen Makrobiotik (Verlängerung des Lebens) fälschlicherweise!

Bleiben wir noch etwas bei der Prostata-Erkrankung. Ich habe beschrieben, daß die großen Mengen Brot/Getreide allein vom Gewicht her die Verdauungsorgane stark belasten. Ständig werden die Därme gereizt, Ausbuchtungen erscheinen (Divertikel), die fortgesetzt zu Entzündungen neigen. Die Darmentzündung, die weitverbreitete Colitis ist da. Besonders verhängnisvoll ist der überfüllte Blinddarmsack. Das Ventil zum Dünndarm kann dem Dauerdruck nicht standhalten. So kommt die Fäulnis in den Dünndarm, der ganze Bezirk ist entzündet. Das ist dann die **Crohnsche Krankheit**, die mit Medikamenten nicht heilbar ist! Man bildet Selbsthilfegruppen, um sich gegenseitig Trost zuzusprechen wie bei der MS. Niemand will aber von der radikalen Abkehr von seiner »geliebten« Ernährungsgewohnheit etwas wissen. Wie bereits erklärt, führt der Dauerdruck auf die Blase und damit die Prostata zur ständigen Behinderung der Blasenentleerung. Die Blase kann sich nicht mehr vollkommen entleeren! Die immer vorhandenen Bakterien erzeugen eine Entzündung, die Prostatitis, eine Vorläuferin der Prostata-Erkrankung, ist häufig da.

Bei den Frauen führt der Überdruck der überfüllten Därme auf ihre Geschlechtsorgane zum **Gebärmuttervorfall** und zu entzündeten Eierstöcken.

Are Waerland hat häufig während seiner Studienzeit in London bei Krebsoperationen durch den bekannten großen Chirurgen *Sir Artnibot Lane* zugeschaut. Er zeigte uns Mitte der 50er Jahre Bilder von solchen Operationen. Teilweise hatte der Kot im Enddarm die Ausdehnung eines Gefäßes von einem 5-Liter-Plastikeimer. Die Darmhaut sei so dünn wie Pergamentpapier gewesen. Nur in der Mitte war noch eine schmale Öffnung für den Kot. Die umgebenden Randschichten waren hart und alt. So kann man sich leicht eine krebsige Entwicklung im Darm vorstellen.

Man ist nur immer wieder erstaunt, daß das Menschentier so zäh ist und trotz dieser Belastung so lange lebt! Wenn Du also Deine Verdauungssysteme in Zukunft von diesen schrecklichen Krankheiten entlasten willst, so bevorzuge in Zukunft frisches Obst und Gemüse im rohen Zustand statt Brot und Getreidegerichte! Früchte und Gemüse im Naturzustand reizen nicht den Verdauungskanal, erzeugen keine Verstopfung und dehnen den Darm nicht aus! Wenn Du Obst ganz für sich allein ißt, gibt es keinerlei Gärung, und es gibt Dir Sofortenergie. Wenn Du aber Früchte mit Getreide kombinierst, wie beim Obstkuchen, bringt der Fruchtzucker im Obst sofort die fertige Maische in Gärung! Die erwähnte »Schnapsfabrik« ist da! Also, Obst nicht nach der Abendmahlzeit vor dem Fernseher, weil »ein Apfel am Tag« den Arzt fernhält oder als Nachtisch, sondern ganz für sich allein als Mahlzeit zu Dir nehmen!

Vergiß nie, daß der Mensch von seiner Anlage her ein Frugivore, also ein **Früchteesser**, ist. Wenn Du einmal die ganze menschliche Entwicklung vor Dir passieren läßt, so sind wir mit der Seßhaftmachung der Menschen erst seit wenigen Minuten Brot- und Getreideesser! Jedermann kann den großen gesundheitlichen Fortschritt bei sich selber sofort feststellen.

Probiere den Austausch von Getreideerzeugnissen mit Obst doch einmal einige Tage oder Wochen aus, Du wirst erstaunt sein!

Williams Kinnar schreibt schon im Juni 1893 in der »North American Revue«: »*Es klingt paradox, daß eine bestimmte Nahrung, die wir in unseren Mund tun, um unser Leben zu erhalten, uns unvermeidbar gleichzeitig beschleunigt vor das Tor des Friedhofs bringt! Erdige, anorganische Salze, die in großen Mengen in unserem Brotgetreide angesammelt sind, erscheinen ganz unschuldig in unseren Eßwaren; sie sind aber die besten Zuträger (Assistenten) in unseren Organismus, um diese verkalkenden Stoffe abzulagern!*«

Erst recht im Alter sind Früchte die beste Nahrung, weil sie keine konzentrierten Nitrostoffe enthalten, sondern leicht verwertbare Aminosäuren, die nicht zur Verknöcherung und Vergreisung führen. Im Gegensatz zu der herrschenden Meinung soll im fortgeschrittenen Alter weniger statt mehr Eiweiß gegessen werden. Wir sollten uns immer vergegenwärtigen, daß unser Körper schon ganz früh an Recycling dachte, er kann nämlich aus seinem Abfall bis zu 75% Aminosäuren wiederverwenden!

Zum Schluß erwähnt *Mr. Kinnear* einen Gegner seiner Forschungen, der ihm erklärte: »*Ich will aber nicht diese genaue tägliche Mühsal auf mich nehmen, um evtl. bis 200 Jahre zu leben, besser ein kurzes, aber glückliches Leben.*« Ich antworte dann nur: »*Take your Choice!*« »*Triff Deine Wahl!*« Viele solcher Ignoranten habe ich kennengelernt, die noch gern einige Stunden leben würden, aber es war zu spät! Jahrzehntelange Fehler kann auch die Natur nicht mehr ausgleichen. Bereits zerstörtes Gewebe kann niemand wieder aufbauen!

Brot und Getreide überfüllen unser ganzes Verdauungssystem derart, daß kaum noch Platz mehr da ist für die beste Nahrung der Welt: **Früchte, Salate und Gemüse**. Ich stelle immer wieder fest, daß die großen Verzehrer von Brot, Mehl und Getreide kaum Obst essen. Wie oft höre ich, daß ihr Magen Obst nicht vertragen könne. Nach meinen Ausführungen ist das ja auch ganz klar, Obst bringt in den schon übersäuerten Verdauungsorganen die Getreidemaische sofort zur Gärung = zur Alkoholerzeugung. Überall gärt und drückt eine solche **Mischkost**, die bereits entzündeten Schleimhäute werden noch mehr irritiert, noch empfindlicher! Antisäuretabletten müssen her, aber wurde die Ursache beseitigt? Vegetarier essen auch große Mengen gekochtes, totes Gemüse. An Rohkost bleibt allenfalls ein Salatteller, fast ausschließlich aus Blattsalat übrig, wobei sie gar nicht wissen, daß dieser eine gewisse Menge Opium enthält und außerdem zum größten Teil in Gewächshäusern mit Kunstdüngern, Insektiziden und Pestiziden wächst, um ganzjährig zur Verfügung zu stehen. Gut für den Handel, aber schlecht für den Menschen.

Aber immer wieder wird nicht die Ursache solcher Unpäßlichkeiten angeklagt, sondern das völlig unschuldige Obst. Wann endlich werden die Menschen lernfähig? Solchen Pseudovegetariern kann ich nur empfehlen, bei der bisherigen »gutbürgerlichen Kost« mit Fleisch, Kartoffeln und gekochtem Gemüse zu bleiben und Brot/Getreide einzuschränken. Sie leben gesünder und länger als die **Puddingvegetarier!** Nur Fleischsäfte (Urin und Harnsäure des Tieres) immer wegschütten! Was schrieb der bekannte *Autor Kulvinskas? »Rohköstler, die hoch konzentrierte Nahrungsmittel wie Samen, Nüsse, Avocados gewöhnt sind, leben nicht viel länger als die Fleischesser!«* **Brot und Getreide sind gefährliche Grundnahrungsmittel** geworden. Würde man der Menschheit schlagartig diese Produkte entziehen, so würde sofort die **größte Hungersnot** ausbrechen mit Millionen von Toten. Dennoch halte ich meine Anklage gegen Getreideprodukte voll aufrecht. Die Menschen müssen wieder lernen, die frei werdenden Flächen mit **Obst- und Nußbäumen** zu bepflanzen und ihre Ernte an wunderbaren Lebensmitteln für den menschlichen Körper direkt ohne Hitzebehandlung zu genießen. Wir alle sollten **wieder Gärtner werden**, wie *Walter Sommer* schrieb. Die Propaganda für das gesunde deutsche Vollkornbrot mit der größten Auswahl der ganzen Welt an Brotsorten wird dafür sorgen, daß die Umwandlung von Acker- in Gartenflächen vorerst ein frommer Wunsch bleiben wird.

Dennoch hat der einzelne Mensch gerade heute alle Möglichkeiten, sich von den besten Produkten roh zu ernähren. Es gab noch nie so viele Obstsorten wie heute, denn die schnellen Transportmittel und das gute Vertriebssystem über die Supermärkte sorgen dafür, daß Obst und Gemüse überreichlich das ganze Jahr zur Verfügung stehen. Immer kommen noch neue Züchtungen hinzu, dafür sollten wir dankbar sein. Denken wir nur an die herrlichen Nektarinen! In meiner Jugendzeit waren wir auf die paar Äpfel und Birnen im Herbst angewiesen, die wir zumeist noch »organisieren« mußten, weil im eigenen Garten zu wenig Obstbäume standen. Selbst die etwas bitteren wilden Äpfel haben wir gegessen.

Frisches Gemüse, gab es das früher? Höchstens Petersilie wurde als Dekoration der Fleischplatten verwendet. Ist das heute viel anders? Gemüse zum Fleisch wurde ja jeden Tag frisch geerntet und zubereitet, aber es wanderte – wie heute – in den Kochtopf!

Aber das Zeitalter des »kochenden Menschen« wird auslaufen, weil eines Tages die Natur ein solches Leben trotz verzweifelter Versuche nicht aufrechterhalten kann. Wer generationenlang überhaupt keine frischen, lebendigen Nahrungsmittel zu sich nimmt, dessen Familie wird aussterben. Die Natur greift dann zu schrecklichen Mitteln, wie AIDS-Viren, die wie alle Viren nicht lebendig sind, aber sich heimtückisch in die Zelle einschleichen, zunächst noch in den abgebauten Mitochondrien den Wirt als Gastgeber genießen, dann aber ihr Vernichtungswerk beginnen, wenn ein solcher »Wirt« weiterhin von toten Produkten wie Kaffee, Tee, Kakao, Cola, Schnaps,

Zigaretten und Tierleichenfleisch lebt, sich nur mit dem Auto bewegt und die frische Luft meidet!

Daher bricht diese von der Natur so gewollte **Vernichtungskraft** nicht bei jedem aus. Im Laufe dieses Buches haben wir gelernt, daß Mikroben in Wirklichkeit unsere Freunde, unsere Straßenkehrer sind, um den angesammelten Müll aufzufressen. Wo kein Abfall ist, kommen keine Viren und Bakterien. Siehe die vergeblichen Versuche, bei den Menschenaffen trotz intensiver Direktinjektion von AIDS-Viren diese Krankheit ausbrechen zu lassen! Wir stimmen zu 98,5% mit den Körpern unserer nächsten Verwandten im Tierreich überein. Warum lernen wir nicht von ihnen, wie man leben soll?

Und beim Brot und Getreide mit dem säurebildenden Kleister im ganzen Körper haben die immer überall parat stehenden Mikroben einen wunderbaren Nährboden! So arbeitet die Natur, hart und gerecht. Wenn im letzten Krankheitsstadium immer noch keine Umkehr erfolgt, greifen die zu Milliarden auf Zusammenarbeit eingestellten Bakterien in unserem Körper zur Waffe und helfen, daß ein solcher nicht mehr lebensfähiger Körper alsbald wieder zu Humus umgewandelt wird, um neuem Leben zu dienen! Wir sehen dieses Geschehen um uns herum doch tagtäglich. Willst Du diesem entrinnen, so beginne eine Zusammenarbeit mit der Natur und gib das verzweifelte Ringen auf, Dich täglich gegen die Naturgesetze zu stemmen. Das sind dann die sogenannten **Autoimmunkrankheiten**, vor denen die Schulmedizin kapitulieren muß.

Es hat sich herumgesprochen, daß Fleisch doch nicht so gesund ist (Fernsehsendungen), so sorgt die erneut einsetzende Propaganda für das Brotgetreide dafür, Mühlen zu kaufen, selbst die Körner zu schroten und zu backen. Auch ich gehörte früher zu diesen Leuten, weil ich es auch nicht besser wußte. Aber jetzt in diesen langen Brotausführungen bist Du aufgeklärt. Motte Deine Mühle ein!

»Shall we eat bread?« »Sollen wir Brot essen?«

Das ist der Titel eines Buches, das die beiden Doktoren *R. W. Bernard* und *Ehrenfried Pfeiffer* 1956 herausgaben. Wer mir bisher keinen Glauben schenkte, möge über die weiteren

Beispiele dieser Forscher nachdenken, obgleich ich schon eine Menge Stimmen brachte.

Dr. Goldmann schreibt 1954 in einem Artikel »Poison by the Plateful«, »Vergiftung bei vollem Teller«, daß Brot »Stoff des Lebens« genannt wird, jedoch in der Art, wie uns dieser Massenartikel dargeboten wird, ist er ein bedauernswert schwächender Stoff! Die chemische Vergiftung des Brotes beginnt schon beim Bauern. Düngemittel und Insektizide nimmt das Korn auf, wird zwecks Lagerung weiterhin chemisch behandelt.

Die Delany Comp. bestätigte, daß 1949 zwei Firmen allein 10 Millionen Pfund Chemikalien für 30 000 Bäcker lieferten. (Wieviel 1991?) Cemische Vergiftung erfolgt schon beim Aussäen der Saat, um Unkraut zu vermeiden.

> »*Ich bin (geboren im Jahre 1857) ein sogenannter Vegetarier seit 1881. Seit mehr als einem Vierteljahrhundert lebe und arbeite ich ohne Fleisch, Fisch, Geflügel, Tee, Tabak und Alkohol. Hat ein Beefsteakesser eine höhere Leistungsfähigkeit? Ich glaube, er hat eine niedrigere – Abstinenz-Enthaltsamkeit? In diesem Sinne bin ich kein Abstinent und kein Asket, sondern Genießer. – Mir riet allerdings ein Arzt einmal: ›Essen Sie Fleisch, sonst müssen Sie sterben.‹ Ich tat keines von beidem!«*
>
> *(George Bernard Shaw, Schriftsteller, starb 1950 mit 94 Jahren durch Unfall bei der Obsternte!)*

Das habe ich selbst in meinem heimatlichen Bauerndorf beobachtet: Fast der ganze Weizensamen wird mit Ceresan, das Quecksilber enthält, behandelt. Es ist noch nicht lange her, da war sogar noch DDT erlaubt. (Wird heute in die Entwicklungsländer nach wie vor geliefert.) In den USA wird darüber hinaus das Brot noch mit chemischen Vitaminen und Mineralstoffen »**angereichert**«. Wir wissen, daß diese toten, anorganischen Stoffe vom Körper nicht verwendet werden können und daher als zusätzliches Gift wirken und uns bei der Unschädlichmachung eine erhebliche Energie- und Nervenkraft verlorengeht.

Aber ohne Salz und Gewürze schmeckt Brot fade. Es kommt also noch eine größere Menge giftiges Salz hinzu, das ebenfalls anorganisch ist und vom Organismus nicht aufgenommen werden kann (Salzläger = Rheumaläger). Wer öfter in den USA ist, kennt dieses Gummibrot, das man wie eine Harmonika zusammendrücken kann. Nun wird aber noch Hefe für die Lockerung des Teiges benötigt. Im gebackenen Brotlaib leben diese Hefezellen im Innern aber noch. So haben wir wieder einen guten Auslöser für die immerwährende Schnapsgärung! Aber da war ja noch das gute Backpulver, das teilweise aus Aluminium hergestellt wird. Aluminium wird neuerdings für die Alzheimer Krankheit, bei der das Gehirn allmählich auf die Stufe des Kindes zurückschrumpft, verantwortlich gemacht. Verhindere jeden Kontakt von Lebensmitteln mit Alutöpfen, Alufolien usw. Frühstücksbrote lieber in das bekannte Pergamentpapier einwickeln.

Aber Brot wird nicht allein gegessen, weil es (besonders ohne Salz) nicht schmeckt. Jede mögliche Kombination wird ausprobiert, mit Wurst, Fleisch, Käse, Honig, Marmelade usw. Ich habe bereits ausgeführt, welche Verdauungsprobleme bei diesen Mischungen auftreten. Der Zucker in Honig und Marmelade verstärkt noch die Gärung und ist der größte Kalk- und Vitaminräuber. Dazu ist Getreide extrem kalziumarm, so daß das säurebildende Getreide ständig unsere wichtigsten Kalkreserven aus dem Knochensystem ausblutet!

Brot und Getreide sind schwächende »Stoffe des Todes«: Laufe diesen Giften davon!

Nicht nur die säurebildenden Fleischprodukte sorgen also für ein schwaches Knochensystem, auch die »harmlosen« Nahrungsmittel aus dem ganzen Getreidesektor mit Ausnahme der Hirse, die aber wieder den Kochtopf benötigt.

Der schwedische Biochemiker *Dr. Ragnar Berg* hat besonders die Säure-Basenforschung vorangetrieben. Er ermittelte, daß der Mensch zumindest 70% basenbildende Nahrungsmittel essen muß, nur um das lebensnotwendige **Säure/Basen-**

Gleichgewicht aufrechterhalten zu können. Ich zähle einfacher die wenigen basenbildenden Lebensmittel auf: **Wasser, rohes Obst** und **Gemüse, rohe kuhfrische Milch** direkt vom Euter gesaugt, guten Appetit! Das ist alles. **Alle anderen Nahrungsmittel sind säurebildend!** Der Kochtopf verwandelt auch Obst und Gemüse in den Säurecharakter.

Vom Getreide ist der Weizen, besonders in Form des reinen schneeweißen Mehles, am meisten säurebildend. Dennoch ist Weißbrot leichter verdaulich als das schwere Vollkornbrot. Sehr viele können das »schwer« liegende »gute« Schwarzbrot nicht vertragen, weil ihre Verdauungsorgane schon angeschlagen sind!

Are Waerland hat ein kleines Buch mit dem Titel: »Die Übersäuerung als Grundursache aller Krankheiten« geschrieben. Obgleich er darin die großen Schädlichkeiten der Säurekost aufzählt, enthält gerade sein Kostsystem 50% Getreidesäure. Dazu wird morgens die Langmilch (eine Art Sauermilch aus der Schwedenkultur) als Hauptmahlzeit gegessen. Wenn man jetzt noch die Sauermilchsoßen zum Gemüse hinzunimmt sowie den reichlich genossenen Käse zu den Mittag- und Abendbroten, so ist seine Kostform zu 75% säurebildend. Fälschlicherweise hat er in späteren Jahren das saure Obst als säurebildend angeklagt, statt sein eigenes saures Kostsystem zu überprüfen.

Auch *Koch* und seine Nachfolger der AAM (Anti-Acid-Methode) klagen unentwegt das Obst an und vergessen den hohen Anteil von immer säurebildender Kochkost und vielem Getreide in ihren Rezepten. *Koch* hat immer *Walter Sommer* belastet, der Unterschied ist nur, daß *Koch* nur 78 wurde, *Sommer* aber 99.

Anzugreifen ist bei diesen selbsternannten »Forschern«, daß sie ihre falsche Säurekost mit künstlichen basischen Stoffen neutralisieren. Wir haben gehört, daß unser Körper diese anorganischen Mineralstoffe nicht verwenden kann. Diese falsche Neutralisierung bringt Dich also noch schneller in den Verkalkungszustand!

In einer US-Studie heißt es dazu: *»Je alkalischer unser Blut-*

strom ist, je höher ist der Grad der Gesundheit, vorausgesetzt, es ist eine normale Alkalität und nicht Alkalose (krankhaft), die durch die Einnahme von chemischen Alkalien oder Tabletten erzeugt wird, wie Natriumbikarbonat.«

Und das machen gerade alle Obstsäuregegner täglich, um ihr »sündiges« Leben weiterführen zu können. Wie kann man nur so blind sein, sich auf tote Ergänzungen einzulassen!

Und es gibt eine reichhaltige Auswahl solcher künstlichen Salze, die die Antisäureleute verwenden, um der »Übersäuerung« durch ihre falsche Kost zu entgehen. Aber diese toten Kalkstoffe sind unbrauchbar und führen zusätzlich zu den anorganischen erdigen Stoffen in der Nahrung (besonders Getreide) zu einer beschleunigten Verkalkung! So ging es auch dem erwähnten *Koch*, dem die Denkkraft bereits vor seinem Tode ausgegangen war, auf die er immer so stolz war.

Warum haben wir denn in den westlichen »zivilisierten und (degenerierten) Ländern« so weiche Knochen, daß diese bei der kleinsten Belastung brechen? Der Abfall von der rohen Naturkost ist die Ursache. Solange wir dieses nicht ändern, wird weiterhin das Kunstgelenk marschieren! Und gerade Getreide- und Milchprodukte tragen neben der Fleisch- und Kochkost einen hohen Anteil an dieser Knochenerweichung. Alle toten tierischen Produkte und alle Fette sind immer säurebildend. Fügen wir die säurebildenden Getränke hinzu, wie Kaffee, Tee, Kakao, Schokolade und Alkohol, so wird die Übersäuerung dadurch noch erheblich verstärkt. Nikotin fördert diesen Zustand außerdem noch.

Daß der ganze rheumatische Formenkreis ursächlich mit der Übersäuerung zusammenhängt, wurde bereits erwähnt. Die Urinanalyse mit Lackmuspapier zeigt den Grad der Übersäuerung an, ich habe darüber an anderer Stelle bereits ausführlich berichtet. Hinzufügen möchte ich noch, daß wir immer wieder die Tiere als bestes Vorbild nehmen sollten. Alle fleischfressenden Tiere haben einen sauren Urin, alle pflanzenfressenden einen basischen.

Der Mensch gehört aber aufgrund seiner Anlage zu den vegetarischen Lebewesen, daher sollte auch sein Urin basischen Charakter haben. Aber die meisten haben eine saure Struktur, weil der große Anteil der kalkarmen Fleisch- und Getreidekost zum sauren Endprodukt führt.

Merke: Saurer Urin = weiche Knochen und Zähne!

Der beste Beweis für die allgemeine Übersäuerung der Menschen ist doch die tägliche Einnahme von Millionen Antisäuretabletten!

Allergien

Das große Allergie- und Asthmaproblem von heute hat – wie alle Krankheiten – nur eine Ursache: **Toxämie**, Vergiftung des Körpers wie es *Dr. John H. Tilden* »Mit Toxämie fangen alle Krankheiten an« so klar und deutlich beschrieben hat! Wenn die inneren Organe, besonders die große Reinigungsfabrik Leber und das letzte Filtrierorgan, die Nieren, es nicht mehr schaffen, die sich unentwegt anhäufenden Schlacken auf dem normalen Wege wie Stuhl, Urin und Lunge rauszubefördern, wird das größte Ausscheidungsorgan, unsere Haut, hinzugenommen, um das Leben des Organismus aufrechtzuerhalten. Die Natur sorgt immer für eine Balance, dafür kämpft sie bis zum Letzten.

Die Allergie, einschließlich aller anderen Hautkrankheiten, wie die angeblich nicht heilbare Schuppenflechte (Psoriasis), Akne oder neu Neurodermitis, verschwinden in wenigen Wochen, wenn zu einer 100%igen Rohkost übergegangen wird. Einige falsche Lebensmittel für den Menschen sind besonders allergiefördernd:

1. **Weizen**
2. **Kuhmilch.**

Es würde zu weit führen, wenn ich in diesem Buch auf Allergieerkrankungen im Detail eingehen würde. Ich empfehle Dir deshalb, hierzu das Buch von *Hans Baumgardt* »*Ursache und Heilung von Allergien*«[103] zu lesen.

Wenn alle Krankheiten letzten Endes in der Vergiftung ihre Ursache haben, dann sollten wir auf unsere »Klärgrube«, den Dickdarm, besonderen Wert legen. *Prof. Ehret* nennt die heutigen Menschen »living cesspools«, »**lebende Klärgruben**«. Es ist so wie bei einer normalen Klärgrube, wenn diese voll ist, muß sie gereinigt werden. Die ständig zugeführten giftigen Abfälle aus gekochter, toter Kost machen aus unserem Dickdarm eine Klärgrube; der Darm wird oft an einigen Stellen bis zu 30 cm *(Dr. Kellogg)* ausgedehnt. Aus diesem verstopften und vergifteten Darm kommt ständig eine Belastung für den gesamten Körper.

Du mußt also diese Klärgrube reinigen, bevor Du gesund werden kannst. Die beste und intensivste Reinigung erfolgt durch eine biologisch richtige **Obst- und Gemüserohkost**.

Die organische Obstsäure (nicht zu verwechseln mit den vorher erwähnten anorganischen Säuren) fegt mit hartem Besen alle Säftebahnen sauber, nicht nur den Darm! Die Verschlackung des Dickdarms kann aber schon seit der Kindheit bestehen, daher der Abführmittelmißbrauch!

Wer falsch lebt, sollte eine große Darmspülung in den dafür zugelassenen Instituten mit Fachpersonal durchführen lassen. In Deutschland gibt es inzwischen verschiedene Institutionen, die Darmspülungen vornehmen. Die Adresse erhältst Du von der Lebenskunde e. V. in 2862 Worpswede[67].

Ich schreibe gerade hier in Florida (Februar 1988) an meinem Buch weiter. Ich fand auf den gelben Seiten des Telefonbuches zwei Adressen. In der Nachbarstadt Ft. Lauderdale wird ein Health-Institut von *Sandra K. Herrington* geleitet, die diese Spülung mit großer Fachkenntnis durchführt. Da ihre Großmutter eine Deutsche war, konnten wir sogar deutsch-englisch »radebrechen«. *Sandra* war früher Krankenschwester mit 2 Zentner Gewicht. Heute ist sie superschlank.

Es läuft ständig körperwarmes Wasser mit Acidophilusbakterien in den Darm und über die andere Leitung wieder hinaus, im Glasröhrchen wird der Zustand des Darminhalts ständig überwacht. So kann man alten und frischen Kot genau unterscheiden. Damit der alte Kot sich von den Därmen lösen kann, wird rhythmisch Sauerstoff in den Darm gepreßt. Man spürt deutlich, wenn die Reinigung das Caecum, den großen Sack ab Wurmfortsatz, den aufsteigenden Dickdarm erreicht hat. Hier lagert die Masse alten Kots. Der Inhalt des aufgedunsenen Caecum wird mangels Abflusses in den Dünndarm zurückgedrängt, der normal immer steril sein sollte. Die Übergangsklappe Dünn-/Dickdarm kann dem Druck nicht widerstehen, so daß gerade in USA eine starke Entzündungsneigung besteht

(Crohnsche Krankheit). Hier liegt auch der Beginn der Colitis, der Dickdarmentzündung.

Aufgrund meiner Lebensweise waren bei mir kaum alte Schlacken drin. Ärzte und Krankenhäuser verschreiben in USA häufig eine solche große Darmreinigung. Bei Auffälligkeiten, wie Blutungen beim Darmkrebs, informiert *Sandra* sofort den Arzt. Ich bekam zwei solcher Fälle mit. Als Vorreiter konnte ich berichten, daß eine solche Darmreinigung ganz harmlos und hygienisch vor sich geht, es wird nicht einmal die Tür geschlossen, es entsteht keine Geruchsbildung, weil der Darminhalt hermetisch abgeführt wird. Vier weitere Verwandte und Bekannte sind mir dann gefolgt.

Ich muß auch hier immer wieder *Dr. Walker* als großes Vorbild für ein langes, gesundes Leben erwähnen. Er hat ein Buch »Darmgesundheit ohne Verstopfung«[20] geschrieben, in dem er eine solche Reinigung periodisch, jährlich oder gar halbjährlich empfiehlt. Er hat sich diese bis zu seinem Tode mit 116 regelmäßig machen lassen. Ich lasse eine Darstellung (in meinem Darmartikel auf den Seiten 284–294) aus seinem Buch folgen, auf dem Du den gesunden Darm links und 6 kranke Därme rechts siehst. Wie diese 6 sehen die meisten Därme aus, berichtet er. Wenn die Leute einmal ihren Dickdarm anschauen könnten, sie würden von heute auf morgen auf eine gesunde Kost übergehen. Hierüber gibt es auch ein Schaubild in der Größe von 40×30 cm, das Du Dir beim Waldthausen Verlag in 2863 Ritterhude bestellen kannst.

Dr. Walker ließ sich vor der Behandlung immer zuerst eine Röntgenaufnahme des Darmes geben. Die Darmdiagnose zeigte ihm schon die Art der Erkrankung des Patienten an. Es gibt drei Orte im menschlichen Körper, die mit allen Organen eine ständige Verbindung haben:

1. **Fußsohlen**
2. **Dickdarm**
3. **Augen**.

Dr. Walker ist ein absoluter und konsequenter Verfechter der rohen Obst- und Gemüsenahrung und ihrer Säfte gewesen.

Seine 8 Bücher, in denen ich immer wieder lese, sind seit 1978 mein kostbarer Besitz. Der Waldthausen Verlag hat die Übersetzungsrechte erworben, so daß Du meistens die Bücher jetzt auch in deutscher Sprache kaufen kannst.* Wer sich aber von Rohkost ernährt, braucht keine Darmreinigungen!

---

* Informationen über die auf Deutsch erschienenen Bücher von Dr. Walker erhältst Du beim Leserservice des Waldthausen Verlags (in der NaturaViva Verlags GmbH), Postfach 1203, 71256 Weil der Stadt.

Erkältungen, Husten, Schnupfen, Heiserkeit

Die kleisternde Brot- und Getreidenahrung ist eine Hauptursache dieser Krankheiten. Bei jedem Schnupfen sieht man doch diesen abgelagerten Schleim herauskommen. Daher soll man auch eine regelmäßige Erkältung direkt begrüßen, dann zeigt doch der Körper, daß er noch Kraft besitzt, sich von diesen Giften zu befreien. Es ist völlig falsch, eine Erkältung, die ja zumeist mit einem fröstelnden Gefühl einige Tage vorher beginnt, durch irgendwelche Medikamente oder Maßnahmen zu unterdrücken. Damit würdest Du die Grundlage für kommende chronische Erkrankungen legen.

Wer es sich leisten kann, sollte sich ins Bett legen, heißen Zitronensaft trinken, den Körper also in den Schweiß- und Fieberzustand versetzen und... nichts essen! Ein sofortiger **großer Darmeinlauf** ist sehr hilfreich. Am nächsten Tag ist der Hauptspuk oft schon vorbei. Die jetzt leicht fließenden Auswürfe aus Nase und Rachen sind die giftigen Schlacken, die jetzt den Körper durch seine selbst produzierten Reinigungsmaßnahmen verlassen.

Grundsätzlich will die Natur uns helfen. Es kommt aber auf den Menschen selbst an, ob er sich helfen läßt. Wer sich immer »vollhaut« mit einem Gemisch von toten, krankmachenden Stoffen und dazu unsere anderen Helfer wie frische Luft, Sonne, reines Wasser, Schlaf, Entspannung und Bewegung negiert, wird früher oder später die Strafe dafür in Kauf nehmen müssen. Er muß sich dann aber selbst anklagen und nicht die Natur, die ihre immerwährenden »Selbstheilungskräfte« nicht anbringen kann.

Aus Mangel an Geld mußten viele Menschen früher noch mehr Brot- und Getreideprodukte verzehren, daher gab es in meiner Jugendzeit überall Spucknäpfe, in die ungeniert der schleimige, zähe Abfall aus dem Rachen richtig landete, denn viele machten sich gar einen Spaß daraus, aus welcher Entfernung der Napf zu treffen war. Wir sehen das heute noch in Portugal und Spanien, in denen Weißbrot als Grundnahrung dominiert. Auch in dem Reisland China können wir dieses ekelhafte Schauspiel im Fernsehen beobachten, Reis schleimt ja noch mehr als jedes andere Getreide.

Bei der Gicht kannten wir das Wort Brotgicht, also Gicht in Füßen und Händen, die das säurehaltige Brot erzeugte. Ich sehe noch heute die Mutter eines Schulkameraden vor mir, die mit völlig verkrüppelten gichtischen Händen die Brotscheiben für die große Familie schnitt.

Zusammenfassung: Du kannst Dich niemals erkälten, wenn Du keine Schlacken im Körper hast. Bei jedem Stoffwechsel bilden sich Ablagerungen, aber ein gesunder reaktionsfähiger Körper benutzt dafür die normalen Ausscheidungswege. Klage nie evtl. Viren und Mikroben an, nie das kalte Wetter und den Luftzug oder zuviel Sonne. Nur was dauernd in den Mund hineingeht, ist die Ursache, 24 Stunden am Tag. Beseitige diese Ursachen, und Du kannst frei von Krankheiten sein. **Gesundheit gibt es aber nur durch gesundheitsbewußtes Leben.** Glücklicherweise ist diese Gesundheit nicht in einer Flasche zu kaufen. Jeder muß sie durch ständige eigene Anstrengung erwerben und erhalten! Im Beruf setzen die meisten Menschen alle Kraft ein, um Geld zu verdienen, das sie dann im Alter wieder ausgeben, um die selbst vernichtete Gesundheit wieder zurückzuerhalten. Ein Schlaraffenland gibt es nicht.

Brot ist schwer verdaulich und sollte ganz von unserem Speisezettel verschwinden. Aber wer ißt Brot allein? Zumindest müssen naturfremde Fette drauf. Jede Brotkombination verzögert aber die Aufschließung des Brotes zur totalen Blockade. Es wird noch weniger eingespeichelt, so daß das Enzym Ptyalin nicht genügend den Brei aufspalten kann. Meistens wird dieses Brot noch mit Flüssigkeit einfach hinuntergespült.

Die Brotmoleküle sind dann aber mit dem Fett umgeben, so daß unsere Verdauungssäfte zunächst die Fettschichten verdauen müssen, um an die eigentlichen Brotkrümel heranzukommen. Jetzt aber kommt der Hammer: Das stärkereiche Brot benötigt das alkalische Enzym Ptyalin, eiweißhaltige

Fleisch- und Käsesorten aber die sauren Säfte (Salzsäure und Pepsin) zur Verdauung. Wir haben bei der Beschreibung des Säure/Basen-Problems gesehen, daß sich Säure und Basen zusammen gegenseitig aufheben, so daß nur ein kaum noch verdaubarer Klumpen Brot/Fett/Fleisch/Käse im Magen liegt.

Es muß aber noch eine Marmeladen- oder Honigschnitte hinterher oder gar die Nuß-Nougat-Creme, die zur Hälfte aus reinem Zucker bestehen kann. Vielleicht paßt als Abschluß noch ein Apfel, der ja sooo gesund sein soll? Das heißt nun aber: der Schnellzug Obst prallt auf den Bummelzug Brot mit Belag. Folge: weitere Verzögerung der Verdauung mit Schnapsgärung, saurem Aufstoßen, Druckgefühl, aufgedunsenem Bauch. Kleine Ursache, große Wirkung, der harmlose Apfel wird für die Unpäßlichkeit angeklagt, nicht die vorher gegessene, völlig falsche Brotkombination.

> *»Viele Menschen sehen die Dinge, wie sie sind, und fragen: Warum? Ich träume von Dingen, die es nie gegeben hat, und frage: Warum nicht?«*
>
> *(George Bernard Shaw)*

Vorher genossen, würde das wichtige Obst in spätestens 15 Minuten den Magen wieder verlassen haben und dabei mit seinem Fruchtzucker **Sofortenergie** für Körper und Gehirn liefern. Aber die Früchte bekommen vom unwissenden Menschen den Schwarzen Peter. Siehe die Abhandlung über den richtigen Obstverzehr. Wie oft erlebe ich, daß die Leute sagen, sie würden Obst nicht vertragen, sie würden sofort Magenbeschwerden bekommen. Das ist auch letztlich die Ursache, warum die Brotverzehrer so wenig Obst essen. Diese können Früchte einfach nicht vertragen, weil der Bauch immer voll von gärenden Massen ist. Sie sollten nicht das Obst anklagen, sondern ihren bereits kranken Körper. Außerdem lassen die aufgedunsenen Verdauungsorgane keinen Platz mehr für die beste Nahrung des Menschen, nämlich Früchte. Zum Glück gibt es Underberg (gegen Gärung) und *»Rennie räumt den*

Magen auf« (gegen Sodbrennen). Aber was kommt danach? Krankheit ist saures Gewebe, und die soeben erwähnten Notknechte verschieben nur das traurige Geschehen tiefer in das verzweifelt kämpfende Verdauungssystem!

»Es werden so oft Dummheiten wiederholt, warum nicht erst recht Wahrheiten?« sagte bereits *Goethe*. Aus Vorträgen weiß ich, daß man nicht oft genug die einfachsten Begriffe wiederholen kann. Die Menschen wissen nicht, wie ihr eigener Körper, der »Tempel Gottes«, funktioniert. Den wirklich Lernwilligen will ich gerne helfen, aber die vielen Klugscheißer und Besserwisser, die besonders schlau sein wollen, interessieren mich überhaupt nicht, diese müssen eben ihren Weg gehen. Es wäre besser für sie, sie würden zunächst einmal das »Buch über die Dummheit« studieren. Diese kritisieren sogar mein Buch, ohne es jemals gelesen zu haben. Ich merke das sofort an wenigen Fragen! Ich stelle meine Erfahrungen nur denen zur Verfügung, die sich helfen lassen wollen, aber den Weg nicht wissen.

Immer wieder muß ich mich mit Leuten auseinandersetzen, die ihr täglich wechselndes Wissen aus Illustrierten beziehen und in Wirklichkeit keine blasse Ahnung von gesunder Lebensweise haben. Diese wollen das letztlich auch gar nicht wissen, um ihr »Genießen« nicht zu gefährden. Es verbietet ja niemand. Jeder kann ja so leben, wie er es für richtig hält, aber er soll seinen Mund halten, wenn andere Leute anders leben. Es ist sein ganz persönliches Problem, welche degenerierte Erbmasse er weitergibt. Auch der Raucher verschmäht jede Anti-Raucher-Lektüre.

Die Natur nimmt jedenfalls auf niemanden Rücksicht, früher oder später werden ihre harten Gesetze bei jedem wirksam, zumeist im unerwünschten Moment, wo man sich noch sooo viel vorgenommen hatte.

Brot und Energie

Die Forschungen haben ergeben, daß *Jesus* aus dem Stamm der Nazoräer stammt, das war ein ganz genügsames, vegetarisch lebendes Volk mit hohen ethischen Regeln im heutigen Israel. Sie lebten ähnlich wie die Essener. In den USA kann man das

»Essener« Brot in vielen Zusammensetzungen kaufen. Das Getreide ist vorgekeimt, also wieder Gemüse geworden. Diese Mischung wird dann ganz schwach in mäßiger Hitze ohne jede andere Zutat gebacken, so daß der Teig im Innern noch ganz weich geblieben ist. So ähnlich wurden die Brote zu *Jesus* Zeiten von der Sonne auf Steinen gebacken.

Ein solches »gekeimtes« Brot ist sicher bedeutend gesünder als unsere heutigen Fabrikbrote. Wenn man das Essener Brot dann noch gut kaut und ohne Belag ißt, so ist eine reichhaltige Energieausbeutung sicher gewährleistet. Brotmann (mit der neuen Mühle), mach es Jesus mit diesem gesunden Brot nach. Durch den Keimvorgang wurde die Stärke vorverdaut.

Je einfacher und schneller die Verdauung vonstatten geht, je mehr Energie ziehen wir aus der betreffenden Nahrung. Kraft und Energie sind aber für jede Verdauung erforderlich. Die **Schläfrigkeit nach einem üppigen Mahl** hat schon ihre Ursache. Je mehr Kraft und damit Energie wir für die Verdauung aufwenden müssen, je weniger haben wir für unsere sonstige körperliche und geistige Leistung zur Verfügung.

Leute wie *Dr. Atkins* operieren gerade mit diesem großen Verlust bei der Verdauung, daher Eiweiß und nochmals Eiweiß. Man nimmt ab, aber auf Kosten der Lebenskraft. Alles, was wir essen, muß in Glukose umgewandelt werden, ob Eiweiß, Kohlenhydrate oder Fett. Nur in dieser Form kann unser Körper die zugeführte Nahrung als Kraftstoff verwenden.

Obst steht bei diesem Vorgang in Minuten als Kraftnahrung zur Verfügung, aber Fleisch, Käse und gekochtes Gemüse erst nach langen Stunden, das können 5, aber auch 36 Stunden sein. Da wir beim Brotgetreide sind, dieses benötigt auch viele Stunden, besonders in der vorhin erwähnten schädlichen Kombination.

Selbst Gemüse muß »verarbeitet« werden, daher nenne ich Gemüse »Second-hand«-Nahrung. Sie gibt dazu nur wenige Kalorien. Man kann folgende %-Zahlen zugrunde legen: Ich hatte schon die Aufstellung gemacht, daß bei der Verdauung von Obst nur 10% Energie verlorengeht, aber 90% gewonnen wird, bei Brot/Getreide sind es 50:50, bei Gemüse 30:70, bei Fleisch 70:30. Wenn Du aber Brot mit Fett/Fleisch/Käse kombinierst, sieht die Unterbilanz noch trauriger als beim Fleisch allein aus.

Es sind mit Häftlingen, die nur Fleisch zu essen bekamen, Untersuchungen vorgenommen worden: sie starben nach 3 Wochen. Das ist ja ganz klar, zunächst einmal nur Fäulnisnahrung, zweitens gingen ja, wie aus obiger Tabelle ersichtlich ist, mehr Energien bei der Verdauung verloren, als gewonnen wurden. Fleischprodukte stimulieren den Körper, wie bei Nikotin, Alkohol, Kaffee usw., es wird eine Pseudokraft vorgetäuscht, hinterher kommt das TIEF. Man lebt also viel länger (bis 60 Tage) mit Wasser allein als mit dem so »wertvollen Fleischeiweiß«.

Schleimhäute

Besonders hinsichtlich des Brotes habe ich viel über Kleister gesprochen, der durch das Überangebot an stärkereichen Nahrungsstoffen wie Brot, Getreide und Kartoffeln entsteht. Natürlich ist hier nicht der natürliche Schleim gemeint, der bei jedem lebenden Organismus notwendig ist. Ohne Schleimhäute könnten Mensch und Tier nicht leben. Wir würden ja ewig überall wund sein. Diese natürlichen Schleimhäute sind aber mehr wässeriger Natur, sie haben nicht die Festigkeit und Zähigkeit der völlig überflüssigen zusätzlichen Schleimanhäufung, die uns so viele verschiedene Krankheiten beschert. Dabei ist der Auswurf aus Nase und Rachen (Lunge) nur der sichtbare Schleim, der versteckte in unseren Säftebahnen ist der gemeinste Feind.

Brotgegner Dr. Lutz

Der Salzburger Arzt *Dr. Wolfgang Lutz* hat 1967 ein Buch mit dem Titel: »Leben ohne Brot«[79] geschrieben, das 1985 bereits in der 9. (erweiterten) Auflage erschien. Meine Ausführungen über die heimtückischen Gefahren der Brot/Getreidekost stimmen zum großen Teil mit dem Inhalt des obigen Buches überein. Mit einer wesentlichen Ausnahme: *Dr. Lutz* ersetzt das Brotgetreide durch andere tierische Produkte, wie Fleisch, Fisch und Eier.

Ich habe in diesem Buch meinen Lesern aber keinen Zweifel darüber gelassen, daß die Fleischkost mit Gemüse und Obst wesentlich gesünder ist als die erhitzte Brot/Getreidenahrung der »kochenden« Vegetarier.

Wie ich über tierische Produkte denke, hast Du genügend erfahren.

Wir Menschen benötigen nie für unsere Ernährung unsere Tierbrüder; wir sind doch keine Kannibalen, leider benehmen wir uns jeden Tag so. Ich darf an die Wertigkeit der Nahrungsstoffe nach *Dr. de Evans* erinnern, danach rangieren Früchte an der Spitze, dann kommen Fisch und Fleisch an die 2. und 3. Stelle, Gemüse an vorletzter, die Körner sind Schlußlicht! Es ist also nicht überraschend, daß *Dr. Lutz* mit seiner stärke- und kohlenhydratarmen Kost große Erfolge in seiner Praxis nachweisen kann. Er selbst ist mit 76 Jahren ein gutes Beispiel. Seine Kostform ist auch arm an erdigen Stoffen, daher wird die Arteriosklerose hinausgezögert. Besonders bei Fettsucht ist die Lutzkost hilfreich, weil alle Fettsüchtigen von gekochter oder gebackener Stärke kohlenhydratkrank sind! Und ... er schaltet Kohlenhydrate nicht vollständig aus, wie *Atkins*. Ohne Kohlenhydrate ist keine richtige Verdauung gewährleistet. Sie müssen aber lebendig sein! Ich würde aber bei der menschlichen Entwicklungsperiode nicht bei der Eiszeit beginnen, sondern von der Amöbe an. Während der Eiszeit wurde der Mensch aus Hungersnot gezwungen, alles zu essen, um sein Leben zu erhalten. Unsere Organe haben sich aber nie verändert, so daß in der Gene unsere Erbanlagen nach wie vor auf rohe, vegetarische Kost eingestellt sind. Das zeigt doch ganz offensichtlich der Vergleich mit den Menschenaffen, mit denen wir zu 98,5% übereinstimmen.

Schilddrüse, Nebennieren

Im »Gesundheitsreporter« 1, 16 schreibt *Dr. Susan Hazard* unter dem Titel »Was ist schlecht an gekochter Nahrung«, daß hitzebehandelte Kohlenhydrate schlecht verdaubar sind. Das Kochen (natürlich auch Backen, Braten, Grillen usw.) verändert jede Stärke zum Gift! Feuerbehandlung verändert die Stärke zu Dextrin, das wohl leichter zu verdauen ist als die mehr komplexen Moleküle der Stärke. Das Backen und Kochen der Stärke schien daher ein vernünftiger Weg, um Stärke besser verdauen zu können.

Jedoch wenn wir versuchen, Stärke vor dem Essen zu dextrieren (1. Abbaustufe der Stärke zu Klebstoff!), so stören wir das Verdauungsenzym Amylase, das normalerweise dazu bestimmt ist, die Stärke aufzulösen. Wird die Stärke aber hitzebehandelt und mit Wasser gesättigt, wird das Enzym Ptyalin, das aktive Enzym im Speichel, kraftlos, so daß eine Umwandlung von den Poly- zu den Disacchariden, d. h. von Mehr- zu Zweifachmolekülen, nicht mehr möglich ist!

Das ist ein Zustand, der fast immer eine Gärung entlang des Verdauungstraktes mit der Bildung von Kohlendioxyd (Gas), verschiedenen Alkoholika und Essigsäure hervorruft.

Nur das gründliche Kauen der Nahrung und hier besonders der Stärke sollte genügend Zeit für die Übermittlung einer Botschaft für die Sekretion entsprechender Enzyme und Flüssigkeit hervorrufen, bevor der Brei den Magen erreicht. Erst aus dem intensiven Kauen resultiert die vollständige Auflösung der Stärke in die verschiedenen Moleküle.

Hitzebehandelte Stärke aber ist schwer zu verdauen, hauptsächlich durch die Hydrolyse (Spaltungen von Verbindungen unter Wasseraufnahme) der Stärke infolge des Erhitzungsprozesses. Die so gespaltene Stärke ist dann ein Gegenstand leichter Gärung, sie entwickelt sich zu Essigsäure und anderen Nebenprodukten, wie Alkohol.

Eine der schädlichen Nebenwirkungen von Essigsäure ist

ihre Tendenz, dem Körper Phosphor zu entziehen und die Schilddrüse zu stimulieren. Bei Phosphormangel wird außerdem die Leistung der Nebennieren herabgesetzt, da Phosphor eines der aktivsten Elemente für die hormonale Sekretion der Nebenniere ist! So entsteht eine Fehlfunktion der beiden wichtigen Drüsen: Schilddrüse und Nebennieren! Phosphor ist außerdem für die Denkkraft notwendig! Gekochte Stärkenahrung stört aber auch alle anderen Hormone ausschüttenden Drüsen! Es ist daher nicht zu verwundern, daß Personen, die ihre Nährstoffe zum größten Teil aus **hitzebehandelter Stärke** beziehen, oft an folgenden Erkrankungen leiden: Blutandrang im Hals – Herzschmerzen – erhöhtem Puls – Kopfschmerzen – Frostgefühl – Körperausdünstungen! Das gilt für alle Stärkeprodukte, auch Kartoffeln, wenn sie auch im Gegensatz zu Körnern basisch sind und viel weniger Stärke enthalten.

Du weißt, daß man nur Produkte essen soll, wenn diese als Mono gut schmecken, riechen und aussehen. Liebst Du es, in die erdig riechende, zumeist unschön aussehende Kartoffel direkt roh mit bestem Appetit hineinzubeißen? Oder mußt Du sie kochen, dann Butter, Salz usw. hinzutun? Rohe Kartoffeln aber schmecken nicht und enthalten außerdem Solanin, das giftig ist, aber bei der Feuerbehandlung abgetötet wird.

Und Du kennst doch inzwischen den wichtigen Lehrsatz: *»Was Du nicht allein (ohne Kombination) mit anderer Nahrung oder gar Gewürzen roh mit bestem Appetit essen kannst, ist keine Nahrung für Dich.«* So kannst Du jederzeit ohne die umfangreichen Koch- und Gesundheitsbücher, ohne Laboruntersuchungen ermitteln, was wirklich eine menschengerechte Nahrung ist. Schule wieder Deinen Instinkt. Bohnen schmecken roh nicht und sind ebenfalls giftig, also lasse sie liegen. Beim Fleisch würdest Du schon von selbst auf den Rohverzehr verzichten und es somit als naturgemäße Kost ablehnen. Dann können wir als Rohvegetarier die Instinktophaten *(Mr. Burgher)* nicht verstehen, die zwar alles roh essen, aber einschließlich Fleisch, Fisch und Eier!

Gekochte Kost, ob tierische oder pflanzliche, schmeckt eben nicht ohne Salz, Gewürze und Fette. Du schmeckst dann aber nur die falschen, stimulierenden Gewürzstoffe und nicht das Produkt selbst, das gekocht ohne Geschmack und wertlos ist. Es war meine Aufgabe, Dir die **Schädlichkeit der gekochten Brot- und Getreideprodukte** so ausführlich wie möglich argumentativ darzulegen, jetzt liegt es ganz allein an Dir, welche Entscheidungen Du triffst.

Säuglingsnahrung

Muttermilch ist immer die beste Nahrung für das Neugeborene. Aber wie viele moderne Mütter haben heute aufgrund ihrer eigenen falschen Lebensweise keine Milch mehr, oder sie wollen sich nicht die Arbeit machen. Es gibt doch die fertigen Schleimpakete und Fertiggläser, auf die die Mutter oft in der Entbindungsabteilung schon vorbereitet wird. Mit dieser völlig falschen, abgestorbenen Kunstnahrung legt die Mutter aber bereits den Kern zu Fettsucht und den hier erwähnten zahlreichen Erkrankungen, besonders zu Hautkrankheiten, wo ich besonders die neu in Massen auftretende Neurodermitis nennen möchte.

Gewaltsam reißt die Mutter das Neugeborene aus dem gesunden Naturstoffwechsel heraus, es wird von lebendiger auf tote Nahrung umgestellt. Hier liegt die wahre Ursache der schlaflosen Nächte für Mutter und Kind! *»Das ist das größte Verbrechen an dem jungen, neuen Leben!«* schreibt *Aterhov* in seinem Buch Raw Eating (Roh essen). Ich weiß sehr wohl, daß fast alle Mütter hier unwissend handeln, auch *Aterhov* hat seine beiden Kinder mit 10 und 14 Jahren durch tote Kost und falsche medizinische Behandlung verloren. Auch er wußte es nicht besser. Wenn Du aber Kenntnis von der wirklichen Ursache der vielen **Kinderkrankheiten** bekommen hast, dann muß ich Dich als Kindesmörderin bezeichnen, wenn Du weiterhin abgestorbene Schleimkost Deinem Kinde gibst und es seiner Lebenskraft bereits in dem Frühstadium beraubst. So ist sein Tenor in dem bedeutenden Buch. Sein drittes Kind ist ein reines, voll gesundes Rohkostkind von heute 31 Jahren. Über *Aterhov** später in diesem Buch. Seine ganz harte Sprache resultiert aus dem Verlust seiner beiden geliebten Kinder, die bei gesunder Kost heute noch leben würden. Auch er war mit

---

* *Aterhov* ist 1990 mit 92 Jahren unter mysteriösen Umständen verstorben.

60 todkrank, war mit 91 noch ohne jede Beschwerden und voll leistungsfähig.

Säuglinge müssen also erst recht das **natürliche Obst und Gemüse** im rohen Zustand bekommen. Sie verzehren das auch gern, weil ihr Geschmack durch die tote Konservenkost noch nicht verhunzt ist. Wer aber diese Kinder in den Supermärkten beobachtet, der wird feststellen, daß sie irgendeinen Stärkekeks oder gar schon Wurst kauen. Wenn das Kind etwas zu tun hat, ist es ruhig, so redet sich die Mutter raus – und tötet damit bereits die jungen Zellen ab!

Also Mutter, nicht nur für Dich, erst recht für Dein Kind gilt: Ab Entwöhnungszeit von der wertvollsten und unersetzbaren Muttermilch sollte **rohe Nahrung** gereicht werden statt Brei, Brot und Kräcker. Zwinge Dein Kind nicht zum unentwegten Kauen, das führt zum Überessen und zur späteren Fettsucht. Äpfel, Orangen, Bananen und einige Karotten sind der Schleimkost haushoch überlegen.

Da Früchte und Gemüse bis zu 95% aus Wasser bestehen, hat das Kind gleichzeitig die beste Flüssigkeit der Welt zum Trinken. Es benötigt nicht den süßen Tee, der die Zähne vorzeitig vernichtet. Bedenke, daß unser Körper zu ¾ aus Wasser besteht, wir alle, ob Kind oder Erwachsener, benötigen daher gerade das wässerige Obst und Gemüse. Wie leicht ist es, mit den heutigen modernen und preiswerten Entsaftern und Mixern herrliche Naturnahrung hervorzuzaubern.

Erfreulicherweise gibt es aber inzwischen immer mehr Mütter, die ihr Kind so lange wie möglich stillen und es so früh wie möglich an eine lebendige Kost gewöhnen. Frau *Divna Omaljev-Bongartz* hat ihre Erfahrungen über ihre Schwangerschaft, natürliche Geburt, Stillzeit und Ernährung ihres jetzt 2jährigen Sohnes sehr anschaulich in ihrem Buch »Tagebuch einer Schwangerschaft mit SonnenKost«[104] geschildert. *Hans Baumgardt* hat die Erfahrungen über »Gesunde Kinder durch natürliche Lebensweise«[105] der Natural Hygiene, der natürlichen Gesundheitslehre, in dem gleichnamigen Buch (Gesunde Kinder) veröffentlicht. Hier kann jede werdende Mutter (oder die es werden möchte) alles über Empfängnis, Schwangerschaft,

Geburt, Stillen, Abstillen, Kinderernährung und erziehung nachlesen.

Heute regiert aber das moderne Labor und rechnet vor, wie klein die Mengen an Nährstoffen im Obst und Gemüse sind und wie reichhaltig in tierischen Produkten, besonders der Protein-Rummel setzt schon hier ein.

Wie viele Milligramm haben denn die modernen Mittel aus der Apotheke, die der Arzt verschreibt? Sie haben trotz der winzigen Mengen eine Riesenwirkung, leider zum Nachteil des Organismus. Denn wir haben gesehen, daß es kein Heilmittel in Pillenform gibt. Nur unser Körper selbst führt die beste Heilung durch (siehe Wundheilung).

Was bekommen denn die Kühe als Nahrungsgrundlage, auch Fleisch, Fisch, Eier und leckere Nachspeisen? Welche Getränke? Kaffee, Tee, Kakao, Schnaps? Und welche Zigarettenmarke rauchen sie? Man könnte mit der Ironie fortfahren. Aber an diesem Beispiel sieht doch jeder Laie, daß die ganzen Laboruntersuchungen am abgestorbenen Material völlig unsinnig und wertlos sind. Siehe meine Schilderung über künstliches und echtes Seewasser und die Lebensfähigkeit der Fische. Es fehlt der nicht meßbare kleine »Schimmer«, das Unsichtbare, Lebendige!

Wir Menschen bestehen genauso wie die Kühe aus Fleisch und Blut und können aus der Rohnahrung mit den geringen Anteilen an Nährstoffen kräftige Körper aufbauen. Da wir aber keine 4 Mägen haben und keine Grasesser sind, wollen wir uns lieber mit den Menschenaffen vergleichen. »*Geh doch mal zu Hagenbeck*« und betrachte Deine nächsten Verwandten im Tierreich einmal ganz genau. Was fressen denn die Affen? Ich möchte nicht noch einmal eine zivilisierte, gutbürgerliche Kost wie bei den Kühen aufzählen. Du siehst selbst, was die Affen bekommen. Und welche kräftigen Körper sind aus diesen einfachen Nahrungsstoffen gezaubert worden.

Wie die Menschenaffen benötigen wir insbesondere kein Fertigeiweiß, sondern die lebendigen **Aminosäuren**, in die auch ein Stück Fleisch erst wieder zerlegt werden muß, wenn es den Magen erreicht. Aus diesen Aminosäuren, ganz gleich, ob pflanzlichen oder tierischen Ursprungs, baut sich der jeweilige Körper sein eigenes Eiweiß auf. Du kannst auch alle anderen Tiere in der Natur beobachten, die sich von pflanzlicher Nahrung ernähren, sie sind gesund, kräftig und lebensfroh. Der tödliche Eingriff in die Natur erfolgt allein durch den pervertierten Menschen, der seinen Verstand verloren hat.

Zähne

Haben unsere Zähne auch etwas mit der Stärke zu tun? Ja, auch die vielen Zahnerkrankungen, besonders die Paradontose, haben ihre Hauptursache in der klebrigen Stärkekost. Sie klebt an den Zähnen und erzeugt in dieser Umgebung einen ständigen Säurezustand, der den Gaumen und den Zahnschmelz langsam, aber sicher zerstört. Kommen aber noch Zucker und der klebrige Bienenhonig hinzu, beginnt das Zerstörungswerk noch schneller.

Was tun aber viele sogenannte Wissenschaftler? Sie klagen die säurehaltigen Früchte an, dabei sind diese die besten Reiniger, denn sie fegen die Kleisterschicht hinweg. Die organische Obstsäure bindet sich in Sekundenschnelle in dem immer basischen Mundspeichel ab und ist im Endprodukt immer basisch! Jetzt weißt Du, wie Du wieder gesundes Zahnfleisch und gesunde Zähne bekommst. Auch beim Zahnproblem kannst Du gerne die Tiere zum Vergleich heranziehen.

Ein Apfel reinigt besser als jede chemische Zahnpasta.

Ohrensausen

Millionen Deutsche – es werden täglich mehr – leiden unter diesen Ohrgeräuschen, die das Leben zur Hölle machen. Medizinisch ist weder die Ursache zu erklären, noch gibt es eine Heilung. Du hast aber inzwischen gelernt, daß **alle Erkrankungen** ihre Ursache in der Vergiftung der Körpergewebe haben. Deine Klärgrube ist über die Toleranzgrenze hinaus überfüllt.

Beginne mit Fasten von einigen Tagen, und anschließend esse 100% Obstrohkost. So werden Deine Säftebahnen am schnellsten gesäubert. Viele Anhänger der NH berichten über spontane Heilungen bei diesen Ohrgeräuschen, auch Tinnitus genannt. Auch Mr. *T. C. Fry*, ein bekannter Mentor der Natural Hygiene, ist so sein Ohrensausen losgeworden.

Ich bin überzeugt, daß stärkehaltige Brot/Getreide- und Kartoffelprodukte die Hauptursache sind. Der starke Schleim aus diesen gebackenen Nahrungsstoffen verstopft die Eustachische Röhre. Der Katarrh verhindert eine geregelte Luftpassage, das Hören wird schlechter, besonders die hohen Töne werden schwieriger wahrnehmbar, die Ohrgeräusche setzen ein und verstärken sich.

Fasten und völlige Enthaltsamkeit von Körnernahrung bringen die besten Resultate. Auch *Dr. med. Weger* hält die Verschleimung für die Hauptursache. So berichtet er darüber in seinem 1931 herausgekommenen Buch mit dem Titel »The Genesis and Control of Disease«, »Die Entstehungsgeschichte und Kontrolle von Krankheiten«[60].

Dr. Weger, der an der Harvard & John Hopkins Universität studierte, brachte seine Frau, die 20 Jahre mit Arthritis an das Bett gefesselt war, zu dem Arzt *Dr. Tilden* in Denver, der bekanntlich 25 Jahre mit und 28 Jahre ohne Medikamente praktizierte und alle Erkrankungen als Vergiftungen ansah. Ich berichtete bereits während der Beschreibung der »Verschlackung« über diesen großen Arzt. *Frau Weger* war derart starr, daß sie in all den Jahren nicht aus dem Bett konnte.

Was geschah nun in Denver unter den Anweisungen von *Dr. Tilden*? Nach 1½ Jahren Ruhe und Diät konnte *Frau Weger* wieder gehen, sie wurde vollkommen gesund. Beide, Dr. Weger und seine Frau, arbeiteten noch weitere 5 Jahre zusammen mit *Dr. Tilden*. Dann gingen sie nach Redlands, Kalifornien. Dort eröffneten sie ihre eigene Gesundheitsschule unter den Grundsätzen der natürlichen Heilung, die sie bei *Dr. Tilden* gelernt hatten.

> *»Tu den Mund auf für die Stummen und die Sache aller, die verlassen sind!«*
>
> *(Salomo)*

Wenn eine Arztfrau nach 20 Jahren im Bett mit Rheuma geheilt wird, warum lernt die nachfolgende Mediziner-Generation nicht an diesem praktischen Beispiel? Warum wird nicht das 673 Seiten starke oben erwähnte Buch von *Dr. Weger* in alle Sprachen der Welt übersetzt und von allen Kanzeln den armen Rheumatikern empfohlen? Nun, es wäre das Todesurteil der gesamten Medizinindustrie. Was kostenlos ist, kann doch nicht gut sein. Nur Leiden bringt Kasse!

Verstand oder Instinkt

Ich bringe sehr oft einen Vergleich mit Tieren, weil in der Tat dieser die einfachste und beste Schule für uns Menschen ist, wie wir leben und uns ernähren sollten. So einfach ist in Wirklichkeit das ganze Ernährungsproblem. Kompliziert machen es nur die Menschen, weil sie es verlernt haben, naturgemäß zu leben. Als Krone der Schöpfung sollten wir noch viel gesünder als die Tiere sein, weil wir einen Denkapparat haben. Leider ist dieser im Laufe der Jahrtausende so degeneriert, daß wir die Naturgesetze weder aufnehmen noch durchführen! Die Tiere haben ihren Urinstinkt, keinen Verstand. Wir Menschen könnten aber beides zurückgewinnen. »Bloß ein Tier.« Wer das sagt, ist ein Tiermensch und wesentlich ärmer dran als das Tier.

Alles Große ist immer einfach!
Ist es nicht traurig, daß sich das **Naturgesetz** überhaupt verteidigen muß? Bei den unweigerlich immer auftauchenden Diskussionen sieht der aufgeschlossene Mensch schließlich ein, daß wir wieder von unseren Tieren lernen müssen, weil der Mensch wirklich das einzige kochende Lebewesen auf dieser Erde ist! Und er allein trinkt Milch nach der Entwöhnung von der Mutterbrust. Nur er allein nimmt Medikamente!

In Diskussionen taucht immer wieder die Frage nach der Notwendigkeit tierischen Eiweißes auf, um unseren Verstand zu nähren. Ich antworte dann zumeist: »*Dazu mußt Du also dumme Tiere wie Ochsen und Schweine essen, die keinen Verstand haben?*« Sind denn die Millionen Vegetarier geistesschwach? Die Irrenanstalten sind voll Fleischesser!

Damit ist zumeist die Sprache, auch bei Ärzten und Wissenschaftlern, verlorengegangen. Aber glaube nur nicht, daß Konsequenzen gezogen werden. Eine Ärztin, die auf einer Krebsstation arbeitet, sagte mir: »*Herr Wandmaker, ich darf gar nicht erwähnen, daß ich vegetarisch lebe, meine Kollegen würden mich nur auslachen!*«

Und mögen sie gerade einen lehrreichen Vortrag über das schädliche Cholesterin gehört haben. Beim anschließenden Mittagsmahl hauen sie sich voll mit gerade diesen cholesterinhaltigen Fleischgerichten, wobei in Wirklichkeit die Voraussuppe mit Cholesterinfleischeinlagen und salziger Brühe (Urin) und die gedankenlos nebenbei vertilgten weißen Brötchen mit dicker Cholesterinbutter schon Nährstoffe für zwei Tage liefern. Aber dann geht es erst richtig los mit großen fettigen Cholesterinstücken, mit abrundendem Wein, mit dem süßen Nachtisch, der den Fraß in eine angenehme Gärung versetzt. Aber darauf einen Schnaps, der das Fett etwas auflösen hilft und die Gärung beruhigt! Und dann die erquickende Tasse Kaffee, damit die Verdauungsenergie, die schwer kämpfen muß, noch einige Peitschenschläge für ihre Schwerstarbeit dazu bekommt.

Können wir von derartigen Ärzten erwarten, daß sie uns Gesundheit bringen oder gar lehren? Nein, sie bekämpfen mit ihren Pillen die durch die falsche Lebensweise erzeugten Symptome, nichts anderes. Und sie leben selbst auch so wie ihre kranken Patienten!

Unser **Verstand** ist also nicht durch Tiernahrung entstanden, sondern in einer langen Schöpfungsgeschichte. Durch ständiges Schulen hältst Du auch heute Deine Verstandeskraft lebendig. So hat auch einmal ein »Tiermensch« angefangen zu denken! Daraus ist schließlich der Mensch allmählich entstanden! Aber dieser Mensch hatte früher nur rohe Nahrung zur Verfügung. Wenn wir aber schon einen Verstand haben, warum wenden wir diesen nicht an, um unsere Geschmacksnerven auf der Zunge wieder auf Reize natürlicher Rohkost umzuschulen? Wenn Du also glaubst, denken zu können, warum gehorchst Du dem toten Salz, den stimulierenden Gewürzen, den künstlichen Fetten? Wahres Genießen setzt erst wieder ein, wenn Du die seichten Genüsse überwunden hast!

Hat Dir dazu der Schöpfer den Verstand gegeben? Und warum mußt Du Lebewesen zu Deinem Genuß töten oder töten lassen, weil dieses Handwerk Dir zu niedrig vorkommt? Hat nicht der Schöpfer auch diese Lebewesen geschaffen?

Warum nur hast Du Waffen geschmiedet? Nur, um sich gegenseitig umzubringen? Warum sind wir krankenhaus- und kasernenbauende Völker geworden und lassen kaltblütig Millionen Menschen verhungern? Keine einzige Papstreise hat diesen Zustand verändert. Warum wohl? Auch der Verstand des Papstes reicht nicht dazu aus, auch er vertilgt Tiere mit gutbürgerlicher, polnischer Kost! Sollte er nicht etwas mehr Macht haben als wir einfachen Menschen? Der Papst könnte doch dafür sorgen, daß Brunnen gebaut werden, daß die großen Wüstenflächen, die von Menschen aus Wäldern dazu gemacht wurden, wieder Pflanzen und Früchte (wie im Paradies) in aller Pracht hergeben. Er könnte aufgrund seines gewaltigen Einflusses auf die Menschen in diesen Ländern einwirken, daß diese Erzeugnisse direkt, also roh verzehrt werden.

> »Liebe die Tiere, liebe jegliches Gewächs und jegliche Dinge! Wenn Du alles liebst, so wird sich Dir das Geheimnis Gottes in allen Dingen offenbaren, und Du wirst schließlich alle Welt mit Liebe umfassen!«
>
> *(Dostojewski)*

Schlagartig wäre jede Hungersnot vorbei. Aber nichts dergleichen. Auch der Papst mit allen seinen Kardinälen und der großen wirtschaftlichen Kraft ändert leider nichts, weil sich sein ganzer Klan gar nicht ändern will. Ich möchte nicht gerade diesen Papst angreifen, der sicherlich sein Bestes versucht, es gilt für alle religiösen Eiferer. Wenn sie nicht selbst ihr Leben verändern und durch Taten helfen, passiert gar nichts! Solange also alle Priester der Welt von den Kanzeln nicht diese Wahrheit lehren, sie also nicht den Tiermord für den menschlichen Genuß anklagen, sie sich auch nicht ganz persönlich ändern, wird leider gar nichts geschehen. Es gibt aber auch rühmliche Ausnahmen wie z. B. den Pfarrer *Karl-Wilhelm Bruno*, der auf dem Gesundheitskongreß in Hamburg im Mai 1990 einen Vortrag über den biblischen Hintergrund des Vegetarismus gehalten hat (es gibt darüber eine Kassette beim Waldthausen

Verlag). Er ist gleichzeitig ein engagierter Tierschützer und er hält gemeinsame Gottesdienste mit Tieren in seiner Pfarrkirche in Wiesbaden ab. Sein Buch »Priester, Tierschützer, und Vegetarier«[106] ist im Oktober 1991 herausgekommen.

Solange das Wort Friede aber nur die Lippen der meisten Geistlichen bewegt, während gleichzeitig ihre Frauen den Hühnern in der Küche die Köpfe abschlagen, wird nichts geschehen. Solange sie das krankmachende Brot für die Welt empfehlen und nicht die ursprüngliche lebendige Urkost, passiert nichts. Das vorzeitige Sterben und Verhungern in der dritten Welt wird weitergehen. Und bei uns wird kein noch so modernes Krankenhaus mit den fortschrittlichsten Instrumenten, mit immer mehr Erfahrungen mit Organersatz, weil man die eigenen Organe durch törichte Lebensweise verloren hat, diesen elenden Zustand ändern, wenn die führenden Menschen sich nicht beispielhaft selbst ändern!

Jesus hat sein Leben geopfert, damit wir weiter sündigen? Er würde alle Pharisäer aus dem Tempel jagen!

Du gibst groß an, daß Du gegenüber den Tieren denken kannst, aber Du treibst mit diesem Verstand nichts weiter als Mißbrauch Deinem eigenen Körper und Deinen Tierbrüdern gegenüber!

Die vielen Millionen für den schädlichen Tierverzehr könnten in Wahrheit Berge versetzen, um dem Naturgesetz wieder zum Durchbruch zu verhelfen. So, wie es heute aussieht, können wir aber noch tausend Jahre oder mehr warten. Aber es gibt eine Wende, wenn auf AIDS weitere heute noch unbekannte Seuchen folgen, die nur den einzigen Grund haben: der Schöpfer, der diese Welt wachsen ließ, bläst mit diesen Seuchen zur Vernichtung des Menschen, weil er nicht hören will! Mit einem Glauben hat das gar nichts zu tun, sondern mit ganz handfesten Tatsachen!

So ist das also mit unserem so hoch gepriesenen Verstand, der anscheinend von toten Körpern ernährt und aufrechterhalten wird. Vergessen diese Leute eigentlich, daß Millionen Menschen immer schon ohne Verzehr von Tierkörpern gelebt haben? Sollte denn der Verstand bei denen nicht schon längst auf den Zustand des nicht denkenden Menschen zurückgefallen sein?

Über den Vegetarismus gibt es viele Aussagen, auch von bedeutenden Kirchenführern. Sie alle hatten einen erstklassigen Verstand, wie der Vegetarier *Leonardo da Vinci*. Ich sollte noch einmal an den Ausspruch von *Tolstoi* erinnern: »*Solange es Schlachthöfe gibt, wird es Schlachtfelder geben.*« *Tolstoi* prägte aber auch diesen wichtigen Lehrsatz: »*Leider geht der Mensch eher zugrunde, als daß er seine Gewohnheiten ändert.*« Genauso ist es, der Mensch möchte gesund sein, aber nichts dafür tun.

Laotse aber hat mit dieser Aussage immer recht: »*In des Übels Übertreibung liegt des Übels Heilung!*«

Die Natur wird Dich eines Tages zwingen, umzukehren! Es wäre schade, auch zu diesem Zeitpunkt der »Krankheitseinkehr« nicht zu gehorchen. Dann denke an den großen *Benjamin Franklin:* »*Wenn Du nicht mehr bereit bist, Dich zu ändern, dann bist Du bereits am Ende!*«

Beim Verzehr von Körnern könnte man allenfalls einen letzten Kompromiß machen, wie der erwähnte *Aterhov* diesen praktiziert. Iß Körner im gekeimten Zustand. Dann hast Du wieder Gemüse. Je länger der Keim ist, je mehr bist Du wieder beim Gras angelangt. Aber schmeckt dieses Zeug allein? Nein! Du solltest Grasgemüse den Wiederkäuern überlassen, für ihre Organe sind Gräser und Kräuter da. Denke an meine Anfangsaussage, die Frischkost soll schmecken, gut riechen und entzückend aussehen.

Stimmt diese Aussage bei Keimgemüse? Du könntest auch die Körner vom Halm pflücken, wenn diese noch milchig-weich sind. Aber stimmen hierbei die erwähnten Dreifach-Kriterien?

Laktosebrot

Diese Ausführungen über die verheerenden Wirkungen der gebackenen Brot- und Getreidenahrung werden Dich hoffentlich zum Nachdenken zwingen. Sie sollten Deine Ernährungsgewohnheiten radikal ändern. Als »kleinen« Kompromiß biete ich Dir das Laktosebrot an, das der Bäcker *Lubig*[53] entwickelte. Dieses Brot ist mit Hilfe von Milchsäurebakterien enzymatisch abgebaut, also vorverdaut. Es hat alle schädlichen Eigenschaften verloren, dennoch die meisten Inhaltsstoffe des Kornes behalten. Der erwähnte deutsche Arzt *Dr. med. Steintel*[31] ist ein kompromißloser Ankläger gegen Fortpflanzungsnahrungsmittel wie Körner, Nüsse und Samen aller Art, die seiner Ansicht nach für Menschennahrung nicht geeignet sind, sie fügen dem Organismus nur Schaden zu. Im Gegensatz dazu hätte sich das enzymatisch abgebaute Laktosebrot bei allen Störungen des Verdauungssystems hervorragend bewährt. Nicht umsonst hält Herr *Lubig* 5 Weltpatente. Als **Übergangskost** kannst Du dieses Brot gelegentlich genießen, am besten nur mit reiner Butter. Niemals mit Käse oder Wurst. Du weißt, daß stark eiweißhaltige und stark kohlenhydrathaltige Nahrungsstoffe nie zusammen gegessen werden dürfen, weil beide zwei verschiedene Verdauungssäfte benötigen, die sich gegenseitig neutralisieren. Dennoch bleibt auch Laktosebrot, wie alles Getreide, säurebildend. Daher wäre es am vorteilhaftesten, Laktosebrot mit basenbildendem Gemüse zusammen zu verzehren!

> *»Du selber bist der Magnet für Dein Wohl und Wehe!«*
> *(Bo Yin Ra)*

Brot nie mit Marmelade und Honig zusammen essen, weil diese auch säurebildend sind und der Zucker die Maische sofort in die schädliche Gärung versetzt. Daher sind Obstkuchen die am schlechtesten verdaubaren Kuchen überhaupt. Die Obstsäure zerstört sofort das für die Körnerverdauung notwendige Enzym Ptyalin, das wir leider nur in kleinen Mengen zur Verfügung haben. Deswegen sollten stärkehaltige Kohlenhydrate immer intensiv gekaut werden. Nur der Mundspeichel erzeugt dann genügend Ptyalin! *Dr. med. Steintel* wörtlich: *»Logischerweise, vor allem aber durch meine jahrzehntelangen Erfahrungen und Versuche in der Praxis geradezu darauf gestoßen, mußte ich zur Ablehnung des Brotes, vor allem des Vollkornbrotes, sowie aller übrigen Mehlprodukte kommen. Eine einzige Ausnahme davon bildet das Laktosebrot.*

Es ist das einzige Brot der Welt, das physiologisch gesehen kein Brot mehr ist, es bröckelt und fällt leicht auseinander, weil die Aufbau-Kleber-Eiweiße, um die es sich ja handelt, organisch, enzymatisch, fermentativ abgebaut sind. Damit stellt das Laktosebrot ein absolutes Novum in der ganzen mehrtausendjährigen Geschichte des Brotes dar.«

Man kann es mit keinem anderen Vollkornbrot oder Pumpernickel vergleichen. Es handelt sich mit einem Wort um eine epochale Erfindung. Die Aufbaueiweiße (Glutene) werden bis auf die niedrigsten Aminosäuren und die Kohlenhydrate (Polysaccharide) auf die niedrigsten Zuckerarten (Monosaccharide) und darunter abgebaut, so daß keinerlei blähende, gärende, rheumatisierende, vergichtende und verkrebsende Wirkung mehr eintreten kann.

Dieser totale Abbau der Aufbaueiweiße in den Kernsubstanzen, der absolut notwendig ist, um einerseits einen guten, geregelten und vor allem ausgiebigen Stuhl zu erzielen und andererseits den mit dem üblichen Brot, insbesondere Schwarzbrotgenuß, verbundenen chronischen Entzündungsprozeß der Schleimhäute des Magen- und Darmtraktes zu verhindern, kann mit keinem anderen Backverfahren erreicht werden.

Aus diesen Gründen ist das Brot allen stoffwechsel- und hautkranken Menschen, insbesondere Rheumatikern, Gichtikern, Magen- und Darmgeschwürkranken, allen Krebskranken sowie vor allem allen Zuckerkranken zu empfehlen. Der tägliche Genuß von Laktosebrot wird aber – und das scheint mir das wichtigste zu sein – als das wertvollste generelle Vorbeugungsmittel gegen Krankheiten aller Art bezeichnet werden müssen. Jede Krankheit, möge sie heißen, wie sie wolle, setzt einen Entzündungsvorgang voraus. Eine Entzündung kann in uns bzw. unseren Organgeweben aber nur entstehen, wenn eine Explosion vorausgegangen ist. Eine Explosion kann aber nur stattfinden, wenn ein Explosivgeschoß in den Organismus auf dem Wege der falschen Ernährung eingeführt wird. Unter Explosivgeschosse fallen nach dem natürlichen Ernährungsgesetz alle Fortpflanzungsmittel als »Kern- bzw. Sprengsubstanzen«, wie Eier, reife Hülsenfrüchte, Nüsse, Getreidekörner und Keimlinge, ferner das Aufzuchtmittel Milch *(Dr. Steintel)*.

Nicht umsonst werden bei der NH nur kleine Mengen Nüsse empfohlen, etwa 30 g, und dann nur intensiv gekaut für sich **allein** gegessen! Jedermann weiß, wie schwer Nußprodukte zu verdauen sind. Wo ist der Forscher, der ähnlich Laktosebrot auch die Nüsse enzymatisch abbaut? Das wäre (als Kompromiß) eine hervorragende pflanzliche Eiweiß/Fettnahrung für alle Menschen.

Es ist nur schade, daß die Ergebnisse dieses Forschers mit großer praktischer Erfahrung in einer Allgemeinpraxis einfach verlorengehen. Wenn ich nicht in der damaligen »Weißen Fahne«, die unter der Leitung des bekannten *K. O. Schmidt* stand, über *Dr. Steintel* gelesen hätte, würde auch ich nichts über ein NEG (Natürliches Ernährungsgesetz) erfahren haben. Seine Bücher sind neu aufgelegt und bei Herrn *Dr. Alois Fadini*, Breuningstr. 31, 7400 Tübingen, zu beziehen. Ich bin daher froh, daß ich in diesem Buch auf die großen Verdienste *Dr. Steintels* hinweisen kann.

»Im Darm sitzt der Tod!«

Diesen Ausspruch machte der weltbekannte russische Forscher *Metschnikoff*. Die »zivilisierten« Menschen sitzen gerne an gepflegten Tischen mit vornehmem Geschirr und bester, abwechslungsreicher Gourmet-Speise! Bekömmliche Getränke dürfen bei den lockeren Gesprächen nicht fehlen. Die teure Festgarderobe wird gezeigt, der edle Schmuck ziert die oft gar nicht mehr so glatte, altersfleckige Haut!

Wer sollte auch in dieser Stimmung an so etwas Schmutziges wie seinen Darm denken? Gehört dieses unfeine Stück überhaupt zu meinem Körper? Der bekannte schweizerische Lebensreformer und Kämpfer für eine natürliche Wirtschaftsordnung, *Prof. Werner Zimmermann*, hat sich schon immer über diese feinen Leute mokiert, die sich sooo erhaben dünken und nicht untersuchen, was hinten wieder »rauskommt«. Das Geschehen im dunklen Darm ist aber für unsere Gesundheit von größter Bedeutung!

Sind wir noch **darmgesund**? Leider nein, denn der große Chirurg *Dr. John Harvey Kellogg* vom bekannten Battle Creek Sanatorium, der Tausende von Operationen durchgeführt hat, erklärte, daß 90% aller Operierten darmkrank waren! *Dr. Bragg* (USA) hielt sogar 98% aller Menschen für darmkrank. Sind das nicht erschütternde Prozentzahlen?

Wenn wir die auf dem Markt befindlichen Abführpräparate zählen, dann haben diese beiden Forscher sicher recht. Bei welchen Menschen geht es noch »ohne«? Meine Mutter hatte immer einen Topf mit Sennesblättern auf ihrem Herd stehen, um »Öffnung zu haben«, wie sie sich ausdrückte.

Der wohl bekannteste Darmforscher in Europa war der Arzt *Dr. med. F. X. Mayr*, Wien. Und sein wichtigster Interpret ist *Dr. med. Erich Rauch*, der im Haug-Verlag, Heidelberg[22], seine Bücher über Darm-, Blut- und Säftereinigung herausgegeben hat. *Dr. Mayr* stellte nach sorgfältiger mechanischer Darmdiagnostik fest, daß die Hauptursache der aus dem Darm kommenden Schäden aus dem Dünndarm kommt. Durch intensives Einspeicheln der Milch/Semmeln nach *Fletcher*-Art (mindestens 50mal kauen) stellt er den Darm mit dieser »Schonkost« ruhig, um die verlorengegangene Darmperistaltik wieder zu aktivieren. Nach dieser *Mayr*-Methode machen viele mit großem Erfolg Halbfastenkuren. Das richtige Vollfasten ist aber reines Wasserfasten! Wir wissen aber jetzt, daß wir keinerlei Kuren benötigen, die Kur ist in uns!

Als Rohkostvegetarier habe ich natürlich meine Vorbehalte auch gegen die Mayr-Kuren, zumal nach dieser »Kur« zur »gutbürgerlichen Kost (gbK)« zurückgegangen wird. So wird man gezwungen, immer diese Kur zu wiederholen. Der Rückfall in den alten Schlendrian ist also vorprogrammiert. Wer nach dem Naturgesetz lebt, benötigt keinerlei »Kuren« mehr, nur der eigene Körper heilt. Wenn auch die Menge an genossener Milch mit Semmeln bei dieser Kur nur gering ist, so hast Du in diesem Buch erfahren, daß beide Produkte abstammungsmäßig keine Menschennahrung sind!

Frau *Dr. med. Olivet* in Heide, die erfolgreich die Mayr-Kur durchführt, empfiehlt daher ihren Mayr-Fastenpatienten Obstnahrung nach dem Fasten. Sie befürwortet auch ein Vorfasten von einer Woche mit Obst. Sie sagte mir, daß allein schon dieses Vorfasten so wirkungsvoll sei, daß ihre Patienten teilweise erklären, jetzt brauchten sie gar nicht mehr zu fasten, denn alle ihre Beschwerden seien wie weggeblasen. Diese Art des Teilfastens hat im Westküstenraum Schleswig-Holsteins große Erfolge gebracht.

Ich habe auf ihre Einladung hin schon oft mit diesen Fastern Diskussionen über gesunde Ernährung geführt, weil im allgemeinen die Leute heute durch die unzähligen verschiedenen Ernährungsvorschläge verunsichert sind. So komme ich nicht mit einer neuen »Wandmaker«-Ernährungs- und Lebensweise, sondern ich vertrete das seit Millionen von Jahren gültige Naturgesetz, das ich ausführlich in diesem Buch erläutere.

Wie gesagt, legte *Dr. Mayr* das Schwergewicht auf den Dünndarm! *Dr. med. A. Rosendorff*, der bis zu seinem 92. Lebensjahr in Wien praktizierte, bewies, daß alle Erkrankungen ihre Ursache in der Ptosis, der Magenerweiterung, hätten. Auch sein Buch »Neue Erkenntnisse in der Naturheilbehandlung«[22] ist sehr zu empfehlen. *Dr. Rosendorff* ist in seinen Ernährungsvorschlägen schon wesentlich härter als *Dr. Mayr*, der seine Patienten hier ziemlich allein ließ und sich unklar ausdrückte.

Dr. Rosendorff: »*Je natürlicher und von ihrem Naturzustand weniger abweichend diese Lebensmittel noch sind, desto größer wird auch die Kraft sein usw.*« Keine süße Milch (klumpt), kein Brot (Brotschnupfen), nur 3mal am Tag essen, mindestens 5 Stunden Zwischenpause, Bauchmassage, Reibesitz- Rumpffreibebäder nach *L. Kuhne*, Glaubersalz verwenden, möglichst nach jeder Mahlzeit Stuhlgang, Einläufe machen, Sauna, Sonnenbäder, grüne Blätter essen. Tumor, Rheuma = Entstehung im Darm, es gibt nur eine Erkrankung, daher auch nur eine Behandlung. Keinen Naschkram für Kinder, ohne Fremdstoffe im Darm keine Ansteckung, Bakterien haben nützlichen Zweck. Das sind nur Schlagzeilen aus seinen Darstellungen, die sich zum großen Teil auch mit dem Naturgesetz der NH decken.

> »*Nur der gewinnt, der an den Sieg glaubt!*«
>
> *(Emerson)*

Nun kommt zu der Dünndarmbelastung *Dr. Mayrs* und der Magenerweiterung *Dr. Rosendorffs* eine weitere Darmversion, und das ist die Belastung des Dickdarms.

Das ist sicher richtig, wenn man wirklich eine totale Obst- und Gemüserohkost zu sich nimmt und alle anderen wesentlichen Komponenten beachtet, wie Trinken reinen Wassers, frische Luft Tag und Nacht, Ruhe und Schlaf, kräftige Bewegungen usw. Tiere benötigen keine Abführpillen und kein Toilettenpapier! Sie fressen auch nie gekochte Nahrung, diese Dummheit überlassen sie den »Verstandesmenschen«. So braucht der Rohköstler nur im Übergangsstadium Hilfsmittel. Hier nun kommt die große Erfahrung des »alterslosen« *Dr.*

Walker, den ich immer wieder als Beispiel erwähne, uns mit seiner großen praktischen Erfahrung zu Hilfe.

Er legt das Schwergewicht auf die Beschaffenheit des Dickdarms. Auf Seite 290 habe ich eine Aufnahme aus seinem Buch kopiert. Links ist der gesunde Darm, rechts sind 6 Aufnahmen von Dickdärmen seiner Patienten. Wenn Du diese kranken Därme siehst, so solltest Du in Gedanken in Dich gehen und Deinen Darm betrachten. Kann daraus Gesundheit entstehen? Jeder Abschnitt des Dickdarms ist mit einem Organ verbunden. Wie kann ein Organ gesund sein, wenn der betreffende Teil des Dickdarms, mit dem dieser über die Nervenbahnen verbunden ist, so aussieht wie auf den Bildern? Bei *Dr. Walker* mußte jeder Patient eine Röntgenaufnahme seines Darmes vorlegen. Daraus hat er bereits seine Diagnose gezogen. Du solltest Dir das Schaubild »Dickdarmtherapie« von *Dr. Walker* beim Waldthausen Verlag bestellen.

Neben der Umstellung auf volle Rohkost ordnete *Dr. Walker* stets eine Sanierung des Dickdarms an. Das wurde mit kleinen und großen Einläufen und vor allem mit einer Darmspülung gemacht. Diese große Darmspülung geht bis zum Blinddarmsack. An anderer Stelle dieses Buches habe ich eine solche große Darmreinigung beschrieben, die ich vor einiger Zeit in Florida habe machen lassen.

Dr. Walker hat ein vortreffliches Buch »Darmgesundheit ohne Verstopfung«[20] über das gesamte Darmgeschehen geschrieben. Der »unnormale« Darm hat teilweise einen Durchmesser bis 30 cm, diese Verkrustung reicht manchmal bis in das Kindesalter zurück. Nur in der Mitte ist eine schmale Öffnung, die zumeist durch Abführmittel offen gehalten wird. Ist es da noch zweifelhaft, wie Darmkrebs entsteht? *Dr. Walker* beweist weiterhin, daß in den verschiedenen Darmabschnitten die Vitalstoffe gebildet werden, die wir dringend benötigen.

Dr. Lane erklärt: »*Der Enddarm hat nur die Größe, die es notwendig macht, daß alle 6 Stunden eine Entleerung erfolgt, aber bei uns ist es Gewohnheit, nur alle 24 Stunden zu entleeren. Das Resultat sind Tumore und Krebs!*«

Dr. Jensen (USA) schreibt, daß eine eingelieferte Darmkrebskranke erklärte, an der Verdauung könne ihre Erkrankung nicht liegen, denn sie würde bis zu 6 × am Tag Stuhlgang haben. Die Autopsie nach ihrem Tod ergab ein Darmgewicht von 60 (engl.) Pfund! Dabei war der Darm an einer Stelle 12 inch = 33 cm ausgedehnt!

Geht Dir allmählich ein Licht auf? Willst Du auch, daß ein Stück Deines Darmes weggeschnitten wird und Du einen schrecklichen künstlichen Beutel tragen mußt? Du bist durch die »gutbürgerliche Küche« auf dem besten Weg dahin! Schicht auf Schicht dieser alten Fäkalien wird abgelagert, Du kannst das auch an den Bauchausbuchtungen und der Körperhaltung, der Sämannshaltung, erkennen. Die heutige Kost mit ihren toten Stoffen und den unzähligen Giften ist schon eine Zumutung für unseren Darm. Wenn aber ein verstopfter Darm hinzukommt, so können am Ende nur Krankheiten und Schmerzen stehen.

Kein Mensch kommt ungestraft davon, Gottes Mühlen mahlen langsam, aber sicher. Jedermann wird von ihm »bestraft« werden, der glaubt, die Naturgesetze immerfort übertreten zu können.

Wann diese Strafe kommt, hängt auch mit den Chromosomen (der Erbanlage) Deiner Vorväter zusammen. Menschen, die sich trotz Fressen, Saufen und Rauchen relativ »gesund« dünken, sollten sich noch heute bei ihren Vorfahren bedanken! Sie selbst können nichts dafür, ihre ererbte Lebenskraft gibt ihnen eine größere Lebensspanne! Welche Erbanlage geben diese Leute aber weiter? Die »Sünden« der Väter werden bis in das dritte und vierte Glied weitergegeben. Du siehst hier die Bedeutung der Erbanlagen. Wir sind es unseren Nachkommen schuldig, die Erbmasse so gesund wie möglich weiterzugeben.

Wie oft sehen wir erschreckende Bilder im Fernsehen von körperlich und geistig behinderten Menschen. Sie alle sind das Produkt einer **degenerierten Umwelt**, nicht allein der Väter und Mütter, sondern auch Ausdruck unserer **Verseuchung**! Das fängt beim Kunstdünger an und geht über Heroin zur Atomspaltung. Ist es da ein Wunder, daß sich eine Krankheit wie AIDS wie ein Lauffeuer verbreitet? Die AIDS-Viren sind nicht die Schuldigen, sondern wir haben den Boden vorbereitet, auf dem diese sich niederlassen können! Die Geburtenzahl geistig und körperlich behinderter Kinder ist nach dem Krieg um das 166fache gestiegen!

Darmtherapie

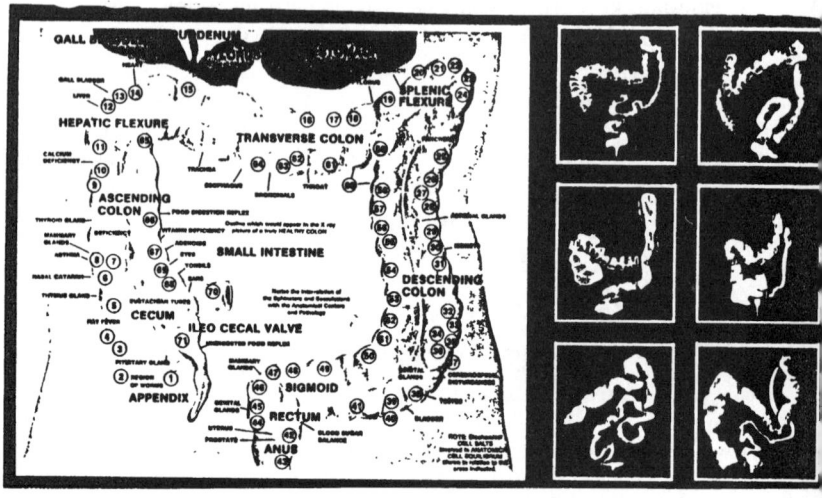

Ich habe die obige Zeichnung dem Buch »Colon-Health«
(Darmgesundheit ohne Verstopfung) [20] von Dr. Walker entnommen.

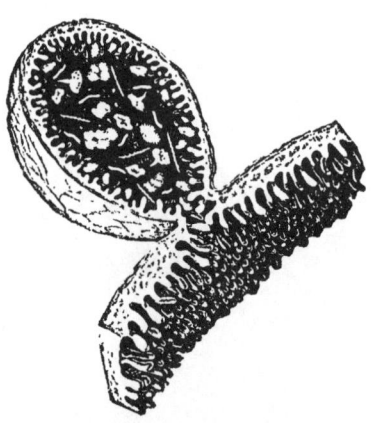

Hier siehst Du eine der vielen
sackartigen, krankhaften
Ausbuchtungen bei den an
Divertikulitis Erkrankten. In
diesem kleinen Sack sind
massenhaft mit Schleim
vermischte Gifte. Von hier aus
werden ständig das Darm-
geschehen und damit Blut- und
Säftebahnen erheblich gestört.

Hippokrates, der Vater der Medizin, sagte: »*Gib mir Fieber, und ich werde jede Krankheit heilen.*« Dr. Henry Lindlahr: »*Gib mir eine Heilungskrise, und ich heile jede Krankheit.*« Ich habe immer wieder betont, daß es keine Heilung mit Giften gibt, ob allopathische oder homöopathische! Nur unser Körper heilt ganz von selbst, man muß ihm aber die Gelegenheit geben. Jede zusätzliche Belastung mit irgendwelchen Mitteln verzögert die Heilung, denn nun muß der Körper auch noch diese fremden Gifte unschädlich machen und hinausbefördern.

Die obigen beiden Aussagen beinhalten, daß nur über eine vom Körper selbst in Gang gesetzte Krise eine Heilung erfolgen kann. Die Toleranzgrenze war erreicht, das Faß ist übergelaufen, daher setzt der Organismus diese Reinigung selbst durch. Jede Unterdrückung der Symptome ist eine Reise in die chronische Krankheit! Das gilt besonders für die Menschen, die sich nach wie vor »gutbürgerlich« ernähren!

Wer dann zur besten Ernährung der Menschen übergeht, der rohen Pflanzennahrung, braucht sich in Zukunft über seinen Darm keine Sorgen mehr zu machen. Es können sich keine Schlacken über das normale Maß hinaus mehr bilden, es gibt keine Verstopfungen mehr, jede Darmentzündung ist vorbei. Die Säftebahnen sind wieder ohne Hindernisse! Da wir ständig Millionen Zellen ab- und aufbauen, sind normale Stoffwechselrückstände immer vorhanden. Aber mit diesen wird ein gesunder Körper mit einem intakten Nervensystem leicht fertig. Gib besonders die Kleisternahrung aus Getreide und Kartoffeln auf! Dazu die nicht für den Menschen gedachte Milchkost. Beide erzeugen die meisten Allergien und Hautkrankheiten.

Du weißt, daß Früchte, besonders saure, den Körper in den Zustand der Schnellreinigung versetzen. Daher können immer Reinigungskrisen auftauchen, die in Wirklichkeit Gesundheitskrisen sind. Gib nicht auf! Verlangsame nur die Reinigung, indem Du statt Obst vorübergehend rohe Gemüsenahrung zu Dir nimmst. Einen total verdreckten »Stall« kann man nur langsam und mit viel Wasser reinigen, sonst kommt einem der Dreck immer wieder entgegen! Und das beste Wasser der Welt ist in wasserhaltigen Früchten! Vergiß nie: Nur das »Ausnahmelebewesen Mensch« kocht, trinkt Milch und nimmt Medikamente!

Dabei sollten wir uns an den dritten Lehrsatz erinnern: *»Iß keine gekochten und gebackenen Körnerprodukte, diese verschleimen neben der Milch alle Blut- und Säftebahnen. Sie sind die Hauptursache des Bluthochdrucks und der überhöhten Fettwerte im Blut!«*

> *»Gott schläft in den Steinen, träumt in den Blumen, erwacht in den Tieren und lebt in den Menschen!«*
>
> *(Yogananda)*

Fettsucht ist immer die gefährlichste aller Erkrankungen! Wenn man das Verhältnis Knochen-Muskeln-Fett betrachtet, so sind Dicke nichts weiter als mit Haut überzogene Skelette! Die Muskeln atrophieren, die Gelenke werden durch das dauernde Übergewicht zerstört. Denke an die von mir beschriebenen Forschungen *Dr. Walfords*, daß diejenigen Tiere doppelt so lange ohne Krankheiten leben, die immer »leicht hungrig« gehalten wurden!

Überessen verkürzt das Leben *(Dr. Walford)*
Übertemperatur verkürzt das Leben *(Dr. Walford)*
Herzbeschleunigung verkürzt das Leben *(Dr. Walker)*
Herzerweiterung durch Stärke! *(Dr. Walker)*
Herzattacke ist innere Verschmutzung *(Dr. Walker)*
Gallen- und Nierensteine durch Stärke *(Dr. Walker)*
Hören und Sehen werden durch Stärke vermindert
(Dr. Walker)

Gekochte und gebackene Getreideprodukte sind die Hauptursache von Verstopfungen und Blähungen. Es ist auch völlig falsch, diese und besonders ihre Kleie als Darmbürste zu verwenden, um den durch falsche Ernährung verstopften Darm wieder zum »Laufen« zu bringen! Kleie mit ihren scharfen Kanten reizt den entzündeten Darm noch mehr, die natürliche Schleimhaut wird geschädigt. Der Darm will die schleimigen, irritierenden Körner wieder los sein, daher wird die angebliche

Darmhilfe mit normalem Stuhlgang verwechselt! Dazu weitet die große Füllmenge durch Brot/Getreideprodukte den Darm aus, Folge: Darmkrebs steht am Ende jahrzehntelangen Fehlverhaltens! Der Darm ist eine erweiterte Innenhaut, sie ist genauso sauberzuhalten wie die Außenhaut! Nur bei ausschließlicher Rohkost sind Darmanwendungen unnötig! Wenn Du jetzt versuchst, mit Arzneimitteln Deinen kranken Darm zu heilen, dann betrügst und täuschst Du Dich selber. Denn Medikamente bringen weiteren Schaden und heilen nicht die Ursache. Denn, wie *Nietzsche* sagte: »*Arzneimittel sind Schläge mit der Peitsche!*« Die natürlichen Antibiotika hast Du in Deiner Küche verbrannt!

Die NH lehnt selbst bei Fastenkuren Darmeinläufe ab. Sie sagt, daß sich ein gesunder Körper allein hilft und »zum Stuhlgang« ruft. Aufgrund meiner langen persönlichen Erfahrungen möchte ich eine kleine Korrektur anbringen.

Die beste Soforthilfe bei allen Erkrankungen ist:

1. Nahrung bis auf Wassertrinken vollständig einstellen,
2. 1–2 Darmeinläufe machen,
3. heißes Bad nehmen und ins Bett!

Probiere das bei Deiner nächsten Erkältung aus, Du wirst erstaunt sein, wie schnell Du Deinen Schnupfen wieder los bist. Du kannst auch salinische Salze nehmen, wie Karlsbadersalz, dann wird das ganze Verdauungssystem gereinigt und nicht nur der Dickdarm! Denke an den Anfangslehrsatz: Jede Erkrankung ist eine Vergiftung Deines Körpers, die Toleranzgrenze ist überschritten, die Klärgrube läuft über! Mit den oben erwähnten einfachen Methoden hilfst Du Deinen Ausscheidungsorganen drastisch bei der notwendigen Reinigung. Erst wenn Du echten Hunger verspürst, sollst Du wieder essen, dann aber nur frische, reife Früchte!

Es ist natürlich richtig, daß man die Darmperistaltik nicht durch dauernde Einläufe lähmen darf. Wasser ist schwer, so daß die Gefahr der Ausweitung des Dickdarms besteht, der durch die klebrige, zerkochte Brot- und Getreidekost ohnehin ausgeweitet ist. Die gelähmten Darmmuskeln können keine notwendige Fortbewegung des Inhalts mehr erreichen.

Eine ganz große Hilfe (auch für unterwegs) sind die kleinen Gummispritzen, die man auch bei Kleinkindern anwendet. Bis ¼ l Wasser kann man einspritzen, am besten auf Knien, Kopf nach unten! Lasse den Einlauf mindestens 5 Minuten im Darm. Du wirst sehen, wie leicht anschließend der Stuhlgang funktioniert. Diese Art der kleinen Einläufe kann man ungefährdet morgens und abends machen. Je nach Verschlackungszustand tritt ab einem bestimmten Zeitpunkt der Stuhlgang wieder automatisch ein.

Der Stuhlgang muß funktionieren, oder Du wirst krank! Krank wird der Darm nur durch Deine täglich genossene falsche Kochkost mit den vielen Stimulanzien und den Abführmitteln! Du allein bist der Verursacher. Dein Darm ist leider Deinen zugeführten Giften erlegen. Bei beginnender Herzschwäche wird oft Digitalis verschrieben, das Herz, besonders das ältere, benötige eine »leichte« Hilfe, erklärt der Arzt. Das Gift Digitalis wirkt auf das Herz genauso wie Peitschenschläge auf das ermüdete Pferd. Es rafft sich auf, aber danach ist es noch müder und schwächer. Wenn Du einmal mit Digitalis begonnen hast, dann benötigst Du diese leichten Schläge auf Dein armes, nur faustgroßes Herz für den Rest Deines Lebens! Aber wie lange spielt Dein Herz mit?

Viel wirkungsvoller, billiger und dauerhafter ist die Reinigung Deiner Klärgrube, Deines Darms! Beende die Entwicklung der großen Mengen Kohlendioxyd (Gas) aus dem stärkereichen Kohlenhydratstoffwechsel. Neun Zehntel (9/10) aller Erkrankungen kommen vom Magen/Darmkanal!

Die größte Vergiftung erzeugt der Kochtopf!

Was sollen wir trinken?

Als ich 1979 einige Bücher über die Schädlichkeit unseres Wassers mitbrachte, waren diese neuen, aber auch wieder ganz »alten« Erkenntnisse für mich wirklich schockierend. Alle »Wasserbücher«* sind inzwischen auch in deutscher Sprache erschienen.

In den USA kannst Du seit langen Jahren **destilliertes Wasser** in Flaschen oder in 1-Gallon-Behältern (3,8 Liter) als Trinkwasser kaufen. Es ist kein jodiertes Wasser für Batterien wie bei uns in den Märkten. Das ist der Unterschied: hier predigt die Wissenschaft noch, daß man von diesem destillierten Wasser stirbt, dort wird es als das sauberste Trinkwasser, das von allen Giften frei ist, dringend empfohlen! Aber die gleichen Leute trinken Wein in großen Mengen, das auch ein von der Natur destilliertes Wasser ist!

Schau Dir einmal Deinen Teekessel von innen an, und Du kannst den steinhart abgelagerten Kesselstein beobachten. Und genauso lagerst Du durch das Trinken des üblichen Wassers aus der Leitung oder den Flaschen diese Kalkreste überall im Körper ab, weil unser menschlicher Körper diese **anorganischen Mineralstoffe** aus dem Wasser nicht einbauen kann. Die Abbildungen auf Seite 219 sagen mehr aus als Worte. Auch das Kochen verwandelt die **organischen Mineralstoffe** aus der Pflanzenkost in anorganische zurück!

Wir benötigen dringend alle Mineralstoffe, besonders organisches Kalzium für unsere Knochen und Zähne, aber nur dort und nicht in den Gelenken und Weichteilen! Diese organischen Mineralien gibt es nur in Früchten, Salaten und Gemüse im rohen Zustand. Nur die Pflanze kann mit Hilfe der Photosynthese aus anorganischen erdigen Stoffen organische bilden.

---

* *Dr. Norman W. Walker: »Wasser kann Deine Gesundheit zerstören«* [107]
Dr. Paul C. Bragg: »Wasser – das größte Gesundheitsgeheimnis« [108]
Dr. Allen E. Banik: »Trinkwasser und Ihre Gesundheit« [109]
T. C. Fry: »Reines Wasser für die Gesundheit« [110]

Weder Mensch noch Tier sind dazu in der Lage. Das Tier hat damit keine Probleme, denn es kocht seine Nahrung nicht und trinkt Oberflächenwasser, das ist Regenwasser, das als destilliertes Wasser praktisch frei von toten Mineralstoffen ist!

Wie viele dieser organischen Mineralien nimmst Du denn täglich zu Dir, um Deinen Körperhaushalt zu versorgen? Ehrlich, wieviel Obst und Gemüse roh? Keine gekauften Säfte, denn diese sind wegen der Haltbarkeit ebenfalls erhitzt und damit anorganisch geworden! Du wirst beschämend nachrechnen und wunderst Dich dann über unser »weiches« Knochensystem. Schaue nur die Menschen um Dich herum an, Du siehst überall die gebeugten Körper mit weichen Knochen und Ersatzgelenken. Dazu sind die Gelenke voll »Kesselstein«!

Welches Wasser sollen wir denn nun trinken, um diese »Verkalkung« zu vermeiden? Wenn Du genügend wasserhaltige Früchte und Gemüse ißt, brauchst Du überhaupt nicht zusätzlich zu trinken. Du bekommst mit diesen Pflanzen das

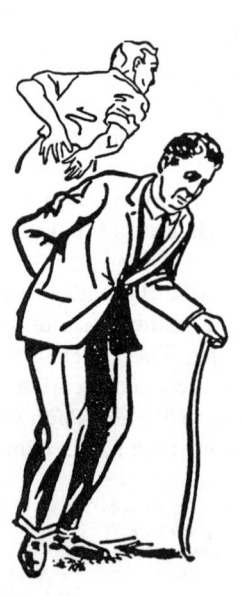
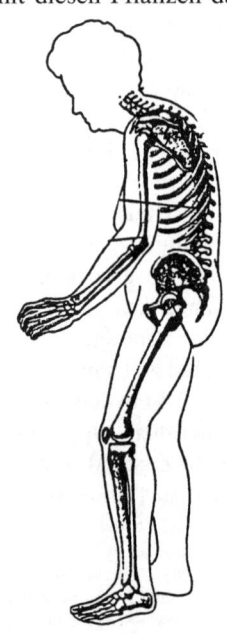

beste Getränk der Erde. Du hast doch einen Instinkt, nämlich das Durstgefühl. Trinke also zusätzlich nur, wenn Du durstig bist, und dann nur zwischen den Mahlzeiten, weil Du sonst nur Deine Verdauungsentzyme verdünnst. Mit den Pflanzen bekommst Du auch alle notwendigen Vitamine und Mineralien, die entdeckten und noch nicht entdeckten!

Wer allerdings die gutbürgerliche Kost (gbK) ißt, kommt um das zusätzliche Trinken nicht herum, weil die zugeführten Schlacken und Gifte aus der Kochkost und den vielen Stimulanzien in Lösung gehalten werden müssen, sonst würde sich der Körper selbst vergiften! Wenn also bei »Wassersüchtigen«, mit geschwollenen Beinen z. B. durch Medikamenteneinnahme, versucht wird, das Wasser auszuscheiden, dann ist das ein eklatanter Kunstfehler zu Lasten des Organismus. Man behebt damit nicht die Ursache, die falsche Lebensweise, im Gegenteil, durch den künstlichen Entzug von Flüssigkeit wirken die angehäuften Gifte noch gefährlicher!

Beim Artikel über Kalzium hast Du gesehen, daß auch zugeführte Kalktabletten gar nichts nützen, im Gegenteil, sie gehen nicht in das Knochensystem, sondern lagern sich zusätzlich als Gifte ab! Du siehst, nur lebendige Nahrungsmittel gibt lebendige Zellen. Warum willst Du Dich zum vorzeitigen Greis heranessen?

Wenn Du es möglich machen kannst, trinke destilliertes Wasser, wenn Du einmal Flüssigkeit zusätzlich benötigst, z. B. beim Schwitzen durch Anstrengungen oder im heißen Klima! Mir hat man vor Jahren schon gesagt, ich würde durch destilliertes Wasser sterben wie die Fische in solchem Wasser.* Alles Märchen, aber die Mediziner lernen diesen Unsinn noch heute! Das sind Studien außerhalb des Körpers, aber nicht im Körper, denn dort sind Mineralstoffe in Massen, besonders, wenn man sich mit Rohkost ernährt. Das Gegenteil ist beim Trinken von destilliertem Wasser der Fall! Dieses Wasser wirkt wie ein Magnet auf die toten Mineralstoffe und zieht diese aus dem

---

* Ich hatte mir aus den USA einen kleinen Heimdestillierapparat mitgebracht. Inzwischen gibt es diese Geräte auch bei uns. Adressen hält der Leserservice des Waldthausen Verlags, Postfach 1203, 71256 Weil der Stadt, für Dich bereit.

dem Körper heraus.»Gibt es ein besseres Verjüngungsmittel?« schreibt der (1985 116 Jahre alte) *Dr. Walker*.

Ich sagte schon, daß alle Lebewesen, ob Pflanze, Tier oder Mensch, mit Regenwasser aufgebaut sind, und das ist destilliertes Wasser. Auf den Halligen ist es oft auch heute noch die einzige Flüssigkeit! Heute bekommen wir aber unser Wasser aus Tiefbrunnen oder Flaschen mit abgelagerten toten, anorganischen Mineralien, die wir nicht verwenden können. Dazu ist dieses Wasser oft zusätzlich noch mit Chemikalien, besonders Chlor und Fluor, versetzt!

Ein bekanntes, von den Ärzten oft empfohlenes, sehr teures stilles Mineralwasser hat dazu noch sehr viel anorganisches Salz, das zusätzlich unsere Nieren belastet, denn auch diese Salze können wir im Körper nicht verwenden. Die gesamte Tierwelt trinkt Wasser, aber wieder nur der Mensch muß natürlich schädliche Ersatzflüssigkeiten zu sich nehmen, wie Kaffee, Tee, Kakao, Schokolade, Wein, Bier, Cola usw.

Ist denn **Bier** wirklich gesund, wie die Werbung und einige Ärzte behaupten? Nein, Bier wird gerade mit hartem, totem, anorganischem Wasser hergestellt. Der große Biertrinker trinkt sich schon aufgrund der Menge sehr früh ein aufgelöstes Skelett an und lagert die toten Stoffe in seinem Körper ab!

Wein entsteht aus der Vergärung von organischen Trauben, enthält also keine anorganischen Mineralstoffe, aber die gesetzlich erlaubten 68 chemischen Zusatzstoffe. Alkohol entsteht durch die Destillation vergorener Maische aus Getreide aller Art. Wein und Schnaps sind also »destilliertem Wasser« ähnlich. Dennoch ist jeder Tropfen Alkohol für uns Gift und leere Kalorien, die verbrannt werden müssen. Es entsteht also ein erheblicher Energie- und damit Nervenverlust! Alkoholiker haben verhältnismäßig saubere Arterien (Schnaps löst Fett auf), aber ein degeneriertes Gehirn und bekommen eine Säuferleber (Leberzirrhose). Unsere Leber, das größte Entgiftungsorgan, das schon durch die Kochkost Schwerstarbeit leisten muß, degeneriert unaufhörlich weiter! Der menschliche Körper besteht zu 60–70% aus Flüssigkeit, daher gehört das richtige Wasser zu den Grundelementen des Menschen.

Darum sei wiederholt: Stille das Bedürfnis nach Wasser durch safthaltige rohe, frische Früchte und Gemüse. Das ist der Kernpunkt! Alle Forscher, die sich mit dem Wasserproblem intensiv beschäftigt haben, wie die Doktoren *Walker, Bragg, Banik, Fry, Rossiter* usw., erklären übereinstimmend, daß man durch das Trinken von destilliertem Wasser die »Verkalkung« langsam wieder rückgängig machen kann!

Da Du aber jahre- und jahrzehntelang »gesündigt« hast, kannst Du von der Natur keine schnellen Erfolge erwarten. Gottes Mühlen mahlen langsam, aber sicher. Du hast Dir diese »Verkalkung« langsam, aber sicher angelebt, sie kann auch nur langsam wieder rückgängig gemacht werden.

Die Natur schlägt aber hart und brutal zu, wenn Du nicht gehorchst. Schau Dir das Krankengut um Dich herum an. Lasse Dich nicht durch die Statistik täuschen, die sagt, daß wir heute doppelt so viele 80jährige haben. Aber führen diese ein lebenswertes Leben? Werden sie nicht durch eine immer verfeinerte Reparaturmedizin, die bis zum Bypaß und Organaustausch führt, zu diesem Alter hingeschoben?

Wir werden statistisch älter, sind aber immer kränker! Das Leben ist nur wertvoll, wenn es aktiv gelebt werden kann, nicht als Halbmensch mit steifen Weichteilen im Altersheim! Es sollte nie eine Abhängigkeit von Krankenschwestern (bis auf Unfälle) eintreten. Kein Chirurgenmesser sollte »unnütze« Teile entfernen. Jede Operation ist eine Degeneration. Der Chirurg ist das Bekenntnis des Arztes, daß er auf dem »normalen« Wege nicht heilen konnte! *Dr. Bortz: »Wenn ein Mensch sich vom Leben zurückzieht, so wird sich das Leben von ihm zurückziehen!«* Laß Dich nicht von den Meldungen über die wenigen 100jährigen aus den Medien verführen, drauflozuleben. Du hast nicht die Erbmasse dieser Ausnahmefälle! Fast alle 100jährigen haben karg gelebt und hart gearbeitet! Als sie geboren wurden, gab es kaum Weißzucker und erst recht nicht das weiße Mehl von heute. Alles mußte zu Fuß erledigt werden. Dabei wurden alle Kalorien spielend verbrannt! Du bist aber ein Sitzmensch geworden und ißt dabei viel mehr, besonders Luxuskost!

Merke Dir das Wort von *Dr. Christopher: »Es gibt keine unheilbaren Krankheiten, es gibt nur unheilbare Menschen!«* Ganz gleich, wie alt Du schon bist, die besseren Jahre sollten noch vor Dir liegen! Vibrierende Gesundheit kannst Du also nur erlangen, wenn Du zum naturgesetzlichen Leben zurückkehrst! Und hier bereitet uns das Wasser in falscher Form eine harte Nuß! Durch hartes, anorganisches Wasser und totgekochte Nahrung bekommst Du zum Beispiel:

Arteriosklerose – verstopfte Drüsen – verkalkte Gelenke – Muskelschmerzen durch abgelagerte Mineralien – hartes Bindegewebe – Ohren- und Augendegeneration – allgemeine Verknöcherung!

Verfolge den Weg des Bieres: **Über Gips zum Zement! Laß Dich nicht durch anorganische, tote Stoffe vorzeitig vergipsen!**

Auf dem Buchumschlag des Walker-Wasser-Buches ist ein Wasserhahn mit deutlichen Kalkablagerungen zu sehen. Viele kennen solche steinharten Stoffe von verstopften Wasserleitungen her. Genauso kann es in Deinem Körper aussehen! Die vielen steifen Leute heute zeigen diesen Zustand doch auch sichtbar an! Selbst jüngere Leute bringen es nicht mehr fertig, bei durchgedrückten Knien und vorgebeugtem Körper mit den Fingerspitzen den Boden zu berühren, erst recht nicht mit der flachen Hand. Das ist die Geschmeidigkeit, von der ich sooft spreche, sie darf nie verlorengehen! Und erst die vielen krummen Rücken. Anorganische Mineralstoffe können Deinen Rücken nicht gerade halten, im Gegenteil, diese lagern sich als Hemmschuh an Deinen Zwischenwirbelknochen ab!

Gibt es also ein besseres **Verjüngungsmittel** als organische Rohkost und destilliertes Wasser, wenn ein Getränk notwendig wird? Wenn »es« schmecken soll, genügen einige Tropfen Zitronensaft! Du brauchst alle teuren Wundermittel wie Ginseng usw. nie zu kaufen. Du hast alles Notwendige in Deiner rohen Frischkost! Kein Koch und kein Labor der Welt können den natürlichen Koch, Gottes Natur, ersetzen oder nachmachen!

Vermeide alles künstliche Flickzeug. Alles, was es in der Flasche zu kaufen gibt, ist hitzebehandelt, also auch tot, Du bekommst für Dein teures Geld zusätzlich diese anorganischen, toten Stoffe!

Nochmals: **SonnenKost** hält Dich gesund und führt Dich zur Gesundheit zurück. Sie ist nicht in einer Tablette oder Flasche zu kaufen! Die Lebendigkeit kann man leider nicht im Labor nachweisen, denke an die erwähnte Schwerkraft, an die Elektrizität, den Magnetismus, sie sind da, aber nicht sichtbar!

Dr. Julien P. Thomas hielt 1905 als Präsident vor seiner »Medizinischen Kulturvereinigung« einen Vortrag über die Überlegenheit der Rohkost. Dieser Arzt hatte schon mit 30 Jahren derartige Magenbeschwerden, daß er seine Praxis aufgeben mußte. Keine Praxis, kein Geld. Da kam ihm die Erleuchtung, als er niedergeschlagen sein Pferd beobachtete, das nur das einfache Gras fraß und jederzeit gesund und munter war. *»Warum kann der Mensch bei einfacher roher Kost nicht auch gesund sein?«* fragte er sich. Von dem Moment an aß er nur noch Rohkost und genas in 3 Wochen!

Ich schicke das nur voraus, denn am Ende des Vortrages entbrannte mit seinen Arztkollegen eine heftige Diskussion über die Lebendigkeit der Nahrung, nachdem diese im Magen verschwunden ist. Frage des Laborarztes *Dr. Smith:* »*Dr. Thomas, können Sie mir erklären, wie es möglich ist, daß eine lebende Zelle weiter existiert, nachdem sie einige Minuten der Magensäure ausgesetzt war?«*

Dr. Thomas: »*Der normale Magen enthält keine kräftigen Absonderungen solcherart. Wäre die Säure des Magens wirklich so kraftvoll, die mit der Nahrung aufgenommene lebende Nahrung zu zerstören, so würde sie auch jede andere lebende Zelle zerstören, also auch die Magenschleimhäute und den Magen selbst. Im Gegensatz zu der heute akzeptierten Meinung der Ärzte zerstört diese Säure nicht die Zelle, im Gegenteil, sie präpariert sie, um in die Zirkulation des Bluts zu gelangen!«*

Dr. Smith: »*Welchen Beweis haben Sie dafür?«*

Dr. Thomas: »*Der beste Beweis ist, ein Stück rohes Fleisch zu essen, dieses etwa 1 Stunde im Magen zu belassen, dann wieder mit einer Pumpe aus dem Magen herauszuholen und unter das Mikroskop zu legen.«*

Dr. Smith: »*Was finden Sie dann?*«

Dr. Thomas: »*Eine Menge lebender Zellen, die wieder ihre ursprüngliche Struktur angenommen haben!*«

Dr. Smith: »*Das Experiment ist neu für mich, es scheint rational, ich will es versuchen.*«

Dr. Thomas: »*Ich habe mit dieser Frage gerechnet und das Experiment vorbereitet: hier sind einige Zellen, die von der Säure ›angegriffen‹ wurden, unter dem Mikroskop. Ich möchte Dr. Smith bitten, sich davon zu überzeugen und dann dem Auditorium zu sagen, was er gesehen hat und ob die Aussage, die ich gemacht habe, der Wahrheit entspricht!*«

Dr. Smith (schaut in das Mikroskop): »*Es ist augenscheinlich, daß diese Zellen ihre ursprüngliche Art behalten haben. Sie erscheinen in jeder Hinsicht normal. Einige von ihnen haben ihre grobstoffliche Umgebung noch nicht verlassen. Ich möchte frei erklären, daß meine ganze Lehre hinsichtlich der Verdauung durch dieses Experiment umgeworfen worden ist!*«

Hat die Wissenschaft aus diesem vor über 80 Jahren durchgeführten Laborversuch endlich gelernt? Nein, sie lehrt die Zerstörung des Lebens durch die Magensalzsäure. Siehe auch meine Ausführung zu meinem Skifreund, dem Labordoktor *Dr. Horst.* Im übrigen deckt sich der Vortrag von *Dr. Thomas* mit meinen Ausführungen in diesem Buch. Das Experiment habe ich für die Zweifler wörtlich übersetzt!

Es wäre ja auch wirklich verteufelt, wollte man die Natur anklagen, sie hätte gerade für das höchstentwickelte Lebewesen, den Menschen, eine unrichtige, säurebildende Nahrung (in Millionen von Jahren) geschaffen! Immer ist es nur der Mensch, der den Unsinn mit der herrlichen Rohnahrung verübt: Hitzebehandlung = Abtötung!

Der Mediziner *Dr. Thomas* mußte also erst von seinem Pferd die einfache Wahrheit lernen! Auch heute wird dieses Naturgesetz nicht gelehrt. Man lehrt jahrelang über Krankheiten, die dann mit giftigen Medikamenten zu unterdrücken sind, bis ein noch größeres Übel erscheint! »*Hilf Dir selbst*« gilt also nicht nur für den Patienten, sondern erst recht für den Arzt, damit er durch sein Beispiel allein wirkt.

Lebendig oder tot?

Ich hoffe, es ist mir jetzt ausreichend gelungen, Dir den Unterschied zwischen tot und lebendig zu erklären. Wenn nicht, mache doch die Probe aufs Exempel und probiere selbst die Rohkost aus, wie ich diese immerfort beschrieben habe! Sicher, Du weißt, daß Du kleine Unpäßlichkeiten bekommen kannst, weil Deine angehäuften Schlacken Dich verlassen wollen. Aber diese kleinen »Wehwehchen« mußt Du über Dich ergehen lassen, denn inzwischen kennst Du den Lehrsatz: **Krankheit ist die Anstrengung der Natur, Dich wieder gesund zu machen!** Alle Heilung kommt von der Natur, durch gar nichts anderes! Ich habe bereits auf den ersten Seiten gesagt, daß zunächst Dein Geist zu heilen ist. Du mußt wissen, um zu wollen. Ich schreibe dieses Buch, weil es im Deutschen so wenig Literatur über echte Rohkost gibt. Alle bekannten Ernährungssysteme sind in dieser Hinsicht leider halbherzig. Nicht an den Tod, an das Leben denken!

Hier auf der Erde ist Deine Erlösung! Was hier auf der Erde möglich ist, das weißt Du, das kannst Du greifen. Warum schaffst Du nicht hier das Paradies mit, das Dir immerzu verkündet wird, aber im Dunkeln verborgen bleiben wird? Du kannst nicht eine andere Welt erwarten und dort die Früchte anderer ernten! *»Du mußt eines Tages vor Deinen Schöpfer treten und Rechenschaft ablegen!«* Seit Jahrhunderten flößen die weltlichen Kirchen ihren »Schafen« mit diesem erhobenen Zeigefinger Furcht, Angst und Schrecken ein, damit sie gehorchen und Geld »in den Kasten« werfen. Hier auf der Erde mußt Du das perfekte Leben erlangen und führen! Vermeide Dein inneres Begräbnis! Auf dem Friedhof kannst Du noch lange genug liegen! Solange die Kirchen und alle Sekten die **Massentierhaltung** und das anschließende Töten für Genußzwecke dulden und ihre Prediger lustig »mitgenießen«, sind diese Religionen für mich keine göttlichen Vorbilder. Kürzlich habe ich einem jungen Pastor gesagt, wenn er so oft von *Jesus* als unserem Erlöser spricht, warum fastet er zunächst nicht 40 Tage und Nächte lang, um seine Seele zu reinigen? Warum führt er nicht selbst *Jesus'* spartanisches Leben, um ein Beispiel zu geben?

Die Studie des Lebens hier auf der Erde ist Deine beste Investition! **Der wahre Sündenfall ist der Abfall der Menschheit von der Naturkost!** »*Das beste Zeugnis erhält man bei der Beerdigung! Warte nicht darauf, Du kannst die Stimmen doch nicht mehr hören.*«

Ich möchte nicht im geringsten Deinen Glauben, welcher dieser auch immer sein mag, herabsetzen oder zerstören. Wenn Du dabei zufrieden und glücklich bist, okay. Denke an *Waerland*, der uns oft aus der aramäischen Bibel vorlas... und sollte alles gelogen sein, ich würde mich doch in meinem Leben danach richten! Denke bitte auch daran, was heute alles unter dem Deckmantel Glauben geschieht. Und die Hexenverbrennungen durch die Christen im Mittelalter sollten wir auch nicht vergessen!

Dennoch soll Dein Glaube Dich nicht daran hindern, alles auf der Erde **jetzt** zu tun. Im Gegenteil, er müßte Dir Auftrieb geben! **Ersetze Deine Zellen durch neue Zellen**, beginne die Erneuerung von Grund auf! Alle drei Wochen hast Du ein vollkommen neues Blut. Warum nicht dieses Blut mit neuem Leben erfüllen? Mit lebendigen Stoffen?

Der Tod ist die Anstrengung der Natur, einen Körper zu ersetzen, der mit Abfall überlastet ist! So einfach ist selbst der Tod! Also, versuche gemeinsam mit der Natur, diese Schlacken aufzulösen und hinauszubefördern! Verjünge Dich mit diesen einfachen Naturmitteln!

Mein Bruder, der beim Schreiben dieses Buches gerade 80 wurde (er verstarb 1991 mit 83 nach Schlaganfall), zählte mir immer wieder die vielen ihm nur zu gut bekannten Toten auf, als ob er sich auch bald zu diesen gesellen möchte. Ich habe ihm darauf geantwortet, daß ich sie alle kenne, aber er soll mir doch lieber die Neugeborenen aufzählen, die wären doch viel wichtiger und werden durch die Pille leider immer seltener! Wenn die Todesrate die Geburtenrate übersteigt, stirbt unser Volk aus!

Durch dauerndes Denken an den Tod oder das Unglück ziehst Du diese Übel doch nur herbei... **Was Du denkst, wird**, so stark kann die Einbildung auf den Körper wirken! Denke daher immer **positiv**. »Sorge Dich nicht, lebe«[61], heißt ein seit Jahrzehnten bekanntes Buch von *Dale Carnegie*. 99% der aufgeführten Fälle, vor denen sich die Menschen fürchteten, sind nie eingetroffen!

Also, warum diese völlig unnötige Vorfurcht! **Lebe so nahe mit der Natur wie möglich, dann hast Du nichts zu befürchten!** Die Verknöcherung, die Du Dir selbst anißt, ist in Wirklichkeit Dein inneres Begräbnis! Der Mensch unterscheidet sich vom Tier durch Willen und Verstand. Warum nutzt Du nicht diese beiden Kräfte für Dich hier auf Erden aus? Du futterst im Gegenteil gedankenlos alles in Dich hinein, was Dir vorgesetzt wird, alles Tote, alles Giftige. Und möchtest dennoch gesund bleiben! Woher nimmst Du nur diesen Mut?

Ich persönlich habe für mich sehr viel einem kleinen Büchlein der Inderin *Vimala Thakar* entnommen mit dem Titel »Kraft der Stille«, eine Selbsterziehung zum meditativen Leben, das mir eine große Schau vermittelt hat, die mich dazu brachte, über den Dingen zu stehen, auch über den Religionen!

Ich möchte Dir einige Kernsätze ihrer Lehre in Stichworten geben:

»Eine Bewegung im ganzen menschlichen Bewußtsein ist nötig. Mit Psychologie, Psychoanalyse und Psychiatrie haben wir Menschen von heute genügend herumexperimentiert. Es muß etwas geschehen mit der ganzen psychologischen Struktur der menschlichen Rasse, die scheinbar ihren Sättigungsgrad erreicht hat und auf dem toten Punkt ist, von wo aus sie nicht weiter weiß!

Religion ist die Beziehung zu meinem Körper, meinem Geist, zu den Dingen, mit denen ich umgehe, zur Umgebung, in der ich lebe, zu den Menschen, die mir das Leben entgegenstellt, und das alles zusammen ergibt das soziale Gefüge! Die Krise liegt in der menschlichen Psyche. Bewußtes, Un- und Unterbewußtes sind ein Ganzes. Wir Menschen machen nur eine Unterteilung. Man kann das Unbewußte nicht verdrängen oder unterdrücken, die ungeheuerliche Dynamik der menschlichen Rasse liegt in ihm. Unser Bewußtsein hat nicht die Kraft, die Stärke, um mit dem Unbewußten fertigzuwerden. Alle verschiedenen Methoden der Disziplin helfen nicht, sie bringen eine Umwandlung nicht fertig. Wahrheit und Wirklichkeit lassen sich nicht mit dem Verstand erwerben!

*Der Ausweg ist eine meditative Lebensweise. Das bedeutet (ohne Willensakt), den Seinszustand zu akzeptieren! Du mußt Dein gesamtes Bewußtsein zur Stille bringen, das gibt Dir ungeheuerliche Kraft, über den Dingen zu stehen, eine solche Stille bedeutet nicht Leere oder Hohlheit, keine Lähmung des Handelns. Wir müssen die Tatsache einsehen, daß das »Stillstehen« von Denken und Fühlen eine Dimension des Lebens bedeutet, die ihre eigene Dynamik hat. Diese Stille kann man nicht mit Drogen, LSD, Psychopharmaka, also mit Unterdrückung, herbeiführen. Stille durch Gewalt, durch Unterdrückung und Ersticken ist **keine Stille!** Auch die übliche Meditation mit Formeln, wie die am meisten bekannte TM (Transzendentale Meditation), ist nicht gemeint, da unterdrücke ich auch wieder etwas, ich suggeriere.*

*Die echte Stille ist hundertmal kraftvoller und dynamischer als Beredsamkeit und alle Sprachen der Welt. Die Dynamik der Stille ist ungeheuerlich. Man hat das Atom gespalten und entdeckt, welche Macht es enthält, aber wenn im Menschen die Explosion der Stille stattfindet, verursacht sie eine völlige Revolution. Wie ist der Weg dahin? Du mußt alles verlernen, was Dir bisher gelehrt wurde. **Alle Religionen sind Sekten**, die von der unsterblichen »Wesenheit« sprechen. Ich nenne sie Sekten, denn die wahre Religion harrt noch der Entdeckung!*

Diese echte Religion muß auf dieser Welt erst hinaufdämmern. Auch wenn Du keine Theologie studiert hast, kann Dir der Einfluß der Kirchen, Tempel, Moscheen und der ihrer Rituale, Zeremonien und Versammlungen nicht entgangen sein! Ohne daß Du Dir dessen bewußt wirst, sinken unzählige Lehren tief in Dich hinein!

Du mußt Dein Bewußtsein wieder dahin bringen, daß es von allen Einwirkungen befreit wird. Diese Erkenntnis des unkondi-

tionierten Lebens beruht nicht auf Grund einer Lehre oder »Heiliger Schriften«. Alle Theorien sind Spekulationen. Wir sind aber hier, um über Tatsachen des Lebens zu debattieren. Tatsachen können nicht von Theorien abgeleitet werden, sie lassen sich nicht von heiligen Lehren ableiten! Die Dimension der Stille ist die Herausforderung. Die Schwierigkeit ist, daß wir bereits zuviel vom Leben wissen, wir haben keine Zeit und es einfach verlernt, dem Leben zuzuschauen!

Versuche, dem Treiben einfach zuzuschauen ohne Be- oder Verurteilung! Sei zunächst ein Unbeteiligter. Geh in Dein Kämmerlein für eine halbe Stunde, setz Dich entspannt hin und schaue einfach als Unbeteiligter auf das Leben. Kommt ein Gedanke auf, so beurteile nicht diesen Gedanken, lasse ihn wieder entfliehen. Stell Dir gar nichts vor, versuche keine Formeln. Am Anfang hilft Dir die stille Beobachtung Deiner Atmung. Später benötigst Du diese Hilfe auch nicht mehr. Ja, Du kannst und sollst diese Entspannung später ohne Hilfsmittel können. Wenn Du das täglich übst, dann kannst Du diese Stille, diese Kraft der Stille, auch im täglichen aktiven Leben um Dich herum erreichen. Nichts kann Dich dann mehr beeinflussen. Dabei wirst Du geistig und körperlich viel wacher als vorher. Du sollst Dich nicht von Deiner Umgebung abschotten, nein, Du sollst Dich nur nicht mehr von ihr beeinflussen lassen. So wird allmählich Dein Handeln frei. Das sagte Camus: ›Der Mensch kann nicht lieben, ohne sich selbst zu lieben!‹ Solange Du diese Freiheit der Stille nicht erreicht hast, kannst Du weder Dich selbst noch andere lieben!

*Die Kraft der Stille muß Dich auch dazu bringen, **unnötige Energieverluste** zu vermeiden, dazu gehört das unaufhörliche papageienhafte Plappern. Das ständige Reden über Bagatellen ist Unsinn und Vergeudung wichtiger Kräfte, die Dir für andere Aufgaben fehlen, sei still! Wenn Du Dich einer vollkommen neuen Herausforderung gegenübersiehst, sei still! Statt daß Du in Deiner Bedingtheit reagierst, **sei still!***

Das Leben beginnt von neuem, wenn Dir bewußt wird, daß Dein bisheriges Leben vergeudet war, weil Du mechanisch gelebt hast! Wenn man sich vom mechanischen Leben befreit, beginnt ein neues Leben! Du kannst Dir den Seinszustand nicht vorstellen, in dem keinerlei Autorität existiert, Du hast keine Ahnung, wie es ist, wenn das Bewußtsein sich aller Vergangenheit entleert hat, wenn die freie Bewegung des Bewußtseins selbsterzeugende Energie frei werden läßt!

Dein Leben wird eine Qualität von immerwährender Frische bekommen. Die Entdeckung dieser neuen Freiheit beansprucht keine Zeit. Das Verstehen kommt immer plötzlich. Du lernst so wieder Bescheidenheit, mit der Du durch Freude, Leid, Sorge und Vergnügen gehen kannst, ohne darin steckenzubleiben.

Diese Meditation ist keine Art Disziplin, die durch Konzentration erreicht wird, die mehr eine mentale Disziplin ist. Es gibt natürlich eine notwendige Disziplin, nämlich die Kinder richtig zu erziehen. Wenn sie machen können, was sie wollen, werden sie zumeist Taugenichtse. Aber bei Erwachsenen ist diese Kraft der Stille nicht mit Disziplin zu erreichen. **Konzentration und Disziplin** *sind der uralte Weg, der von Tausenden und Abertausenden abgetrottet wird. Ich will damit nicht die lauteren Absichten der religiösen Führer in Frage stellen. Aber als religiöser Mensch würde ich zunächst alles anzweifeln und selbst herausfinden wollen, was Religion bedeutet.* **Der Inbegriff der Religion – die Demut – liegt also darin, daß man den Sinn des Lebens selbst entdeckt!** *Es gibt kein Grübeln über die Vergangenheit, kein Träumen von der Zukunft, keine treibende Kraft eines Motivs, keine verlockende Kraft aus einer Richtung, durch ein* **Vorbild. Meditation** *geschieht in der Gegenwart, in der Stille, in Bescheidenheit und ist eine absolut neue Handlungsweise, eine neue Art von Bewegung: die Bewegung von Energie, die an der Quelle des menschlichen Bewußtseins liegt. Im* **Stillstand** *des konditionierten Bewußtseins wird diese Energie aktiviert!*

Körperliche Schwäche kann das Resultat eines schlechten Verhältnisses zur Ernährung sein; **Ernährung und körperliche Bewegung** *spielen eine große Rolle bei der Freisetzung von Energie. Das richtige Verhältnis zu Deinem Nerven- und Muskelsystem herauszufinden, ist eine Lebensnotwendigkeit; es richtig zu ernähren, ist lebenswichtig! Der biologische Organismus* *müßte wie eine blühende Blume sein. Bevor nicht der gesamte* **Stoffwechsel** *in Ordnung ist, kannst Du bestimmt keine Energie haben. Wenn also Dein Körper schlaff, schwach und nicht sensitiv ist, mußt Du selbst die Ursache ausfindig machen und sie in Ordnung bringen, das ist nicht schwer!*

Angenommen, das ganze biologische System ist in Ordnung, und dennoch sagt jemand, er habe nicht genug **Energie***, was dann? Ich würde herausfinden, wieviel Energie ich tagsüber vergeude und verschwende. Weißt Du, wieviel Energie verschwendet wird mit dem Geplapper des Denkens? Jeder Gedanke verzehrt Energie, jede Gemütsbewegung verbraucht Energie. Selbst wenn Du physisch allein bist, kannst Du eine Menge Energie durch das Geschwätz Deiner Gedanken verausgaben. Dieses Energie verzehrende Geplapper muß ein Ende haben! Unverantwortliche Gedanken und Gefühle zu dulden, heißt pure Energieverschwendung. Finde diese Verschwendung heraus, sammle sie für Dich, dann wirst Du eine unermeßliche Energie für Dich selbst zur Verfügung haben.*

*Innere Unterdrückung oder Verdrängung und äußere Reaktionen oder Antworten bedeuten doppelten Energieverschleiß. Ist das nicht so? Schlechte Gedanken und schlechte Gefühle? Ich weiß wirklich nicht, was schlecht oder übel ist, was ist ›***Sünde***‹?* **›***Leben***‹** *heißt, den Strömen des Lebens preisgegeben sein.* **Je mehr Du versuchst, Dich persönlich abzusichern, um so mehr wirst Du Dich vom Leben entfernen!**

Laß Dich nicht von der Versuchung nach **Sicherheit** *in die Falle locken. Setz Dich der Stille des ganzen Bewußtseins aus, bewege Dich in dieser Stille. Dann wirst Du die Schönheit des Lebens entdecken, dann wirst Du entdecken, wie sich menschliche Beziehungen verwandeln, wie spontane Zusammenarbeit und Freundschaft in der Welt erblühen.*

Du mußt begreifen, daß diese Art der Meditation das ganze Leben einschließt. Der erste Schritt dazu ist die **Kenntnis** *Deines Körpers, die freundschaftliche Gesinnung ihm gegenüber der zweite. Die Bedürfnisse des Körpers befriedigst Du auf wohlwollende Weise, aber Du läßt Dich nicht mehr an den Körper binden. Du erlaubst ihm nicht mehr, daß er Dir Befehle erteilt.*

Bei der Ernährung mußt Du die **Qualität und auch die Quantität der Nahrung** *beachten sowie die Häufigkeit der Nahrungsaufnahme. Man muß sehr darauf bedacht sein, daß alle Nahrung gänzlich verdaut wird. Dein Körper darf nie mit unverdauten Speisen belastet werden! Die Reinheit aller inneren Organe ist einer der wichtigsten Faktoren der Meditation! Alle Nerven- und Muskelsysteme müssen immer gesund und geschmeidig sein.* **Steifheit heißt Ungesundheit!** *Man darf nicht zulassen, daß ein Körperteil degeneriert und steif wird. Mit richtigen Übungen kann man jede Faser des Körpers gesund erhalten!* **Gesundheit ist Schönheit!** *Selbsterziehung beginnt mit der Beobachtung, wie wir die Energie anwenden, und wir müssen lernen, sie nicht durch folgendes zu vergeuden: Aufregung, Hast, Sorge, Neid, Ehrgeiz, Selbstmitleid, Angst, Klatsch, Neigung, andere zu beurteilen.*

Richtige Meditation heißt: der Ewigkeit im gegenwärtigen Moment begegnen, jedes Problem lösen (wie es kommt). Lösen von jeder Spannung, die sich einschleichen will. Jedem Lebensanruf sich furchtlos stellen! Meditation ist entspanntes Handeln. Spannungen, Angst und Sorgen erzeugen Hemmungen. Völlig bewußt zu sein, ist nicht leicht. Bewußt zu sein ohne Anstrengung hat uns niemand beigebracht. Das alltägliche Leben ist das einzige Leben, von dem wir etwas wissen. Es muß voll und auf gesunde, vernünftige Weise gelebt werden.«

Ich habe bewußt so ausführlich über *Vimala Thakar* geschrieben, weil ihre Geisteshaltung voll mit den Gedanken übereinstimmt, die ich in diesem Buch niedergelegt habe. Die Rückkehr zu einer gesunden, seit Jahrtausenden gültigen Naturkost erfordert ebenfalls ein **freies, unabhängiges Denken**. Nur so kannst auch Du den täglichen falschen Einflüsterungen gegenüber gewappnet sein! Nur gut, daß *Frau Thakar* uns nicht als neuer Guru oder Prediger erscheint. **Du mußt selbst handeln und denken lernen!**

Geh nicht mit der Masse, sie läuft hinter der Herde stur her. Beim Rückzug im Zweiten Weltkrieg westlich Kielce (Polen) kamen wir durch einen großen Wald, in welchem sich zurückziehende deutsche Soldaten, die nicht zu meiner Einheit gehörten, nach rechts liefen, wenn es links schoß, gleich dahinter strebten sie nach links, wenn es rechts schoß. So ähnlich geht die Masse, das allgemeine Volk. Benutze Deinen gesunden Menschenverstand, gehe Deinen eigenen Weg und blicke über den Tellerrand hinaus!

Hebe Dich aus der Masse empor und wähle den intelligenten Weg! In unserem Falle die richtige Ernährung und Lebensweise: *»Wähle nur lebendige Verjüngungskost, nicht tote Kochnahrung!«* Der Kochtopf zerstört die wichtigen organischen Elemente, wie Enzyme, Wuchsstoffe, Vitamine, Mineralien, Spurenelemente usw. Das gebeugte Alter ist nichts anderes als die Ansammlung von anorganischen, toten Stoffen! Die Früchtekost, am perfektesten der Apfel, löst diese abgelagerten toten Stoffe wieder auf! Deine wieder erstarkten Ausscheidungssysteme, die Nieren, die Lunge, die Haut, diese alle führen die gelösten Stoffe hinaus! Exakter: Früchtekost verdaut so schnell, daß der Körper sofort mit der Hausreinigung beginnen kann! Rohkost wirkt also nicht direkt, sondern sie verschafft Deinem Körper die Kraft, zu reinigen und heilen! Bei lebendiger Kost benötigst Du viel kleinere Mengen, auch viel weniger Eiweiß (Aminosäuren), vielleicht nur 20 g statt der empfohlenen 75 g.

Die Umsätze auch des eigenen Eiweißstoffwechsels bedeuten immer schädliche Säure. Lebende Aminosäuren aber sind leicht verdaulich. Nie vergessen: die heutige Übersäuerung ist die Hauptursache aller Erkrankungen! Der US-Arzt *Dr. Walford* studiert die Geriatrie, die Alterskunde, an Tierversuchen und kommt dabei zu erstaunlichen Ergebnissen: Er teilte die Tiere in zwei Gruppen ein: Die erste bekam jede gewünschte Nahrungsmenge, die zweite Gruppe bekam die gleiche Ernährung, sie wurde aber immer leicht hungrig gehalten. Und das Ergebnis: Die nicht satten Tiere lebten doppelt so lange und hatten keinerlei Krankheiten!

So plädiert *Dr. Walford* auch beim Menschen für vollwertige Nahrung. Aber auch der Mensch sollte die Menge erheblich einschränken und immer leicht hungrig sein. Die bei einer

Minderernährung allgemein herabgesetzte Körpertemperatur hält er für lebensverlängernd. *Dr. Walford* empfiehlt mehrere Fastentage pro Woche. Nach meinen Begriffen ist seine Ernährung aber noch zu stark mit toten Stoffen belastet, außerdem empfiehlt er Ergänzungen von Vitaminen und Mineralien in Form von Tabletten. Sein Erfolg wäre sicherlich noch größer, würde er reine Rohkost für den Menschen empfehlen. Sein letztes Buch lautet: »Das Leben bis 120«[62]. Es ist ja allgemein bekannt, daß sowohl Pulsbeschleunigung als auch erhöhte Temperatur die Lebensspanne verkürzen. Das ständige Schwitzen einiger Menschen ist also alles andere als gesund!

Fabrikzucker und Bienenhonig

Sicherlich vermißt Du meine Ansicht zum süßen Zucker. Ich habe darüber so ausführlich in meinem ersten Buch geschrieben, so daß ich mich hier kürzer fassen möchte.

Du weißt inzwischen, daß **alle Fabriknahrungsmittel** nicht mehr das Leben enthalten. Daher sind erst recht alle Zuckerarten, die in der Fabrik hergestellt werden, nicht für den menschlichen Verzehr geeignet. Fabrikzucker und Fabrikmehl sind die größten **Kalk- und Vitaminräuber**. Bei reiner Rohkost benötigst Du ja alle diese Zuckerergänzungen nicht. Dein Bedürfnis nach Süßem wird durch reifes Obst und im Winter durch Trockenfrüchte wie Datteln, Feigen und Rosinen (ohne Schwefel!) reichlich gedeckt, auch den »Leckermäulern« sollten diese natürlichen Süßungsmittel gereicht werden.

Bienenhonig ist überhaupt nicht besser als der reine Zucker, er ist mit Ausnahme von Spuren reiner Zucker! In nordischen Ländern stiehlt man den Bienen nicht nur ihren mühsam gesammelten Honig, nein, man füttert mit dem schädlichen Weißzucker zu! Jedes Verbrechen an Tieren wird von der Natur bestraft! Das trifft auch die Honig essenden Tierschützer!

Zusätzlich zur Zuckerwirkung ist die Bienensäure, die sich im Honig als Abwehr gegen Insekten befindet, für den Menschen schädlich! Also, auf reife Früchte brauchst Du weder Zucker zu streuen noch Honig zu schmieren! Die Naturkost ist immer in sich perfekt. Jedes Nahrungsmittel, das mit Zucker versehen wird, führt zur **Freßsucht** und damit zu Fettsucht und Krankheit! Ich wiederhole: Zerkochte, tote Nahrung benötigt Ergänzungen durch Zuckerstoffe, Honig und Marmelade, außerdem Salz und Gewürze.

Sport und Leibesübungen

Wenn Du über Hundertjährige liest, so erfährst Du fast immer, daß sie auch bei vollkommen verschiedener Nahrung immer sehr rührig waren. Du brauchst nicht den ungesunden Leistungssport auszuüben. Diese Menschen werden früh alt und sterben vorzeitig. Alle Organe werden überzogen beansprucht, das zahlt sich nie aus. Jedoch wähle sooft wie möglich kräftige Bewegung, möglichst an der frischen Luft. Als ich noch im alten Haus wohnte, lief ich jeden Morgen 3 km und schwamm dann anschließend im dorfeigenen Schwimmbad.

Jetzt mache ich es mir etwas bequemer. Ich benutze ein Mini-Trampolin und laufe (nicht springe) darauf 10 bis 15 Min. Dieses Trampolinlaufen ist sehr gesund, weil es die ganze Wirbelsäule kräftigt. Dies haben die *Diamonds* in Ihrem Buch »Fit fürs Leben« Teil II ganz ausführlich mit vielen Abbildungen beschrieben. Dazu habe ich einen superleichten »Walkman«, der mir schöne Morgenmusik und das Neueste vom Tage bringt. Anschließend schwimme ich nach wie vor! Diese Bewegung reicht, wenn Du bei der Arbeit auch schön beweglich bleibst und keine körperliche Betätigung scheust. Du kannst auch einen forschen Spaziergang machen, der kräftigt auch Herz und Muskeln! Keine Übertreibung und keine Langeweile, sonst gibst Du diese Tätigkeit zu schnell wieder auf!

Insektizide, Pestizide, Herbizide

Ich höre so oft: »*Obst, Salate und Gemüse sind doch alle vergiftet. Es ist doch ganz gleichgültig, was wir essen!*« Halt, das stimmt nicht, denn ...

1. Du benötigst von der **Rohkost nur etwa** $^1/_{10}$ der totgekochten Menge, um satt zu werden. Die Ernährung über den Tierkörper ist die teuerste! Du ißt schädliche Zusatzstoffe (Hormone, Penicillin, sonstige Medikamente) noch mit.
2. Niemand hat verboten, daß Du einen **eigenen Garten** anlegst, biologisch düngst und keine Pestizide verwendest. Dann kann nur das Umweltgift herankommen! Allein ein Garten von 10×10 m würde den größten Teil Deines Bedarfs decken, besonders bei der Anlegung von Hügelbeeten. Aber Du willst ja lieber einen Rasen sehen, der nichts als Arbeit einbringt. Dabei ist ein Naturrasen viel schöner und abwechslungsreicher.
3. ... auch Du kannst die **Mitweltvergiftung** abmildern: Warum unterstützt Du nicht die **Bio-Bauern**? Was Du verlangst, wird angeboten. Die Grünen sind Phantasten, die uns in ein ödes Leben zurückführen wollen. Aber in dem Punkt der Mitweltvergiftung haben sie den großen Parteien das Laufen beigebracht. Ohne die Grünen wären wir noch lange nicht soweit. Auch die Forderung der Grünen nach einer Umstellung der Landwirtschaft auf Bio-Anbau ist zu begrüßen. So könnte mancher Hof gerettet werden! Aber warum förderst Du das nicht? Verlange in Deinem Laden unaufhörlich Bio-Ware. Der Kaufmann wird sich an die Wünsche der Kunden halten, davon lebt er. Immer bestimmt der Kunde das Sortiment, nicht der Kaufmann!

Solange wir aber noch nicht soweit sind, bist Du gut bedient, rohes Obst, Salate und Gemüse auch aus dem Supermarkt zu kaufen und zu genießen. Bei der von mir aufgeführten Lebensweise bist Du so gesund, daß Du die kleinen Mengen Gift verkraften kannst. Außerdem vernichtet die Sonnenkraft beim Obst das meiste Gift und führt dieses in den Boden zurück! Hast Du eine Alternative? Willst Du warten, bis Du an der Mitweltvergiftung Abschied von dieser Welt genommen hast?

Denke mal darüber nach, wie viele **Medikamente** Du täglich ohne zu murren schluckst und welche Giftmengen Du damit aufnimmst. Kopfschmerzen? Schnell eine Tablette. Schlechter Schlaf? Es gibt doch Schlafmittel oder Glückspillen (Tranquilizer). Da liegt der Pfeffer begraben. Wenn Dir der Arzt die giftigen Pillen verschreibt, sagst Du nichts, die müssen sein, der Mediziner hat ja gelernt, wie man Krankheiten heilt!! Du willst nichts tun, um Deinen Körper sauberzuhalten, denn alle Schmerzen sind der »Schrei nach fließender Energie«. Die Klärgrube ist voll. Das Überlaufen der Gülle, der Säure, das ist Deine Krankheit. Du weißt jetzt, Du kannst die Anhäufung von Schlacken verhindern. Bevor Du die Vergiftung Deines eigenen Körpers nicht einstellst, brauchst Du nicht auf andere, die die Mitwelt verschmutzen, zu schimpfen. Beginne zuerst bei Dir selbst, **halte Deinen Tempel sauber**.

> *Die ärgsten Feinde der menschlichen Gesundheit sind nicht die Bakterien, sondern die Bequemlichkeit, Mangel an Verantwortungsgefühl, Gleichgültigkeit gegen sich und andere, Verwechslung von Biologie und Technik und der Mangel an Mut und Bekennertum!*
> *(Dr. Devrient, ein früher Mahner nach Wahrheit)*

Dann hilf mit, aktiv die Schwächen unseres heutigen Systems zu bekämpfen, damit unsere Erde auch für unsere Enkelkinder bewohnbar bleibt. Die Grünen, die rauchen und Tierkörper verzehren, sollten zuerst bei sich anfangen. So sind sie nicht zu akzeptieren. Ein sehr gutes Buch ist »Iß und stirb«[80], das anschaulich über die Chemie in unseren Nahrungsmitteln berichtet. Es gibt viele Ratschläge für Verbraucher!

> *»In meiner fünfzigjährigen Tätigkeit als Arzt gelangte ich immer mehr zu der Überzeugung, daß ich durch allopathische (unterdrückende) Methoden – selbst bei einer anscheinend gelungenen Kur – die verlorene Gesundheit nicht wiedergeben konnte. Ich ahnte, daß in den überlieferten Theorien und Dogmen eine Lücke sein müsse. Ich konnte mir niemals vorstellen, daß das größte Wunderwerk des Schöpfers, der menschliche Körper, so mangelhaft gebaut sei, daß er der ungeheuren Menge von über 15 000 verschiedenen Arzneimitteln und der vielen Krankenanstalten bedürfe, um ihn vor Schaden, vor vorzeitigem Untergang zu beschützen!«* (Heute sind es über 30 000!)
>
> *(Dr. med. Rosendorf)*

Heute sind selbst die Pinguine am Südpolarkreis mit Giften belastet. Daher kann eine radikale Bekämpfung aller Gifte nur in einer weltweiten Zusammenarbeit erfolgen. Ist diese Arbeit für uns Menschen nicht viel wertvoller, als Waffen zu produzieren? Leider geht es noch nicht ohne kräftige Abwehr, wenn sie notwendig werden sollte.

> *»Wir sind auf dem besten Wege, die Erde in ein einziges Alters- und Siechenheim zu verwandeln!«*
>
> *(Dr. med. Hass)*

In den nächsten Jahren ist unser **Trinkwasser** stark gefährdet, denn die **Nitratüberdüngung** unserer Landwirtschaft hat die Tiefbrunnen erreicht. Eine erschreckende Fernsehsendung über unser Wasser zeigte auf, daß schon ab 1989 viele Brunnenanlagen geschlossen werden müssen, weil die Gifthöhen die Toleranzgrenzen überschritten haben. Woher so schnell neue Brunnen und Leitungen bauen, und sind nicht diese neuen Brunnen auch alsbald verseucht, weil die Überdüngung der Flächen nicht aufhört? Das langsame Einsickern wird sich ja noch erheblich steigern. Neben der Anreicherung mit schädlichem, anorganischem Kalzium (siehe Kalziumartikel) kommt jetzt weiterhin die große **Versuchung mit chemischen Giften** auf uns zu! Auch daher ist es ein großer Vorteil, sich vornehmlich von wasserhaltigen Früchten zu ernähren, denn sie enthalten bis 90% das beste Wasser der Welt, nämlich das von der Natur destillierte Wasser. Wenn Du nicht gerade schwitzende körperliche Arbeiten verrichten mußt, ist zusätzliches Trinken unnötig.

> *»Der biologische Verfall der Zivilisationsvölker hat ein Ausmaß und ein Tempo erreicht, wie wir es noch vor einem Jahrzehnt nicht für möglich hielten!«*
> *(Prof. Dr. med. Kötschau)*

Eines Tages werden wir Motoren haben, die von Wasserstoff angetrieben werden oder von großen Magnetmotoren, die kaum zusätzliche Energie benötigen. Dann wird sich der Anteil des Kohlendioxyds erheblich verringern. Ganz gleich, von welchem Blickpunkt wir unser Problem betrachten, Du bist am besten bedient, wenn Du heute zur neuen Lebensweise übergehst, morgen kann es zu spät sein.

Richtige Lebensmittel-Kombination

Jedes Lebensmittel enthält Eiweiß, Fette, Kohlenhydrate, Vitamine und Mineralstoffe. Man sollte also ein Produkt auch so verdauen können, wie die Natur es liefert. Das kann man auch, weil im rohen, frischen, reifen Produkt auch die notwendigen Enzyme und Fermente mitgeliefert werden! Aber wie war das denn vor Tausenden von Jahren? Hatten wir da auch die Riesenauswahl von heute? Mußten nicht unsere Vorfahren den ganzen Tag laufen, um den Nahrungsbedarf einseitig zu dekken, entweder am liebsten Früchte, und wenn sie nicht zu haben waren, Blätter und Knospen? Es gab doch keinen Obst- und Gemüseanbau wie heute, erst recht gab es keine Getreideprodukte, höchstens Gräser, die aber im frischen Zustand Gemüse sind. Heute tun wir gut daran, die Nahrung richtig zu kombinieren. Je besser verdaut wird, desto vollkommener wird die Nahrung von unseren Organen auch aufgenommen. Wir sehen, daß der Mensch alles verdauen kann, aber wie und mit welchen Folgen?

Wiederholung: *»Es kommt nicht nur darauf an, was wir zu uns nehmen, sondern was wir verdauen!«* Die richtige Kombination der Lebensmittel sorgt also dafür, daß die Verdauung mit einem Minimum an Energieverlusten vonstatten geht.

»The National Enquirer« (USA) berichtete, daß 50% der Mahlzeiten Verdauungsstörungen hervorrufen mit einem hohen Grad der Unverdaulichkeit. Die meisten von uns können das bestätigen: Rumpeln im Magen und in den Därmen, übelriechende Gasentwicklung, Sodbrennen, Aufstoßen, faulige Atmung; alles Symptome einer schlechten Verdauung.

Verdauungsstörungen verhindern aber die richtige Aufnahme der zugeführten Nahrung, sie tragen zu Kopfschmerzen, Rückenschmerzen, Erkältungen, Akne, Lungenentzündung, verstopfter Nase, Darmverstopfung (infolge Narkotisierung der Nerven), letzten Endes Krebs usw. in erheblichem Maße bei.

Was der Verdauungsschwache aber immer sofort als äußerst störend empfindet, ist das **Sodbrennen**. Aber es gibt ja: »Rennie räumt den Magen auf«, »Maalox«, »Alka Seltzer«, »Gelusilac« usw., unzählige Antacids, die die Übersäuerung »neutralisieren sollen«. Das ist eine einträgliche Millionen-DM-Industrie. Jedoch der Körper wehrt sich, versucht immer eine Balance herzustellen. Du brauchst immer größere Mengen, die Magenschleimhaut entzündet sich, über das »normale« **Magengeschwür** geht es dann zum unheilbaren Magenkrebs. Nein, mit Chemie kannst Du auf die Dauer Deine selbst herbeigeführten Ernährungsfehler nicht ausgleichen, weil Du die Ursachen der Leiden damit nicht beseitigst!

Ein erheblicher Teil dieser Anti-Säurepillen besteht aus dem sehr schädlichen Aluminium, ich erinnere an die bereits geschilderte Alzheimer Krankheit, bei der einfach das Gehirn schrumpft. *»Werdet wie die Kinder«*, das wollen wir doch nicht?! Außerdem lagern sich alle anorganischen Stoffe, also auch alle Antacids, als Schlacken im Körper ab. Du verkalkst noch früher. So ging und geht es allen »Antisäureleuten«, die mit anorganischen Kalkpräparaten der Übersäuerung Herr werden wollen, aber nicht ihre Ursachen beseitigen! Ich berichte über diese Phantasten ausführlich an anderer Stelle.

Wenn einer auf Zigaretten mit Tabak-Ersatzmaterial übergeht, ist das, als wenn er aus dem 36. Stockwerk springt statt aus dem 39.!

(Engl. Ausschuß für Gesundheitserziehung)

Bei der naturgesetzlichen Ernährung und einer richtigen Zusammenstellung der Nahrungsstoffe wirst Du Ruhe in Deinem Verdauungssystem bekommen, alle Symptome verschwinden! Wenn Du in Zukunft auch nur einen einzigen Fall von Verdauungsbeschwerden hast, dann mußt Du Dich selbst anklagen, denn ab jetzt weißt Du es besser! Viele Faktoren führen zu den angeführten Verdauungsstörungen:

1. Das **Durcheinanderessen** von Nahrung, die hinsichtlich der chemischen Erfordernisse nicht zusammenpaßt. Die dadurch hervorgerufene mangelhafte Verdauung führt bei Stärkeerzeugnissen zur Gärung, bei Eiweißnahrung zur Fäulnis und bei Fetten zum Ranzigwerden! Folge: Methangas, saurer Magen, Sodbrennen usw. Diese Gifte (die Gärungs- und Fäulnisbakterien) zusammen mit ihren Stoffwechselexkrementen, erzeugen die oben aufgeführten Beschwerden. Die Gärungsbakterien produzieren dabei hochgiftigen (Fusel-)Alkohol und Essigsäure, die Schwester des Alkohols!
2. Das Essen von Nahrung, die der Mensch als Frugivore, also Früchteesser, **nicht leicht und wirkungsvoll verdauen kann.** Generell verdaut Nichtfrucht-Nahrung schlecht oder unvollständig.
3. Das Essen von Nahrung **mit verschiedenen Verdauungszeiten.** So hält die schnell verdaubare Nahrung die langsamere auf, also wieder die Gefahr des Übergangs zu saurer Gärung! Das Essen von Desserts, selbst von Obst als Nachtisch, führt immer zu Gärung.
4. Das Essen von Nahrung, die im Stoffwechselablauf **säurebildend** ist. Diese verändert den Verdauungstrakt, bringt den Körper zu der bekannten Übersäuerung und verursacht Osteoporose (Brüchigwerden) der Knochen und Zähne! Dadurch werden den Knochen und Zähnen alkalische Elemente (Kalzium) entzogen, um die überschüssige Säure zu neutralisieren.
Ich habe schon erwähnt, daß wir heute zu 90% säurebildende Nahrung zu uns nehmen! Auch die Anti-Obst-Leute, die die organische Obstsäure fälschlicherweise als säurebildend verdammen, gehören selbst zu den Essern von Säurenahrung!
5. **Überessen** und essen über die Verdauungskapazität hinaus. Dieses Zuvielessen ist immer die Grundlage für die Bakterien, die Gärung, Fäulnis und Ranzigwerden erzeugen bis zum schweren Fall von Magenverstimmung. Die Bakterien an sich sind nicht die Schuldigen, sie sind

unsere Helfershelfer, um den Überschuß schnell wieder zersetzen und ausscheiden zu können!
6. Essen, **wenn die Verdauungskräfte herabgesetzt sind**, wie bei Streß, bei emotioneller Erregung, Schlechtfühlen, Ruhebedürfnis, unter Belastung usw.
7. Essen von Nahrung, die **Gewürze** enthält, **Gifte zur Haltbarmachung, erhitzte Öle** und **Fette**, giftige Substanzen (wie Harnsäure aus dem Tierstoffwechsel), **Weinessig** usw., alle diese Stoffe führen zu Irritationen, verzögern die Verdauung oder halten diese total auf. Dazu gehört auch das für den Körper giftige **Tafelsalz** als fremdes, totes Mineral!
8. Das Essen **gekochter Nahrung**! Gekochter Kohl benötigt eine doppelt so lange Verdauungszeit wie roher Kohl und ist dazu noch wertlos geworden!

Die meisten von uns erlauben sich mehrere Verstöße gleichzeitig im Verlauf der Nahrungsaufnahme. In einem Tag kannst Du Frieden in Deinem Verdauungssystem erreichen, wenn Du die Kriterien der richtigen Lebensmittelkombination einhältst! Es gibt bekanntlich verschiedene Arten von Lebensmitteln, wie Früchte, Salate, Gemüse, Nüsse, Stärkenahrung, wie Getreide und Kartoffeln. Um beste Verdauung zu erreichen, sollte man Obst nie mit irgendeiner anderen Nahrung mischen, ich kann das nicht eindringlich genug unterstreichen.

Du solltest ebenfalls keine **Nüsse und Samen** mit einer Stärkenahrung mischen! Eiweißnahrung, wie Nüsse oder Samen, erfordern ein Säuremilieu im Magen für die Verdauung, während Stärke ein alkalisches Klima benötigt. Der Magen kann natürlich nicht sauer und alkalisch zugleich sein. Folge: unverdaulicher Kloß im Magen! Die dem Menschen artgemäße Nahrung und die richtige Zusammenstellung dieser Nahrung helfen, Krankheiten auszuschalten! Halte fest, daß eine akute Krankheit vom Körper selbst in Gang gesetzt wurde. Dein Organismus selbst entwickelt Entzündung, Fieber, Ausscheidung von Kleister, Kopf- und Halsschmerzen, Schüttelfrost und weitere Dir allzu bekannte Symptome, um sich von angesammelten giftigen Ablagerungen zu befreien! Der Körper verstärkt seine Anstrengungen zu diesem Zweck, wie Fieber und Entzündung beweisen. Immer will die weise Kraft in uns helfen, nie uns schaden! Geschwüre und Krebsmetastasen sind nichts weiter als zusätzliche Klärgruben, Abfallsammler! Würde der Körper diese Notbehälter nicht schaffen, müßten wir noch viel früher Abschied von dieser Erdenwelt nehmen. Krebsgeschwüre haben die 10fache Menge an Eiweißmüll gegenüber dem anderen Körpergewebe, ein Zeichen, daß Krebs in erheblichem Maße mit dem heute überaus starken Verzehr von Eiweißstoffen zusammenhängt. Fleisch ist das beste »Gemüse« geworden! Dein Körper hält also diese Gesundungskrisen zur Ausscheidung von Abfall für lebensnotwendig. Um diese auszuschalten, brauchst Du nur die **Ursachen** abzustellen, so daß keine Überfüllung mit Schlacken mehr anfällt!

Erinnere Dich an die Einführung: **alle Krankheiten sind Vergiftungen**, ihre Ausscheidung ist die Selbstheilungskraft des Körpers! Jede Unterdrückung mit irgendwelchen Mitteln verzögert, ja verhindert Deine Gesundung. Es gibt keinen »Feind«, den uns die Natur, die Schöpfung, schickt! Die richtige Kombination der Nahrung hat also etwas mit der Ausschaltung der Gifte im Körper zu tun.

Eines dieser drei Dinge kann sich ereignen mit der Nahrung, die wir essen:

1. Sie ist **verdaubar** und vom Körper aufzunehmen.
2. Sie kann in **Gärung** übergehen (wie im Fall des unverdauten Zuckers in Früchten und Stärkeprodukten).
3. Sie kann **verfaulen** und verrotten, wie im Fall von unverdaulichem Eiweiß.

Im ersten Fall wird Deine Nahrung verdaut, das ist gut, bei 2. und 3. wird die längste Zeit benötigt, weil die meisten Leute eben keine Ahnung haben, wie man Nahrung kombiniert, um beste Verdauung zu gewährleisten! Die Ursache der Gärung und der Fäulnis ist der lange Aufenthalt der Nahrung im Magen. Dort ist es warm und feucht. Die Bakterien tun das, wozu sie die Natur geschaffen hat, nämlich den Abbau der nicht benötigten Stoffe vorzunehmen! Die im Magen vorhandene Nahrung, die nicht verdaubar ist, wird nicht benötigt und daher von den Bakterien angegriffen, das allein ist die **Ursache von Gärung und Fäulnis**! Die Bakterien sind also unsere Freunde. Ohne sie sterben wir!

Wie kannst Du sicher sein, daß die Nahrung auch verdaut wird, die Du ißt? Wir müssen eben eine gut zusammenpassende Nahrung essen, die nicht so lange im Magen bleibt. Die Zuckerstoffe aus den Früchten benötigen nur eine ganz geringe Verdauungszeit und -kraft, sie gehen schnell durch den Magen in den Dünndarm zur Aufnahme in den Blutkreislauf. Obstnahrung benötigt im allgemeinen nur ca. 15–30 Minuten zur Verdauung, die Banane etwas länger, die Melone hat die kürzeste Zeit. Die Obst-Mono-Kost ist demgemäß die allerbeste. Vor allem setzt der Sättigungsreflex ganz schnell ein, Du spürst diese Sperre, die vom Gehirn ausgeht. Der Vielfraß kennt diesen natürlichen Reflex nicht mehr. **Vielseitigkeit ist der Beginn der Gefräßigkeit.** Die Obst-Mono-Kost ist daher auch das einfachste Mittel, diesen ganz wichtigen Reflex wieder zu aktivieren! Der Vielfraß ißt auch zu Anfang seiner »Obstzeit« zu große Mengen Früchte, dieses Verlangen läßt automatisch nach, wenn seine kranken Zellen durch neue, lebenstüchtige ersetzt sind!

Du kannst die Frucht zu jeder Mahlzeit ändern, so daß Monotonie verhindert wird. Jede Nahrung, besonders die frische, reife Frucht, hat ihre eigene zellulare Vibration! Diese vibrierende Kraft entwickelt sich bei einer Mono-Kost zur Höchstleistung. Ergebnis: Supergesundheit, wundervolle Flinkheit und Freiheit von Krankheiten, keine Müdigkeit! Während die säurebildende Getreidekost Kohlendioxyd bildet und den lebensnotwendigen Sauerstoff raubt, führt der vorverdaute Fruchtzucker Dir Sofortenergie zu. Werden diese schnell aufgenommenen Zuckerstoffe aber zusammen mit langsam verdaubaren Produkten genossen, wie mit den verschiedenen Stärke- und Eiweißarten, dann verbleiben diese Zuckerstoffe mit im Magen und verursachen dann die sattsam bekannte

Gärung und Fäulnis. Ich möchte hierzu ergänzen, daß Alkohol und andere Gärungsprodukte, wie Essig, Sauerkraut usw., auch die Verdauung der anderen Nahrung stören, wenn diese zur gleichen Mahlzeit genossen werden! Bei dieser Gelegenheit: Sauerkraut und alle sauer eingelegten Gemüse sind trotz ihrer Anpreisung nicht gesund, sie stimulieren wie Kaffee und Schnaps. Du mußt die giftigen Exkremente aus diesen Milliarden Gärungsbakterien noch mitverzehren! Sauergemüse waren Vorratsgemüse für den langen Winter.

Ein anderes Beispiel ist die **Stärke/Eiweiß-Kombination**. In diesem Fall kann die Nahrung überhaupt nicht verdaut werden, weil der basische Mundspeichel zur Verdauung der Stärke und die Salzsäure im Magen zur Verdauung des Eiweißes sich nach dem bekannten chemischen Gesetz gegenseitig neutralisieren!

Dieses ist eine der Ursachen, warum einige Leute große Mengen Nahrung essen können, ohne zuzunehmen! Diese Nahrung ist eben nicht verdaut worden! Die richtige Nahrungszusammenstellung kann Deine Lebensmittelrechnung erheblich vermindern, Du mußt nur mehr von der Sorte kaufen, die leicht verdaubar ist, dann benötigst Du **weniger Kalorien**! Du kannst also bei einer Mahlzeit von 2000 Kalorien gesunder Rohkost prächtig gesättigt sein und bei 4000 Kalorien mit reicher Kochkost verhungern. Vielfraße »genießen« in Wirklichkeit eine ständige Hunger-Diät, sie sind Neurotiker und Süchtige.

Alle Samen tragenden Früchte mit Fruchtfleisch sind Früchte. Daher zählen Tomaten, Gurken, Kürbisse usw. zu den Früchten, sie sind Gemüsefrüchte. Früchte soll man am besten nicht mit Gemüse kombinieren. Das bedeutet, daß Tomaten und Gurken nicht gut zur Gemüseplatte passen. Diese Kombination verdaut schlecht. Versuche mal, Tomaten und Gurken allein zu essen als **Monokost**, Du wirst sehen, daß die Verdauung viel besser ist!

Hat die Natur Hamburger, Sandwiches oder Pizzas fertig angeliefert? Hat sie dazu Sodawasser oder Colas gestellt, damit Du diese fatale Mischung hinunterspülen kannst? Nachdem Du jetzt die richtige Kombination der Lebensmittel gelernt hast, pflücke mal selbst die oben erwähnten Mischungen zusammen. Du wirst sehen, daß diese völlig unverdaulich sind. Immer mehr Fast-Food-Restaurants schießen auch hier aus dem Boden! Sie machen Millionenumsätze und erzeugen später, wenn die Abrechnung der Natur kommt, Millionen DM Krankenkosten!

Du bist also immer besser dran, wenn Du irgend etwas Rohes von der Mutter Natur suchst, die Elemente darin sind tausendmal besser als jede noch so fein aussehende und schmeckende (nach Deinen Geschmacksnerven) Gourmet-Mischung! Ich war kürzlich zu einem Treffen meiner ehemaligen Schulkameraden eingeladen. Zur Zusammenkunft am Morgen mit anschließendem üppigen Mahl bin ich gar nicht erst hingegangen. Zum Nachmittagskaffee habe ich eine Tasse Kräutertee getrunken. Vorher habe ich in meinem Auto noch eine Banane gegessen, damit ich die verführerischen Torten an mir vorbeigehen lassen konnte.

Lese meinen Disziplin-Artikel. Ohne Willen geht nichts. Wenn Du bei jeder Gelegenheit schwach wirst, kannst Du niemals die Früchte ernten! Wirkliche Sonnenenergie mit reichlicher Sauerstoffzufuhr haben nur Früchte! Sie magnetisieren und elektrisieren auch am vorteilhaftesten Deine Nervenkraft, die erst die Energie umsetzt! Nur Früchte bekommen neben der Sonne Licht, Luft und Wasser. *»Gas und Aufstoßen gibt es nicht bei einer richtigen Rohkostkombination, sie sind Nebenerscheinungen der gärenden Massen aus dem Kochtopf!«*

Säure/Stärke-Kombinationen

Vermeide diese Kombination ganz, Du verhinderst dadurch nicht nur akute Krankheiten, sondern vermeidest die unangenehmen Begleiterscheinungen schwerer Verdauungsstörungen. Das ist ebenso wahr bei anderen falschen Kombinationen, besonders sind es die Zucker-Stärke-Kombinationen wie bei den Kuchen! Ein Obstkuchen ist also besonders schwerverdaulich!

Saure Früchte, wie Orangen und Zitronen (auch die Tomaten gehören dazu), sowie Pflaumen und saure Weintrauben, ebenso Essig und Sauerkraut, sollten niemals zusammen mit Körnerprodukten, Kartoffeln, Karotten, Rote Beten sowie Brot und Nudeln und allen sonstigen Mehlprodukten gegessen werden! Deswegen, weil die Säure die Verdauung der Stärke sofort unterbricht!

Dadurch wird das Ptyalin, das basische Enzym aus dem Speichel, sofort zerstört, welches zur Stärkeverdauung zwingend notwendig ist! Daher ist es auch total falsch, den Frischkornbrei mit Äpfeln »aufzulockern«, wie es bei einem Breiautor heißt. Dann liegt der Brei wie Blei im Magen! Du solltest Deine Nahrungsart öfter wechseln, aber nicht in der gleichen Mahlzeit variieren, um alle notwendigen Nährstoffe in großer Fülle zu bekommen!

Es folgt jetzt eine Aufzählung der einzelnen Nahrungsmittel, zu welcher Klasse diese zu zählen sind. Da die Kost rein roh vegetarisch sein sollte, fehlen Fleisch- und Fischwaren.

Die mit einem * (Stern) versehenen Produkte sind nicht zu empfehlen. Einige sind aus dem Zusammenhang gerissene tierische Produkte, andere enthalten mehr oder weniger giftige Substanzen! Zum Beispiel enthalten Zwiebeln, Schalotten, Knoblauch, Porree usw. die giftigen Substanzen Allicin und Senföl, beide sind unverdaulich und schädlich! Der Kauf von Knoblauchtabletten ist also nicht nur weggeschmissenes Geld, sondern beide Stoffe sind direkt giftig für uns! Die Reaktion ist wie bei den chemischen Tabletten: Stimulation! Das hält man fälschlicherweise für Heilung! Spinat, Rhabarber, Mangold, Sauerampfer und andere dieser Arten enthalten Oxalsäure, die ein Kalkräuber ist. Das bedeutet, daß der notwendige Kalk in diesen Nahrungsmitteln zusammen mit der anderen Nahrung, die wir zu uns nehmen, herausgerissen und dadurch für die Aufnahme in den Körper unbrauchbar wird. Zusätzlich werden noch unsere eigenen Kalkreserven aus den Knochen und Zähnen für die Neutralisierung der schädlichen Säuren mit verbraucht. Avocados und Nüsse stehen sowohl bei Fetten als auch beim Eiweiß. Fette und Proteine sind miteinander zu kombinieren, so daß Nüsse und Avocados ganzheitliche Produkte sind. Aber im Fall von Erdnüssen und Bohnen sind diese beiden Stoffe nicht mischbar, daher der *, beide sind ohnehin schwer verdauliche Stoffe, Bohnen müssen außerdem gekocht werden! (Beachte meinen ständigen Vorbehalt Nüssen gegenüber!)

Du kannst Dir beim Waldthausen Verlag* auch ein Schaubild in der Größe von 40 × 29,8 cm über die richtige Lebensmittelkombination bestellen und in die Küche hängen.

---

* Informationen zu den Schaubildern (Lebensmittelkombination und Dickdarmtherapie) beim Leserservice des Waldthausen Verlags (in der NaturaViva Verlags GmbH), Postfach 1203, 71256 Weil der Stadt.

Lebensmittel-Kombination
für die leichte Verdauung!

Proteine	schlecht	**Stärke**
Nüsse (die meisten)		Karotten
Bohnen, getr.		frischer Mais
Erbsen/Linsen, getr.		Erdnüsse
Samen (Sonnenblumen, Sesam, Kürbis)		frische Erbsen
		Winterkürbis
Erdnüsse*		Artischocken
Fisch, Fleisch, Eier, Milch**		Kartoffeln
		Getreidekörner

gute Kombination   gute Kombination

Gemüse
Grünblatt- u. stärkearmes Gemüse

gut

Avocados

geht   geht   schlecht

Früchte, sauer – geht – **Früchte**, halbsauer – geht – **Früchte**, süß

Grapefruits	Äpfel	Bananen
Zitronen	Aprikosen	Datteln
Orangen	süße Kirschen	Rosinen
Ananas	süße Pflaumen	Trocken-
Saure Pflaumen	Trauben	früchte,
Stachelbeeren	Mango	andere
Saure Kirschen	Papaya	
	Birnen	
* keine gute Kombination	Pfirsiche	
** nicht zu empfehlen		

Früchte als eine Mahlzeit für sich, nicht mit anderen Nahrungsmitteln mischen! Melonen für sich allein, da sie im Schnellzugtempo verdauen. Alle in diesem Buch nicht empfohlenen Nahrungsmittel sind nicht mit aufgeführt. Erdnüsse sind eiweiß- und stärkehaltig. Da Erdnüsse aber zu den Hülsenfrüchten zählen, sind diese keine gute Nahrung. Alle Hülsenfrüchte und Getreide dürfen nur in gekeimter Form gegessen werden, auch dann sparsam! Avocados sind reich an Fett, am besten mit Gemüse verwenden. Tomaten sind Gemüsefrüchte, sie können mit stärkearmem Gemüse oder Proteinen zusammen gegessen werden.

Nun hast Du auf den Vorseiten gesehen, wie die Nahrung aufgrund ihres vorherrschenden Charakters eingeteilt wurde. Wegen der Wichtigkeit möchte ich hier noch einige Erläuterungen geben:

1. **Iß Proteine (Eiweiße) mit stärkearmem Gemüse oder Salaten.** Schwach stärkehaltige Gemüse sind außerdem ok mit Gemüsen, die sowohl Gemüse als auch Obst sind, wie Tomaten (eine nicht süße, säurehaltige Gemüsefrucht). Einige Leute sagen, daß säurehaltige Früchte eine zulässige Kombination mit Proteinen ergibt, aber der Zucker in der Frucht gärt, wenn er zusammen mit Proteinen genossen wird. Ein Beispiel solcher Kombinationen sind Nüsse mit Grapefruit. Vielleicht ist das aber eine Sache der Verdauungskraft des einzelnen!
2. **Zucker und Sirupe** mit ihren Verbindungen sollten nie verwendet werden. Falls das dennoch geschieht, dann nur mit süßen oder halbsüßen Früchten.
3. Iß **Stärkeprodukte mit anderen Stärkeprodukten** oder mit Nichtstärkenahrung wie stärkearmem Gemüse.
4. Wenn überhaupt **Fette** (sie kommen in der Natur konzentriert nicht vor), dann nur mit stärkearmem Gemüse.
5. Iß süße Früchte mit anderen **süßen oder halbsüßen Früchten** zusammen. Die Säure in sauren Früchten verhindert die schnelle Verdauung der Zuckerstoffe in süßen Früchten, das führt zur Gärung.

6. Iß **halbsüße Früchte** mit anderen dieser Gruppe oder mit süßen oder sauren Früchten, aber nicht mit sauren und süßen Früchten gleichzeitig.
7. Iß **saure und halbsaure Früchte** zusammen. Tomaten sind eine gute Kombination mit Nüssen, Avocados und anderen Proteinen. Auch kannst Du bei Dir feststellen, wie Dir eine Kombinaton von sauren Früchten mit Nüssen bekommt; jedoch ideal ist sie nicht!
8. Iß **Melonen nur allein**, untereinander kannst Du die verschiedenen Sorten natürlich mischen. Melonen sind sehr gut, aber aufgrund der superschnellen Verdauung können sie mit keiner anderen Nahrung kombiniert werden, sofort würde eine unerwünschte Gärung entstehen, der Vorteil wäre dahin.
9. Du kannst **stärkearme Gemüse** natürlich untereinander mischen oder auch mit stärkehaltigem Gemüse oder Proteinen, aber nicht mit Proteinen und Stärke gleichzeitig.
10. **Milch** sollte nur verwendet werden bei Kindern als Muttermilch. Andere, die immer noch meinen, sie müßten Milch trinken, sollten diese **ganz für sich allein** zu sich nehmen, da sie mit keinerlei sonstiger Nahrung zu kombinieren ist!

Die obigen Ausführungen geben Dir genug Informationen, um einen Start zu beginnen und richtig zu kombinieren. Das sieht nur zu Anfang schwierig aus, Du wirst das sehr schnell in den »Fingern« und an Deinem Magen spüren, was richtig ist. Vom Grundsatz her sollte man alles durcheinander essen können, aber mit welchem Aufwand an Kraft und Beschwerden? Warum sollen wir es uns nicht leichter machen und Energie und damit Nervenkraft sparen?

Fleisch, Fisch, Eier

Forscher haben bewiesen, daß die Urmenschen in erster Linie Frugivoren, also **Früchteesser**, waren. Unsere Organe stimmen heute noch voll mit denen der Menschenaffen überein. Diese sind seit Millionen von Jahren bei ihrer Urkost gesund geblieben, während wir in den zivilisierten Ländern arg degeneriert sind. Wir wissen nicht einmal, was wir tun müssen, wenn wir krank werden: Fasten und Ruhen.

Die Forscher infizierten in Gefangenschaft lebende Affen mit starken Dosen AIDS-Viren. Sie erkrankten jedoch nicht, so kräftig war ihre Abwehrkraft trotz Umweltverschmutzung geblieben! Tiere kennen auch keine Geschlechtskrankheiten. Auch diese sind nur Krankheiten innerlich »verschmutzter« Leiber.

Die Leichenfleisch, Kochkost, Schnaps, Cola und Kaffee »genießenden« Menschen sind aber bereits derart degeneriert, daß sie nicht einmal vor der banalen Erkältung geschützt sind, erst recht natürlich abwehrschwach gegenüber stärkeren Geschützen, wie den AIDS-Viren!

Dr. Shelton behauptet, daß AIDS nur eine Fortsetzung der bekannten Syphilis ist und ein prächtiges Millionen-Geschäft der Medizinindustrie ausgelöst hat. Wie gut kann man an der AIDS-Forschung, der Herstellung von Impfstoffen (erst in 6 bis 8 Jahren) verdienen? Sollte man es tatsächlich fertigbringen, AIDS zu unterdrücken, so kommt todsicher AIDS II (schon da), AIDS III–IV usw. Bis heute kann man aber nicht einmal den durch Viren ausgelösten Schnupfen heilen, er dauert mit oder ohne Arzt/Medizin 1–2 Wochen!

Krankheiten sind nichts weiter als die Lösung angesammelter Schlacken, die teilweise bereits aus der überfütterten Kindheit mit toter, süßer Stärkenahrung stammen! Die Natur und damit der Körper selbst hat diese Erkrankungen in Szene gesetzt, um dem vergifteten Körper zu helfen, die angesammelten giftigen Abfallstoffe zu lösen und hinauszubefördern. Das gilt für alle Erkrankungen. Und bei dieser Ansammlung von Giften spielt der Verzehr von toten Tierkörpern eine Hauptrolle. Die Menschen essen nur das **säurebildende tote Muskelfleisch** mit seinen Leichengiften, die sofort nach dem »Schlachtfest« milliardenweise entstehen. Das Fleisch verfault schnell und beeinträchtigt unser gesamtes Verdauungssystem. Jedermann, einschließlich Ärzte, betrachten diese verfaulenden Kadaverstücke als **»wertvolle« Eiweißnahrung**. So pervertiert ist unser Denken geworden! Zusätzlich nehmen wir mit dem Tierkörper die vielen **Medikamente auf, die heute einfach zum Bauernstall gehören. Ohne Tierarzt kommt kein Tier mehr durch, so degeneriert ist das eingesperrte Tier heute ebenfalls.**

Besonders das Schwein sammelt die meisten Gifte als Allesfresser. Nicht umsonst essen die Juden und Araber kein Schweinefleisch. Das war übrigens auch ein striktes Gebot von *Moses*, die Schweine nicht zu verzehren. Aber welcher Christ richtet sich danach. Unangenehmes aus der Bibel interessiert weder ihn noch seinen Pastor! Es werden 70% Schweinefleisch und 30% Rindfleisch verzehrt. Siehe das Buch: »Ohne Fleisch gesund leben«[16] von *Hans Baumgardt*.

Es ist unbegreiflich, daß die Instinktophaten um *Burger*, Frankreich, gerade das degenerierte, krankmachende Schweinefleisch als das beste Fleisch betrachten. Dabei lassen auch sie diese Leichenstücke vorher verwesen, damit sie schön »mürbe« sind! Sie nennen sich auch Rohköstler, aber sie schließen die tierischen Produkte ein, merkwürdigerweise aber nicht die Milch von der lebenden Kuh!

Bis auf das Eiweiß hat das Fleisch einen Mangel an fast allen wichtigen Nährstoffen! Das Eiweiß ist durch die Hitzebehandlung geronnen und damit schwer verdaulich geworden. Wir benötigen Aminosäuren aus lebendiger Nahrung und nicht Fertigeiweiß aus in Verwesung übergegangenen Leichenkörpern! Fleisch war früher ein Sonntagsluxus, heute ist es ein krankmachender Tagesgenuß! Es erübrigt sich aufgrund der vielen Skandale (Hormonfütterung bei Kälbern), näher auf den Fleischverzehr einzugehen. Du findest im ganzen Buch immer wieder Hinweise auf die Schädlichkeit dieser Tierprodukte.

Und die Kraftbrühe ist nichts weiter als konzentrierter Urin! Kraftbrühe ist eine Vernichtungsbrühe! Die angedichtete »Kraft« ist ein Märchen und für jeden Körper, besonders den kranken, äußerst belastend!

Fische sammeln heute bei der Verschmutzung des Meeres mit giftigen Metallen alle diese Stoffe in ihrem Organismus. Neben dem Negativen aus der Fleischkost kommen bei den Fischen noch Vergiftungen durch diese Giftmetalle, wie Quecksilber und Cadmium, hinzu! Tote Fische faulen noch schneller als Fleischstücke! Eine Fischvergiftung ist heftiger als eine Fleischvergiftung!

Eier sind noch schlechter als Fleisch. Sie haben noch höhere Eiweißwerte, und die Leimwirkung ist noch größer als beim Fleisch, sie haben daher besonders verstopfende Eigenschaften. Eier stimulieren verhängnisvoll die Sexualorgane bei Kindern, daher setzt die Menstruation immer früher ein. Das ist aber ein bedenkliches Zeichen der Degenerierung. Je früher die Menstruation einsetzt, je geringer ist die Lebenserwartung! Vor 50 Jahren noch war der Beginn mit 16–18 Jahren, heute mit 12–14! Die Eiweißüberfütterung trägt die Hauptschuld.

Das Ei dient der Ernährung eines Kükens, ist also Aufzuchtnahrung und damit explosiv in der Verdauung. Dazu bekommen die Hennen in den Fabrikkäfigen eine völlig falsche, tote Industrienahrung, die auch mit Medikamenten gegen die vielfältigen Hühnerkrankheiten versehen ist. Es erübrigt sich daher, näher auf die Eikost einzugehen. In meinem ersten Buch ist diese Eiernahrung ausführlicher beschrieben. Ich entnehme daraus den Satz: Eier erzeugen Eiter! Omeletts verdoppeln diesen Eiter!

Die am längsten lebenden Völker sind diejenigen, die sich vorwiegend pflanzlich ernähren, wie die Hunzas, während die sich fast nur von Fisch und Fleisch ernährenden, wie die Eskimos, die kürzeste Lebenserwartung haben. Ihr Durchschnittsalter beträgt nur 27,5 Jahre, obgleich die Eskimos sich noch von lebendigen Fleisch/Fettprodukten ernähren. Das ist auch der Grund, daß dieses Volk kaum Herzinfarkte und Arterienverkalkungen kennt, die Eskimos sterben zu früh!

Zur Zeit wird große Reklame für Omega-3-Fischöl gemacht, das angeblich den Cholesterinspiegel senken und Infarkte verhüten soll gerade mit dem Hinweis auf die Eskimoernährung. Dabei wird natürlich verschwiegen, daß die Eskimos sich von Tierrohkost ernähren und dennoch jung sterben. Gerade der große Mangel an pflanzlichen basischen Stoffen bringt die Eskimos ständig in den übersäuerten Zustand, daher der schnelle Abbau ihres Knochensystems, der noch durch die fehlende Sonne (Vitamin D) verstärkt wird.

Der Nordländer *Are Waerland* berichtete uns, daß die Eskimos früher für 1 Stück Seife ihre Frau hergaben. Warum? Die basische Seife aus Knochen neutralisiert ihren übersäuerten Körper! Das hochungesättigte Kaltwasserfischöl Omega-3 oxydiert, wie alle mehrfach hochungesättigten Fette, sehr schnell, das heißt, bei stärkerer Anwendung dieser Öle kann unser »Körper«, wie der Sauerstoff das in der Natur macht, »verrosten«!

Wie wir bei der Margarine, die aus ähnlichen Fetten besteht, gesehen haben, kann solches Öl unerwünschte Stoffe aus dem Blut herausholen, aber diese gerade an den Arterienwänden und im Zwischengewebe ablagern. Gegen die Wirkung der oxidierenden Stoffe im Körper werden ja gerade Anti-Oxydants gegeben, weil das Immunsystem zusammenbrechen kann! Siehe die Abwehrschwäche bei AIDS!

> *»Allem stimme ich zu, was mit Dir, o Kosmos, übereinstimmt. Nichts kommt mir zu früh oder zu spät, was Dir zur rechten Zeit kommt. Alles, was Deine Jahreszeiten bringen, ist mir reife Frucht!«*
>
> *(Marc Aurel)*

Was kann also bei großen Mengen dieser Omega-3-Öle passieren? Kalk/Fettstoffe lagern sich in den Adern und im Körper ab! Unser Organismus wird durch das aggressive Öl abwehrschwach gegen Krankheiten, und schade um das viele Geld! Dabei hat gerade die organische Säure des Obstes eine hervorragende Reinigungswirkung auf anorganische, tote Fett- und Kalkstoffe, nicht auf organische Mineralien, die wir dringend benötigen! Warum ist bei Geschirrspülmitteln die Zitrone so heiß begehrt? Gerade wegen der Reinigungskraft der Zitronensäure! So ist leider der heutige Konsummensch, er möchte seine pervertierte falsche Lebensweise beibehalten und mit irgendwelchen Mitteln, wie z. B. den erwähnten Omega-3-Fischölsäuren, dem Knoblauch, Ginseng usw., die Katastrophe verhindern, zumindest verzögern. Der Hinweis auf die Gesundheit der Eskimos bei der Reklame ist also gerade gegenteilig, sie sterben so früh, daß eine Arteriosklerose kaum erscheinen kann! Bleiben wir also bei der von der Natur für uns Menschen vorgesehenen Kost: vorwiegend Früchte!

Dennoch sind die Menschen, die **kleine Mengen Fleisch** verzehren, hier einmal unabhängig von der ethischen Seite, viel besser dran als die Puddingvegetarier, die zwar Fleisch und Fisch weglassen, aber dafür um so mehr Getreidepamps wie Brot, Kuchen usw. essen. Solche Nahrungsmittel ruinieren den Körper viel schneller als kleine Mengen Fleisch! Das hören die Normalvegetarier nicht gern, aber diese Tatsache läßt sich nicht wegleugnen! Erinnern wir uns hierbei an die Aussage der britischen Ärzte *Dr. de Evans* und *Dr. Densmore*, die ich ausführlich im Brotartikel erwähnt habe, sie legen die Wertigkeit der Nahrungsmittel in dieser Reihenfolge fest:

Obst – Geflügel – Fisch – Fleisch – Gemüse/Salate – Getreide. Also, Obst an der Spitze und Brot/Getreide als Schlußlicht. Selbst das so gelobte Gemüse (viel Blattsalat auch bei Fleischessern) kommt erst hinter den Fleisch- und Fischprodukten an vorletzter Stelle!

Wenn Fleisch, dann die »Rheumasoße«, also die Abfallstoffe des Tieres aus ihrem Purinstoffwechsel, die den größten Schaden bringen, wegtun. Das ausgekochte Muskelfleisch kann in kleinen Mengen keinen großen Schaden mehr anrichten. Dennoch: auch gekochtes Fleisch ist tot, besteht aus fremden Stoffen, hat keine Faserstoffe, Verstopfung droht. Fleisch, Fisch und Eier sind immer säurebildend, die Hauptursache aller Erkrankungen!

Die sich im Fleisch befindlichen **Stoffwechselschlacken** haben eine stimulierende Wirkung auf den Körper, daher rührt das »Wohlbefinden« nach einer richtigen Fleischmahlzeit. Aber dieses »Hoch« trügt, denn Dein Körper macht sofort alle Anstrengungen, um die Gifte wieder hinauszubefördern! Das ist dieselbe stimulierende Wirkung wie beim Bohnenkaffee oder beim Nikotin. Dieser falsche Pep hebt die Stimmung, aber auf Kosten Deines Körpers, Du wirst später die Schulden dafür bezahlen müssen! Nach dem Pep kommt die bleierne Müdigkeit.

Stimulierende Nahrung, wie Fleisch, Fisch, Eier, verlangt ein Gegengift in der soeben erwähnten Form, daher gehören **Fleisch und Alkohol** brüderlich zusammen. Von den stimulierenden Rauschgiften kommt man schnellstens los, wenn man den Verzehr tierischer Leiber einstellt.

Wer sich auf pflanzliche Kost, besonders die von mir immer wieder betonte Obstrohkost, umstellt, hat bereits in wenigen Tagen kein Verlangen mehr nach den zerstörenden Giften! Die Alkoholentziehungsheime sollten Rohkost verordnen, dann hätten sie die Alkoholiker am schnellsten wieder von ihrer Sucht befreit! Obst und Senf, Obst und Ketchup, Obst und Schnaps, Obst und Zigaretten. Allein schon der Gedanke an eine solche »lebende Klärgrube« ist abschreckend!

Der Tierkörper hat die Umwandlung der pflanzlichen Stoffe bereits selbst vorausgenommen, warum willst Du nun gerade seine Schlacken und Gifte auch noch vertilgen, die das Tier auch gern ausscheiden möchte? Du hast schon genug mit Deinem eigenen Abfall zu tun. Warum ißt Du keine tierfressenden Tiere, wie Hunde und Katzen? Weil eben die pflanzenfressenden Tiere besser schmecken. Die Katze frißt die Maus, aber der Hund nicht die Katze, er tötet sie nur! Die Exkremente der Katze riechen doch schon scheußlich!

Die inneren Ausscheidungsorgane des Tieres sind naturgemäß am meisten mit den giftigen Stoffwechselschlacken belastet, daher ist der Verzehr dieser Organe, wie Nieren, Leber, Lunge, besonders schädlich. Vermeide diese Abfallgruben!

Fleischsuppen sind stimulierende (Urin-)Suppen. Sie füllen den Magen im voraus als Auftakt einer Mahlzeit. Der Magen muß sich mit dieser giftigen Brühe so hart beschäftigen, daß kaum Platz für die folgende (auch falsche) Kost bleibt! Zusammengefaßt lasse ich hier meine Sätze folgen, die ich einem Hersteller von homöopathischen Mitteln schrieb:

»*Iß weder Fleisch, Fisch, Eier noch andere tierische Produkte. Wir können ohne Tiernahrung gut auskommen und sind dabei gesünder. Alle Tiernahrung ist extrem säurebildend mit viel Harnsäure. Mehr noch, sie enthalten Gifte (Leichengifte) in sich selbst! Sie verfaulen schnell und beeinträchtigen unser Verdauungssystem erheblich. Wenn der Mensch schon so gern auf tierfressende Tiere verweist, warum ißt er die Tiere denn nicht genau so, also roh mit Haut und Haaren, mit Innereien, mit dem Blut (basisch), mit den Knochen und Knorpeln (basisch), mit dem Darminhalt (basisch) . . . und: ›frisch vom Faß‹. Da hätte ich noch etwas Verständnis, wenn der Mensch mit seinem ›großen spitzen Maul‹, den ›spitzen Zähnen‹ diese Fleischstücke (ohne Messer natürlich) zerreißt und so ganz (ohne Salz und Pfeffer), roh natürlich, ohne Kauen mit Vergnügen hinunterschluckt. Der menschliche Kannibale ist geboren!*«

Darmkrebs ist besonders eng mit dem Fleischverzehr verbunden. Diese giftigen Stoffe liegen zu lange im Darm und zerstören langfristig seine Struktur. Die immerwährende Säure aus dem Fleischstoffwechsel ist zersetzend. Wenn der Harn und später das Blut allmählich in einen alkalischen Zustand übergehen, dann ist höchster Alarm. Das hat der deutsche Krebsforscher *Kappla* bereits vor Jahrzehnten betont (siehe mein 1. Buch). Unser Körper aktiviert alle alkalischen Reserven, um der Säureflut Herr zu werden! Daher gegen Ende des Krebsgeschehens der alkalische Zustand des Blutes. Das zeigt aber das Endstadium der Krebsentwicklung an! In diesem Zustand meint man, der Körper sei in die schädliche Lage der selten vorkommenden **Alkalose** getreten und produziert noch mehr Säure.

Es geht also noch schneller dem Tod entgegen! Dieses letzte Aufbäumen bedeutet eben nicht, daß der Körper jetzt Säure benötigt, wie *Dr. Kuhl* sie mit seiner Säurekost beim Krebs zuführte. Leider ist *Dr. Kuhl* selbst bereits mit 62 verstorben, das ist kein gutes Zeichen bei einem »Krebsarzt« und nicht nachahmenswert. Unbeirrt davon gibt es auch heute noch Leute, die mit einer sauren Kuhlschen Kost Krebs heilen wollen, den Körper also noch saurer machen, als er heute schon ist. Diese »Heiler« vergessen den bekannten Lehrsatz, daß die *»Übersäuerung die Grundursache aller Krankheiten ist«!*

Die Rohkosternährung muß hier total Platz greifen. Bei zehrenden chronischen Krankheiten, ganz egal, wie diese heißen, kann man sich keine Kompromisse erlauben!

»Fleisch frißt Menschen!«

Ich habe in diesem Buch immer wieder betont, daß eine Änderung unserer Ernährungsweise nur möglich ist, wenn sich unsere Medien mit ihrer gewaltigen Wirkung des Themas der gesunden Ernährung annehmen!

Dazu gehört natürlich eine erhebliche Zivilcourage der Chefredakteure, denn sie müssen sich gegen die »wissenschaftlich« gesicherten Erkenntnisse (leider Unkenntnisse) des ärztlichen Standes, gegen die mächtigen Krankenkassen, die nur das finanzieren, was medizinisch abgesichert ist (was sicher ist, legen diese Standesärzte selbst fest), und vor allem gegen ihre eigenen Anzeigenleiter kämpfen, die Millionenaufträge gerade von der Industrie benötigen, die hier angeprangert wird. *»Fleisch gibt doch Kraft?«* Dann die Tabak- und Alkoholwerbung, die die durch den Fleischgenuß aufgereizten Menschen wieder »beruhigen« muß. Auch diese Millionenanzeigen benötigt der Anzeigenleiter. Am lebenden, gesunden Naturprodukt kann man nichts verdienen!

Da ich diese Seiten bereits im Herbst '87 schrieb, möchte ich hier besonders den Mut des Reporters der ARD, Herrn *Wolfgang Korruhn*, und seines Chefredakteurs unterstreichen, die am 17. Dezember 1987 die aufrüttelnde Sendung *»Fleisch frißt Menschen! Die Folgen der Tierproduktion für uns und die Natur«* ausstrahlen ließen! Keine Gesundheitssendung hat mich so stark angesprochen wie diese Fleischsendung.

Für uns Vegetarier, besonders natürlich die Rohkostvegetarier, waren diese Tatbestände schon immer klar. Aber über das Ausmaß der Fütterung mit Hormonen und »Kunstfutter« ist auch mancher von uns erschüttert, weil unsere Angehörigen, die sich nicht entschließen können, zur menschlichen Urnahrung zurückzukehren, tagtäglich mit diesem toten, dazu noch vergifteten Leichenfleisch ihre Därme in Fäulnis versetzen.

Ich werde dabei schmerzhaft an die vielen täglichen Anrufe aus dem Bundesgebiet erinnert, die von mir Hilfe und Ratschläge erwarten bei Krebserkrankungen im Endstadium, wobei viele bereits zum Sterben nach Hause geschickt wurden, weil die »Medizin« angeblich alles probiert hat, was in ihrer Macht stand! Diese Anrufer sprechen für sich, ihre Verwandten und Freunde! Ich möchte auch hier noch einmal betonen, daß ich **keine medizinischen Ratschläge** erteilen darf, und bitte dringend, auch nach dem Erscheinen dieses für die meisten »radikalen« Buches von mündlichen und schriftlichen Anfragen abzusehen! Ich spreche hier als medizinischer Laie, der über eine gesunde Lebensweise sicher oft mehr weiß als die meisten Mediziner! Denn auch heute noch hört der angehende Arzt auf der Uni nur einige Stunden über spezielle Diäten für verschiedene Erkrankungen. Daher sind fast alle Erkenntnisse über echte Gesundheit ausschließlich von Laien gekommen!

Ich »behandle« nicht, ich sage Dir nur, wie ich leben würde, um den schweren, chronischen Krankheiten zu entgehen! Du hast aber die freie Entscheidung, die Wahrheit des Gesagten selbst zu probieren!

Fleisch, Fisch und Eier zerstören durch ihre Fäulniswirkung das gesamte Verdauungssystem. *Are Waerland* war wohl der erste Forscher, der unerschütterlich diese Tatsache schon in den 50er Jahren in Deutschland anprangerte. Bitte, lies sein Buch: »Warum ich weder Fleisch, Fisch noch Eier esse!«[14]

Mit Beginn dieses Jahrhunderts haben wir uns noch mit 8 kg Fleisch begnügt, heute sind es bereits 100 kg pro Kopf/Jahr. Dabei mußten die Menschen sich damals kräftig bewegen, es gab ja kaum Fahrräder, so daß auch die »falschen« Nahrungsmittel viel leichter verdaut werden konnten. Der Mensch von 1991 ist ein Sitzmensch und ißt 12mal soviel! Dabei ist es ja nicht nur das Fleisch, nein, auch der Zuckerkonsum hat sich auf 110 Pfund gesteigert. *Pythagoras* sagte 570 v. Chr.: *»Wie weit sind solche Menschen, die Tiere töten, noch von einem Verbrecher entfernt?«*

Aber nehmen wir doch die Worte *Christus'* selber, der in einer Predigt sagte: *»Das Fleisch der erschlagenen Tiere wird in den Leibern der Menschen zu ihrem eigenen Grabe werden, denn in ihrem Blut wird jeder Tropfen ihres Blutes zu Gift werden, in ihren Eingeweiden ihre Eingeweide zu faulen beginnen!«*

Die heutigen Prediger aber verweisen auf das Osterlamm, das *Jesus* mit verspeist hat. Wer war denn dabei? Im Johannesevangelium 13, 1.2 steht: *»Vor dem Fest des Passah aber, da Jesus wußte, daß seine Stunde gekommen war, daß er aus dieser Welt zum Vater ginge.«* *Jesus* hat also gar nicht am richtigen Passahessen teilgenommen! Wir wissen, daß *Jesus* aus dem Stamm der Essener kommt, und diese waren strikte Vegetarier.

Pastor *Dr. Anders Skriver*, den ich 1955 in Bad Soden kennenlernte, hat aufrüttelnde Bücher über *Jesus* und die Essener und Nazaräer geschrieben. Damals war er ein Rufer in der Wüste und bezeichnete seine Christenbrüder als Heidenchristen. 1955 war er Pastor in Husum, später in Lübeck. Er war ein überaus strenger Vegetarier, der auch keine Produkte vom lebenden Tier aß, also weder Milch, Eier noch Honig! Seine Schuhe bestanden aus Plastik! Seine Bücher sind sehr aufschlußreich und sehr zu empfehlen, besonders seinen Christenbrüdern, die dem Fleischgenuß frönen![14]

Im Urevangelium[16] heißt es denn auch: *»Du sollst nicht töten, weder Mensch noch Tier!«* Auf dem Konzil zu Nicäa (325 n. Chr.) haben sich die vollgefressenen Römer und die Christenjuden zu einer Glaubensformel geeinigt, daß das 5. Gebot den Zusatz: »Tier« nicht mehr enthält! Auf dem weiteren Konzil zu Konstantinopel (381) wurde das Glaubensbekenntnis der morgenländischen Kirche festgelegt, das weitere Abweichungen vom Urchristentum zuließ!

In diesem Buch wird immer wieder auf die Schädlichkeit von Fleisch, Fisch und Eiern in der Ernährung hingewiesen, so daß ich kein besonderes Kapitel über Fleisch schreiben möchte. Du kannst das Buch von *Hans Baumgardt* »Ohne Fleisch gesund leben«[15] kaufen. Sehr gut ist auch das Buch des *Waerland*-Arztes *Dr. med. Fritz Becker*: »Die Fleischnahrung, ein folgenschwerer Irrtum der Menschheit«[18]. Leider essen die Waerlandisten zuviel tote Kleisternahrung!

Zähne
Was ist der Mensch **anatomisch** gesehen, Fleisch- oder Früchteesser? Nach den Nahrungsgewohnheiten kann man die Lebewesen in vier Hauptklassen einteilen:

1. Herbivoren (Gras- und Kräuterfresser),
2. Frugivoren (Früchteesser),
3. Karnivoren (Fleischfresser),
4. Omnivoren (Allesfresser).

Es gibt natürlich noch verschiedene Untergruppen, wie die Gramnivoren, die Körnerfresser, wie die Mäuse und die Vögel mit einem Kropf (zur Vorverdauung), oder die Nagetiere, die Wiederkäuer, die Kreaturen ohne Zähne! Da die Anzahl aber gering ist, will ich mich damit nicht beschäftigen. Einfügen möchte ich doch hier schon, daß einige Menschen sich mit ihren »hochgepriesenen« Körnern zu den Mäusen und Vögeln zählen wollen! Beginnen wir mit unseren verschiedenen Organen, welche Rolle diese bei der Zuführung von Nahrung spielen:
Wir wollen immer voraussetzen, daß Du die Nahrung so genießen mußt, wie sie die Natur geschaffen hat, denn nur an diese unveränderten Naturprodukte sind unsere Gene und Enzyme angepaßt! Dann wirst Du feststellen, daß Deine Zähne für die reine, reife Fruchtnahrung geschaffen sind. Da gibt es keinerlei Komplikationen. Es sitzen keine Fleisch- oder Salatreste zwischen den Zähnen nach einer Mahlzeit. Die Zahnstocher kann man vergessen. Wir können unsere Zähne nicht nur rauf und runter, sondern mit den Backenzähnen auch quer bewegen! Die Gras- und Kräuterfresser, wie die Kühe und Schafe, können mit ihren großen Schneidezähnen, zusammen

mit der rauhen Zunge, bestens das Gras abreißen und kauen. Das tierfressende Tier kann mit seinen scharfen Eckzähnen das Fleisch in Stücke reißen und ganz hinunterschlingen. Es kaut nicht, es kann auch nicht kauen, weil die spitzen Zähne sich nur auf und abwärts bewegen lassen.

Der Allesfresser, wie das Schwein, kann sowohl tierische als auch pflanzliche Nahrung kauen, und hier haben wir das Argument so vieler, daß auch der Mensch ein »Allesfresser« sei, er könne also unbeschadet eine Mischkost zu sich nehmen, wie Fleisch, Körner, Früchte, Wurzeln, Kräuter usw. Dieses Argument stimmt nie, denn erstens müßte er das Fleisch, wie zu Anfang erwähnt, roh und frisch direkt vom Tier nehmen, er müßte die harten Körner sehr lange kauen, sich auch in Gras satt essen. Aber machen seine Zähne das alles mit? Nie, wie wir gesehen haben. **Ohne Kochtopf geht dabei nichts.** Hast Du das spitze Maul und die Zähne wie das allesfressende Schwein?

Auch das Argument, wir hätten noch die Eckzähne, zählt nicht, denn diese sind doch derart klein, daß wir damit kaum etwas anfangen können. Willst Du mit diesen kläglichen Resten aus unserer anatomischen Entwicklung wirklich ein Tier reißen und ein Stück Fleisch mit dem Fell in Deinen Mund bekommen? Nein, selbst diese Spuren von Ähnlichkeit zwischen unseren Zähnen und denen der Fleisch- oder Allesfresser sind total verschwunden! Außerdem mußt Du Dich nachts auf die Pirsch begeben, denn die fleischfressenden Tiere jagen ihre Beute im Dunkeln!

Der Gorilla hat diese Eckzähne noch stark ausgeprägt und ist doch in erster Linie ein Frucht-, Blatt- und Knospenfresser. Kleine Mengen weicher Würmer und Insekten kommen gelegentlich hinzu. *Jane Goodall*, die 25 Jahre unter den sich ähnlich ernährenden Schimpansen gelebt hat, demonstriert uns anschaulich in ihren Filmen das Leben unserer nächsten Verwandten im Tierreich.

Was passiert, wenn diese **Menschenaffen** die übliche Menschennahrung erhalten? Diese müßte ihm doch genauso »gut« bekommen wie uns, da wir ja die gleichen Verdauungsorgane haben? Weit gefehlt. Darüber schreibt *Dr. Hartmann* in

»Anthropoid Apes«: »*Solche gefangengehaltenen Menschenaffen mit Menschennahrung leiden an Karies der Zähne, chronischem und akutem Bronchialkatarrh, Lungenentzündung und Tuberkulose, Leberentzündung, Herzwassersucht, Parasiten auf der Haut und in den Eingeweiden!*«

Dieses Beispiel zeigt doch höchst anschaulich, wie es ist, wenn ein Lebewesen von seiner arteigenen Kost abgeht oder im Fall der Affen ja zwangsweise abgehen muß! Die Tausende kranker und sterbender Menschen in unserem Lande, die überfüllten Arztpraxen und Krankenhäuser beweisen doch die Ursache: unsere degenerierte Ernährung! Kein Tier in der Wildnatur frißt etwas anderes als seine artgemäße Nahrung. Nur im Falle des Hungers wird es gezwungen, alles mögliche zu fressen, so wie die Menschen aus dem abgestürzten Flugzeug in den Anden schließlich Kannibalen wurden, dennoch roh! Diese Notsituation kann auch bei Tieren eintreten, aber deswegen haben sie sich doch nicht von ihrer natürlichen Nahrung abgewendet! Unsere Mütter aber verführen die Säuglinge zur toten Breinahrung!

Extremitäten

Die Lebewesen haben (nach grober Einteilung) **Hufe, Klauen oder Hände**! Zu den ersten gehören die Gras- und Allesfresser, alle tierfressenden Tiere haben Krallen, während die früchteessenden Hände haben. Es gibt hier nur wenige Ausnahmen. Der Kräuter- und Grasesser benötigt ja keine Hände, er stapft über das Gras und reißt mit seiner rauhen Zunge das Gras oder die Blätter, wie die Natur sie ihnen bietet. Das fleischfressende Tier auf der anderen Seite muß als springendes und hart zupackendes Tier mit seinen scharfen Krallen und Zähnen das Tier schlagen und die Halsschlagader durchbeißen! So greift er das verteidigungslose und oft kranke, lahme Tier, das nicht mehr flüchten kann.

Beim Menschen sind solche Angriffe auf zahme Tiere mit seinen Händen und Zähnen nicht möglich, daher gehören wir zu den Früchteessern! Wie die Menschenaffen muß auch der Mensch auf die Bäume oder das offene Feld gehen und direkt die Früchte in die Hand und den Mund nehmen. Dafür sind seine Greifarme bestens geschaffen. Hier sollten wir bemerken, daß alle tierfressenden Tiere ihre Flüssigkeit (nur Wasser als Getränk) nur mit der Zunge schlappen können, während die vegetarisch lebenden das Wasser direkt in ihren Mund saugen. Auch schwitzt ein solches Tier nicht über die Haut, sondern über die Zunge, auch ein großer Gegensatz zu den Menschen!

Verdauungskanal
Die beste Erklärung gibt wohl der bekannte *Dr. Kellogg* in *»Sollen wir töten, um zu essen?«* Dr. Kellogg ist ja wenigstens von den Kellogg-Packungen her bekannt, die die Supermärkte als Fertignahrung anbieten, jedoch hat der Inhalt nichts mehr mit seiner Lehre gemeinsam! Er schreibt:

*»Bei vergleichenden Anatomisten ist der interessanteste Vergleich jener mit der **Länge des Verdauungskanals**! Dieser ist sehr kurz bei Fleischfressern und sehr lang bei Gras- und Kräuterfressern. Wenn man die verschiedenen Längen zwischen den Lebewesen vergleicht, dann kommt man zu folgendem Ergebnis: Beim Fleischfresser hat der Kanal nur die 3fache Länge des Körpers. Diese Darmlänge beträgt bei den Kräuterfressern, wie den Schafen, 30fach, den Affen 12fach, den Allesfressern 10fach, beim Menschen als Fruchtesser wie beim Menschenaffen 12fach! Aus dieser Aufzählung kannst Du ersehen, zu welcher Kategorie von Lebewesen wir gehören, nämlich zu den Menschenaffen. Einige »Forscher« machten den lächerlichen Schnitzer, die Länge des Kanals auf 1:6 oder 1:7 beim Menschen festzulegen. Dabei haben sie den aufrecht stehenden zugrunde gelegt, was aber völlig falsch ist, denn dann müßte man auch die Tiere auseinanderziehen! Die Vierbeiner werden vom Schwanz bis zur Nasenspitze gemessen. Bei Allesfressern ist der Kanal kürzer als bei den Affen und Menschen, so daß diese näher bei den Tierfressern einzustufen sind. Menschen und Menschenaffen haben also absolut die gleiche Darmlänge!«*

Magen
Position und Form des Magens sind ebenfalls bezeichnend. Fleischfresser haben nur einen kleinen, runden Sack, der sehr einfach in der Struktur ist, während der Magen der Pflanzenfresser quer über dem Darm liegt und in der Struktur viel komplizierter ist. Er hat ringförmige Windungen, angepaßt an seine natürliche Nahrung.

Leber
Unter den Säugetieren haben die Fleischfresser und die Nagetiere eine besonders ausgeprägte Leber, dort sind 5 verschiedene Teile: Da ist zunächst der große Hauptlappen, ein rechtsseitiger Lappen mit einem Anhängsel, übereinstimmend mit den Leberlappen »lobulus spigelli« u. »lobus caudatus«, sowie ein schmaler Lappen auf der linken Seite. Beim Menschen ist die Leber weniger entwickelt als bei manchen anderen Säugetieren, einige zurückgebliebene Teile sind noch zu erkennen, die bei anderen voll entwickelt sind! Europäer und andere Bewohner des nördlichen Klimas, die mehr tierische Kost zu sich nehmen, haben eine viel größere Leber, und ihre Sekrete sind viel schärfer als bei denjenigen in warmen Gebieten, die weniger Tierkost essen. Diese Entwicklung hängt auch mit der Menge der »non azotised« Nahrungsstoffe ab, die mit dem Fleisch gegessen werden. Das heißt, das System ist mit mehr Kohlenstoff angereichert als nötig! So ist die vergrößerte Leber mehr ein Zeichen der Anpassung an eine Gemischtkost als an eine reine Tiernahrung.

Es gibt noch zahlreiche andere Unterschiede zwischen den Hauptarten, den Tier- und Pflanzenfressern, besonders Form und Gestaltung der Plazenta. Aber ich denke, die bisherige Aufzählung sollte genügen als anatomischer Beweis, daß der Mensch wirklich nicht zu den tierfressenden Tieren gehört, sondern die auffallend größte Ähnlichkeit mit den Primaten, den Menschenaffen, hat. **Natürlich sind wir keine Affen.** Sie sind nur unsere nächsten Verwandten im Tierreich. Unsere Stammesentwicklung ist eine andere! Unsere Nahrung sollte also unseren Verwandten sehr ähnlich sein.

Der deutsche *Prof. Dr. Schlickeysen:* »*Das Überessen mit Fleischkost erfordert einen starken Verbrauch von Sauerstoff, um der Wirkung der Fleischgifte entgegentreten zu können.*« Das merken besonders die Asthmatiker und die anderen, die Schwierigkeiten mit ihrer Atmung haben. Man spürt es auch an der starken Ausscheidung von Kohlendioxyd dieser Leidenden. Kommt dann noch eine stärkehaltige Nahrung hinzu, wie beim Brot/Getreide- und Kartoffelverzehr, so wird die Vergiftung mit Kohlendioxyd noch verstärkt, was der Herzkranke am meisten spürt. Siehe auch die Beschreibung von *Dr. Walker* in seinem Buch »Auch Sie können wieder jünger werden«[34] über die **Ursachen der Herzerkrankungen**: »*In unserem System ist ein Abfallprodukt, das nur Wert hat, wenn es in dem richtigen Verhältnis zur Notwendigkeit des Körpers steht. Wir haben gesehen, daß es eine Verbindung von Kohlen- und Sauerstoff ist. Denke daran, wenn Du konzentrierte Kohlenhydrate ißt, wie Brot, Getreide, und alle anderen Stärkeprodukte einschließlich Kartoffeln. Ihr Kohlenstoffgehalt ist zu hoch! Wie wir gesehen haben, ist der Herzschlag abhängig von dem Gehalt an Kohlensäure im Blut. Je mehr Stärkeprodukte wir essen, je mehr Kohlenstoffatome zwingen wir in das Blut, und je größer ist der Gehalt an Kohlensäure. Sobald wir eine Bewegung irgendwelcher Art machen, entwickeln die Muskeln Kohlensäure. Innerhalb von 10 Sekunden zwingen die Kohlensäuremoleküle zum verstärkten Herzschlag! Je größer die Menge an Kohlenstoff, die wir dem Körper zuführen, je größer ist die Bildung von Kohlensäure, und als Konsequenz wird die Herzaktion verstärkt und gefährlicher!*«

Wenn Du diese wenigen Abschnitte sorgfältig studierst, dann kannst Du abschätzen, woher die meisten Herzprobleme stammen: **Die Leute lieben Stärkenahrung: Brot, Getreide, Mehlspeisen und Kartoffeln!**

Der Nachbar, der auf das rundliche Mädchen und den prallen Knaben so stolz ist, diese sind voll **Kohlensäure**, die früher oder später zu einer ganzen Serie von Herzkrankheiten führen wird, wenn keine Korrektur erfolgt. Der hohe wie der niedrige Blutdruck sind nichts weiter als das Ergebnis von zuviel genossenen Kohlenhydraten! Diese formen Kohlensäure, die die ruhige und rhythmische Funktion von Blut und Herzschlag stören. Zucker, ganz gleich woraus hergestellt (einschließlich Bienenhonig), hat denselben Effekt!

Gekochte Nahrung

Du weißt bereits aus meiner Einführung, daß ich die **Feuerbehandlung** unserer Nahrung als die **Hauptursache aller Krankheiten** der Welt betrachte! Feuerbehandlung ist jede Veränderung unserer rohen, frischen Grundnahrungsmittel durch Hitze, gleichgültig welcher Art. An diese Art der Nahrungsstoffe ist unser Organismus trotz Feuerbehandlung von mehreren tausend Jahren nicht angepaßt! Etwa 700 000 Tierarten gibt es auf der Welt. Mit Ausnahme des Menschen und der von ihm abhängigen Tiere ernähren sich alle von roher Frischkost! **Der Mensch ist also das einzige »kochende Lebewesen«!**

Ob sich unser Schöpfer da vertan hat? Er hätte doch statt des Apfels einen Kochtopf an den Baum der »Erkenntnis« hängen müssen?! In meinen Augen ist der Beginn der Hitzebehandlung unserer wertvollen Kost der wahre Abfall von Gott, von der Schöpfung. Seitdem muß der Mensch Disteln und Dornen wegräumen, die er selbst vor sich aufgehäuft hat.

Man weiß nicht genau, wann *Prometheus* das Feuer brachte, weil das eine Sage ist, vielleicht vor 15 000–50 000 Jahren? Wahrscheinlicher ist die Eiszeit (vor ca. 30 000 Jahren) der Beginn der Feuerbehandlung, weil der Mensch aufgrund des Mangels an Nahrung gezwungen war, alles Greifbare zu essen! Das Datum ist auch nicht so wichtig. Entscheidend ist die Tatsache, daß es von dieser Zeit an bergab ging mit der Gattung Mensch. Wie kam der Mensch dazu, sich aus dieser wahren Schöpfung der rohen, natürlichen Nahrung für alle Lebewesen zu entfernen? Von *Methusalem* (969 Jahre) über *Moses* (120 Jahre) sind wir in ein tiefes Tal gefallen, aus dem wir uns nur mit Hilfe von Krücken (Medikamente und Stimulanzien) langsam auf 70 Jahre wieder hochgearbeitet haben. Ist das aber ein vitales Leben, wenn bald die Hälfte bei der Musterung zum Militärdienst wegen körperlicher Schwächen ausfällt?

Nur die **Genußsucht** ohne Anstrengungen hat uns zu diesem toten Punkt gebracht. Mit diesem Genuß hängt als zweiter großer Irrtum der Menschheit der Verzehr unserer Tierbrüder zusammen! Nur zusammen mit dem Kochtopf war dieser zweite große Fehler zu ertragen, weil rohe Tierkörper mit Blut, Innereien und Knochen zu verzehren doch dem Menschen ethisch »gegen den Strich« geht.

Heute gilt die Hausfrau als besonders gut, die auch gut kochen kann. In Wirklichkeit trägt eine solche Hausfrau die Verantwortung für den Niedergang der Gesundheit ihrer Familie. Wie oft lese ich in Todesanzeigen: *»Nach Gottes unerforschlichem Ratschluß«*. Nein, Gott kann man nicht für die Fehler der Menschen verantwortlich machen. Auch nach schweren Katastrophen heißt es immer wieder. *»Wie kann Gott das zulassen?«* Es gibt einen Grundlehrsatz in der Physik: *»Alles, was kaputtgehen kann, geht auch einmal kaputt!«* Das gilt auch für die ständige Übertretung der Naturgesetze!

So kann die Technik, die uns große Arbeitserleichterungen und viele Annehmlichkeiten beschert hat, auch einmal eine große Katastrophe bringen, wie Tschernobyl zeigte. Dennoch können wir dafür Gott nicht schelten, denn der Mensch hat die Technik geschaffen. Auch bei Naturkatastrophen, z. B. Bergrutschen, ist der Mensch nicht unschuldig, denn er hat den schützenden Wald abgeholzt! Die Bewohner der Sahelzone leiden jetzt an den Sünden der Väter. Genauso wird es am Amazonas in einigen Jahren aussehen, wenn die Rodung des Urwaldes in dem jetzigen Tempo weitergeht! Für unser Wohlbefinden tragen wir Menschen aber selbst die Verantwortung. Wenn einer also zu früh wegen eines Infarktes des Herzens oder des Gehirns aus dem Leben scheiden muß, so kann man nicht sagen: ... nach Gottes unerforschlichem Ratschluß, sondern besser ... Du hast es so gewollt, weil Du Dich fortwährend gegen das Naturgesetz der richtigen Ernährung gestemmt hast. Du schiebst die »Stunde der Abrechnung« vor Dir her in der irrigen Annahme, die Strafe würde nur die anderen treffen. Du hast die Gewohnheiten gemacht, und nachher machen die Gewohnheiten Dich!

Immerzu redet man heute von der Emanzipation der Frau. Die größte Freiheit erreicht doch unsere Frau sofort, wenn sie die Küche kalt läßt! Wieviel Freizeit hast Du plötzlich zur Verfügung. Du brauchst nur noch Obst (70%) und Gemüse (30%) einzukaufen. Jetzt nimmst Du Deine überzähligen großen Bratenplatten, legst das gut gewaschene Obst/Gemüse auf diese »Tafelplatten« und »servierst«.

Nun bekommt noch jeder einen Teller, ein Messer und eine Serviette. Wie beim Frühstücksbüfett im Hotel steht eine Abfallschale auf dem Speisetisch. Jeder bedient sich, wie er Lust und Appetit hat. Einen solchen Tisch können auch der Mann und die Kinder decken, am besten reihum, damit alle die Arbeit der Hausfrau zu schätzen wissen.

Frauen, vergeßt Küche und Kochtopf, und Ihr seid plötzlich von einer Sklavenarbeit befreit, die Eure Familien doch nur in den Zustand von Dauererkrankungen bringt! Das Kochen ist die schlimmste Eigenart, die die Menschen angenommen haben. Die Chinesen sind bekannt für die »schwarze« Art des Kochens, denn sie schmoren, wie die Makrobioten *Oshawas*, stundenlang alles herunter mit viel Fett und Salz, yangisieren sagen sie dazu, besserer Ausdruck wäre Vernichtung der Nahrung bis zur Asche!

Kochkost ist die primäre Ursache der Erkrankungen! Das Übertreten der Schwelle zur Küchenkunst ist der Beginn der heutigen Krankheiten und Leiden der Menschheit, mehr als jede andere Praxis! Mit Beginn dieser Feuerbehandlung wurden unsere »modernen« Männer, Frauen und Kinder zu nervenschwachen, kranken, bedauernswerten und ungesunden Kreaturen degradiert! Dann steigen die Krankenkosten ins Unermeßliche!

Fast ganz an der Benutzung des Kochtopfs liegt es also, daß wir nur die halbe **Lebenserwartung** erreichen! Der vollständig gesunde Mensch, der eine ebenso gesunde Erbmasse von seinen Vorfahren bekommen hat, sollte voll gesund ohne jedes Leiden wie Erkältung, Kopfschmerzen oder Rheuma usw. bis 140 Jahre alt werden, so wie die Tiere in der Wildnatur mit Rohkost (ob mit Tier- oder Pflanzenkost) das erreichen! Das ist die 6- bis 7fache Zeit bis zum Ende der Reifezeit eines Lebewesens, beim Menschen als $6/7 \times 20 = 120/140$ Jahre! Diese

Rechnung stimmt aber nur, wenn viele, viele Generationen wieder naturgemäß leben!

Aber unsere Koch- und Eßpraxis sorgt dafür, daß schon unsere Kinder unter allen möglichen Unpäßlichkeiten leiden wie Erkältung, Kolik, schlechten Zähnen, Durchfall, Fieber, Ausschlag, üblichen Kinderkrankheiten wie Masern, Windpocken, Mumps usw.

Unsere nahen »Vettern« im Dschungel erreichen bei ihrer einfachen, unveränderten Naturkost relativ frei von lebensverkürzenden Krankheiten die oben erwähnte Lebenserwartung trotz Umweltverschmutzung durch uns Menschen!

Die Missetat des Kochens verändert die Nahrung zum leb- und geschmacklosen Abfall. Nur mit Gewürzen, wie Salz, Pfeffer, und Kunstfetten, wie Margarine, versucht die Köchin, dieses tote Zeug »schmackhaft« für die pervertierte Zunge zu machen. Daran sieht man doch offensichtlich den **Unsinn der Hitzebehandlung**! Nicht, was unser Körper verdauen kann, ist gut, sondern was »gut schmeckt«. Diesem Kochen aber folgen weitere gefährliche Praktiken, wie Mißbrauch von Drogen, Alkohol, Nikotin, Kaffee, Tee, Gewürzen, Essig, Zucker, Salz. Diese Süchte sind ganz klar die **Folgen totgekochter Nahrung**. Die Gewöhnung an Kochen und Drogen (wie oben) führen zur Kriminalität, sie sind Partner! Der Unwissende klagt aber immer den Streß als Schuldigen an, diese Ausrede ist ja sooo bequem. Vier Jahre Überstreß in Rußland, aber unsere Nerven waren intakt! Soll ich Dir die Ursache sagen? Du lebst Dein Wohlstandsleben, es besteht zu 85% aus diesen säurebildenden Nahrungsstoffen: Fleisch – Fisch – Eier – Fette – Getreide usw. (dazu total verändert, tot). Um die Reize aus dieser Kochkost zu unterdrücken, verwendest Du in großen Mengen diese Stimulanzien: Kaffee, Tee, Kakao, Schokolade, Alkohol, Tabak (ebenfalls alle säurebildend).

Du lebst ständig von Deiner **körperlichen Reserve** und wunderst Dich dann, daß Dein Nervensystem sich erschöpft, zusammenbricht! Diese selbstverschuldete Überlastung mußt Du als Streß bezeichnen. Du mußt Dich selbst anklagen: Dein ständiges Überessen und das nicht abreißende Stimulieren

Deines mit den angesammelten Giften kämpfenden Nervensystems sind die alleinigen Ursachen! Du füllst unentwegt Dein Verdauungssystem mit diesem toten, wertlosen Zeug, Du machst Dich selbst zur lebenden Klärgrube!

Menschen suchen die Wundermedizin

Es gibt nur ein Lebenselixier, und das ist die **Einstellung der Feuerbehandlung unserer Nahrung und das Weglassen von Stimulanzien**. Solange der Mensch das nicht einsieht, wird es keinen Fortschritt in der Situation der Kranken und erst recht keine Heilung und Verhinderung von Krankheiten geben! Durch nichts anderes kannst Du Deine Nerven wieder kurieren. Ohne starke Nervenkraft wird es nie eine Gesundheit geben.

Das Wunderelixier aber liegt bei Dir selbst. Du mußt nämlich sofort die ursprüngliche, biologische Lebensweise mit der Naturkost wieder einführen! Nur so kannst Du die Quelle der Jugend wiederfinden, durch nichts anderes, durch keinerlei Wundermedizin. Verfalle nicht den Reizungen der Werbung, spare Dein sauer verdientes Geld, denn Du kannst alles viel billiger und vor allem wirksamer mit der Rohkost bekommen. Die Labors machen Dich nur kränker an Körper und Finanzen. Vergiß die hochgepriesenen Tabletten mit Knoblauch, Omega-3-Fettsäuren, Geriatrika, Vitaminen und Mineralien. Diese alle sind tote Stoffe, die unser leidender Organismus zusätzlich zu der schon toten Kochkost wieder hinausbefördern muß. Die Reaktionen durch diese Mittel werden für Heilung gehalten, in Wahrheit ist das der Abwehrkampf Deines Körpers gegen diese Gifte! Eine weitere Entnervung ist die Folge!

Reaktionen auf diese Gifte werden **fälschlicherweise für Heilungen** gehalten! Du wirst für diesen Trugschluß am Ende teuer bezahlen müssen! Das augenblickliche »Zwischenhoch« ist nur eine Täuschung, die »Strafe« folgt! Die wundervolle Ausdauer der roh vegetarisch lebenden Sportler resultiert aus ihrer alkalischen Nahrung; sie können die angesammelten Säuren aus der Muskelbewegung (Milchsäure) sofort wieder neutralisieren, während umgekehrt die säurebildende Fleisch-, Fisch- und Eierkost Müdigkeit und Muskelkater erzeugt.

Das gilt genauso für die **Gehirnleistung**. Bei einer alkalischen Rohkost kann man intensiv und ausdauernd geistig anstrengend arbeiten! Natürlich siehst Du meistens im Fernsehen, wie sich die »Denker« von heute mit Tabak, Kaffee, Tee und Alkohol aufpeitschen! So steigern diese Gifte vorübergehend die Gehirnleistung, aber wie ich schon sagte, auf Kosten der Reserven. Ein solcher Mensch treibt ständig Raubbau und ist dann noch verwundert über seine Hinfälligkeit und stetig nachlassende Energie. Hat der Schöpfer ihn dazu mit Geisteskraft ausgestattet? Wie undankbar geht er damit um!

> *»Zähle die Köche: Du wirst Dich nicht länger über die zahlreichen Unpäßlichkeiten der Menschen wundern!«*
> *(Seneca)*

Kochkost hat der Menschheit eine schnelle Degeneration gebracht!

Seit der Feueranwendung ist der Mensch zu einer bedauernswerten Kreatur degeneriert. Menschheitsforscher haben sichergestellt, daß der Mensch vom Zustand höchster physischer und geistiger Leistung auf den heutigen Tiefpunkt herabgesunken ist. Der »Baum der Erkenntnis«, von dem der Mensch eine Mahlzeit genommen hat (Apfel), ist in Wahrheit der Sündenfall der Feueranwendung.

Nur zu seinem großen Nachteil hat der Mensch dieses Feuer bei der Nahrung angewendet. Wir zahlen den Preis für die »Sünden der Väter«, und unsere Kinder werden dafür büßen. Indem wir mit dem Kochen fortfahren, verüben wir ein Verbrechen gegen uns selbst, so ähnlich wie derjenige, der uns unsere Nahrung wegnimmt und dafür Gift serviert. Nur ein gesundheitsbewußtes **Leben ohne Kochtopf** kann Dir das wahre Wunderelixier bringen. Aber dieses Elixier kommt nicht aus dem Labor. Du mußt es schon selbst bei Dir anwenden!

Gesundheit kann man nicht kaufen! Die Reichen würden ihre Millionen gerne hergeben, wenn es möglich wäre. Nein, man muß sein irdisches Leben dem »Undertaker«, dem »Friedhofsgräber«, überlassen. Gar nichts kann man mitnehmen! Wenn Du aber zur echten Wundermedizin, zur natürlichen frischen Nahrung, zurückkehrst, kannst Du ein langes, gesundes Leben führen mit einer Einschränkung: Falls durch Dein unkluges Leben bereits Organe zerstört sind, kann sie auch keine Natur wieder aufbauen.

Sei also vorsichtig, wenn man Dir »unnütze« Teile, wie Blinddarm, Mandeln, Gallenblase, wegschneidet und (modern) Gebärmutter und Eierstöcke gleich mit entfernen will. Von der Drangtonne bekommst Du diese nicht zurück! Behalte sie lieber in Dir, indem Du sofort fastest, einen großen Einlauf machst und anschließend zu 100% Rohkost übergehst! Jede Operation sollte nur die allerletzte Alternative sein! Laufe dem

Messer des Chirurgen davon, wie der Ärzterevolutionär *Prof. Hackethal* warnt.

Ich schreibe hier an Portugals Algarveküste in Ruhe dieses Buch zu Ende, da lese ich in BILD am SONNTAG die wiederholte Kritik *Hackethals*, wie *»Nimm keine Mittel zur Senkung des Cholesterinspiegels, das wäre heller Wahnsinn. Es würden Potenz- und Fruchtbarkeitsstörungen auftreten. Cholesterin sei der wichtigste Aufbaustoff für Hormone.«* Seine Warnung ist deutlich:

»Das Betreten einer Arztpraxis oder eines Krankenhauses ist heutzutage für einen Patienten 30mal gefährlicher als eine Expedition auf den Himalaya oder in die Urwaldhölle am Amazonas!«

Hackethals Hinweise auf das auch »nützliche« **Cholesterin** deckt sich mit meinen Ausführungen in diesem Buch. Er hätte noch sagen sollen, daß alle Mittel zur Senkung eines erhöhten Cholesterin-Spiegels dieses Fett zwar aus dem Blut drängt, aber an den Arterienwänden ablagert. Aber gerade dort wollen wir das nützliche Cholesterin nicht haben, es soll an den »guten« HDL-Transporteur gebunden bleiben. Rohkost erhöht aber dieses HDL-Cholesterin und senkt das schädliche LDL-Cholesterin! Ich muß das immer erneut betonen: **Handele nicht auf eigene Faust, verbünde Dich mit einem ernährungsorientierten Arzt oder Heilpraktiker!**

Hackethal weiter: *»Das großzügige Verschreiben von Medikamenten (vor allem Schmerzmitteln, fieber- und blutdrucksenkenden Pillen) von meinen Kollegen ist ein regelrechter Kunstfehler.«*

Dennoch ist sein Hinweis auf das auch schädliche Cholesterin unvollständig. In den USA hat man gerade im Kampf um die Senkung eines überhöhten Spiegels in den letzten Jahren eine Herabsetzung der Infarktrate um 25% erreicht. Aber das wurde durch die Gesamtumstellung der Ernährung erzielt, die mit einer Senkung der Cholesterine verbunden ist, ohne Medikamente! Vor allem muß der Anteil tierischer Produkte stark eingeschränkt werden! Es gibt im gesamten Pflanzenreich kein Cholesterin!

Auch seine Ernährungsrichtlinie ist zu begrüßen: Viel Obst, Gemüse, Salate. Wenig Fett und Fleisch. Hier sollte er dringend hinzufügen: »*Weg mit dem Kochtopf!*« als dem Hauptschuldigen unseres »verrotteten« Medizinsystems (auch Originalton *Hackethal!*).

In den USA haben wir seit langen Jahren einen Kollegen von *Prof. Hackethal*, der sich in seinen Büchern ähnlich äußert, es ist der Arzt *Dr. Mendelssohn*. Er ist dort der »medizinische Ketzer«. Wir Laien brauchen also gar kein scharfes Geschütz gegen die Medizinindustrie aufzufahren, das besorgen ihre Kollegen. Ärzte gegen Ärzte, das gab es schon immer!

Rezepte

Wer bis hierher aufmerksam war, benötigt keine Rezepte mehr. Die Natur kennt keine »Rezepte«. Für diejenigen, für die **alles neu** ist, empfehle ich die Rezeptbücher, die inzwischen im Waldthausen Verlag erschienen sind, wie »Neue Eßkultur mit SonnenKost«[95] von *Marilyn Diamond* oder »Täglich frische Salate erhalten Ihre Gesundheit«[7] von *Dr. Norman W. Walker*. Ferner finden Sie in jeder Ausgabe des Magazins »Natürlich Leben« vom *Bund für Gesundheit e.V.*, 52525 Heinsberg, Hinweise über eine natürliche Ernährung gemäß der natürlichen Gesundheitslehre. So kann ich hier Platz sparen. Je mehr Du aber mit der Rohnahrung vertraut bist, je weniger wirst Du auf aufgetischte Mahlzeiten Wert legen. Nach meiner Erfahrung wirst Du das wundervolle Obst mehr und mehr dem Gemüse vorziehen! ⅔ Obst und ⅓ Gemüse sollte die Regel sein! Natürlich kannst Du auch ein anderes Verhältnis wählen, auch 50:50 ist ok. Ich selbst bevorzuge Mono-Kost, das heißt nur eine Sorte Obst zur Zeit. Der Sättigungsreflex tritt viel früher ein. Wenn einmal Deine jetzigen, unnützen, kranken Zellen durch neue, frische, lebenstüchtige ersetzt sind, wirst Du erstaunt sein über die geringen Mengen Nahrungsstoffe, die Du dann benötigst!

Nur das aufgedunsene kranke Gewebe hungert nach immer mehr toter Kochkost, weil wichtige Inhaltsstoffe verlorengingen. Solche Zellen benötigen dann viel größere Mengen, um satt zu werden! Gesunde Zellen sind immer zufrieden und haben eine große Reserveenergie in Form von Glykogen gespeichert! Heißhunger rührt nur von toter Kochkost her, weil der Körper trotz großer Nahrungsmenge **unterernährt** ist!

Einige Rezeptbeispiele

Frühstück	**Mittag**	**Abend**
4 Orangen	10 Blatt Spinat	2 Tassen Kirschen
1 Grapefruit	10 Kirschtomaten	2 Mangos
	1 Stangensellerie	1 Büschel rote Trauben
oder	oder	oder
2 Bananen	4 große Blätter Blattsalat	1 Papaya
1 Apfel	2 Tomaten	1 Büschel Trauben
4 eingeweichte Feigen mit ihrer Flüssigkeit	1 Tasse Gurkenstücke	6 Datteln
	6 Spargelstangen	
	⅙ Kopf Rotkohl	
oder	oder	oder
¼ Ananas	⅙ Kopf Weißkohl	2 Tassen Kirschen
1 T. Stachelbeeren	2 mittelgr. Tomaten	1 Banane
1 Tangerine	1 kleine Gurke	1 Apfel
	4 Blüten Brokkoli	1 Büschel Trauben
	1 Kohlrabi	

Ferien-Frucht-Salat (für 6)
  6 Datteln
  8 rote Äpfel
  4 Birnen
  1 Tasse Rosinen
  6 Bananen
  5 Stangensellerie

Schneide Äpfel und Birnen in Stücke und tauche diese in eine Schüssel mit Zitrussäften, um das Braunwerden zu vermeiden. Zerhacke die Selleriestangen, schneide die Bananen in runde Stücke, entkerne und zerhacke die Datteln, behalte davon die Hälfte zum Garnieren zurück. Jetzt mische (im Mixer) alles gut, serviere in einer Glasschüssel und garniere mit den Dattelstücken.

Aus *Marti Wheelers* und *Marilyn Diamonds* Rezeptsammlung (siehe *Hans Baumgardts* Buch »Ohne Fleisch gesund leben«[16] und *Marilyn Diamonds* »Neue Eßkultur mit SonnenKost«[95])
***** 5 Sterne, beste Wahl!

Terrys Fruchtsalat ***** (für 4)
1 Ananas
4 weiche Kiwis
Saft von 4 Apfelsinen
1 Banane
2 Handvoll Rosinen (eingeweicht)
2 kleine Stangensellerie
1 kg Erdbeeren
Ananas zerteilen und in eine große Schüssel geben. Kiwis schälen oder halbieren und mit einem Teelöffel ausschaben. Die Kiwis in Scheiben schneiden. Apfelsinen auspressen. Banane schälen und in Scheiben schneiden. Alles in die Schüssel geben. Rosinen und in Stücke geschnittene Stangensellerie hinzugeben. Erdbeeren waschen und in Stücke schneiden, in die Schüssel geben und alles mischen. Als volle Mahlzeit servieren!

Süßer Erdbeersalat ***** (für 2)
3 große, reife Bananen
1–2 Äpfel
1 kg Erdbeeren
10–15 Datteln
Bananen schälen und in Scheiben schneiden, ebenfalls Äpfel waschen und in Scheiben schneiden. Erdbeeren waschen und Datteln zugeben und mixen. Alle Zutaten in eine Schüssel geben und als Mahlzeit servieren.

Bananendressing *****
Sehr reife Bananen halbieren. Eine Bananenhälfte in den Mixer geben. Bei hoher Geschwindigkeit verflüssigen. Dann mehr Bananenstücke zugeben und fertig mischen!

Birnen-Dressing *****
Getrocknete Birnen, frische Birnen (wahlfrei), Bananen.
Trockenbirnen über Nacht in (möglichst) destilliertem Wasser einweichen.
Eingeweichte Birnen mit Einweichwasser in den Mixer geben. Frische Birnen schälen, vierteln, entkernen und hinzufügen. 4 Bananen schälen und mit den anderen Zutaten mischen.

Vegetarischer Salat *****
1 Kopfsalat
Chinakohl
3 Tomaten
1 Avocado
½ Pampelmuse pro Gedeck
Blumenkohlröschen (2 pro Gedeck)
Sonnenblumensamen (Keime)
Linsenkeime oder andere Sprossen
frische Petersilie
Brokkoli
Salat und Chinakohl zerpflücken, Tomaten in Scheiben schneiden, Petersilie fein hacken. Avocado vierteln, schälen, klein schneiden. Pampelmusen halbieren und auspressen, Rosenkohl klein schneiden, Brokkoli waschen und klein schneiden. Keimlinge hinzufügen. Alle Zutaten umrühren und als vollständige Mahlzeit servieren.

Terry's Supersalat ***** (für 4)
1 bis 1,5 kg Tomaten
1 Pfund Blumenkohl
4 mittlere Avocados
4 Stangen Sellerie
4 große rote oder grüne Paprika (vorzugsweise rote)
1 kg frisches, grünes Gemüse
Alles waschen, zerhacken, schälen, schneiden und mischen!
Dieser heilsame Salat ist eine Hauptmahlzeit!

Natur-Bananen-Eiscreme*****
Reife Bananen schälen, flach in eine Gefriertruhe legen, verschließen und über Nacht oder mehrere Stunden lang einfrieren. Küchengerät zum Zerkleinern der Bananenstücke mindestens 15 Minuten vor der Zubereitung in der Kühltruhe kühlen. (Dadurch verhindert man, daß die 1. Banane bei der Verarbeitung schmilzt.) Das Bananeneis darf erst unmittelbar vor dem Verzehr zubereitet werden, man kann es nicht einfrieren.

Hierfür kann man auch den Champion-Entsafter nehmen, den man bei einigen Spezialversendern inzwischen auch bei uns bekommt. Dies ist ein aus den USA importierter Entsafter, der nicht schleudert, sondern wie eine Presse arbeitet. Entsafter montieren, die gefrorenen Bananenstücke aus der Gefriertruhe holen, in zwei Hälften brechen und in den Entsafter geben. Heraus kommt eine köstliche, cremige, gefrorene Speise. Dieser Eisgenuß ist hervorragend. Er ist angebracht bei heißem Wetter und bei besonderen Gelegenheiten. Das Eis ist eine volle Mahlzeit und sehr schmackhaft.

Abwandlung: 1. Wenn man einige gefrorene Erdbeeren mit in den Entsafter gibt, entsteht eine phantastische rosa Eiscreme.

2. Mit Bananen abwechselnd getrocknete Äpfel in den Entsafter geben. Das Eis kann mit Fruchtsalat oder Fruchtsoße gereicht werden.

Rohe Fruchtkugeln
Je 1 Tasse Datteln, Feigen (eingeweicht), Rosinen (eingeweicht), Nuß- oder Mandelkerne, Kokosraspel, 1 Stange Vanille. Datteln, Feigen und Rosinen waschen Datteln entsteinen, Feigen in Stücke schneiden. Datteln, Feigen und Rosinen nacheinander im Schnellzerkleinerer zu Brei verarbeiten. Fruchtbrei, Mark der Vanillestange in einer Schüssel mischen. Mit einem Teelöffel Portionen abnehmen und in Kokosflocken wenden. Mit den Händen Kugeln formen. Kühl aubewahren. Kein *, aber eine sehr gute Süßigkeit für unsere Leckermäuler.

Diese Rezepte sind nur einige wenige Beispiele. Wer das Prinzip der Rohkost verstanden hat, kann selbst eine Menge Rezept selbst suchen und ausprobieren. Ich möchte aber klar sagen, daß für die beste Verdauung und Ausnutzung der Nahrungsstoffe eine Monokost, also eine Frucht, die beste Mahlzeit ist. Außerdem führt eine solche einfache Mahlzeit nicht zur Gefräßigkeit. Und die Küchenarbeit ist die geringste!

Gemüse allein schmeckt aber ohne Dressings nicht, so daß die Früchte die Hauptnahrungsgrundlage bilden sollten. Wir selbst essen morgens und abends Obst und mittags eine Gemüseplatte mit Avocadosoße. Datteln und Feigen fast nur im Winter, wenn die Kälte zu mehr Kalorien zwingt.

Ist Menstruation nötig?

Eng mit dem Verzehr von Tierprodukten ist die monatliche »Regel« verbunden. Tiere in der Wildnatur kennen keine Menstruation, auch nicht die Menschenaffen. Sollte also der Schöpfer einen Fehler begangen haben, indem er unseren Frauen diese monatliche Belastung auferlegt? Nein, den Fehler machen wieder die Menschen. Immer sucht sich der Organismus einen Ausgang für die innen angehäuften Schlacken, die einfach in großen Mengen bei der totgekochten Fleischkost mit ihren Zutaten anfallen. Und da ist die monatliche Blutung ein willkommenes Ventil.

Bei der Frau, die voll roh vegetarisch lebt, verschwindet mit der Ausscheidung der Abfallstoffe die Blutung automatisch, sie wird immer geringer und bleibt dann ganz weg. Das ist kein Krankheitszeichen, sondern im Gegenteil ein Beweis erstarkender Gesundheit. Was vom monatlichen Eisprung übrig bleibt, nimmt der Körper unmerklich auf! Dennoch sind die Frauen **ohne Menstruation voll gebärfähig**. Die Tiere in der Wildnatur leben also natur- und artgemäß, der Mensch braucht die oft starke, schmerzende Blutung, um der Giftstoffe Herr zu werden. Wer also eine starke und schmerzende Menstruation hat, ist voll mit Abfällen belegt. So einfach ist die Regel, wie alles Große immer einfach ist. Das ist meiner Ansicht nach auch der Hauptgrund, warum die Frauen heute noch länger leben als die Männer. Ihre monatliche Entgiftung über die Blutung befreit sie von den Giften. Der Mann müßte also wieder den monatlichen Aderlaß einführen, um mit der Frau »gleichzuziehen«. Im Mittelalter war ja der Aderlaß eine bekannte Heilmethode!

Die roh vegetarisch lebenden Frauen brauchen also um das Verschwinden dieser Regel nicht besorgt zu sein, im Gegenteil, es zeigt die erblühende Gesundheit an. Der hohe Fleischkonsum von heute hat mit seiner stimulierenden Wirkung auf das Geschlechtsleben den Beginn der Menstruation laufend vorverlegt. Die Mädchen werden früher reif. Auch das ist aber ein ungesunder Zustand, denn die Reifezeit wird damit auch früher beendet, so daß die bekannte Regel, daß ein Lebewesen 6- bis 7mal so alt wird, wie seine Reifezeit ausmacht, also beim Menschen 120 bis 140 Jahre, nicht mehr stimmt, sondern noch mehr verkürzt wird. Diese Regel ist heute schon beim Menschen erheblich vermindert. Nur die Tiere in der Wildnatur halten diese biologische Regel ein!

Sex und Ernährung

Wer meinen Ausführungen bis hierher gefolgt ist, sollte auch einsehen, daß die Überbetonung von Sex auch aus dem falschen Purinstoffwechsel der Tierernährung herrührt. Diese Giftstoffe treiben besonders die Sexualorgane zu hoher Aktivität an, die ungesund ist. Die geile Pflanze versucht, schnell zu reifen und trotzdem noch zu samen, um die Fortpflanzung zu erhalten. Aber diese Keime sind schwach und nicht mehr lebensfähig. So verhält sich auch der »aufgeputschte« Mensch, schnell und gehäuft seine schwache Struktur weiterzugeben. Normal sollte der Geschlechtsakt doch nur für die Neubildung eines Lebewesens dasein. Die Affen tragen nur alle 6–7 Jahre Nachwuchs und stillen 3 Jahre lang. Bei den roh lebenden Vegetariern heißt das auch hier, es kommt auf die Qualität, nicht auf die Quantität an! Doch dafür dann um so länger im Leben aktiv! Übersex, hervorgerufen durch hohen Eiweißgenuß, führt zur frühen Impotenz!

Bei jeder Ejakulation gehen Millionen Samenzellen mit höchster Lebenskraft verloren. Sie sollten besser dem eigenen Stoffwechsel erhalten bleiben! Dennoch atrophiert jedes Organ, das nicht benutzt wird, so daß eine volle Enthaltsamkeit genauso schädlich ist. Hast Du schon einmal von der »Karezza-Praxis«[89] gehört, die *Werner Zimmermann* herausgegeben hat? Sie ist Liebe durch Austausch magnetischer Kräfte. Jede geistige und körperliche Leistung ist abhängig von der Qualität der funktionellen Komponenten, die Du Deinem Körper gönnst. *Dr. H. E. Kirschner* beschreibt diese einzeln in seinem Buch: »Nature's Seven Doctors«[49], »Die sieben Ärzte der Natur«. Ich habe diese »Ärzte«, die dazu fast immer kostenlos arbeiten, oft in diesem Buch erwähnt:

Frische Luft Tag und Nacht, Rohkost, reines Wasser, Sonnenschein, kräftige Bewegungen, Rast, Ruhe und Kraft des Geistes.

Sexkraft hängt von freien Lymphgefäßen, Arterien und

Venen ab. Das Blut muß wie Wasser fließen können. Ich habe bewußt die Lymphe an die erste Stelle gesetzt, denn dieses System ist für den Austausch der Säfte wahrscheinlich noch wichtiger als der Blutkreislauf. Unsere Systeme verstopfen durch gekochte Stärke (Gärung) und verfaulende Stoffe aus dem tierischen Eiweißstoffwechsel!

Volle Gesundheit mit höchster Aktivität aller Sinne ist Voraussetzung für zufriedenes Sexleben!

Der folgende Bericht von *T. C. Fry* aus »Healthful Living 9/85«[50]: »Is This a Good Reason to be Hygienist?« »Ist das ein guter Grund, gesundheitsbewußt zu leben?« beschreibt eindrucksvoll das Ergebnis, wenn Du diese 7 Doktoren an Dir wirken läßt:

»Wir huldigen der Natur, dieses gesundheitsbewußte Leben bringt uns unermeßliche Vorteile. Wir sehen ältere Leute, die sich mehr zum jüngeren Stadium entwickeln, und jüngere, die ihre Jugendlichkeit bis in die 70 und 80 erhalten! Gesundheit und wiedergewonnene Jugendlichkeit sind immer der große Lohn dafür. Aber da gibt es einige ungewöhnliche Nebeneffekte:

Zum Beispiel sei eine Studentin der ›Life Science‹ genannt, die den Kursus mit 44 Jahren begann und selbst praktizierte. Sie wurde derart verjüngt, daß ihre Erscheinung einer 30jährigen bei einer konventionellen US-Ernährung glich. Die Männer begannen hinter ihr herzupfeifen wie bei einem Teenager. Sie ging los mit einem Burschen unter 30. Ein sehr bekanntes Mitglied der NH von 57 wurde so jugendlich und kraftvoll, daß sie einen Mann in den 30ern heiratete. Und dieses ist nicht ungewöhnlich für Frauen der NH bis in ihre 40er, 50er und gar 60er Jahre hinein!

So wie die älteren NH-Frauen ein wundervolles, neues, romantisches Leben führen, so auch die Männer. Gerade schaute ein Freund bei mir rein. Der Mann war 45, aber ein Gewichtheber und ein ›wirklicher Männer-Typ‹. Er hatte ein liebes Weib in den 20ern in seinen Armen! Ich bin jetzt 59, aber mein Körper gleicht einem 25 Jahre alten. Ich bin ein sehr beschäftigter Mann. Aber das hindert weder junge Mädchen noch Gleichaltrige noch Ältere daran, mit mir anzubändeln. Ich muß sie alle ablehnen, denn ich bin ›da durch‹. Es gibt für mich wichtigere Dinge, die meine Zeit und meinen Einsatz erfordern. Aber viele schreiben mir, daß sie Jugendlichkeit und sexuelle Kraft verloren haben. Meine Empfehlung: Beginne, so gesund wie möglich zu leben, und Du wirst Dich verjüngen. Zusammen mit den vielen anderen Vorteilen wird sich Dein romantisches Leben entwickeln, nach dem Du Dich sehnst!«

Der mehrfach erwähnte Autor *Dick Gregory*[84] hatte 1989 27 Jahre mit ausschließlicher Obstrohkost gelebt (nicht in den Tropen, sondern als Komödiant in New York) und zählt 9 gesunde Kinder als seine Nachkommen, meldete »Healthful Living« nach einem Interview mit ihm. Im »Healthful Living« vom Herbst 1990 berichtet er, daß er nach wie vor sich von **100% Obstrohkost** ernährt. Er hätte keine Zeit für lange Vorbereitungen!

Wie stärke ich meine Geisteskraft?

Wenn Du mir bis hierher gefolgt bist, so hast Du erfahren, daß weder Medikamente, ganz gleich welcher Art, noch Kuren heilen können. Das besorgt unser Körper in seiner Weisheit allein. Jedes »Heilenwollen« ist also in Wirklichkeit eine Behinderung, eine Unterdrückung und damit eine Überleitung von Symptomen in den gefährlichen chronischen Zustand.

Dabei sind Krebsgeschwüre, Diabetes und Bluthochdruck schmerzlose, schleichende Killer. Hierbei ist die Verschleimung durch gekochte und gebackene Körnernahrung ein Hauptbeteiligter. Rohe Stärke aus stärkearmem Obst und Gemüse »kleistert« nicht, es ist nur die »feuerbehandelte« aus stärkereichen Brot-, Getreideprodukten und Kartoffeln. Was hat das nun mit der Denkkraft zu tun, mit der Gehirnleistung? Den Kopf können wir nicht vom Körper trennen. 25% der zugeführten Energie verbraucht allein unser Gehirn! Es ist logisch, daß insbesondere die **Denkleistung** von einer natürlichen Frischnahrung abhängt, die 24 Stunden lang wirkt. Es darf kein dickes Honigblut sein, das uns versorgt, sondern dünnflüssiges Blut mit den besten angepaßten Wirkstoffen. Seit Millionen von Jahren sind das unverfälschte, ursprüngliche Moleküle, die kleinsten Bausteine. Hitze war unbekannt, sie verändert alles. Und diese Umwandlung der lebendigen Ursprungskost in eine leblose inaktive Masse ist die Ursache aller Krankheiten.

Unser Gehirn muß nun durch die grundverkehrte, gutbürgerliche totgekochte Kost diese veränderten Moleküle verarbeiten. Ist es da ein Wunder, daß die Irrenanstalten immer voller und die »Nervenbündel« zahlreicher werden? Der beste Beweis ist das Fasten. Wir werden plötzlich »ganz klar im Kopf«! Weil keine neue Kochkost zugeführt wird, kann der Körper die Klärgrube säubern. Die gefährliche Dauerbelastung unseres Gehirns mit zu vielen Abfallprodukten entfällt!

Wenn nun eine giftfreie lebendige Nahrung zugeführt wird, fließt das Blut leichter, die Gesundheit verbessert sich erheblich und damit die Geisteskraft. Körper und Geist sind eine Einheit.

Ein kranker Körper beeinflußt den Geist und umgekehrt! Geistes- und Nervenkranke haben also einen kranken Körper. Bringe den Organismus zu höchster Leistung, dann funktioniert auch das Gehirn mit größter Denkkraft!

Klares Gehirn und aktiver Körper bringen uns jederzeit in eine glückliche Stimmung. Wenn Du müde bist, so sollst Du keine Aufputschmittel nehmen, wie Kaffee und Zigaretten, sondern ruhen, denn nur durch Ruhe und Rast (auch geistig) erholt sich unsere Nervenbatterie!

Krankheiten, Schmerzen, Leiden sind unnormal. Die Ursache ist in der falschen Lebensweise zu suchen. Dein Körper aber hat die Intelligenz und die Möglichkeiten, Dich wiederherzustellen, wenn Du ihm die Gelegenheit dazu wieder gibst. Nichts anderes von außerhalb kann das. Gib das Suchen nach einer Wundermedizin auf. Wenn noch Leben vorhanden ist, so auch Hoffnung.

Warte nicht, bis Deine Zellen zerstört sind. Dabei bist Du ganz allein der Schuldige, nicht irgendeine höhere, unsichtbare Macht.

Die »Wissenschaft« fordert ausreichend Eiweißnahrung, um die Gehirntätigkeit zu verstärken, besonders im Alter soll mehr Eiweiß in der Kost vorhanden sein. Du hast aber in diesem Buch erfahren, daß insbesondere die hochzivilisierten Völker zuviel tierisches Eiweiß verzehren, das aufgrund der Feuerbehandlung noch falsche, geronnene, veränderte Eiweißmoleküle bildet. Wir benötigen für unsere Körperleistung und für das Gehirn aber Glukose, also Fruchtzucker, der in der reifen Obstnahrung mit geringsten Verdauungsverlusten Sofortenergie liefert.

Eiweiß macht uns im Gegenteil faul und träge. Schau doch auf Deine Tischnachbarn nach einem »opulenten« Eiweißmahl. Jedes Eiweiß muß zunächst in Aminosäuren zerlegt werden. Hieraus baut unser Körper sein eigenes Eiweiß auf.

Bei totem Tiereiweiß (ca. 70–100 g) hat unser Körper zu »kämpfen«, er benötigt eine viel größere Menge als vom lebendigen pflanzlichen Eiweiß (nur ca. 20 g). Daher ist die Zellteilung bei zu großer Eiweißkost intensiver. Diese verstärkte Teilung bedeutet aber kürzere Lebenserwartung. Je mehr wir unseren Körper durch das heutige Masseneiweiß auf »Touren« bringen, je kranker wird er und je kürzer lebt er. Dabei wird übermäßig Hitze und Schweiß entwickelt. Denke an die Tierversuche des Altersforschers *Dr. Walford*, je kühler der Organismus ist und je weniger Nahrung zugeführt wird, je älter werden die Versuchstiere ohne Krankheiten!

Es ist bekannt, daß Krebsgeschwüre und ihre Metastasen mit diesen übermäßig zugeführten Eiweiß(müll)körpern überfüllt sind!

In den letzten Phasen des Krebsgeschehens ekelt sich der Mensch daher vor Fleisch. Diese Abscheu hätte der Kranke lieber in jungen Jahren schon entwickeln sollen, indem er sich an die Leiden unserer Tierbrüder erinnert. Halten wir also fest: Drossele möglichst ganz den Verzehr von Tierprodukten, sie bringen Dir nur Nachteile. Wenn Du Dich zu den Raubtieren zählen möchtest, dann genieße diese Tiere ebenfalls frisch und selbst getötet, also lebendig mit Blut, Haut, Haaren und Innereien, so hast Du zumindest einen Ausgleich zum säurebildenden Muskelfleisch.

Beim älteren Menschen ist es mit dem Eiweißverzehr genau umgekehrt gegenüber der »wissenschaftlichen Empfehlung«: weniger Eiweiß! Du bist doch längst aufgebaut, und Dein Stoffwechsel wird immer träger, so daß Du im Alter Eiweiß einschränken solltest. Halte Dich an die Forschungen von *Prof. Dr. Wendt* von der Universität Frankfurt, der das nunmehr seit 50 Jahren lehrt!

Halten wir als Ergebnis fest: Für Körper und Gehirn benötigen wir dünnflüssiges Blut mit lebendigen Baustoffen, das hindernisfrei durch unsere sauberen Kanäle fließen kann! Dann kannst Du die banale »Verkalkung« vergessen, die Dir verfettetes Blut, Bluthochdruck, Herzinfarkt, Schlaganfall, Diabetes, versteifte Glieder usw. bringt. Diese Verkalkung zeigt sich schon sehr früh in Form kalter Hände und Füße, Taubheitsgefühlen, Schwindel, Kopfschmerzen, Ohrensausen, käsiger Haut, Nachlassen von Hör- und Sehleistung und vor allem des Kurzzeitgedächtnisses. Höre auf diese Anfangszeichen, kehre um, bevor es zu spät ist!

Warme Mahlzeiten

Sehr viele Menschen sind der Ansicht, daß man nur von »**kalter**« **Kost** nicht leben könne. Ich muß immer wieder auf das Tier verweisen. Woher bekommt das in der Wildnatur lebende Tier seine innere Wärme? Durch warme Nahrung? Im tiefsten Winter bei Eis und Schnee müßte doch das Reh bei der einfachen Restnahrung an Grünzeug elendig an Unterkühlung zugrunde gehen!

Eine warme, tote Mahlzeit, wie die »wärmende« Suppe, gibt nur im Augenblick Wärme. Danach kommt der größere Wärmeverlust – wie beim Trinken von Alkohol. Der Trunkenbold mit aufgedunsenem, gerötetem Gesicht stirbt draußen, wenn sein benebeltes Gehirn nicht mehr den Weg nach Hause findet, an Unterkühlung. Eine totgekochte Nahrung kann nie wirkliches Leben erzeugen, sondern sie ist immer eine Belastung für den Organismus. **Nur lebendige Kost gibt auch innere Wärme!**

Sicher ist die wasserhaltige Fruchtnahrung eine wunderbar kühlende Kost im heißen Sommer. Wo die anderen schwitzen, bleibt der Fruchtesser herrlich frisch und angenehm kühl, er transpiriert kaum. Als ich 1982 eine US-Studienreise mit einer befreundeten Gruppe unternahm, habe ich mich fast nur von roher Nahrung, bevorzugt Obst, ernährt. Es war im Mai schon sehr heiß in Chicago. Alle mußten sofort ihre Jacketts ausziehen, schwitzten und stöhnten erbärmlich. Ich konnte sogar meine Jacke anbehalten.

Fast täglich gab es zweimal »Hochzeitsessen« durch die Einladungen verschiedener Firmen. Alles wurde natürlich mitgenommen, obgleich jeder den Satz kannte: »*Es ist nichts schwerer zu ertragen als eine Reihe von guten Tagen.*« Zuletzt bestellten Kollegen schon meine Kost mit. Die Waagen in der Abflughalle zeigten die 5–10 Pfund Zunahme, Hemd und Gürtel waren arg eng geworden! Zu Hause kann man ja wieder fasten!

Im Gegensatz zum Tier können wir unseren Verstand anwenden: Wenn man an kalten Tagen wirklich friert, so bleibt es doch unbenommen, die Nahrung leicht anzuwärmen, auch beim Getränk. Wärme aber kommt vom Stoffwechsel einer kalorien- und energiereichen rohen Nahrung. Da ist man mit Früchten und Nüssen zwischendurch am besten dran. Auch eine Banane mit ca. 5 Datteln dazu bringt sofortige Wärme. Bananen und Datteln sind heute noch bei vielen Arabern eine volle Mahlzeit.

Professor Ehret: »Du hast jetzt gelernt, daß Fasten die beste und wirkungsvollste Heilmethode ist. Diese beweist mit logischer Konsequenz, daß wir mit einer kleinen Menge Stoffe auskommen, um unser Leben aufrechtzuerhalten. Das Wunder ist, daß wir trotz Überessen, trotz falscher, toter Nahrung überleben! In diesem Lichte ist es lächerlich, sich in einem endlosen, konfusen Kampf um Diätformen, Protein, Mineralsalze, Vitamine usw. zu streiten. Du kannst keine Krankheiten heilen durch Justierung, Behandlungen oder Diäten ohne Stopp von Nahrung, die Krankheiten erzeugt! 90% der heutigen Kostformen sind destruktiv!«

Aber eine warme Mahlzeit zwischendurch kann doch nicht schaden? Ich möchte hier den Perser *Hovannessian* mit seinen eigenen Worten sprechen lassen, der vor Jahrzehnten schon sein Buch »Raw Eating« (Roh essen)[74] in Teheran herausgegeben hat. Ganz früher wurde dieses Buch, das es leider nur in englischer Sprache gibt, auch vom Sommer-Versand in Hamburg vertrieben. Während es Hunderte von Kochbüchern gibt, ist hier die reine, unverfälschte Rohkostliteratur noch sehr schwach vertreten!

Dieser Rohkostpionier aus Teheran schreibt sehr klar und aufrüttelnd, da bin ich mit meinen Vokabeln noch harmlos:

*»Viele Vegetarier und Nicht-Vegetarier, die versuchen, etwas mehr Früchte als normal zu essen, haben die Anmaßung, sich als Rohköstler zu bezeichnen. Niemand kann sich als Rohköstler bezeichnen, wenn er auch **nur eine gekochte Mahlzeit** im Monat zu sich nimmt, weil er sich so niemals von seinen Krankheiten vollständig befreien kann!*

Das hat seine Ursache darin, daß zu Beginn des Rohessens eine gewisse Zahl kranker Zellen in einen schlafenden Zustand fallen, den sie längere Zeit aufrechterhalten können. Eine gekochte Mahlzeit im Monat möge dann ausreichen, diese kranken Zellen wieder zum Aufleben zu bringen. Sie haben auf diese tote Kost gewartet. Diese Zellen können sich wieder stark vermehren. Wenn ein solcher Rohesser auch nur ein bißchen tote Nahrung genießt, so bringt er also diesem Abfall wieder neue Nahrung und neues Leben!«

Also, ein »bißchen sündigen« wird sofort bestraft, indem das kranke Gewebe wieder Auftrieb bekommt! Wenn Du wirklich voll gesund werden willst, **vergiß den Kochtopf**, wie ich es Dir unentwegt einzubleuen versuche! Das gilt natürlich ganz besonders für schwere chronische Krankheiten wie Krebs! Wenn ein Mensch nicht imstande ist, sich vollständig von seinen Krankheiten zu befreien, so sollte er die Ursache in solchen gelegentlichen Übertretungen suchen und in keinem anderen Bereich! *»Es kann also keine Rechtfertigung solcher Versäumnisse geben.«*

Das sind naturgemäß harte Richtlinien! Aber wenn Du Dich an die Stelle erinnerst, wo ich über die Kriterien der Gesundheit geschrieben habe, so bist Du erst dann wirklich gesund, wenn Du die gelegentliche Kochkost (auch ohne Fleisch, Fisch und Eier) nicht mehr vertragen kannst. Es fällt dann natürlich nicht mehr schwer, bei der Stange zu bleiben, weil Du die kommenden Verdauungsbeschwerden schon im voraus genau kennst.

Wer Kochkost vertragen kann, hat noch einen weiten Weg vor sich!

Hoher Blutdruck

Immer mehr Menschen leiden an zu hohem Blutdruck. Jeder dritte oder vierte hat damit zu kämpfen, besonders in älteren Jahren, in denen die Arterien spröde, brüchig werden und mehr oder weniger »verkalkt« sind. Vorweg möchte ich Dir sagen, daß sich bei einem stetigen Übergang zu einer Rohkosternährung sowohl der hohe als auch der niedrige Blutdruck automatisch normalisieren. Jeder Blutdruck über 140/90 ist bereits krankhaft. 170/110 ist ein gefährlicher Wert. Herzinfarkt, Schlaganfall oder Nierenschwäche können die Folge sein. Das Alter bringt eine langsame Steigerung des Blutdrucks, sagt man.

In Wirklichkeit sollte sich der Blutdruck dennoch nicht verändern. Jede Erhöhung zeigt den Verkalkungszustand an! *Dr. Strauss: »Ob 18 oder 80, nicht über 118 gehen!«*

Da Streß mit Psychopharmaka wirksam behandelt werden kann, meint man, der Streß sei die Ursache. Wozu der Streß nicht immer herhalten muß. Überstreß ist bei allen Erkrankungen schädlich, aber dem normalen Streß im täglichen Leben können wir kaum entrinnen. Emotionen wie Ängstlichkeit und Furcht können natürlich auch den Blutdruck erhöhen. Aber sie sind nicht die Ursache! Der Blutdruck erhöht sich auch bei Anstrengungen sofort. Körperliche Übungen sind aber auch nicht die Ursache einer bleibenden, konstanten Erhöhung, denn Sport im Rahmen ist bekanntlich sehr gesund für den Kreislauf, mit einem forschen Spaziergang läuft man am schnellsten und sichersten dem Streß davon. Dabei entfernt man sich von den Quasselkisten Radio und Fernsehen und, besonders wichtig, von unangenehmen Menschen, die papageienhaft immer Unnützes daherreden!

Sucht nun der Arzt beim Patienten nach einer Ursache, wenn einer mit erhöhtem Blutdruck in der Praxis erscheint? Leider nein, er verschreibt blutdrucksenkende Pillen, das ist einfach für den Patienten und den Arzt. Er sagt ihm leider nicht, daß der arme Patient diese Pillen nunmehr sein Leben lang nehmen muß. Er sagt ihm weiterhin nicht, daß folgende Begleitsymptome auftreten können:

> Müdigkeit * Trockenheit im Mund * verschwommene Sicht * veränderter Geschmack * veränderte Sexualfunktion (zumeist Impotenz beim Mann) * Schwindel * Konzentrations-Erinnerungsmangel * eine Reihe geistiger Symptome, wie Verwirrtheit und Depression * Schäden an diesen Organen: Leber, Nieren, Knochenmark.

Diese Liste kann noch länger werden, oft weiß der Patient nicht, daß seine Pillen die Ursache sind, er meint, daß mit dem »Älterwerden« diese oder jene Veränderungen eben auftreten. Einige gewöhnen sich auch mit der Zeit an Erscheinungen wie Trockenheit im Mund oder Müdigkeit.

Größere Dosen haben natürlich noch stärkere Nebenwirkungen, zuletzt sucht der Patient doch eine Möglichkeit, anders zu leben, leider heißt dann das Urteil meistens: zu spät! Wie beseitigen wir nun aber die Blutdruckveränderungen gründlich und ursächlich? Durch totale Rohkost, besonders Obstrohkost. Sie ist am wirksamsten, denn sie fegt die Arterien wieder sauber. Genauso, wie durch lebenslange Ernährung mit falscher, toter Kost, besonders durch den viel zu hohen Fettanteil (40%), die Arterien allmählich, aber sicher verstopfen, so können diese umgekehrt wieder »sauber« gemacht werden, indem diese rohe Kost die Ablagerungen wieder auflöst. Das hat besonders der US-Ernährungsforscher *Pritikin* bewiesen: der vormals verkalkte Herzinfarktpatient hatte bei seinem Tode vollkommen freie Arterien, selbst die feinen Kapillaren waren frei! Das hat eine eingehende Untersuchung ergeben.

Pritikin empfahl eine Ernährung mit komplexen Kohlenhydraten. Nur je 2mal 125 g fettarmes Fleisch je Woche waren erlaubt. Fett wurde so gut wie ganz gestrichen! Er brachte seinen Cholesterinspiegel auf 106–112 mg/dl herunter, seinen Neutralfettspiegel (Trigl.) auf 97! Daneben forderte er strenge körperliche Bewegungen. Woran starb denn *Pritikin*, wenn er so gesund lebte? Nicht am Infarkt, sondern Selbstmord in einem New Yorker Hotel. *Pritikin* hatte schon vor der Ernährungsumstellung Blutkrebs, den er immer verschwiegen hat. Weshalb reinigte seine »neue« Ernährungsweise die Arterien, aber verbesserte nicht seine krebsige Situation? *Pritikin* war hier nicht konsequent genug dem Naturgesetz gefolgt, seine Kost bestand zu 70% aus gekochtem Getreide (ähnlich Waerlandkost), das ohnehin kein gesunder Ernährungsstoff ist!

Zweitens gibt es neue Forschungsergebnisse, nach denen ein zu **niedriger Cholesterinspiegel** (unter 130) Krebs geradezu begünstigt. Wir sehen hier, wie eingreifend das lebensnotwendige Cholesterin auf das körperliche Geschehen ist!

> *»Ich wiederhole: Ich bin so närrisch zu behaupten, daß das Tier neben uns Rechte hat. Rechte auf Dasein und Entfaltung und damit Anspruch auf Land und Meer. Es muß in aller Zukunft auch anderes geben als Äcker und Fischgründe. Noch können wir es träumen, daß wir Seite an Seite mit einem Panther oder Tiger durch einen unbegrenzten Wald schreiten!«*
>
> *(Hans Henny Jahnn)*

Erinnern wir uns daran, daß unser Körper selbst ⅔ des erforderlichen Cholesterins herstellt. Der große Anteil toter Kost bei der Pritikindiät konnte also nicht ausreichende Nährstoffe für die Bildung »gesunder« Cholesterine bereitstellen! Wir erfuhren, daß Cholesterin nur ein Teil der Ablagerungen bildet, die Masse ist anorganisches, totes Kalzium! Aber es gibt noch mehr Schädlinge: **Salz** erwähnte ich bereits an anderer Stelle. Das tote, anorganische Salz ist mit eine Hauptursache, weil es große Mengen Wasser bindet und verhindert, daß das lebenswichtige Kalium in die Zelle eindringen kann. Außerdem schädigt der **hohe Salzkonsum** unsere Nieren. Salz hat aber wieder mit dem Kochtopf zu tun, denn das Totgekochte schmeckt eben ohne Salz und Gewürze nicht! Das fade, leichenhafte Zeug muß wieder einen (verhunzten) Geschmack bekommen.

Professor Ehret: »Das ganze Lehrgebäude der ›wissenschaftlichen Diätetiker‹ über Nahrungswerte, Statistiken usw. sind nutzlos, wenn sie nicht unter diesem Gesichtspunkt gesehen werden: 1. Wieviel Nahrung produziert und hinterläßt krankhaften Abfall im Körper? 2. Wie sind ihre lösenden, ausscheidenden Heilungsfähigkeiten?«

Du glaubst gar nicht, wieviel Salz in Fertigprodukten enthalten ist. Salz im (gesunden?) Sauerkraut oder in Salzgurken schmeckst Du, auch im Schinken, aber die vielen verdeckten Salze unter verschiedenen Namen, wie

Mononatrium Glutamat * Natrium Bikarbonat * Natrium Propionat * Natrium Benzoat * Natrium Hydroxid * Natrium Alginat *

oder einfach die chemische Formel für Kochsalz: NaCl. Also möglichst viele lateinische Namen, damit man es nicht sogleich merkt. Oft werden die beiden Schädlinge Zucker **und Salz** gemeinsam verwendet, dann merkt man diese noch weniger, aber sie wirken in unserem Körper als schwere Schadstoffe.

Warum werden gerade diese beiden Stoffe zur **Haltbarmachung** verwendet? Weil sie Keime abtöten, sie konservieren Nahrungsstoffe zur Leiche! Möchtest Du aber gern schon ein Leichnam sein? Besondere Vorsicht ist in fremden Ländern geboten, denn dort gibt es noch nicht die scharfen deutschen Lebensmittelgesetze. Vorsicht auch bei Getränken, alle Sodawässer sind stark salzhaltig. Zu warnen ist auch vor den meisten Mineralwässern, die einen hohen Anteil an toten, anorganischen Salzen haben.

Gesättigte Fette aus dem reichen Konsum tierischer Produkte sind Feind Nr. 2 beim Bluthochdruck wie Butter, Sahne, Schmalz, die versteckten Fette in Fleisch- und Wurstprodukten, in den vielfältigen Milcherzeugnissen. Es hilft auch nicht viel, wenn man als Ausgleich reichlich pflanzliche Öle zu sich nimmt, die wieder andere Schäden erzeugen, dann wird der Fettanteil nur noch größer. Es gilt, den Gesamtfettkonsum drastisch einzuschränken!

Fette aller Art, einschließlich ordinäre Butter, kommen in der Natur nicht vor, sagte *Prof. Ehret* vor 65 Jahren, also sind sie, isoliert genommen oder den Nahrungsmitteln später hinzugefügt, unnatürliche Substanzen. Du brauchst Dich also gar nicht zu wundern, wenn Deine Arterien verstopfen und der Blutdruck in die Höhe schnellt! Die Fette in natürlichen Produkten sind völlig ausreichend für die menschliche Ernährung, auch die fettlöslichen Vitamine benötigen nur wenige Milligramm. Vergiß also die Aussage vieler »moderner« Ernährungsforscher, wir würden reichlich pflanzliche Fette benötigen. Wenn es stimmen würde, müßten unsere Brüder im Tierreich längst alle zugrunde gegangen sein. Denke nur an die Kuh, die aus einfachem Gras fetthaltige Fleisch- und Milchprodukte in Massen liefert!

Drittens werden heute bei der Viehfütterung große Mengen **Hormone** wie Östrogene, ferner chemische Stoffe wie **Antibiotika** hinzugefügt. Auch diese beeinflussen sehr stark den Blutdruck.

Viertens fehlen allen tierischen Erzeugnissen die dringend notwendigen Grobstoffe. Ohne diese »Gerüststoffe« in Pflanzen würde unsere Verdauung ganz darniederliegen. Die Verweildauer tierischer Stoffe ist zu lange, sie neigen zum Verfaulen, der Darm wird so zur giftigen Klärgrube! Und unser Blut und die Lymphe werden so zu Gifttransportern, Folge: Erhöhung des Blutdrucks! Diese Aussage allein beweist schon, daß tierische Nahrung für den Menschen völlig unnatürlich ist!

Fünftens dürfen wir **Bohnenkaffee** nicht vergessen! Alle Stoffe, die **Koffein**, wie Kaffee, Tee, Kakao, Schokolade, Cola, Softdrinks, viele Medikamente, wie Kopfschmerztabletten (bis 200 mg Koffein, wie in 2 Tassen Kaffee), enthalten. Diätpillen enthalten Koffein als Aufputschmittel.

Wir alle merken doch selbst, daß Kaffee den Herzrhythmus beschleunigt und damit das Herz irritiert, zu Herzstörungen und zum Bluthochdruck führt. Kaffee spielt beim Bluthochdruck auch über die Insulinschaukel eine große Rolle. Kaffee putscht auf, erzwingt eine Hormonsteigerung und -ausschüttung der Nebennieren, diese (Streß-)Hormone beeinflussen die

Leber, gespeichertes Glykogen, also Zucker, in die Blutbahn zu werfen. Nach dem Pep kommt aber wieder ein Fall des Blutzuckers durch zuviel Insulin, wieder ein Stoß neuer Hormone! Diese Schaukel nennt man auch **Hypoglykämie** (siehe Extraartikel). Das alles beeinflußt den Blutdruck erheblich! *Dr. Giller* weist in seinem Buch »Medical Makeover«[63] auf den Zusammenhang von Kaffee und Herzattacken hin! Er sagt auch aus, daß Kaffeetrinker zumeist auch einen **hohen Cholesterinspiegel** haben und dadurch auch das Herz durch den verschlammten, zähflüssigen Blutstrom geschädigt wird (Honigblut). Über die sonstige Schadwirkung des Kaffeegiftes lesen wir ausführlich an anderer Stelle dieses Buches!

Sechstens dürfen wir die unzähligen, völlig überflüssigen **Zuckerprodukte** nicht vergessen, die, wie soeben beim Kaffee erwähnt, die Insulinschaukel ebenfalls in Bewegung setzen und dadurch den Blutdruck erhöhen. Es gilt auch für den »guten« Bienenhonig. Das mögen sicher die Imker nicht gern hören. Wie Zucker auf Herz und Tätigkeit wirkt, sehen wir doch am besten bei unseren blassen, zappeligen »Zuckerkindern«. Sie sind nervös, verwirrt, irritiert und aufgeputscht. Das weiße Mehl ohne Grobstoffe hat eine ähnlich schädliche Wirkung! Die »gemütlichen« Kaffee- und Kuchenstunden sind also Giftminuten für Herz und Kreislauf!

Siebtens neigen **Übergewichtige** zum Bluthochdruck. Das kleine faustgroße Herz muß die Säfte durch völlig überflüssigen Ballast Tag und Nacht pumpen. Da fast alle Fettsüchtigen kohlenhydratkrank sind, haben sie als Ursache des Bluthochdrucks dieselben Grundlagen wie beim Kaffee- und Zuckerkonsum. Wer einmal eine Abmagerungs- oder Fastenkur gemacht hat, weiß selbst, daß sein Blutdruck sich schnell normalisiert.

Selbst ein leichtes Übergewicht von 10–15 Pfund ist schädlich. Mit der von mir empfohlenen Rohnahrung erreichst Du schnellstens Dein Idealgewicht. Der erwähnte Kaliumanteil in der Rohkost zwingt die unnütze, schädliche Flüssigkeit raus. Jede Erhöhung von Flüssigkeit über den Normalzustand hinaus erhöht den Blutdruck. **Brot- und Getreideprodukte** mit ihrem hohen Anteil an stärkehaltigen, säurebildenden Kohlenhydraten sind also zu meiden, Blutdruckkranke sollten auf 0%-Anteil zurückgehen. (Siehe Sonderartikel »Sollen wir Brot essen?«)

Achtens gehört **Nikotin** bei der Blutdruckerhöhung in Wirklichkeit an die erste Stelle, denn Raucher haben die doppelte »Chance«, einen Infarkt zu bekommen, abgesehen vom Lungenkrebsrisiko.

Neuntens: Bewege Dich regelmäßig. Durch **körperliche Aktivität** können sich neue Blutwege langsam, aber sicher bilden. Neue Forschungen bei Bypaßoperierten lassen erkennen, daß diese schwere Operation zumeist überflüssig ist, wenn der Patient alle hier aufgeführten Punkte rechtzeitig beachtet. Auch nach der Bypaßoperation muß er seine Lebensweise total umstellen. Warum also nicht vorher den harten Eingriff abwehren? Die Arterien verstopfen sonst wieder genauso, zumeist noch schneller!

Aber da kommen wir zum traurigsten Kapitel der Umstellung auf eine »natürliche« Lebensweise. Der Mensch liebt seine eingefahrenen Wege, seine **Gewohnheiten**. Diese Gewohnheiten sind erst recht beim Speisetisch außerordentlich schwer zu beeinflussen. Bei Krankheiten wartet der Mensch so lange, bis er todkrank ist. Dann aber unternimmt er alles, um sein Leben zu retten. Aber auch hier wieder: zumeist zu spät! Geld spielt plötzlich keine Rolle mehr, denn er weiß, daß Geld auf dem Friedhof nicht mehr zu verwenden ist!

Der Bluthochdruck ist ein stummer Killer. Ein solcher Kranker fühlt sich meistens sehr wohl. Darum ist eine regelmäßige **Blutdruckkontrolle** lebenswichtig! Wer bei der Feststellung eines Bluthochdrucks seine Lebensweise nicht umstellen will, muß also dringend die von seinem Arzt verordneten Pillen nehmen, fast immer lebenslang, und auch die zu Beginn erwähnten Nebenerkrankungen erdulden! Wer also meint, er fühle sich wohl und benötige keine Medikation, wird ins Gras beißen müssen!

Ich habe in den USA einen ausgewanderten Deutschen kennengelernt, der mit 75 eine Bypaßoperation erhielt, aber noch 10 Jahre lebte. Das hat er seiner Frau Mary zu verdanken, die strikt auf die hier aufgeführten Regeln achtete. Er blieb bis zuletzt flink wie ein Wiesel, war geistig hellwach und hatte sich als Hobby der Muschelkunst verschrieben. Er war außerdem ein Mann mit Humor. Lebenslustige Menschen, die auch mal fünfe gerade sein lassen, haben es ohnehin viel leichter. Sie kannten schon immer das Heilmittel **Meditation**, ohne Kurse gemacht zu haben. Es ist besser, sich *Charly-Chaplin*-Filme anzusehen als Kriegsfilme. Ein guter Freund von Jugendzeiten an (wir waren zusammen in einem Internat) sieht sich regelmäßig die Sendung »Nach 40 Jahren« an, die jeden Sonnabend seit langen Jahren im dritten Programm gesendet wird. Er hatte aber schon beides, **Schlaganfall und Herzinfarkt**. In diesen Wochen (1991) wurde auch seine Frau am Herzen operiert: ein Bypaß und eine künstliche Herzklappe wurden eingesetzt. Du magst daran erkennen, daß selbst enge Freunde von uns, die bereits 40 Jahre lang »unseren« vegetarischen Weg begleitet haben, nichts übernehmen!

> *»Wir müssen umdenken, wenn wir überleben wollen!«*
> *(Einstein)*

Zehntens haben es die aktiven Typen A etwas schwerer, sich **emotionell** einzuschränken. Dennoch werden auch sie sich von den Folgen des Bluthochdrucks schnell erholen, wenn sie zu einer totalen Rohkost übergehen. Wir kommen immer wieder auf diesen Punkt zurück: **Vergiß den Kochtopf!** Es stimmt auch nicht, daß diese A-Typen häufiger einen Herzinfarkt erleiden, im Gegenteil, es sind die ruhigeren B-Typen! Die Wahrscheinlichkeit, einen Schlaganfall oder Herzinfarkt zu erleiden, ist also sehr groß, wenn Du mehrere der angeführten Punkte hast, besonders die Raucher sollten diese Faktoren besser multiplizieren!

Gibt es Schlacken im Körper?

Die »offizielle« medizinische »Wissenschaft« verneint das Vorhandensein von Schlacken, Abfall, Giften im Körper. Niemand hätte diese bisher gefunden. Das muß sie auch, denn würde sie das zugeben, wäre ihre ganze »Feind-Mikroben-Viren«-Theorie nur noch Müll wert, was sie ja auch in Wirklichkeit ist!

Bildwechsel zum 3. Fernsehprogramm am 20. Mai 1988 zur Talkshow nach Berlin: Freitag nacht... Die ganze Sendung drehte sich dieses Mal um das ewige Thema »Schlanksein«. U. a. waren der Göttinger Ernährungswissenschaftler *Prof. Volker Pudel*, den ich schon bei meiner Erörterung der Fettsucht mit seinem »Wohlfühlgewicht« erwähnte, und der Züricher *K. A. Beyer zugegen. Beyer* beschreibt in seinem Buch »Zitronensaftkur«[87] die Kur von *Stanley Burroughs*, einem aus Hawaii stammenden Naturheilpraktiker, der seine Erfahrungen in seinem Buch »Heilung für ein neues Zeitalter«[88] niedergelegt hat. *Burroughs* Buch entspricht in seiner Klarheit den Prinzipien meines Buches. Vor allem weist er die falsche Obstsäuremeinung der Antiacidleute in die Schranken, denn gerade mit dem sauren Zitronensaft heilt er bis auf Wassersucht fast alle Krankheiten!

Als Herr *Beyer* von der »Entschlackung und Entgiftung« durch seine Kur sprach, warf *Prof. Pudel* spontan dazwischen: *»Sie würden heute abend der deutschen Ärzteschaft einen großen Dienst erweisen, wenn Sie das Vorhandensein von Schlacken beweisen könnten!«* Die Ärzte und wir Laien, die wir das ernste Problem der Vergiftung erkannt haben, wollen aber in erster Linie dem Kranken einen Dienst erweisen!

Aber die Frage *Prof. Pudels* macht Eindruck vor dem Millionen-Laien-Publikum! Glücklicherweise sind es die »abtrünnigen« Mediziner selbst, die diesen Beweis antreten. *Dr. med. Tilden* (1851–1940), der von mir öfter erwähnt wird, nennt sein bereits 1926 herausgegebenes Buch: »Mit Toxämie fangen alle Krankheiten an«[4]. Der Arztsohn *Dr. Tilden* hat in seiner eigenen Praxis in Denver/USA als Allgemeinmediziner und Chirurg 25 Jahre lang (wie gelernt) mit und 28 Jahre ohne jegliches Medikament gearbeitet. Er konnte wie kein anderer den Unterschied genau beurteilen. Er erkannte, daß die Hauptursache aller Erkrankungen in der Ansammlung von Schlacken (Giften) zu suchen sei. Eine Heilung erfolgt ganz allein durch den Körper selbst durch Entfernung dieser Schlacken. Man muß die **Ursachen abstellen**, das heißt, die falsche Lebensweise mit den entnervenden Gewohnheiten abstreifen! Das ist das ganze Heilen ohne Pillen und Kuren!

Er lehrte seine Patienten, wie sie zu leben haben, um eine Auffüllung mit Toxinen im Körper zu vermeiden und allein dadurch eine gesunde Konstitution zu behalten! Er war ein Arzt ohne Kompromisse und von strikter Disziplin. Er verlor keine Zeit an solche Patienten, die auf ihre degenerativen Gewohnheiten nicht verzichten wollten. Den Lernwilligen aber war er Freund und Lehrer. 68 Jahre lang hat er nach diesem Naturprinzip erfolgreich praktiziert. Wer so arbeitet, kann damals wie heute keine Reichtümer erwerben. In der Regel erntet er nur Spott von seinen »wissenschaftlichen« Kollegen, die gerade mit dem Medikamentengift die vermeintlichen Gegner (Mikroben) niederknüppeln wollen. *Dr. Tilden: »Solange es die Menschheit gibt, ist sie auf der Suche nach einer Kur! Statt eine Kur zu kaufen, zu erbetteln oder zu stehlen, solltest Du besser das Bilden von Krankheiten stoppen, denn sie ist Dein eigenes Gebilde! Sei Dein eigener Doktor statt sein Sklave! Wir hören von Diät-Kuren, Diätkochbüchern, balanzierten Diäten, vegetarischen Diäten, Fleisch-Diäten und vielen anderen Diätformen, wie chemisch präparierter Nahrung aller Schattierungen.«*

Mit Hunderten von Gesundheitsmagazinen und Tausenden Gesundheitsideen wird der Leser verwirrt. Kuren sind, was der Kranke wünscht, Kuren sind, was Doktoren und Kulturaposteln Geld einbringt. Aber sie alle geben nur eine kurze Erleichterung! Die Kur-Krämer aller Richtungen versprechen Heilung, aber die sogenannte Krankheit nimmt trotzdem ihren Lauf, sie ist eine »Vergiftungskrise«. Wenn die Vergiftung unter eine bestimmte Toleranzgrenze gefallen ist, verschwindet die Krankheit automatisch.

Die Krankheit wurde nicht »gekurt«, geheilt, denn der Körper allein versucht immer, das Gleichgewicht herzustellen. Werden die entnervenden Gewohnheiten fortgesetzt, so sammeln sich erneut Gifte an, eine weitere Krise ist da, wie gehabt. Bevor nicht die Ursachen der Krisen erkannt und beseitigt werden, gibt es keine Gesundung! Niemand kann eine Krankheit kuren, wenn der Mensch nicht bereit ist, seine unheilvollen Gewohnheiten zu ändern!

Der gesamte medizinische Beruf ist engagiert, die Krise der Vergiftung zu kuren, kuren, kuren, bis das betreffende Organ mit ständiger Giftüberlastung chronisch krank geworden ist! Am Ende des Lateins steht der Chirurg mit seinem Messer!

Fasten (lehnt auch der »normale« Arzt ab), **Bettruhe** und Aufgabe der entnervenden geistigen und körperlichen **Gewohnheiten** erlaubt der Natur, angehäufte Schlacken zu eliminieren! Ja, kannst Du denn nicht verstehen, daß Gesetz und Ordnung das Universum durchdringt? Und es ist das gleiche vom Nebel zum Stein, vom Stein zur Pflanze, von der Pflanze zum Tier, vom Tier zum Menschen, vom Menschen zum Geist und vom Geist zum Supergeist-Gott! Dieses Naturgesetz galt gestern, ist heute gültig und erst recht für die Zukunft!

Die Verschlackung (Vergiftung) erklärt, wie die Natur in Krankheit und Gesundheit reagiert. Eine Krankheit ist dieselbe wie die andere; ein Mensch derselbe wie der andere, eine Blume wie die andere; der Kohlenstoff in Brot, Zucker, Kohle und dem Diamanten ist derselbe!

Moderne Kuren und Immunisierungen sind Einbildungen und Schikanen; sie beruhen auf dem faulen Prinzip, Erscheinungen (Krankheiten) als die Ursache anzusehen. Die Operateure haben nicht die geringste Idee über die Ursache der Wirkungen, die sie so geschickt entfernen! In 999 von 1000 Fällen ist die »geschickte« Operation eine mutwillige Zerstörung! Es ist spektakulärer zu operieren, als die Leute zu lehren, wie sie Operationen und Krankheiten vermeiden können!

Weiter *Dr. Tilden:* »*Nicht auf den Arzt hören,
er kann sich selbst nicht heilen.*«
»*Medikamente völlig unnötig, selbst bei Geschlechtskrankheiten.*«
»*Stimulanzien unterminieren die Gesundheit, Kaffee erzeugt
gerade Kopfschmerzen.*«
»*Überessen bedeutet Überstimulation.*«
»*Diagnosen sind völlig unnötig, höre nicht auf diese
Quasselei!*«
»*Krankheit ist eine pervertierte Gesundheit, studiere
Gesundheit, nicht Krankheit!*«
»*Ohne Toxine gibt es keine Krankheit!*«
»*Feind-Therapie (Viren, Bakterien, Mikroben) und
Pasteurisierung sind Wahnsinn!*«
»*Symptome (Wirkungen) sind nicht die Ursache der
Krankheiten.*«
»*Nicht täuschen lassen durch wissenschaftlichen Blödsinn!*«

»*Nicht täuschen lassen durch wissenschaftlichen Blödsinn!*«
Das sind natürlich harte Worte eines Mediziners, der durch die
Schule des angelernten Lehrstoffs und durch die viel wichtigere
Praxis am Patienten gegangen ist. Aber es ist nicht *Dr. Tilden*
allein, alle in diesem Buch von mir erwähnten Ärzte und
Gesundheitsforscher sprechen dieselbe Sprache, aber keiner so
drastisch wie *Dr. Tilden*! Diese Ärzte repräsentieren die wichtige »Erfahrungsmedizin« ohne Medikamente, sie lehnen Laborerkenntnisse an Leichen strikt ab!

Der Deutsch-Amerikaner *Prof. Arnold Ehret* nennt sein
Standard-Werk »Mucusless Diet Healing System«, das in deutscher Sprache unter »Die schleimfreie Heilkost«[27] erschien.
Zutreffender wäre der ordinäre Begriff Kleister, denn es ist ja
wirklich der banale Kleister, der die Menschen über Nase und
Rachen in rauhen Mengen verläßt. Das sind Reinigungsmaßnahmen des Körpers.

»*Das sind die Schlacken, Herr Prof. Pudel! Haben Sie noch
niemals den dicken, grünen oder gelben Kleister gesehen? Waren
Sie oder Ihre Angehörigen noch nie erkältet? Wie kommt dieser*

Abfall nur in den Körper? Aber, Herr Professor, lernen Sie mal von Ihrem Kollegen Professor Ehret, der zwar kein Mediziner war, aber er war, als er noch in Deutschland lebte, von Ihren Kollegen aufgegeben. Er allein hat durch eine radikale Umstellung seiner Lebensweise eine strahlende, blühende Gesundheit erreicht!

Von ihm können Sie den ›magischen Spiegel‹ lernen, die schnellste, sicherste und preiswerteste Diagnose-Methode. ***Fasten Sie 3–5 Tage, oder essen Sie 100% Obstkost!*** *Jetzt spüren Sie an Ihrem Körper alle Stellen, an denen diese giftigen Schlakken abgelagert sind. Wenn Sie nun fortfahren mit der strikten Obstkost, so werden Sie Ihr blaues Wunder erleben. Diese Gifte wollen den Ort ihrer Ablagerungen verlassen, um die belasteten Organe wieder für ihre wichtige Arbeit zu säubern!*

Ihnen wird das ›kalte Grausen‹ kommen, so kräftig wird die Säuberung Sie peinigen. ›Fasten und Obstkost‹ machen krank, ist dann Ihre ›wissenschaftliche‹ Devise. In Wirklichkeit setzt die von der Natur so gewollte Heilung ohne Ihre Gifte ein! Sie wären gut beraten, mit Fasten, Obstkost und Übergangskost abwechselnd Ihren kranken Körper zu säubern. Ich krank, werden Sie sagen, ich fühle mich mit Bratenstücken, Stimulanzien und Wohlfühlgewicht prima! Probieren geht über Studieren! Ich wünsche Ihnen Gesundheit, aber Sie werden überrascht sein, wie ›verdreckt‹ Sie schon sind!«

> Dr. Tilden: »Die sogenannte Krankheit ist nichts anderes als die Anstrengung der Natur, diese Gifte wieder aus dem Blut zu entfernen. Alle Erkrankungen sind Krisen der angehäuften Vergiftungen!«

Das war eine kleine persönliche Ansprache an *Professor Pudel*, einen Vertreter der offiziellen deutschen Ernährungswissenschaft. Ich hatte ihm dieses Buch geschickt und war gespannt auf seine Antwort, wenn er meine Vorschläge praktiziert hatte. Einige Tausend Bücher sind bei mir in den Regalen, die ich seit 40 Jahren studierte. Viele waren lehrreich auf dem

Wege zur richtigen Erkenntnis, die in Wirklichkeit ganz einfach ist wie alles Große! *Prof. Pudel* hat bereits im Dez. 88 mein Buch bekommen, bis heute habe ich aber noch keine Antwort erhalten.

Das Prinzip der Heilung

Alle Leiden und Schmerzen hast Du selbst herbeigeführt, jede Heilung Deiner Fehler wird vom Körper selbst produziert! In diesem Satz liegt das Prinzip der Erkrankung und ihrer Heilung. Du allein bist die Ursache Deiner Schmerzen und Deiner Leiden. Du kannst keinen anderen dafür verantwortlich machen. Glücklicherweise liegt die Heilkraft im Organismus selbst, wenn Du die Prinzipien des Naturgesetzes einhältst.

Dieses Prinzip mußt Du zuerst erkennen, bevor wir in Details gehen! Wir neigen alle dazu, uns auf Teile zu stürzen, die uns oft direkt übermannen. Was muß ich essen und in welcher Menge? Benötigen wir Vitamin- und Mineralpillen? Kann ich in die Sonne gehen? Welche körperlichen Übungen sind gut für mich? Was und wieviel soll ich trinken? Die Detailfragen gehen weiter, aber wir vergessen dabei das Grundprinzip! Sollen wir uns auf »Experten« verlassen, wo einer dieses erzählt, der andere genau das Gegenteil?

Wenn Du unbändige Gesundheit wünschst, so brauchst Du nur dieses einzige Prinzip zu verstehen: **Jeder hat die Heilungskraft im eigenen Körper!** Es gibt keine sogenannten Kuren! Nichts kann heilen, ob Nahrung oder Pillen, nichts, was Du schluckst, kann die Selbstheilungskraft ersetzen! Dieses Grundprinzip der **Selbstheilung** sollten wir intelligenterweise als Richtschnur für unser Handeln zugrunde legen, dann ergeben sich die Einzellösungen nachher ganz von selbst. Medikamente, Nahrungsstoffe, Kräuter oder Drogen usw. haben also keine Heilwirkung, sie maskieren nur die Symptome! Gesundheit ist ein natürlicher Zustand, den unser Körper immer wünscht und ständig versucht, herzustellen und aufrechtzuerhalten. In jeder Sekunde unseres Lebens führt unser Organismus diese Heilung aus. Wäre es nicht so, würden wir alsbald in unserem eigenen Sumpf ersticken! Erkrankung ist das Ergebnis unserer eigenen »Sünden«, wenn wir unseren Körper ständig mit lebloser Nahrung, mit Medikamenten und Stimulanzien und sonstigen entnervenden Gewohnheiten traktieren! **Gesundheit ist normal, Krankheit ist abnormal!**

Um gesund zu werden, tust Du am besten gar nichts! Überlasse diese Arbeit Deinem weisen Körper, er allein weiß am besten, was zu machen ist! Was, wenn ich Fieber bekomme, soll ich nichts unternehmen, bei Schmerzen kein Aspirin schlukken, Hautausschläge ignorieren? Ja, Du hast gar nichts zu tun! Das ist das schwerste, nichts zu unternehmen!! Du hast nur die Lebensprinzipien einzuhalten, die ich in diesem Buch ständig wiederhole: frische, ungekochte Rohnahrung in sparsamen Mengen, frische Luft Tag und Nacht, reines Wasser, Sonnenschein, kräftige Bewegung, Rast und Ruhe. Alles andere überläßt Du der inneren Weisheit Deines Körpers!

An einem Beispiel kannst Du selbst am besten erkennen, daß sich der Körper erhält, regeneriert und für unversehrte Gesundheit sorgt: Du hast Dich geschnitten, das Blut fließt, es gerinnt sofort, schließt die Wunde und heilt die Haut. Das geschieht automatisch ohne Medikamente, ohne Hilfsmittel. Dein eigener Körper arbeitet so bei Knochenbrüchen, warum sollte es anders sein bei allen anderen Krankheiten?

Immer wünscht der Körper Unversehrtheit und Ganzheit! Wie kannst Du als denkender Mensch nur annehmen, daß es bei inneren Krankheiten anders sein sollte?? Krankheit erscheint nur, wenn Du diese innere Kraft selbst durch Deine **falsche Lebensweise** störst. Du bist es doch selbst, der insbesondere durch die Feuerbehandlung Deine Nahrung total verändert und zum minderwertigen Abfall degradiert. Du allein treibst den Mißbrauch mit Stimulanzien, wie Medikamenten, Kaffee, Tee, Kakao, Alkohol, Nikotin, Drogen. Diese giftigen Substanzen läßt Du täglich 24 Stunden lang auf Dich verhängnisvoll wirken und bringst die feinste aller Maschinen, Deinen Körper, mit diesen giftigen Ablagerungen zur Erschöpfung! Milligramm und Mikrogramm Medizingift können eine tödliche Wirkung haben! Und die Kilos toter Nahrung mit Kaffee, Schnaps und Zigaretten haben keine Resultate?

Mit anderen Worten: Wir selbst sind die Schöpfer unserer Krankheiten. Erkrankungen kommen nicht ohne Ursache einfach so über uns! Es sind nicht einige Feinde, wie Bakterien, Viren, Mikroben, die über unseren Körper herfallen, unsere Verteidigung lahmlegen und uns zu Boden werfen! Erst kommt der kranke Mensch, dann erst die Mikrobe, um uns zu helfen!! Die entgegengesetzte Lehre der »wissenschaftlichen Medizin« ist vollkommen falsch. Keime sind nicht die Ursache von Krankheiten, und Drogen können keine Gesundheit bringen!

Nicht immer hat die Menschheit dieses Grundprinzip des Lebens ignoriert. Vor zweitausend Jahren entwickelte *Hippokrates* die Diät-Medizin, wobei Diät aus dem griechischen »diaita« stammt, das ist die Art, zu leben. Die »Diät-Medizin« aber lehrte das **Ganzheitsprinzip**, das nicht einfach nur richtige Nahrung meint, sondern alle Erfordernisse des Lebens, wie Luft, Wasser, Sonnenschein, Übungen, Ruhe und Geistesschulung!

Wir sehen also, daß die Griechen bereits vor zweitausend Jahren das Prinzip der Gesundheit kannten. Sie wußten, daß eine euphorische, strahlende Gesundheit zu erreichen und aufrechtzuerhalten ist, wenn der Mensch die aufgeführten Regeln hierzu einhält! Die Griechen hatten eine tiefe Gläubigkeit in die Kraft des einzelnen. *Hippokrates* verbreitete die Idee, daß jeder allein für seine Gesundheit verantwortlich ist.

Bis zum 18. Jahrhundert war der heutige »Zauberdoktor« mit seinen Medikamenten, Kräutern und Wunderpillen verbannt von der westlichen Zivilisation. Erst dann entwickelte sich die bisherige Gesundheitsmedizin zur **allopathischen Heilweise**. Jetzt wurde der »Feind« mit Erzeugnissen der pharmazeutischen Industrie »bekämpft«! Und diese »Behandlung« besteht bis heute unverändert! Wie ein fremder Eindringling wird jetzt der böse Feind niedergeschlagen, kontrolliert und angegriffen. Allopathische Medizin mit ihren kaum noch zählbaren Arten, Geheimmitteln und Patentlösungen hat regelrecht den Krieg gegen das Böse entfaltet, das der Mensch selbst erzeugte! Es ist in Wirklichkeit ein Krieg gegen den Menschen selbst!

Dabei ändern sich nur die Krankheitserscheinungen, die zugeführten Gifte verändern lediglich das Krankheitsbild! Zumeist wird der akute Zustand in den chronischen, latenten überführt. Die Krankheit wird schlicht maskiert, aber nie durch solches chemisches Gebräu geheilt. Wir haben gesehen, daß nur der Körper allein heilt.

Dabei sind alle zugeführten Gifte Hemmschuhe, denn der schon von Dir geschundene Körper muß jetzt auch das Gift Medikament unschädlich machen und hinausbefördern! Beachte erneut, daß Krankheit nicht zu »kuren« ist, wenn nicht ihre Ursache dazu beseitigt wird. Mit Giften hast Du nur eine andere Situation geschaffen, den Drogenzustand, das Medikamentenstadium. Der »moderne« allopathische Arzt verleugnet die innere Heilungskraft und unterdrückt statt dessen die Symptome mit Giften! Schlägt diese Art der »Heilung« fehl, so kommt eben der Chirurg, der diese »unnützen« Teile einfach wegschneidet! Unterdrücken, bekämpfen, schneiden, es klingt wie im Krieg. Das ist exakt die Heilung von heute!

Mit der Entwicklung dieser »**Unterdrückungsmedizin**« hat der Mensch gleichzeitig seine Verbindung zu seinem eigenen Körper verloren. Er wird mehr als ein »Fahrzeug« für seinen Geist betrachtet. Er weiß nicht mehr, wie er seinen Körper gesund erhalten kann, er kann seine Nöte nicht mehr erkennen. Erst recht kann er diesen nicht mehr allein lassen, wenn eine richtige Heilung herbeigeführt werden soll. Heute haben wir das »Rennen-zum-Doktor-Syndrom!«

Eine neue, privilegierte Klasse von »Zauberdoktoren« ist entstanden. Sie erzählen ihren Patienten, daß ihr Körper ein hilfloses Schlachtfeld ist, das von Eindringlingen bedroht wird, die mit Medizin vernichtet werden müssen. Die Ärzte sind die Generäle, die mit ihren neu entwickelten Giften gegen die neu entwickelten Krankheiten ausschwärmen. Der Krieg ist da.

Dr. Herbert M. Shelton prangerte schon 1928 die Torheit dieser Praxis an. *»Jedes System, das die Kranken lehrt, sie würden durch die Geschicklichkeit eines anderen oder durch Operation gesund werden, hat keinen Platz in der Natur. Und je schneller diese Auffassung begraben wird, je besser wird es der Menschheit gehen!«* Die natürliche Gesundheitslehre (NG) hat sich allein auf dem einen Grundprinzip entwickelt, daß der

Körper nur allein die Gesundheit wiederherstellen kann. Es ist das alte Prinzip, das seit Bestehen der Menschheit existiert. Neu ist der medizinische Beruf mit ihrer Unterdrückung durch chemische Medikamente, sie sind die Newcomer, die Neulinge!!

Es ist am Anfang schwer, dieses Jahrtausende gültige Prinzip zu verstehen, weil der Mensch selbst für seine Krankheit und seine Gesundheit verantwortlich gemacht wird. Wieviel leichter ist es doch, diese Verantwortlichkeit auf »unsichtbare« Feinde zu verlagern als auf uns selbst. Es ist einfacher, den berufsmäßigen Doktor zu beauftragen als eine »unbequeme« Lebensweise zu praktizieren. Ist es nicht herrlich, ein paar Pillen einzunehmen, und ich kann meinen Schlendrian weiterführen?

Wir sind in diese Welt gesund geboren, wir haben höchste Lebenskraft mitbekommen, wir sind ein selbstheilender, selbstregulierender Organismus! Dieses Grundprinzip dürfen wir nie aus dem Auge verlieren!

Wie wir im einzelnen diese Erfordernisse der Natur in uns aufnehmen und durchführen, das steht ausführlich in diesem Buch. Alle an der wirklichen Gesundheit interessierten Ärzte, Laien und Heilpraktiker sollten sich zusammentun und die wahren Grundsätze der Natur lehren. Das geht leider nur zentimeterweise, denn die eingefahrenen schlechten Gewohnheiten sind so stabil, daß der Durchschnittsmensch eher mit seinen Süchten sterben will, als diese zum Guten zu ändern! Dennoch weiß ich aus den vielen Briefen und Anrufen, daß die meisten Menschen auch heute noch keine Ahnung von den Möglichkeiten richtiger, natürlicher Lebensweise haben. Für diese Unwissenden, die sich ändern wollen, schreibe ich dieses Buch.

Der Süchtige weiß nicht, daß die unveränderte Nahrung ohne Feuerbehandlung in Wirklichkeit viel besser schmeckt als die gewürzte Kochkost. Seine Geschmacksnerven müssen sich erst wieder an das Natürliche gewöhnen! Wenn er diese hier geschilderten Möglichkeiten wirklich nutzt, so steht am Ende eine **strahlende Gesundheit ohne Krankheiten**! Wir wollen nicht bloß eine Befreiung von den täglichen Kümmernissen, wir wollen vitale Menschen, und die gibt es nur durch Einhaltung der ewigen Naturgesetze.

Wenn wir ein Metermaß zugrunde legen, so kraxeln wir westlichen »Zivilisierten« in den ersten 10 oder 20 Zentimetern, während die noch natürlich lebenden Völker, wie die Hunzas oder die Vilcambamba-Indianer, bei 90 bis 100 cm liegen. Allmählich halten auch dort Zucker, weißes Mehl und Kochtopf ihren Einzug, sie werden garantiert langsam, aber sicher auf unsere Stufe zurückfallen!

Das Metermaß gibt auch ein anschauliches Bild über unseren krebsigen Zustand. Wenn Krebs entdeckt wird, so sind wir bei den letzten 10 cm des Metermaßes, also im Endstadium, nicht plötzlich und unerwartet. Der Krebs hat schon die richtige Bezeichnung, er schleicht sich unbemerkt heran, nicht geradeaus, schräg!

Fassen wir zusammen:

Regel 1: Heilung ist ein Prozeß, der nur vom Körper ausgeführt wird. Externe Eingriffe mit Medikamenten oder sonstigen Methoden sind keine Aktionen, nur der Körper reagiert! Er antwortet auf zugeführte Gifte! Pillen verändern nur Symptome, die mit neuer Chemie weiter unterdrückt werden!

Regel 2: Der Körper reagiert immer in seinem eigenen besten Interesse! Das Unterdrücken mit Giften macht uns kränker, nicht gesünder. Das gilt für 99% aller chemischen Stoffe. Das 1% ist eine Notfallchemie, eine Rettungsmaßnahme für einen Körper im Endstadium.

Regel 3: Die kurzfristige Wirkung von Medikamenten ist das Gegenteil von Langzeitgesundung. Eine Tasse Kaffee scheint die Energie zu steigern, aber der längere Effekt ist Müdigkeit!

Regel 4: Drogen, Gifte und Operationen sollen nur das letzte Mittel sein. Sie bilden keine Gesundheit, sondern verdecken nur Symptome!

Kur! Kur! Kur!

Fassen wir zusammen: **Das Prinzip einer Heilung ist die Selbstheilung** Deines Körpers, alle sogenannten **Kuren sind Aberglauben**. **Die Zauberei aus dem Afrika-Busch hat sich nicht verändert,** nur die Mittel sind andere, früher Hokuspokus, heute chemisches Gebräu. Es gibt **keine Medizin**, die heilt, ganz gleichgültig, ob diese chemisch oder pflanzlich ist. Sie ist immer gefährlich und schädigend für den lebenden Organismus. Sie greift in das von der Natur gewollte Selbstheilungssystem gewaltsam ein, sie verzögert oder verhindert gar die Möglichkeit der Rückkehr zur Gesundheit. Schockierend? Das ist aber die Wahrheit.

Das Naturgesetz vergißt nie Deine Übertretungen, es sammelt die Ablagerungen und Gifte an. Wenn Du jetzt die vom Körper selbst in Gang gesetzte Heilung (Krankheit) störst, so verhinderst Du vorsätzlich die Wiedererlangung Deiner Gesundheit. Die innere Macht in Dir muß Deine Klärgrube wieder säubern, mit keinem Mittel kannst Du diese notwendige Reinigung schaffen, nein, Du störst diese mit jeder Kur. Zähle ruhig alle möglichen Kuren auf, sie alle sind vergebliche Einsätze an Material und Geld. Millionen »Entdecker« und Milliarden Geldeinsatz suchen seit Jahrzehnten teure Chemieprodukte, um zu heilen, ohne die schädliche Lebensweise ändern zu müssen.

Was heute als glorreiche Entdeckung gepriesen wurde, ist plötzlich gefährlich und muß von den Behörden, die alles verspätet merken, verboten werden. Du siehst allein an dem täglichen Sterben »alter« Mittel und den »Entdeckungen« kaum zählbarer neuer Pillen den Unsinn dieser chemischen Verbindungen, weil die Menschheit trotz dieser Mittel immer kränker wird!

Vermindern sich Herzinfarkte trotz Marcumar, Aspirin und Digitalis? Geht der Krebsbefall trotz Interleukin zurück? Nein, die Kurve steigt unaufhörlich weiter, besonders immer Jüngere werden betroffen. Ich habe schon aufgezählt, wie krank wir sind. Lies nach!

Trotz aller Wundermedizin und »wissenschaftlichen« Entdeckungen füllen sich die Krankenhäuser, die wir immer noch erweitern und mit modernsten Instrumenten ausstatten, mit einer wachsenden Armee Kranker unaufhörlich weiter. Lebe nach den Prinzipien der natürlichen Gesundheitslehre, und Du allein kannst die ganze Zauberei mit Medikamenten aller Art bloßstellen. Wenn Du heute eine Arztpraxis oder ein Krankenhaus betrittst, riskierst Du in der Tat Dein Leben. *Dr. Shelton: »Einer von 10 Patienten stirbt an einer Krankheit, die er sich im Krankenhaus geholt hat!«*

Es gibt viele Bücher, die sich mit den Fehlern und Teufeln der Fehlbehandlungen beschäftigen, wie »The Doctors Dilemma« von *Dr. med. Lesagna*, »The Therapeutic Nightmare« von *Dr. Mintz* oder »The Doctors!« von *Martin Gross* oder *Dr. Mendelsohn*: »The Medical Heredity« (in Deutsch: »Trau keinem Doktor«). Wir Laien brauchen das gar nicht zu publizieren, das machen die Kollegen der Ärzte ganz allein. Siehe in Deutschland besonders *Prof. Hackethal*, der kein gutes Wort an seinen »Brüdern« läßt.

Der Glaube an ein medizinisches System hat keine Berechtigung. Trotz Wachsens der medizinischen Armee vermehren sich die Krankheiten. Die Hoffnung auf ein Allheilmittel für eine spezielle Krankheit hat sich nicht erfüllt. Trotz Elixiere und »Herzstärker« wird das Herz kränker. Krankheiten werden bösartiger und fataler. Akute Krankheiten, die leicht heilbar sind, wenn man den Körper allein läßt, gehen in den chronischen Zustand über.

Gesundheit ist für jedermann möglich, denn jeder Organismus hat die Kraft in sich, sich von dem Abfall zu befreien, Verletzungen und Schwächen zu reparieren. Natürliche Gesundheit bringt die Lösung. Du mußt es nur wollen und tun. Leider akzeptiert der Mensch die einfache Wahrheit nur sehr, sehr langsam! Die **lieben Gewohnheiten** verhindern eine Chance! Bevor Du aber andere ändern willst, so greife zunächst selbst den Wechsel auf. Du mußt zuerst gesund werden, dann folgen andere von selbst Deinem Beispiel. So sollte auch jeder Arzt, der wirklich helfen will, ein Beispiel strahlender Gesundheit und Langlebigkeit sein. Ein rauchender, fetter Doktor, der aus dem letzten »Loch pfeift«, kann nichts weiter als Gift verschreiben. Vor ihm solltest Du wegrennen. Ärzte selbst müssen von den tödlichen Gewohnheiten Abschied nehmen, dann hilft er am Ende auch sich selbst. Wie können rauchende, saufende und freßsüchtige Ärzte ihren Patienten Gesundheit bringen wollen? Allein der Gedanke ist abschreckend.

Unser Hausarzt sagte mir schon vor 35 Jahren: »*Helmut, Du bist überhaupt kein Mann, Du rauchst nicht, trinkst nicht und lehnst ›gutes Essen‹ ab.*« Der gute Heinz frönte allen Genüssen, besonders seine Freßsucht war ausgeprägt. Nach und nach konnte er Schnaps, Wein, Zigarren, Zigaretten nicht mehr vertragen. Bluthochdruck, Herzschwäche und zuletzt Zucker lähmten seinen schon gebeugten Körper. Ich sehe meinen Nachbarn noch mit ausgestreckter Zunge und trippelnden Schritten (Arteriosklerose) über unser Grundstück dahinschleichen. Zuletzt fielen durch die Zuckerkrankheit seine schwarz gewordenen Zehen ab. Ich mußte das Fernsehen so laut stellen wie in einer Disko, sonst konnte er nichts hören. Würde unser lieber *Dr. Heinz*, der ein guter Mensch war, die Prinzipien der Gesundheit gewußt und auch durchgeführt haben, er würde noch heute leben, denn er besaß eine gute Erbanlage!

Zwei aktuelle Beispiele zeigen, daß das »Bekämpfen« von Keimen zwecklos ist:

Mörderische Keime: Mehr als eine halbe Million Patienten holen sich in Deutschlands Kliniken eine Infektion (Spiegel Nr. 22 v. 30. 5. '88, Titelstory). Wie kann das noch 1988 passieren, wo wir doch mit den schärfsten Waffen diese bösen »Invasoren« bekämpfen? Und dann passiert das noch im Krankenhaus, in dem das »Waffenarsenal« konzentriert ist. Vor einigen Jahren unternahm ein sehr guter Freund von mir, *Konsul Herbert Eklöh*, eine Loire-Hausboot-Fahrt bei »guter« Gesundheit. Beim Anlegen des Bootes verhedderte er sich mit seinen »Jesuslatschen« hinter einer Stange, so daß er an Land in ganzer Körperlänge hinfiel. Ein Oberschenkel erlitt 5 Brüche, die in einem französischen Krankenhaus »genagelt« wurden.

Alles schien gutzugehen, jedoch setzte nach 3 Tagen eine Infektion ein, starke Penicillingaben halfen nicht, so daß der Patient in eine Infektionsabteilung nach Deutschland geflogen wurde. Die Suche nach dem gefährlichen »Feind« verlief ergebnislos, so daß noch stärkere Dosen Antibiotika gegeben wurden. Der geschwächte Patient entschlief nach einer Woche.

> *»Die heutige medizinische Behandlung ist eine Kriegführung gegen ›Keime und Viren‹. Die alte war ein Austreiben des bösen Geistes und des Teufels, die angeblich von dem Körper Besitz ergriffen hatten. Beide richten sich gegen eingebildete Feinde. Das aktuelle Ergebnis ist Krieg gegen unseren Körper und seine Zerstörung, obgleich seine Verbesserung gesucht wird!«*
>
> *(Dr. Herbert M. Shelton)*

Hier wurden offensichtlich Keime bei der Operation in Frankreich mit eingepflanzt. Die Bekämpfung dieser Keime mit schwersten Granaten haben eher den Tod herbeigeführt als die Keime selbst! Hätte man den Oberschenkel wieder aufgeschnitten, den gebildeten Eiter entfernt und den Patienten fasten lassen, wäre der Konsul wahrscheinlich heute noch unter den Lebenden. Die Ursache dieser Infektion sind aber nicht die Erreger aus dem Krankenhaus, sondern der Kranke war bereits über den Sättigungspunkt hinaus überfüllt mit Toxinen. Die 5 Brüche haben die notwendige Entleerung von diesen Giften höchstens ausgelöst. Bei einigen Tagen Fasten und anschließender Totalobstrohkost wäre wahrscheinlich gar nichts passiert. Vor allem durfte keine Niederschlagung von außen durch Medikamente erfolgen, denn die Keime waren nicht die Ursache, sondern die vorherige Anhäufung mit Giften! Wenn die Erreger wirklich die Ursache wären, so müßte sich doch jedermann anstecken! Das ist aber nicht der Fall.

Wir aber züchten durch die Bekämpfung der Mikroben immer widerstandsfähigere Erreger, so daß wir mit unserem Latein am Ende sind. So wird überall in der Medizinhierarchie der falsche Hebel angesetzt. Statt den Menschen eine gesunde Lebensweise beizubringen, nehmen wir alle teuren Behandlungen in Kauf, die letzten Endes das kranke Dasein nur hinausschieben. Wir aber wollen vitale Gesundheit mit naturgesetzlichen Mitteln, die für Mensch und Tier immer gültig waren. Die Keime in den Krankenhäusern sind also nicht die primäre Ursache!

Eine weitere Meldung ging am 30. 5. '88 durch die Presse: In der Bundesrepublik leiden rund 20 Millionen Menschen – ist fast jeder dritte – an einer **Allergie**. Was sind Allergien? Juckende Hautekzeme wie Neurodermitis (früher schlicht Milchschorf), Nesselsucht, Heuschnupfen, Migräne, Erkrankungen von Magen und Darm, die Unverträglichkeit bestimmter Mittel und Asthma!

Wir haben gelernt, daß alles, was über die Haut als größtes Entgiftungsorgan herauskommt, ein Zeichen großer innerer Verschmutzung ist. Das gilt selbst für Sommersprossen. Die Sonne ist unschuldig, sie holt nur diese Schlacken heraus! Auch Altersflecken sind Ablagerungen aus dem übermäßigen Verzehr tierischen Eiweißes! (Amyloidosen nach *Dr. Ralph Bircher*.)

Dr. Gerhard Schultze-Werninghaus berichtete auf dem dritten Allergietag, daß schon 10 000 allergieauslösende Substanzen bekannt seien! Allein die Zahl der Asthmakranken habe sich in den letzten 50 Jahren verzehnfacht! Dann kommt die niederschmetternde Aussage dieses Allergologen: *»Eine Aussicht auf Heilung gibt es für die 20 Millionen allergisch reagierenden Bundesbürger nicht. Die Neigung zur Allergie sei vererbt und bleibe ein Leben lang bestehen. In den vergangenen Jahrzehnten habe es kaum Fortschritte in Diagnostik und Therapie gegeben. Zur medikamentösen Behandlung, welche die Krankheitssymptome lindere, gebe es keine Alternative!«*

Peng, da haben wir es! Allergien nicht heilbar, es gibt keine Alternative zu Medikamenten, die Symptome nur lindern können! Diese Aussage eines führenden Mediziners ist vollkommen falsch! Jeder Allergiker kann diese sofort in das Reich der Fabel verweisen. Wer die hier kommentierten Lebensregeln einhält, ist in wenigen Wochen allergiefrei. Viele praktizierte Beispiele zeugen von der prompten Heilung. Macht der Kranke auch nur den geringsten »sündigen Ausflug«, kommt sofort die Allergie zurück. Du kannst diese elementare Wahrheit jederzeit testen. Gibt es bessere Beweise, daß auch bei Allergien die Klärgrübe überfüllt ist, daß die Toleranzgrenze überschritten ist? Entleere Deinen Abfall, und Du hast keine Beschwerden mehr! Das sind die Hauptauslöser von Allergien:

Beim **Säugling**: Feind Nr. 1 ist die Kuhmilch, Nr. 2 Weizenprodukte, Nr. 3 die tote Nahrung in Gläsern und Packungen für die Flaschenfütterung, Nr. 4 Zucker, Nr. 5 Eier, Nr. 6 Medikamente zur Unterdrückung von Symptomen.

Dazu kommen bei **Erwachsenen**: Nr. 1 Kochkost, Nr. 2 Eiweißüberernährung, Nr. 3 Übersäuerung, Nr. 4 Nahrungs- und Stimulanziensüchte, Nr. 5 Pollen.

Diese Nahrungsstoffe und Umweltgifte sind nicht die wahre Ursache der Allergien. Es ist die Vergiftung des Gesamtkörpers mit Ablagerungen infolge der *»täglichen kleinen Sünden gegen das Naturgesetz«*. Daher ist eine Heilung mit Antigenen und Medikamentengiften völlig zwecklos, sie treiben die akuten Symptome nur in die chronische Dauerkrankheit! Desgleichen ist das Schaffen von Immunisierung ein Märchen der Schulmedizin. Ich empfehle Dir hierzu auch das Buch von *Hans Baumgardt* »Ursachen und Heilung von Allergien«[103].

Sicherlich müssen wir alle dafür sorgen, daß die **Schädigung unserer Umwelt** durch Überdüngung, Insektizide und Pestizide endlich eingestellt wird. Dazu sind rigorose Mittel notwendig, sonst macht der Mensch das nicht, er sieht nur seinen eigenen Vorteil, seinen Profit! Aber die Umweltverschmutzung ist nicht die Hauptursache. Die Tiere unterliegen ganz unschuldig den gleichen (von Menschen verursachten) Umweltsünden, dennoch erreichen sie ihr von der Natur vorgegebenes Lebensalter. Du bist es selbst, der seinen Körper dauerverschmutzt! Nicht nur von der Allergie, von allen Übeln kannst Du Dich befreien, wenn Du die in diesem Buch geschilderten Bedingungen einhältst:

1. Nahrung, an die wir biologisch angepaßt sind: **Früchte** mit etwas Salaten, **Gemüse, Nüsse** und **Samen**.
2. Atme **reine Luft**!
3. Trinke nur **Wasser**, möglichst destilliertes.
4. Ausreichend **Schlaf** und **Ruhe**.
5. Täglich kräftige und anstrengende **Bewegungen**.
6. Kreative, wertvolle **Beschäftigung**.
7. **Angenehmes Umfeld** zu Hause und im Freundeskreis (Gemütlichkeit) und viele weitere Schwerpunkte, die Du inzwischen weißt!

Eine einzige Kur will ich zulassen, und das ist die Kur, von den krankmachenden Gewohnheiten abzulassen! Den Schlüssel zu dieser Kur hast Du allein in Deiner Hand!

Und vergiß die bösen Feinde: Bazillen, Viren, Bakterien, diese kleinen »Viecher« sind nicht die Ursache der Krankheiten, sondern Dein eigener kranker Boden lädt diese als »Saubermacher« ein.

Was sagte *Are Waerland* in seinem Buch »Befreiung aus dem Hexenkessel der Krankheiten, Band II«[6] über diese kleinen Feinde:

Ein Gefühl der Dankbarkeit sollte sie wenigstens dazu veranlassen, ein Denkmal – oder vielleicht einen Grabstein – zu errichten, denn soviel wir wissen, gibt es keinen Bazillus mit der Gedenktafel:

»Der unbekannten Mikrobe von den dankbaren Ärzten!«

Um von allen Süchten loszukommen, kann man natürlich auch Schritt für Schritt vorgehen, aber das ist viel schwerer als eine abrupte Unterbrechung! Eine »kleine« Sünde zieht die nächste hinterher! Merke: *»Abstinenz ist leichter als Mäßigkeit!«*

Es gibt viele naturheilkundlich ausgerichtete Kuranstalten in Deutschland, die sich alle Mühe geben, mit vielen »sanften« Hilfsmitteln den Menschen zu helfen. Unter den Leitern sind häufig **Ärzte für Naturheilverfahren**. Auch sie haben einen ständigen Kampf mit ihren Brüdern von der chemischen Anwendung zu führen. Ich weiß aber von keiner Anstalt, die ausschließlich dem Naturgesetz gehorcht, also nichts anwendet! Nur drei Dinge sollten den Mund passieren: Rohkost, an die wir angepaßt sind, frische Luft und reines Wasser! Welche Anstalt wagt es? Sie würde die größten Erfolge erzielen. Vielleicht kann man die Kranken in verschiedene Lager einteilen. Ein Wettkampf sollte entstehen!

Disziplin

Wir haben nun mehrfach gehört, daß es Gesundheit nicht in einer Kapsel zu kaufen ist, sie gibt es nur durch gesundheitsbewußtes Leben. Nun kommt aber ein großes Handikap: Du hast von Anfang an Deine ganze Umwelt, einschl. Deine Familie, gegen Dich. Niemand will von seinen eingefahrenen Gewohnheiten abgehen; es lebt sich doch so gut trotz der Gifte um uns herum, trotz der vielen Krankheiten, gegen die es doch Ärzte und Medikamente gibt!

»*Was hast Du nur noch vom Leben!*« sagt man mir so oft. Meine Antwort ist ganz einfach: »*Mit der Überwindung seiner Genüsse beginnt erst das richtige Leben! Deine Geschmacksnerven reagieren jetzt nur auf grobe Nuancen, wie Salz, Pfeffer, Senf, Gewürze, Zucker, Nikotin, Kaffee oder Alkohol. Deine Gesundheit ist eine relative nach Deinem eingeschränkten Urteilsvermögen, weil Du echte Gesundheit bisher nie erfahren hast! Euphorische Zustände erlebst Du nur während der Fastentage oder bei gesundheitsbewußtem Leben.*«

Wenn ich sage, Du solltest am besten nur Rohkost essen mit ca. ⅔ rohem, frischem Obst, ⅓ rohem Gemüse und Salaten, kaum Nüsse und Samen, dann rümpfen die meisten schon die Nase! »*Wir sind doch keine Karnickel*«, heißt es dann. Nein, Du bist kein Kaninchen und keine Kuh, also kein Grasesser, aber Du solltest Deine Nahrung danach bestimmen, ob sie Dir gut schmeckt, wunderbar riecht und angenehm aussieht (ohne Kochtopf)!

Ich habe damit bereits das ganze »Gesundheitsrezept« wiederholt. Alles, was ich sonst schreibe, soll Deinen Geist stabilisieren, damit Du 1. zur naturgewollten Nahrung für den Menschen übergehst und 2. auch beibehältst. Das Beibehalten ist noch schwieriger als das Beginnen, denn überall um Dich herum stehen die »verlockenden Genüsse«. Du aber weißt jetzt, daß diese in Wirklichkeit keine wahren Genüsse sind, sondern Gemische für den pervertierten Gaumen! Und hier ist

Disziplin angesagt. Schon der erste kleine Bissen ist der wichtigste Schritt in den Rückfall in alte, verderbliche Gewohnheiten!

Es ist wie bei den chronischen Alkoholikern: Vermeide den ersten Schluck! Eine kleine Sünde treibt Dich wieder in die nächstgrößere!! Gesundheit ist wichtiger als das kurzfristige, seichte »Genießen«, das in Wirklichkeit so degeneriert ist, daß Du kein Gespür mehr für natürlichen Genuß hast!

Glücklicherweise gibt es ein natürliches Hindernis: Du wirst sofort wieder krank, Du kannst den **»Schiet und Dreck«** (mein Schlagwort) nicht mehr vertragen. Verdauungsstörungen, Blähungen, Unwohlsein, Kopfschmerzen usw., alles, was Du schon längst überwunden hast, kommen sofort zurück! Daran erkennst Du, wie Deine erstarkte Vitalität, Deine neue Nervenkraft, Dein ganzer Körper wieder auf hohem Niveau arbeitet, er will sich sofort wieder von diesem Abfall befreien!

Du hast die **wirkliche Freiheit** erreicht, während alle um Dich herum **Sklaven ihrer Scheingenüsse sind**! Eine gesunde Disziplin ist kein Verzicht, sondern die Herrschaft über niedrige Begierden! Dieses ist auch keine bloße Theorie: Jedermann kann die Wahrheit der Aussagen in diesem Buch sofort ohne Geld, ohne Krankenkasse ausprobieren. Du selbst bist doch das beste Versuchskarnickel. Du selbst kannst sofort beurteilen, ob die von mir geschilderten Naturgesetze die Wahrheit beinhalten oder eine auf Krücken ruhende künstliche medizinische »Wissenschaft« ist, die den letzten »Stand des Irrtums« ausführt. Es gibt keine bessere Möglichkeit, als durch eigene Taten die Wahrheit herauszufinden.

Natürliche Gesundheit ist also keine Theorie, sondern praktisches Leben! Diese notwendige Disziplin bringt Dich zur höchsten Gesundheit, Du wirst das Leben wirklich leben! Kraft und Stärke kommen nur durch Disziplin allein! Mangel an Disziplin verschwendet Deine Stärke, trocknet Dein »Becken des Lebens« aus. Disziplin vermindert also nicht das Leben, sondern sie verstärkt es! Der Undisziplinierte verschwendet ununterbrochen seine Energie, die letzten Endes zur Erschöpfung seiner Nerven führt!

Einem jüngeren Schulkameraden von mir, den ich täglich vor dem Imbißstand mit der Bierflasche und Zigarette sah und den ich oft genug warnte, zittern jetzt beide Arme, er kann keine Hand mehr ruhig halten. *»Siehst Du, jetzt hast Du die Quittung für Dein Saufen und Rauchen!«* Er wollte die Ursache noch auf das unschuldige Pferd abschieben, das ihm während der Militärzeit eine Kopfverletzung beibrachte. *»Nein, Deine Version kenne ich genau, es sind die Gifte, die Du jahrelang täglich ohne Rücksicht auf Deinen Körper in Dich hineingeschlürft hast!«* Jetzt würde er aber nicht mehr trinken! Er sieht aus wie ein Greis von 80 und bewegt sich auch so! (1989 verstorben.)

Bei der »gutbürgerlichen« Lebensweise bist Du ein Roboter, eine Marionette, die an einem unsichtbaren Gängelband dahinvegetiert. Du machst Dich sklavisch abhängig von Drogen, dazu gehört auch die **Abhängigkeit** von Alkohol, Nikotin, Kaffee, gefräßigem Überessen, unkontrolliertem Appetit, Übersex usw. Dann schreit Dein geschundener und geschwächter Körper nach Hilfe. Sei weise, kehre zurück zu den Prinzipien der Natur, nur dann wirst Du in Harmonie mit Deiner Umwelt leben!

Es gibt Leute, die gesundheitsbewußtes Leben als eine Fessel ansehen und ein falsches, trügerisches Leben für Freiheit und Freude halten! Es ist aber genau umgekehrt. Jene sind verwirrt, launisch, haben immerzu Kopfschmerzen, nehmen Aspirin, trinken ohne Unterbrechung Kaffee, können nicht schlafen, sind verstopft und von Abführmitteln abhängig, benutzen Antacids für ihren sauren Magen, kurz: sie sind Sklaven ihrer Wünsche und nie zufrieden!

Ihr Friede ist der Mißbrauch ihres Körpers, der ein langes Leben aushalten soll! Trotz ihrer vielen unnatürlichen **Stimulanzien** fühlen sie sich schwach und miserabel, leben unter Ängsten, fürchten sich vor jedem Risiko, haben Neurosen und Psychosen, innere Konflikte, fühlen sich ohne Grund schuldig! Schwäche und Krankheiten und andererseits Gesundheit und Vitalität sind aber keine kostenlosen Geschenke der Natur. Sie sind Tatsachen, die Du selbst geschaffen hast, Du hast sie freiwillig gewählt und mußt dann auch die Ergebnisse ernten, so oder so! Die meisten Menschen sind aber **Sklaven ihrer falschen Lebensweise** und wünschen dann Erleichterung mit irgendwelchen Mitteln. Dabei haben sie diese »Wundermittel« selbst kostenlos in ihrer Hand. Du benötigst dann auch keine Chemie, keine Herz- und Leberspezialisten. Dein eigener Körper ist die beste Heilkraft, aber nur, wenn Du ihm die Gelegenheit dazu gibst.

Leider geht das nicht ohne Disziplin. Du mußt wissen, um zu wollen! Disziplinlosigkeit zerstört täglich Millionen! Dann wird der »liebe Gott« angeklagt, der plötzlich und unerwartet jemanden heimgeholt hat! **Sicher, Gesundheit ist nicht alles, aber ohne Gesundheit ist alles gar nichts!**

Nun gibt es auch sogenannte »Ernährungsforscher«, die sagen: »Bier in Maßen sei sogar gesund für das Herz!« Aber höchstens zwei Flaschen täglich, sonst beginnt die schädliche Alkoholwirkung für Herz und Leber. Diese Empfehlung ist Unsinn, denn Gift irgendwelcher Art ist nie gesund und schwächt immer unseren Körper. Vor allem führen ja gerade die »paar« Biere zum ersten Schritt zurück in den Schlendrian, den wir ja vermeiden wollen. Ich versuche, das auf diesen Seiten eindringlich zu schildern!

Wir wollen ja gerade keinen niedrigen Gesundheitsstandard, sondern höchste Vitalität anstreben. Diesen hoch entwickelten Standard wollen wir zu unserer Norm machen. Wir wollen festhalten, daß jede Abweichung von dieser Norm, und dazu gehört das »moderate« Trinken, ein Schritt abwärts ist, jede Abweichung nach unten ist der Beginn des Verfalls! Wir sollten nicht vergessen, daß solche Empfehlungen häufig indirekt von der Industrie kommen. Heute ist doch jedes Gutachten zu »besorgen«.

Milo Hastings, der Herausgeber des »Physical Cultur« Magazins sagte wörtlich: »*Ich werde jede Sache unterschreiben, die Hauptsache, ich bekomme dafür einen Anzeigenkontrakt!*«

Ich kann Dir zahlreiche solcher »Experten« mit klingendem Titel nennen, die Du allerdings mehr in den USA als in Deutschland antriffst.

Hast Du nach dem Krieg von Psychiatern gehört? Jetzt findest Du diese an jeder Ecke, und ihre Sprechzimmer sind voll! Solche »Couch«-Patienten sind doch nur »krank« wegen ihrer destruktiven Gewohnheiten, sie kennen weder Sinn noch Ziel ihres Lebens, dabei ging es uns in Deutschland noch niemals so gut. Ihre Straße des Lebens ist eine Sackgasse! Gib Dich also nicht mit Halbheiten zufrieden. Die meisten Kompromisse sind faul. Breche mit alten schlechten Gewohnheiten total. Kultiviere statt dessen gute Gewohnheiten, fahre 1. Klasse!

Stehe nie still, entweder Du entwickelst Dich weiter, oder Du gehst abwärts! Wir müssen immer unsere Kenntnisse und Anstrengungen stärken! Du mußt Beispiel für unsere Mitmenschen sein, die noch im Dunkeln verharren, ohne fanatisch zu werden. Dazu neigt man leicht, aber die Stolpersteine auf diesem Wege werden Dich schnell beruhigen.

Jeder will gesund sein, aber leider nichts dafür tun. Immer werden Wunderpillen und Wunderkuren gesucht. Eine kräftige Spritze oder scharfe Tablette, dann sollte das bisherige bequeme »Sündigen« weitergehen!

Du solltest jene Höhe der unbändigen Gesundheit erreichen, von der aus Du die notwendigen »Beschränkungen« bereitwillig und mit Freuden akzeptierst! Das Gefühl einer Beschränkung sollte gar nicht aufkommen, sondern ein unbegrenztes Freiheitsgefühl sollte Dich begleiten. Das Ziel ist das Erreichen höchster Gesundheit!

Unglücklicherweise ist es für die meisten Menschen (auch guten Willens) schwer, die Schranke der »kleinen Zwänge« zu überschreiten. Bei aller idealen Zielsetzung dürfen wir die Realitäten des Lebens nicht negieren; wir leben in dieser Gemeinschaft und müssen uns arrangieren, und das sollte nicht durch bloßes »Abkapseln« geschehen. Dennoch sollten überall Gruppen entstehen, die sich regelmäßig treffen, Erfahrungen austauschen und sich gegenseitig Hilfestellungen geben, um persönliche Rückfälle in den »früheren Schlendrian« zu unterbinden! Das hat die Gesellschaft für natürliche Lebenskunde richtig erkannt und hat inzwischen in Deutschland mehr als 50

Gesprächskreise eingerichtet, wo sich gleichgesinnte gesundheitssuchende Menschen ein- oder zweimal im Monat zusammenfinden, um sich auszusprechen, sich gegenseitig zu helfen und gemeinsame Dinge zu unternehmen. Auch Du kannst als »Anfänger« daran teilnehmen, Du brauchst Dir nur die Adressenliste vom Verein senden zu lassen (Lebenskunde e. V., 2862 Worpswede).

»Du darfst das und das nicht...« sind schlechte Befehle. Es sollte heißen: *»Ich will das höchste Ziel erreichen, und deshalb nehme ich zeitweise Einschränkungen, die in Wirklichkeit ja gar keine sind, in Kauf.«* Sei daher nie traurig über die Nahrungsmittel, die Du nicht essen darfst. Ich sehe beim Anblick sofort das lebende Tier mit Fleisch und Blut, Zellen und Nerven, wie wir Menschen auch, die leidende Kreatur verhindert seit 40 Jahren, daß ich Fleisch, Fisch oder Eier esse. Wenn man noch nicht gefestigt ist, können der Geruch und der Anblick knuspriger Broterzeugnisse schon reizen. Aber ich »fühle« dann schon die bald erscheinende Verkleisterung, die »dichte Nase«, den Klumpen im Hals, so daß es dann leichter ist, sich nicht verführen zu lassen! Daß diese Kleisterwirkung, noch mehr natürlich bei den degenerierten Weißmehlerzeugnissen, unmittelbar eintritt, habe ich wohl hunderte Male selbst probiert! Das ist das Gute beim Naturgesetz, jeder kann die falsche Ernährung zeitweise als eigenes Versuchskaninchen wieder einführen und sich von den Folgen überzeugen! Es gibt kein besseres Mittel, um Ursache und Wirkungen zu probieren!

Bei den süßen Zuckersachen und konzentrierten Fetten sehe ich sofort die Mehrfachwellen am Bauch, das Doppelkinn, die dicken Schenkel, den keuchenden Fettsack! Zur Zeit ist moderates Dicksein wieder Mode (wer hat wohl ein Interesse daran, dieses zu publizieren?). Da haben wir wieder das Wort »in Maßen«. In Maßen kannst Du also alles, in Maßen kannst Du Dich vergiften. In Maßen ist Gift kein Gift, nur bei hoher Dosierung!

Jede Fettsucht ist gefährlich, auch die moderate! Glaube nicht den Schalmeienklängen eines *Prof. Pudel* aus Göttingen, der für ein **Wohlfühlgewicht** eintritt. Du fühlst Dich auch wohl, wenn Du einige Tassen Bohnenkaffee oder einige Schnäpse trinkst. Auch die Stimulation eines kräftigen »Bratens« versetzt Dich in ein Wohlgefühl!

Gerade das künstliche Wohlgefühl tarnt die Schädlichkeit! Du allein mußt später dafür zahlen! Im Krankenhaus darf ganz offiziell gestorben werden, dann fragt keiner mehr nach der Zahl der vergangenen Wohlgefühle!

Vertue also nicht Deine kostbare Zeit, darüber nachzudenken, was Du nicht darfst, sondern konzentriere Dich auf die schönen Dinge, die erwünscht sind. Dazu gehört nicht nur das Essen, die herrliche Erde hat noch viel mehr zu bieten.

Aber auch die Nahrung schmeckt viel, viel besser im Naturzustand. Heute morgen habe ich eine reife Kaiserbirne mit ihrem Reichtum an Geschmacksnuancen mit hohem Fruchtzuckergehalt, der Sofortenergie bereitstellt, und dem wunderbaren Geruch richtig genossen. Diese eine Birne reicht bis zum Mittag, dann gibt es einen Obstsalat mit dazupassenden Früchten. Nichts weiter. Du siehst, wir essen mittags Frischgemüse, sonst fast nur Obstmahlzeiten, auch abends. Da nimmt sich jeder, was er mag.

Und was machen wir bei Einladungen? Wir umfahren diese Klippen, wie erst gestern abend, wo ein Verwandter (zwei Häuser weiter) seinen Geburtstag mit reichlichem »Fischigen« feierte: Wir gehen erst nach dem Festessen hin. Wir blieben also frisch und munter mit Studentenfutter (Trockenfrüchten), das war's dann. Der nächste Morgen sieht uns (wie immer) frisch und munter! Ich schiebe immer solche praktischen Hinweise ein, weil ich aus langer Erfahrung weiß, daß gerade Umsteiger in solchen Situationen hilflos sind. Wichtig ist nur, daß Du den Gastgeber vorher orientierst. Du bist dann auch immer der billigste Gast.

Konzentriere Dich also nicht auf Beschränkungen, sondern auf den viel größeren Freiraum, den Deine Familie plötzlich zur Verfügung hat. Die Küche kann kalt bleiben. Welche Erleichterung für die Sklavin Hausfrau, eine echte Emanzipation! Setze neue Ziele und Ideale! Öffne Deine Augen für wichtigere und schönere Dinge. Selbst bei einem Tag ohne Nahrung geht es Dir besser, und es läuft alles viel leichter. Vergiß dabei eine Menge Dinge, die als wertloses Zeug nur Deine Gehirnzellen blockieren. Heute lebst Du, morgen ist ein anderer Tag. Du bist jetzt bereit für größere Ideale, für einen erweiterten Blick von größerer Höhe! Leben und Gesundheit müssen jetzt eine größere Dynamik bekommen, laß Deine Gehirnzellen eine andere, fruchtbarere Ebene erklimmen! Diese Anreicherung läßt die kleinen unerheblichen Beschränkungen, die Dich ja nur herunterziehen wollen, vergessen! Dazu ist **Selbstdisziplin** Voraussetzung.

Stolpersteine
»Richtige Ernährung ist die Tragödie des Lebens. 99,99% aller Krankheiten hängen von den natürlichen, rohen, frischen Lebensmitteln ab«, schreibt *Prof. Ehret*. Jetzt hast Du soviel gelesen, was Du zu tun hast, und beginnst nun mit der Durchführung. Zuerst fühlst Du Dich prächtig, besonders leicht. Aber schon nach wenigen Tagen kannst Du Dich unwohl fühlen, Du bekommst Kopfschmerzen, Dir wird schwindelig und Du hast Pein in Körperteilen, wo Du lange nichts mehr gemerkt hast. Du gehst zu Deinem Arzt oder Heilpraktiker und berichtest über Deine Wehwehchen. Da fast alle Ärzte hier völlig hilflos sind, empfiehlt Dein Hausarzt die sofortige Rückkehr zur früheren Lebensweise. In wenigen Tagen bist Du wieder der »alte«.

Was geschah? Dein geschundener Körper begann sofort mit der **Hausreinigung**, als er endlich gute, leichtverdauliche Nahrung bekam. Schlacken und Abfall wurden aus allen Ecken Deines Körpers, die teilweise seit Deiner Kindheit dort liegen, zwecks Ausscheidung in Deine Blutbahn geworfen. Die Nerven werden von diesem Gift stark gereizt. Das sind die Symptome, die Dich schier umwerfen wollen!

Mit der Rückkehr zur **toten Kost** gingen diese gelösten Abfälle sofort in ihre bekannten Lager zurück. Die Mikroben freuten sich über ihre alte »vergammelte« Nahrung, von der sie ja leben!! Damit hast Du Dir selbst aber den schlechtesten

Dienst erwiesen. Ich habe auf den vorhergehenden Seiten ja gerade den Ärzten empfohlen, die an eine **Schlackentheorie** nicht glauben, eben diesen Test zu machen. Nun fällst Du selbst darauf rein. Solltest Du Obst als Übergang zur Naturkost gegessen haben, so ist das Aufspüren, Auflösen und Hinausbefördern des giftigen Unrats noch viel dramatischer! Früchte werden im Schnelltempo verdaut und bringen Dir alle Nährstoffe, Aminosäuren, Vitamine und Mineralien in Hülle und Fülle, so daß die Generalreinigung noch viel heftiger einsetzt. Aber gerade diese paradiesische Kost wird dann beschuldigt und ursächlich mit dem Unwohlsein in Verbindung gebracht. Die beste und wirkungsvollste Nahrung der Erde wird angeklagt und nicht die tote Kost, die Dein Blut-, Lymph- und Filtriersystem letztlich zum Erliegen gebracht hat.

Ich habe viele solche **Reinigungskuren** über mich »ergehen« lassen. Man meint in der Tat oft, die letzte Stunde habe geschlagen! Manchmal kam nachts plötzlich eine ganze Tasse voll »Kleister« auf einmal heraus! Solche **Krisen** sind notwendige, ungefährliche Reinigungs- und Gesundungskrisen. Gib nicht auf, Du mußt zu Deinem Wohle da durch!

Wie werde und bleibe ich gesund?

»Suche, so wirst Du es finden«, war meine Devise auf dem Gesundheitssektor jahrzehntelang. Aber der Weg war »mühselig und beladen«! Es gab leider nur einzelne Menschen hier in Deutschland, die versuchten, naturgerecht zu leben, was immer sie darunter verstanden. Sie waren nur Rufer in der Wüste, und nach ihrem Tode waren sie alsbald vergessen, wie jeder, wenn er erst auf dem Friedhof liegt. Gelegentliche Erinnerungsfeiern bei »prominenten« Personen täuschen nicht über diese Tatsache hinweg!

Ein großer Gesundheitslehrer, der österreichische Theologieprofessor *Dr. Johannes Ude*, der ja noch gar nicht so lange tot ist und sehr alt wurde, ist bei den heutigen österreichischen »Lehrern in Gesundheit« kaum dem Namen nach bekannt. Ich erwähnte sein kämpferisches Leben in diesem Buch. Unerschrocken revoltierte er gegen das Hitlerregime, gegen seine kirchlichen Brüder und gegen die herrschende Medizin mit ihrer »Unterdrückung« der von der Natur in Gang gesetzten »Heilerkrankungen«! Er wurde mehrfach dafür eingesperrt, aber er blieb standhaft.

So war auch *Dr. Bircher-Benner* einer der ersten »richtigen« Mediziner, der Rohkost als Heilnahrung mit großem Erfolg einsetzte, obgleich auch er auf der Universität nur etwas über Krankheiten gelernt hatte, über Mikroben, Bakterien und Viren, und wie man diese »Schädlinge« als die größten Feinde des Menschen mit Giften bekämpfen muß. Sein großer Sohn *Dr. Ralph Bircher* hat das Erbe seines Vaters und die Erkenntnisse der Naturmedizin jahrzehntelang in allen seinen Büchern, besonders im »Wendepunkt«, heroisch gegen alle Widerstände verteidigt. Er lebte bis ins hohe Alter in seiner schweizerischen Heimat. (1990 im Alter von 90 Jahren verstorben.)

Für mich kamen dazu noch als Vorbilder: *Walter Sommer* und *Are Waerland*. Dennoch trat bei der Suche nach der Wahrheit erst 1978 mit der zufälligen Begegnung mit der

Lektüre von *Prof. Ehret* und *Dr. Walker* während eines USA-Besuches eine grundsätzliche Änderung meiner Ansicht über die wahre Ursache der Krankheiten ein! Diese neuen (in Wirklichkeit sehr alten) Erkenntnisse wurden aber erst recht 1983 gefestigt, als ich (wieder durch Zufall) in Florida das kleine Büchlein über Herpes und AIDS (von *T. C. Frey* »Nie wieder Herpes«[43]) erstand! Eine wahre Fundgrube wurde entdeckt. Sturmfeste Gesundheit, Vorbeugung und Heilung von Krankheiten wurden prophezeit.

Wenn ich diese Erkenntnisse noch einmal auf diesen Seiten drastisch schildere, so will ich damit nicht die herrschende Medizin in Bausch und Bogen verurteilen, denn ich weiß, daß die Ärzte es nicht anders lernen. Würden sie Gesundheit lehren und es selbst vormachen, wäre dieser Berufsstand alsbald ausgestorben. Der Kunde bestimmt das Sortiment im Supermarkt, der Patient seinen Arzt und damit die Pharmaindustrie. Da der Patient sich nicht ändert, wird sich auch der Arzt nicht ändern!

Jeder sieht ein, daß es besser ist, einer Erkrankung vorzubeugen, als Gesundheit wiederherzustellen. Nur, das tut fast keiner, jeder glaubt, der Kelch würde an ihm vorübergehen, was natürlich ein Trugschluß ist. Jede Erkrankung ist die Addition täglicher kleiner Sünden gegen das Naturgesetz. Auf der anderen Seite ist aber diese Erkrankung auch der Beginn der Heilung. Die »gutbürgerliche Küche« ist eine kalorienreiche **Mangelkost**, die Dich langfristig in die Krankheitssituation gebracht hat. Es fehlte die enzymreiche Rohkost!

Wird einer dennoch verhältnismäßig alt, so soll er den Chromosomen seiner Vorfahren dankbar sein. Gibt er selbst aber eine strahlende Gesundheit weiter? Heute ist doch fast die ganze menschliche Rasse krank, und sie wird von Jahr zu Jahr kränker! Wenn die Erkenntnisse der herrschenden Medizin in ihren immer dicker werdenden Lehrbüchern richtig wären, müßten wir Menschen doch immer gesünder werden, zumal technische Diagnostiken und Maschinen heute sogar schwierige Organverpflanzungen erlauben!

Aber im Gegenteil, wir bauen immer mehr Krankenhäuser

mit allen technischen Raffinessen, die pharmazeutische Industrie wird immer gewaltiger und finanzkräftiger, ihre Anzeigen in Millionenhöhe prasseln täglich auf uns nieder, die uns einlullen: nimm doch diese kleine, farbige Pille, und Du bist alle Deine Sorgen los. Besonders die Glückspillen (Tranquilizer) befreien Dich von den Lasten des Alltags. Du hörst aber kein Wort über die Süchtigkeit dieser kleinen »Wunderpillen«, die uns abhängig machen. Die kleingedruckten **Nebenwirkungen** werden übersehen.

In Wirklichkeit weißt Du selbst, daß Herz- und Kreislaufkrankheiten, Schlaganfälle, Diabetes, Nierenerkrankungen, Krebs und vor allem Geistes- und Nervenkrankheiten ständig steigen, ja, im Kindesalter beginnen diese chronischen Krankheiten bereits. Ich habe an anderer Stelle ausgeführt, wie krank die zivilisierte Menschheit heute ist!

Dabei sind Krankheiten im Lichte der Natur gesehen ganz einfach zu erklären: Die Natur will immer Leben wiederherstellen und erhalten. Dafür bringt sie Dir gelegentlich Fieber, Durchfall, Übergeben, Entzündungen, Schnupfen, Keuchen oder Schwellungen, um Deine eigenen Vergehen gegen das Naturgesetz wieder zu kompensieren! Dabei benutzt sie auch gelegentlich die kleinen »Angreifer«, wie Mikroben, als ihre Hilfsarbeiter. Diese sind nie unsere Feinde, sondern Helfer der Natur bei ihrer Anstrengung, uns von unseren Krankheiten zu befreien.

Wir sollten also alle aufgeführten **Mittel der Natur** unterstützen und nicht mit chemischen Keulen unterdrücken!! Aber wir haben ja schon Angst vor dem bißchen Fieber, obgleich die alten griechischen Ärzte den einfachen Lehrsatz wußten und anwendeten: *»Gib mir ein Mittel, um Fieber zu erzeugen, und ich heile alle Krankheiten!«* Was ist davon geblieben? Ich kenne Ärzte, die schon bei einer banalen Erkältung massive Dosen Penicillin verabreichen, obgleich Erkältungen von Viren ausgelöst werden, gegen die Penicillin wirkungslos ist! Man will sogleich alle eventuellen mit einer Erkältung verbundenen Komplikationen bekämpfen, heißt es als Entschuldigung. Die Erleuchtung, daß man durch die Abtötung der lebenswichtigen

Bakterien die Gesundheit des Kranken dann noch mehr schädigt, kommt leider nicht.

Glücklicherweise erreichst Du Deine Wiedergesundung und den Erhalt der Vitalität durch die gleichen natürlichen Maßnahmen der Natur: lebendige, rohe Nahrung, frische Luft, Sonnenschein, reines Wasser, Bewegung, Ruhe und »geistiges« Abschalten. Bei schon eingetretenen Krankheiten hilft am besten totale Abstinenz von Nahrungsstoffen und ab ins Bett (ohne Radio und Fernsehen). Unser Organismus kann nicht beides gleichzeitig: heilen durch Entfernen von angesammelten Schlacken und Giften und körperlich und geistig arbeiten. Der Zeigefinger unserer alten Hausärzte mit ihrer praktischen Erfahrung: »*Hinein ins Bett!*« war richtig!

Der erste Hausarzt, den ich überhaupt in unserem kleinen Dorf zu sehen bekam, war *Dr. Hundt* aus Tellingstedt, der selbst bei Eis und Schnee mit seinem Pferdegespann kam. Ein Nachbarjunge war vom Pferd geschlagen worden und lag schon eine Woche krank im Bett. Wann wurde früher schon mal ein Arzt geholt? Kaum einer hatte eine Krankenkasse, so daß man schon halb tot sein mußte, bevor ein Arzt gerufen wurde. Der Arzt hat »eine Spritze« gegeben, das war schon etwas schier Unglaubliches.

Nun, die erste Frage an die Eltern dieses Nachbarsohns war: »*Wie ist es mit der Öffnung?*« Er hatte sogleich die wichtige Kernfrage erfaßt: die Öffnung, den Stuhlgang, die Entfernung der Schlacken! Niemand hatte sich darum gekümmert. Leider half nichts mehr, keine Einläufe, kein Rizinusöl. Der Junge war schon total vergiftet, so daß dieser Hoferbe starb. Er war auch der erste Tote, den ich in meinem Leben sah! Der arme Johann wurde von »oben« mit »buntem Stuten« und heißen Suppen gut ernährt, aber »unten« kam nichts wieder raus!

Welcher Mediziner stellt heute die erste Frage nach der Reinigung unserer Klärgrube, die ständig mit Abfall und Giften überfüllt ist und einer der Hauptverursacher unserer Erkrankungen ist? Siehe dazu das Buch: »Darmgesundheit ohne Verstopfung« von *Dr. Walker*[20], also über Darmgesundheit. Wie Fußsohle, Handinnenfläche, die Netzhaut des Auges, so

417

steht jeder Teil unseres Dickdarms direkt mit einem unserer Organe in Verbindung!

Enzymreiche Rohkost und die immer wieder erwähnten 7 Doktoren lehren uns also, wie man die **Ursachen** der Krankheiten besiegt, während die »Moderne medizinische Wissenschaft« lehrt, wie man die Symptome der Krankheiten mit Giften unterdrückt! Das sind die fundamentalen **Unterschiede**! Die Heilmethoden der Natur sind uralt, sie existieren seit Beginn der Entwicklung der Lebewesen. Sie sind noch vollkommen gleich bei allen in der Wildnatur lebenden Tieren! Dagegen ist die moderne Wissenschaft ganz jung, leider nicht modern, nicht Wissenschaft, nicht Medizin, sondern direkt vergleichbar mit dem **Aberglauben** unserer Vorfahren an die Heilkräfte irgendwelcher Götter. Diese Anbetungen waren sicher noch besser, weil sie nicht schadeten, es wurden keine chemischen Keulen geschleudert! Wir wissen heute, daß die mentale Kraft eine sehr große Wirkung hat, Einbildung kann auch heilen!

Die Bücher über »geistiges« Heilen sind kaum noch überschaubar. Das bekannteste ist wohl das Buch des Amerikaners *Edgar Cayce*[21]. Der hervorragende Verfechter der »Natürlichen Gesundheit«, *Dr. Herbert M. Shelton*, St. Antonio (Texas), schreibt im November 1977 in seiner Revue über die medizinische Wissenschaft von heute: »*Der primitive Aberglaube der Schamanen (Priester oder Zauberdoktor), des Täuschens und Verblendens mit magischen Mitteln besteht in der ›Modernen Medizin‹ weiter! Bakteriologie ist also eine neue Demagogie, Kuren und Immunisierungen (wie heute bei AIDS) kann man mit Exorzismus (Teufelsaustreibung) gleichsetzen, ihre Psychiatrie und Psychoanalysen sind eine neue Form von ›theurgy‹ (magische und übernatürliche Agenten). Heute ersetzt man diesen Hexenzauber mit ihren Aberglauben und Sinnestäuschungen durch verfeinerte Methoden, durch raffinierte medizinische Geräte und damit technische ›Verbesserungen‹, aber die Wirkung ist dieselbe: eben nur durch technische magische Methoden! Vom Standpunkt unseres Körpers und der Physiologie und Biologie lernen wir, daß sich unser Organismus zu allen*

Zeiten selbst repariert und damit heilt, wie eine Wunde sich automatisch schließt.« Soweit *Dr. Shelton.* Das sind organische Methoden aus der Kraft des Körpers heraus und keine Unterdrückungsmaßnahmen von außen mit irgendwelchen Mitteln oder Geräten!! Unser Körper benötigt weder Chiropraktiker, Akupunkteure, Masseure, auch keine allopathischen oder homöopathischen Zaubermittel, keine Infusionen von undefinierbaren Gemischen, keine Bestrahlungen irgendwelcher Art, keine Aufputschmittel wie Kaffee, Nikotin oder Alkohol. Alle diese Mittel unterdrücken nur die normalen Reinigungsanstrengungen unseres Körpers. Sie sind nichts weiter als schädliche Stimulanzien, die nur eine Gesundheit vortäuschen!

Ist die Ansammlung von Ablagerungen größer, so ist die akute Krise natürlich auch heftiger. Ich wiederhole: Fieber, Entzündungen, Krämpfe, Übergeben, Durchfall, Ausschläge, Aufschwemmungen, wie dicke Beine usw., sind also Anstrengungen der Natur zur Heilung. Diese kosten natürlich Kräfte, besonders Nervenkräfte, die zu schonen sind, daher Ruhe von Verdauung und Anstrengung. Ergebnis: **»Krankheit ist eine Gesundungsanstrengung unseres Körpers!«**

Dr. Shelton weiter: »Alle Diagnosen und Klassifizierungen in den medizinischen Lehrbüchern sind Illusionen, die den Ideen der Medizinmänner entspringen, die nur aus dem **Denken in Symptom-Komplexen** *entstehen. Die Auslegungen sind bei den gleichen Krankheiten dazu noch reichlich variabel; sie sprechen von Eindringlingen. Dabei gibt es nur eine gemeinsame Grundlage für alle Krankheiten! Was die Praktiker aller dieser Schulen als Heildiagnose stellen, ist nichts weiter als* **Unterdrückung der Symptome!** *Diese* ›*Krankheitsbehandler*‹ *verschlechtern noch die Anfangsbeschwerden, weil sie die Anstrengungen des Körpers, sich selbst zu heilen, mit einer Kur unterlaufen!*

Von einer perfekten Gesundheit (Stabilität und Schönheit) bis zum Krebs und Schlaganfall gibt es eine lange Liste pathologischer Erscheinungen. Es sind Ausscheidungsprozesse in der Form verschiedener akuter Krankheiten. Wir denken, daß diese

Krisen den Kranken plötzlich heimsuchen, aber in Wirklichkeit sind solche Akutkrisen die Ansammlungen langer Perioden von Übertretungen der Naturgesetze. Die falschen Gewohnheiten produzieren im Laufe der Zeit diese kumulativen Effekte!«

> *»Wann hört der Unfug auf, etwas Nutzloses zu verschreiben, damit es so aussieht, als geschehe etwas zur Heilung. Das ist nicht Suggestion, sondern Schwindel!«*
> *(Dr. med. Carl Ludwig Schleich)*

Aber der Countdown läuft, Du wirst diesen täglichen Giftansammlungen, besonders den Milliarden Fäulnisbakterien im Darm durch die Fleisch-, Fisch- und Eierkost, nicht entkommen! Statt die natürlichen Heilkräfte in Dir selbst zu unterstützen, unterdrückst Du diese mit Hilfe von Medikamenten und der Beibehaltung der Lebensführungsfehler. Wer noch einigermaßen klar denken kann, wird mir bis hierhin folgen und nie mehr den Falschen anklagen! Du selbst also erzeugst ganz allein krankhafte Zustände. Wenn Du wieder gesunden willst, mußt Du die Anstrengungen der natürlichen Kräfte in Dir unterstützen und nicht unterdrücken!

> *»Persönlich halte ich es nicht für richtig, einen Arzneistoff zu verschreiben, wenn nicht vorher oder gleichzeitig besonders krasse Ernährungsschäden beseitigt sind, wenn nicht die allergröbsten Verirrungen der Lebensweise in Ordnung gebracht werden!«*
> *(Prof. F. Eichholtz, Pharmakologe)*

Sicher hast Du dabei Schmerzen, und Du fühlst Dich unwohl. Das aber ist richtig. Du kannst Dich bei diesen Lösungsprozessen nicht wohl fühlen. Aber Du mußt Dich dabei anklagen und nicht irgendeinen Teufel oder ein kleines Biest. Mit wieviel Organen kann man »gut« ohne leben? Der Arzt, der Organe entfernen läßt, beweist doch damit, daß er nicht heilen kann, daß seine gesamte medizinische Lehre total falsch ist! Es ist eine fehlerhafte Anstrengung, mit Kuren oder Eingriffen oder mit giftigen Medikamenten zu heilen!

Immerzu findet eine Heilung im Körper statt, sie kann leider nie zu Ende geführt werden, weil Du durch die Fortsetzung Deiner falschen widernatürlichen Gewohnheiten die Ursachen nicht beseitigst!

Die angesammelte Vergiftung muß raus, damit die Organe wieder einwandfrei arbeiten können. Wenn die Schmerzen unterdrückt oder das erkrankte Organ entfernt sind, bist Du dann geheilt, wie die Medizin erklärt? Nein, niemals, Du hast damit die Krankheit unterdrückt und Deinen Zustand nur verschlimmert. Früher oder später kommt der weitere »dicke Hund!«, wieder »plötzlich und unerwartet«! Je »erfolgreicher« solche **Unterdrückung** gelingt, je mehr hast Du Deinen eigenen Heilmechanismus bekämpft, er muß aufgeben, denn diese Unterdrückung kann tödlich enden!

Während einer von der Natur gewollten **akuten Krise** sollten nur diese wenigen Maßnahmen die eigene Kur begleiten: Keine Nahrung, nur reines Wasser, sofortige Ruhe, körperlich und geistig! Diese Heilmethode solltest Du den Tieren abschauen. Und was machen wir Menschen? Wir sammeln Medizintöpfe, schlucken in Massen bunte Pillen, während unser Körper alle Anstrengungen unternimmt, uns wieder gesund zu machen. Radio und Fernsehen werden an das Bett gestellt, Verwandte »trösten« mit unnützen Quatschereien, bringen gar eine frische, stärkende Suppe mit, die dem Tierurin sehr ähnlich ist! (Siehe genaue Beschreibung in meinem ersten Buch[1].) Sind die Krankheiten vom akuten in das chronische Stadium übergetreten, so sind längere **Fastentage** unbedingt notwendig!

Ich sah vor einigen Tagen *Minister Blüm* im Fernsehen gegen die Funktionäre der Pillenindustrie kämpfen. Er kann natürlicherweise nicht mehr die ständig steigenden Krankenkosten bezahlen. Die gleichen Tabletten mit dem gleichen Inhalt und von demselben Hersteller kosten in den südlichen Ländern nur ca. ⅓ unseres Preises. *Minister Blüm* möchte also Festpreise, damit der Arzt preiswertere Medikamente verschreibt.

Man kann ihn verstehen, er hat kein Geld mehr in der Kasse. Die pharmazeutische Industrie wettert dagegen mit unlauteren Anzeigen in Millionenhöhe. Sie malt den Teufel an die Wand, nun könne der Kranke nicht mehr die notwendige Medizin bekommen. Das ist aber wider besseres Wissen falsch!

Ich verstehe aber auch die Apotheker, denn ihr Betrieb ist auf der bisherigen Kostenkalkulation aufgebaut. Sinken die Arzneimittelpreise, ändert sich ihre Kalkulation, dazu will das neue Krankenkassenreformgesetz die bisherigen Kalkulationssätze ändern, es sollen Festpreise her. Ob eine Medizin teurer oder preiswerter ist, der Verdienstaufschlag soll gleich sein! Solche staatlichen falschen Eingriffe in die Marktwirtschaft treffen natürlich die Falschen. Dann wird es den Apothekern ähnlich wie den Bauern ergehen, der Beruf lohnt sich nicht mehr. Die »Apothekerpreise« sind ohnehin längst gestorben.

Durch keine einzige derartige Maßnahme wird die Ursache der Erkrankungen behoben, und das ist die falsche Lebensweise! Herr *Minister Blüm*, propagieren Sie vorbeugende Gesundheit, nur dann sinken Ihre **Krankenkosten**.

Ich könnte nun aus den Hunderten von Büchern (auch aus dem vorigen Jahrhundert) unzählige Aussagen von Ärzten anführen, die alle das Krankheitsproblem so schildern, wie ich das auf diesen Seiten ausführte. Es gibt genügend Ärzte auf der ganzen Welt, die ihren eigenen Stand anklagen. Sie sind unsere besten Beweise. Die härteste Anklage ist die des bekannten amerikanischen Arztes *Dr. W. Holmes:* »*Ich bin davon überzeugt, daß es für die Menschheit ein Segen wäre, wenn die ganze ›materia medica‹, wie wir sie jetzt kennen, auf den Meeresboden versenkt würde! Für die Fische allerdings wäre das ein Unglück!*«

Es ist doch ganz klar, daß solche Krankheitsursachen mit allen Mitteln totgeschwiegen werden. Daran kann man doch nichts verdienen! Aber der Etat *Minister Blüms* mit der galoppierenden Schwindsucht wäre sofort gerettet, das verschwendete Geld könnte in der Geldbörse der Menschen bleiben, dort ist es besser aufgehoben. Aber vorerst bleiben wir »Rufer in der Wüste«! Dennoch gedenke ich, diese einfache Wahrheit weiter zu verbreiten, denn für diese Auslegung der Krankheiten sollten die meisten Menschen empfangsbereit sein.

Noch einmal *Are Waerland*: »*Wir haben es nicht mit Krankheiten zu tun, sondern mit Lebensführungsfehlern, beseitigt diese, so werden die Krankheiten ganz allein verschwinden!*« Seine große philosophische Schau will ich auch dadurch nicht mindern, daß er selbst leider auch einige Fehler, wie die Ernährung mit Milch- und Getreideprodukten, noch nicht erkannt hatte. Auch hatte er die **Feuerbehandlung** als Hauptfeind nicht erkannt.

Ich war dabei, als er sagte: »*Gib mir ein besseres System als meines, ich werde es ausprobieren und ohne Zögern anwenden, wenn es besser ist.*« Wer folgt hier *Waerland*? Viele seiner Nachfolger sind dagegen »kleine Geister«. Ich hatte auf Wunsch vieler Waerlandisten einen Artikel geschrieben mit der Frage, ob sich das Waerland-System nicht heute anpassen müßte. Es hagelte Proteste, die Leute kennen weder *Waerland* persönlich, noch haben sie mein Buch gelesen!

> »*30 Jahre bin ich nun Arzt. Wie viele Dogmen der wissenschaftlichen Heilkunde habe ich in dieser kurzen Spanne Zeit stürzen sehen. Wie viele ›naive‹, mit Hohn und Spott überhäufte Vorstellungen gelten heute als selbstverständliche Tatsachen!*«
>
> *(Dr. med. Erwin Liek)*

Ich habe mich bewußt lange mit dem Erkennen von Krankheiten aufgehalten. Diese einfache Wahrheit ist schwer zu begreifen, weil wir die gesamte medizinische Welt mit der »milliardenschweren« pharmazeutischen Industrie dahinter gegen uns haben!

In diesem Buch sage ich Dir öfter, daß der Geist über dem Körper steht. »*Der Geist ist willig, aber der Körper ist schwach!*« heißt es doch. Aber wir müssen zunächst unseren Geist schulen, um unserem Körper das Gehorchen beizubringen. Ohne Geist und Disziplin geht nichts!

Ich möchte Dir daher zunächst die wichtigsten Regeln sagen, nach denen wir uns in diesem ganzen Buch richten wollen, um uns, die wir hören wollen, in einen ausgezeichneten körperlichen und geistigen Zustand zu versetzen. Diese spannende Annäherung an höchste Leistung sollte Dich unentwegt in den Bann ziehen, um allen Stürmen und Freuden des Lebens gegenüber gewappnet zu sein. Kommt eine Krankheit, in Wirklichkeit eine erneute **»Reinigungskrise«**, dann bist Du widerstandsfähig, diese zu überstehen! Dabei macht die richtige Ernährung den Hauptinhalt dieses Buches aus, denn ich bin der Meinung, daß alle anderen Regeln nur auf einer intakten Gesundheit aufzubauen sind. Einem kranken Menschen kannst Du noch so viel über **Geist und Seele** erzählen, er reagiert stumpfsinnig, seine Gesundheit ist ihm zunächst wichtiger, denn »*Gesundheit ist zwar nicht alles, aber ohne Gesundheit alles gar nichts*«!

An die Spitze setze ich **frische Luft und reines Wasser**, denn ohne diese beiden Grundelemente ist ein Leben nicht möglich. Du hältst es Monate ohne Nahrung aus, aber nur Minuten ohne Luft und nur Tage ohne Flüssigkeit. Dann aber kommt drittens schon die für uns Menschen richtige biologische Ernährung. Alle Forschungen haben ergeben, daß der Mensch von der Naturentwicklung her ein Frugivore, ein Früchteesser, ist. Also sind in erster Linie Früchte, in zweiter Stufe rohes Gemüse Nahrungsgrundlage.

Die nächste Regel heißt **Glücklichsein**! Ohne Freude, Glücklichsein und Harmonie nützt die ganze Gesundheit nichts. Du kannst supergesund und dennoch freudlos und unglücklich sein! Hier sollten die Optimisten die geistige Führung übernehmen. Du kennst den banalen Vergleich: der Pessimist sagt, das Glas ist halbleer, der Optimist aber freudestrahlend, siehe, mein Glas ist noch halbvoll! Wie ich die Dinge mit meinem geistigen Auge sehe, das ist wichtig!

Ich kann meinen Lesern wärmstens das Buch von *Dale Carnegie* empfehlen: »*Sorge Dich nicht, lebe!*«[61]. Immer wieder führt er uns drastisch vor Augen, daß 99% aller unserer Sorgen und Befürchtungen nie eintreffen! Warum also unnütze

Gedanken machen, was mal passieren könnte, wenn alle diese Befürchtungen doch nicht eintreffen.

Du lebst heute, gestern ist vorbei, und der neue Tag ist noch nicht angebrochen. *»Morgen ist ein anderer Tag«*, sagte *Martin Luther*.

Obgleich ich nach den Kalenderjahren schon etwas fortgeschritten bin, mich biologisch aber erheblich jünger fühle, fliege ich noch immer mein kleines Flugzeug selbst. Gerade als Privatpilot hat man ja ständig alle möglichen Gefahren um sich herum. Um meinen Stammflugplatz Heide/Büsum kreuzen wir uns ständig mit den Bundeswehrflugzeugen. Wie ein Pfeil schießen diese an uns vorbei, wir sehen die Piloten genau. Wie leicht ist ein Zusammenstoß möglich? Nicht so leicht, denn der Himmel ist dreidimensional. Was ist, wenn der Motor ausfällt, gerade über der Nordsee und den großen Städten vielleicht? Wie wird das Wetter, das wie ein Damoklesschwert ständig über uns hängt, denn als Privatpilot dürfen wir nie ohne Sicht fliegen, um die blind navigierenden Flugzeuge und auch uns selbst nicht zu gefährden.

Dennoch, gerade die Überwindung dieser möglichen Gefahren befreit uns Piloten von den oft niederdrückenden Tagesereignissen um uns herum.

Dieses befreiende Gefühl ist es, das Du an den Fliegerstammtischen immer wieder beim »Fliegerlatein« vernimmst. Es gibt nur wenige wirkliche Hochgefühle im menschlichen Dasein, eines ist die eben geschilderte Überwindung von Gefahren, ein weiteres ist das eigene Bild im Ganzkörperspiegel, wenn man Rundungen verloren hat und die Kleider von der Stange wieder passen! Das letzte vermittelt Dir dieses Buch bestimmt, wenn Du die Tat folgen läßt. Wer meint, immer den Gefahren ausweichen zu müssen, kommt im Gegenteil darin um, weil seine ständigen Gedanken auf das Negative geradezu die Gefahren herbeiziehen. Was Du denkst, wird kommen!

Eng mit Glück und Harmonie ist Deine **Selbstachtung** verbunden. Wenn Du diese verlierst oder durch andere zerstören läßt, hast Du bereits große Teile Deiner Persönlichkeit verloren! Wenn Du Dich nicht selbst liebst, kannst Du auch andere nicht lieben! Wenn Du Dich nicht selbst achtest, kannst Du auch andere nicht achten. Also setzen wir Dein Selbstbewußtsein ebenfalls an die Spitze der Regeln!

Die Außenseiterregel, die wir uns hinsichtlich der Ernährung gesetzt haben, bringt uns leider immer wieder in Opposition zu unserer Umgebung, die sich gestört fühlt, wenn das »sündige« Stück Fleisch auf ihrem Teller liegt. Das können wir nur schwer ändern, aber halten wir uns zurück, wenn wir nicht gefragt werden. Auch dann antworte ohne Schärfe. Viele wissen wirklich nichts über eine gesunde Lebensweise, weil ererbte Gewohnheiten sowie Fernsehen, Rundfunk und Zeitungen mit ihren großen Werbetricks uns immer wieder das seichte Leben vorführen!

Es ist daher gut, wenn Gleichgesinnte Gruppen bilden, sich regelmäßig treffen und Erfahrungen austauschen, damit man nicht allein dasteht. In der Gemeinschaft ist man stärker. Dies ist inzwischen bereits durch die Lebenskunde e. V., 2862 Worpswede, Heinrich-Vogeler-Weg 8, erfolgt, die mehr als 50 Gesprächskreise eingerichtet hat.

Körpergerüche

Mancher Arzt der älteren Generation stellt seine Diagnose nach den Körperausdünstungen seiner Patienten. Wie riechen Haut, Mund und Urin, wie das Haar als ausscheidende und empfangende »Antenne«? Was Du ißt, so riechst Du. Penetrante Gerüche zeigen Deinen inneren fauligen Zustand an!

In erster Linie stammen diese Gerüche aus den sich zersetzenden Verfallsprodukten überflüssiger Proteine in Deinem Körper, zweitens aus dem eigenen Eiweißstoffwechsel, der nicht genügend ausgeschieden wird. Diese **Fäulnis** stammt zumeist aus dem täglichen Zellabbau. Unser Körper verliert mehrere hundert Millionen von seinen ca. 75 Billionen Zellen täglich.

Gerüche verraten einen ungesunden Körper. Die meisten Gerüche stammen aus verfaulenden Proteinen in gekochten und gebratenen Eiweißmahlzeiten wie Fleisch, Fisch, Eiern, Geflügel, Milcherzeugnissen, Erbsen, Linsen und Bohnen usw. in dem Verdauungstrakt! Der faulige Stuhl hat dieselbe Ursache. Ich erinnere an den Geruch des Urins nach einer gekochten Spargelmahlzeit. Erinnere Dich an die übel riechenden Schweißfüße, besonders, wenn längere Zeit Strümpfe und Schuhzeug nicht gewechselt werden. Ich teile bei dem angenehmen und gesunden Tanzen meine Mitmenschen schon in Gesunde und Kranke ein. Die Gerüche sind entweder angenehm oder jaucheähnlich.

Wenn Du Dich aber ausschließlich von Obst, Salaten, Gemüse und Nüssen in der richtigen Kombination ernährst, dann sind Deine Gerüche wie bei einem Tier in der Wildnatur, das sich pflanzlich ernährt. Wenn Du aber ein großer Eiweißesser bist, selbst bei rohem Eiweiß, dann gleichen Deine Stühle und Deine Ausdünstungen jenen der Katzen und Hunde. Der Rohköstler bekommt wieder ein feines Gespür für Gerüche. Manche junge, hübsche Frau merkt selbst gar nicht mehr ihren penetranten Geruch, weil eben die meisten Menschen bei dem

Eiweißüberverzehr so riechen. Allein Dein Geruch sagt also aus, ob Du Dich richtig oder falsch ernährst!

Die **Zunge** ist ein weiterer Indikator, wie krank Dein inneres System ist. Es gibt kaum noch rosige, unbelegte Zungen. Je pappiger Deine Zunge aussieht, je mehr befindet sich Dein Körper in einem zersetzenden Zustand. Wenn Du einige Tage fastest oder 100% Obst ißt, so kommt der Zungenbelag noch kräftiger zum Vorschein. Du kannst diesen »Kleister« ruhig abschaben, er ist sofort wieder da.

> »Mut verloren, alles verloren, der wäre besser nicht geboren!«
>
> (Goethe)

Dieser Belag verschwindet erst bei längerer totaler Rohkost. Solange also Deine Zunge nicht klar ist, hast Du noch nicht einen guten Gesundheitszustand erreicht. Beobachte einmal die Gesangsstars im Fernsehen, wenn sie ihren Mund weit aufreißen. Leider kommt allzu oft die weiß belegte Zunge zum Vorschein. Werde Dein eigener Diagnostiker. Benutze Deine Zunge als »magischen« Spiegel Deiner gesundheitlichen Situation!

22 Lebensregeln

Hier sind nun die 22 wesentlichen Regeln, die unsere Richtschnur, unser Gerüst, bilden sollen:

1. Gute, frische Luft
2. Reines Wasser
3. Rohkost
4. Glücklichsein
5. Schlaf und Ruhe
6. Liebe und Verständnis
7. Angenehme Temperatur
8. Sauberkeit
9. Sonnenschein und indirekte Sonne
10. Kräftige Bewegung
11. Entspannung
12. Zusammengehörigkeitsgefühl
13. Spielen und Erholung
14. Aufregungen vermeiden, Überstreß ausschalten
15. Das Leben sicherstellen
16. Freudige Umgebung
17. Selbstmeisterung
18. Nützliche, kreative Arbeit
19. Motivation, Inspiration
20. Verstärkte Instinkte
21. Zufriedenheit
22. Selbstachtung, Selbstvertrauen, Selbstwertgefühl

Du wirst nicht alle Forderungen sofort erfüllen können, aber *»wer strebend sich bemüht und nie das Ziel aus den Augen verliert«*, wird die Leiter erklimmen.

Sei ein lebendes Vorbild für diejenigen, die noch die ersten Schritte zaghaft wagen. Immer ist das Vorbild wirksam, bewußt und unbewußt.

Rauchende Eltern können niemals Vorbild für ihre Kinder

sein. Wenn Vater und Mutter rauchen, warum sollten der Sohn oder die Tochter das nicht ohne Gewissensbisse auch tun? Oder das Übel Alkohol. Wenn die Eltern sich benebeln lassen, warum nicht der Nachwuchs auch? Jede Betäubung durch Alkohol ist immer eine Lähmung des eigenen Ichs. Wie fühlt man sich plötzlich stark, welcher Held bin ich doch, und am nächsten Morgen am Boden zerstört! Wo ist das nächste Glas, wo liegt meine Zigarette? Rauschgifte und Süchte zerstören schleichend und zumeist unwiederbringlich Deine Gesundheit und Selbstachtung! Wandle eine Regel nach der anderen in die befreiende Tat um, und... behalte diese auch bei. Vermeide jeden Rückfall, erklimm die nächste Stufe, immer glücklich und zufrieden über das Erreichte!

Laß Dich nie wankelmütig machen! Schreite mutig vorwärts, blicke nicht zurück! Für das Gewesene gibt Dir niemand etwas! Nur wer wagt, gewinnt. Manchmal bringt das Fernsehen auch gute, aufklärende Sendungen, wie der gezeigte Film über das giftige Fleisch. Sehr viele haben diese Sendung gesehen und sind hellhörig geworden. Die Werbeträger hätten eine Riesenmacht, die Menschen im guten Sinne aufzuklären, wenn nicht ein gewaltiges Hindernis dieses verhindern würde: Werbung der Verkaufsmacht! Die Medien sind abhängig von diesen Aufträgen, sie müssen wohl oder übel kuschen. Aber unser halbstaatliches Fernsehen, das von unseren Gebühren lebt, könnte das ohne Schaden übernehmen. Wo bleiben die frei denkenden Intendanten mit Zivilcourage?

Was erreichen wir mit der Einhaltung der aufgeführten Regeln? Diese großen Möglichkeiten kann ich Dir offerieren:

1. Du kannst Dich und Deine Familie zu einer vibrierenden, krankheitsfreien **Gesundheit** führen.
2. Du kannst dadurch alle **Kosten** für Ärzte, Krankenhäuser und Medizin einsparen. Das geht bei unserem heutigen Krankenkassensystem bei den Beschäftigten leider nicht, weil Du zwangsversichert bist. Die Kassen sollten ihren Mitgliedern erhebliche Beiträge zurückzahlen, wenn sie keine Leistungen in Anspruch genommen ha-

ben. Wir haben ja schon gehört und werden dieses noch intensiver erforschen, daß alle Krankheiten in der Vergiftung des Körpers ihre Ursache haben, so daß diese selbstverschuldet sind. Dann sollen diese Kranken auch die Kosten für ihre Behandlung aufbringen. Wer sich neben der totgekochten Nahrung noch ständig mit Alkohol, Nikotin, Kaffee, also mit »Schiet und Dreck« vergiftet, muß auch dafür zahlen. Schlagartig würde sich die Kostenstruktur bei den Kassen ändern. Aber das Geschrei möchte ich hören! Wo bleibt die Solidarität? Zweiklassengesellschaft! Ich habe nie in meinem Leben eine normale Krankenversicherung gehabt und habe allein dadurch ein Vermögen gespart!

3. Du kannst Deine jetzigen **Krankheiten leicht überwinden**, wie die banalen Erkältungen, die Du vorwiegend der schleimbildenden Brot/Getreidekost zu verdanken hast. Diese Kost ist auch für die meisten Hals- und Bronchienprobleme verantwortlich. Du brauchst nie mehr an Verdauungsbeschwerden zu leiden wie Verstopfungen oder Durchfall. Kopf- und Rückenschmerzen oder die »unheilbaren« Erkrankungen wie Akne, Psoriasis, Neurodermitis, Allergie, Asthma, Arthritis, Herzprobleme, Bluthochdruck, Tumore oder Hämorrhoiden usw. Alle können auf Nimmerwiedersehen verschwinden!
4. Lade Dich mit vibrierender **Energie** auf. Steigende Energie gibt Dir automatisch mehr persönliche Dynamik.
5. Steigere Deine **Gehirnkraft**, damit Du munterer und wachsamer wirst!
6. Entdecke neu gefundene **Stärke, Ausdauer, Lebenskraft und Vitalität**.
7. Verbessere Dein **Hören und Sehen**! Die Chance besteht, daß Du Deine Brille in die Ecke legen kannst. Zumindest tritt über Jahrzehnte kaum noch eine Verschlechterung ein.
8. Du wirst mit einer **klareren Stimme** reden!

9. Deine **Haut** wird weich, samtartig und ohne Pickel sein!
10. In Deinem Job wirst Du Deine **Produktivität** steigern, dadurch mehr Anerkennung und Gewinn ernten. Kein Ausfall durch Krankheit oder Unwohlsein mehr.
11. Du schaust in wenigen Monaten **20 Jahre jünger** aus und fühlst Dich auch so! Was würdest Du nicht alles für den Punkt 11 tun? Dabei kannst Du diesen Erfolg ganz einfach und kostenlos haben!
12. Genieße (Gourmet-)Nahrung, die reich an Nähr- und Vitalstoffen ist und Dir höchste Energie gibt. Gourmet schreibe ich? Ja, denn die **rohe Naturkost** befriedigt Deine Geschmacksnerven hervorragend. Was man heute unter Gourmet-Küche versteht, ist nichts weiter als Gaumenkitzel, damit immer noch mehr degenerierte »gutbürgerliche Kost« (gbK) in das bereits überfüllte Verdauungssystem hineingepreßt werden kann! Wie schmecken denn Apfelsinen, Äpfel, Birnen, Ananas, Trauben, Erdbeeren oder Pfirsiche als Beispiel? Und wie riechen diese oder wie angenehm sehen diese Naturfrüchte aus?
    Und was ist mit totgekochtem Gemüse und Fleisch? Abschreckend und widerlich, wenn Du dieses Gemisch nicht mit Salz, Gewürzen, Fett, Essig usw. »aufmöbelst«! Willst Du denn Gewürze essen oder das Ursprungsprodukt, von dem weder an Aussehen, Geruch oder am Geschmack etwas übriggeblieben ist!? An diesen wenigen Sätzen des Absatzes 12 merkst Du schon, was auf Dich zukommt und wie Du Dich gegen Deine Gesundheit bisher bewußt oder unbewußt versündigt hast!
13. Alle **Verdauungsprobleme**, wie »aufgedunsener« Blähbauch, Verstopfung und Völlegefühl, kannst Du in wenigen Tagen los sein!

Gegen diese Regeln, von denen Du noch mehr hören wirst, verstoßen wir Menschen seit Jahrtausenden, zumindest seit es Feuer und Werkzeug gibt. Ganz besonders aber ignorieren wir unsere Zugehörigkeit zur Mutter Natur seit 100 Jahren, erst recht seit 40–50 Jahren, in denen wir uns **Fabriknahrungsmittel** als Hauptnahrung angewöhnt haben mit großen Mengen Zukker, Salz, Kaffee, Alkohol, Tabak usw., weil wir uns diese »Genüsse« heute als reiche Nation leisten können.

Du kannst Deinen Gesundheitszustand ganz einfach feststellen: Schaue in den Spiegel, und beobachte Deine Zunge. Ist die Oberfläche weiß/gelb und pappig belegt, bist Du schon total vergiftet. Beim Fasten oder Übergang zur Naturkost kommt dieser Belag erst recht zum Vorschein, das geschieht bei den gbK-Essern in 24–36 Stunden. Erst wenn die Zunge wieder sauber ist, ist auch der ganze Körper entgiftet!

> »Wer ungesund lebt und sich falsch ernährt, bereitet sich sein Leben lang auf den Krebs vor!«
>
> *(Prof. Dr. med. Kollath)*

In Florida habe ich den »Monkey-Jungle«, einen sehr großen Affenzoo, besucht, der dem wirklichen Urwald in Brasilien nachgebaut wurde. Einige Affenarten liefen und kletterten frei herum, hier waren die Menschen eingesperrt. Wie ähnlich sieht doch mancher Mensch einem Affen, zumindest vom Gesicht her. Wenn man aber die Wendigkeit und Geschmeidigkeit dieser mit uns 98% ähnlichen Tiere vergleicht, sind wir doch schon arg degeneriert.

> »Die Zukunft gehört den Völkern, welche imstande sind, aus der neuen Ernährungswissenschaft die besten Lehren zu ziehen!«
>
> *(Prof. Dr. G. von Wendt, Schweden)*

Beobachtet die fetten, gaffenden, rauchenden, saufenden, schwerfälligen Menschen vor den Käfigen, dann schneidet unser engster Verwandter im Tierreich doch haushoch besser ab!

Die »Sage« von der deutschen Gesundheit!

Sind wir Deutschen wirklich sooo gesund? Nein, das ist reine Einbildung und von Mystik umgeben. Lassen wir uns nicht durch »statistische Jahre« täuschen, sie erzählen allein nicht die volle Geschichte der nationalen Tragödie der Gesundheit! Denn viele unserer älteren Mitmenschen, und einige sind noch gar nicht so alt, werden doch zu einem dahinsiechenden Leben verdammt, leider von den Kindern in ein Alters- oder Pflegeheim abgeschoben! Die reichen Kinder haben keine Zeit mehr für ihre früher armen Eltern, die ihnen erst ein Leben im Wohlstand, wenn auch »falschem«, ermöglichten!

Seit Jahrzehnten klagt mir eine angeheiratete Tante ihre Wehwehchen. Ich sagte ihr immer, wie man gesund leben muß. Letzte Woche haben wir sie zu einem Familientreffen nach Quickborn geholt. Jetzt benötigt sie schon 2 Stöcke zum Kriechen, sie zeigte uns das Altersheim, bei dem sie sich schon angemeldet hat. Welches Leben droht ihr dort unter den vielen anderen Siechen? Wer nicht hören will, muß eben fühlen! Dabei wären ihre »Gebrechen« bei richtiger Naturkost leicht zu verhindern gewesen!

99% der Bevölkerung hat doch irgendein Leiden, ob ein kleines oder großes! Da mir genaue deutsche Zahlen nicht vorliegen, nenne ich hier die Ergebnisse der Forschungen von »Life Science« (Lebenswissenschaft) in Austin, USA. Da die USA rund 230 Millionen Menschen bevölkern, die Bundesrepublik ca. 77 Millionen, sollten wir rund 1:3 rechnen, also die US-Zahlen durch 3 teilen, dann kommen wir ungefähr auf die »Befallzahlen« hier bei uns! In den USA kannte man schon einige Jahrzehnte früher das Luxusleben (kein Krieg, keine Entwertung), so daß die degenerativen Zustände drüben schon früher zum Vorschein kamen.

Ich darf hier an die Statistik beim Cholesterinartikel verweisen, wonach es am Ende des Zweiten Weltkrieges kaum einen

Herzinfarktkranken gab. Die USA und die westeuropäischen Länder sind doch die am »besten« ernährten Länder der Welt, sie essen die größten Mengen »nahrhafter« Milchprodukte, die besten Sirloin-Steaks, ihr »Gesundheitsapparat« ist am höchsten entwickelt. Dennoch sind wir meilenweit von einer wahren Gesundheit entfernt!

Die Masse leidet an chronischen Erkrankungen. Das nur faustgroße Herz kränkelt am meisten! Warum? Die ständige Überfütterung, besonders mit zuviel Fett, Eiweiß, und die mangelhafte Bewegung sind die Ursache! Der nimmersatte Bauch drückt das kleine »tapfere« Herz in die Enge, die mit anorganischem Kalzium verstopften Arterien können weder Energie noch Sauerstoff liefern. Dazu traktieren wir es täglich mit Nikotin, Kaffee, Tee, Kakao, Schokolade und Alkohol! Nie ist ein Teil des Körpers krank, immer ist die Ganzheit betroffen.

Das schon »müde« **Herz** bekommt immerzu Schläge mit diesen Stimulanzien und Herzmitteln wie Digitalis. Ist es nicht erstaunlich, was dieses kleine Ding trotz der »Peitschen« dennoch ein Leben lang aushält?

Immer wird die Ursache auf den **Streß** zurückgeführt, aber nicht auf den eigenen Streß der Vergewaltigung dieser kleinen Muskelmasse. Wenn Du diese Fakten liest, so sollten diese Dich aufrütteln, daß Du allein diese tödliche Praxis verursachst!

1. Nur 3,4 von 230 Millionen Amerikanern sind als **relativ gesund** zu betrachten, das sind nur 1,5%. Die Weltgesundheitsorganisation (WHO) erklärte kürzlich, daß sie nur 0,7% der Weltbevölkerung für gesund hält!
2. Nahezu die Hälfte der Amerikaner sterben an **Herzkrankheiten** oder ihren Folgeschäden. Autopsien haben ergeben, daß fast alle Kinder über 4 Jahre beginnende bis schwere Herzanomalien haben, Herzspezialisten sagen, daß jeder über 30 in irgendeiner Form Herzprobleme hat.

Ich schrieb bereits, daß 77% der jungen gefallenen amerikanischen Soldaten im Koreakrieg (17–20 Jahre) schon herzkrank waren. Ihre Adern waren verstopft, während die koreanischen saubere Arterien hatten! Dabei haben Biologen ermittelt, daß ein gesundes Herz dem Körper wenigstens 300 Jahre dienen würde. Wir als Rohköstler wissen, daß ein krankes Herz durch eine Umstellung auf eine Lebensweise, auf die wir von der Natur angepaßt sind, wieder gesunden kann. Das hängt natürlich von dem Grad der vorherigen Zerstörung ab!

3. Eine Milliarde **Arztbesuche** werden jährlich gezählt und 250 Millionen Krankenhausaufenthalte!
4. Über 5 Millionen werden durch **Medikamente** »krankenhausreif« geschädigt, Zehntausende sterben. Die sogenannten »Nebenerscheinungen« auf den Packungen deuten doch ganz klar solche Vergiftungen an. Alle Medikamente und Drogen sind giftig und gefährlich! Das Absetzen aller chemischen Medikamente würde für die Patienten der beste Service sein!
5. Ungefähr 20 Millionen Amerikaner leiden unter **Herpes der Genitalien**, die man früher Syphilis nannte. Diese Krankheit ist wie jede nichts anderes als die vom Körper in Gang gesetzte Reinigung, hier über den Ausgang Geschlechtsorgane! Selbst solche in den Augen von Laien »schweren« Erkrankungen können durch Fasten und anschließende Rohkost in wenigen Tagen und Wochen geheilt werden! Dabei ist es völlig gleichgültig, wo eine Erkrankung sitzt. Jede Erkrankung setzt unser Körper in Gang. Er versucht, uns immer zu retten!
6. Drei von 10 Amerikanern haben **Krebs**. 80% dieser Erkrankten sterben, und ihr Tod ist auf den Krebs zurückzuführen! Das gleiche Verhältnis besteht bei uns, jeder 3. Erwachsene erkrankt an Krebs, jeder 4. stirbt daran (trotz Millionenforschung und Tieropfer größten Stils!).
7. Unter **Kindern ist Krebs** bereits die Ursache Nr. 1! Warum? In vielen Ländern existiert überhaupt kein Krebs. Für Dich als Gesundheitssucher weißt Du, daß

95% von dieser Krankheit frei bleiben, wenn ein gesunder Lebensstil eingeführt wird. Aber die offizielle Medizin bleibt hilflos, weil die Ursachen, die zu dieser Endstation führen, nicht beseitigt werden! Krebs ist die Tochter des Kochtopfs, sagt *Aterhov*.
8. **Arthritis und Rheuma** »befallen« 77% der erwachsenen Bevölkerung. Im Augenblick leiden 24 Millionen an diesen Erkrankungen des rheumatischen Formenkreises! Jedoch kann Arthritis wieder rückgängig gemacht werden, falls noch keine organischen Zerstörungen erfolgt sind! Zumindest können solche Kranke ihre Beweglichkeit wieder erhalten.
9. Über 80 Millionen Amerikaner leiden unter irgendeiner Form von **Allergie**! Die meisten Allergien können aber in 1 bis 2 Wochen überwunden werden!
10. Über 60% der Amerikaner haben **Augenprobleme**. Gläser sollen anscheinend die Heilmittel sein, in Wirklichkeit wird dadurch die Sehkraft noch schlechter! Du kannst solchen Augenerkrankten helfen durch Augengymnastik und natürliche Lebensweise!
11. Über 80 Millionen Amerikaner sind **fettsüchtig**! Trotz Überernährung haben die meisten eine Mangelernährung!
12. 114 Millionen Amerikaner (49%) leiden wenigstens an einer **chronischen Erkrankung**.
13. Über 40 Millionen sind jedes Jahr einige Zeit in einem **Krankenhaus**!
14. Über 10 Millionen leiden unter der **Hautkrankheit Psoriasis**, einer häßlichen Krankheit. Geschätzte 150 Millionen leiden unter anderen Formen von Hautkrankheiten, wie Akne, Ekzemen (Neurodermiten), Warzen, roten Flecken, Muttermalen, Pusteln usw. Mit der Hinführung zu einer blühenden Gesundheit können alle ohne Medikamente wieder eine zarte Haut bekommen, ohne Medikamente, die nie heilen, sondern nur unterdrücken!
15. Über 50% leiden an **chronischen Verdauungsstörungen**. Du kannst diese Störungen in wenigen Tagen überwin-

den, wenn Du die Regeln der natürlichen Gesundheitslehre einhältst. Verdauungsprobleme entstehen nur durch falsche Ernährung.
16. **Verstopfung** ist eine nationale Krankheit. Neun von zehn (über 200 Millionen) leiden unter verstopftem Darm!! *Dr. Shelton* berichtete, daß Darmverstopfungen geheilt werden konnten, die schon über 30 Jahre bestanden!
17. Amerikaner haben pro Jahr 800 Millionen **Erkältungen**. Jedes Kind unter 4 hat wenigstens 8 Erkältungen jährlich. Warum? Du wirst die Ursache dieser Erkrankungen der Atmungsorgane kennenlernen, sie werden als frühere Alpträume Erinnerungen sein!
18. Jährlich werden über 1 Mill. Dollar (1,8 Mill. DM) für **Deodorants** ausgegeben, darin sind Ausgaben für Parfüms, Atmungsfrische usw. noch nicht enthalten. Körperausdünstungen und faulige Gerüche sind ein Beweis für den »fauligen« Zustand im Körperinneren! Welchen schrecklichen Gestank versucht der Mensch zu vertünchen! Du kannst Deine Angehörigen zu einem derart sauberen Körper führen, daß nur Wohlgerüche ohne chemische Unterdrückung die Körper verlassen, selbst Seife ist unnötig!
19. Für **ärztliche Behandlungen** werden jährlich ca. 230 Milliarden Dollar ausgegeben. Gesundheit ist billig, Krankheit ist teuer! (Bei uns ist leider Versicherungspflicht, sonst könntest Du erhebliche Summen an Krankheitskosten einsparen. So mußt Du für die Leichtsinnigen mitbezahlen, eine schöne »Solidargemeinschaft«!)
20. Es gibt 10 Millionen **Asthmatiker** in den USA. Die meisten würden innerhalb von 15 bis 20 Tagen wieder davon befreit, ihre volle Gesundheit würde in 3-4 Wochen wieder hergestellt sein. Nur Asthmatiker mit seelischen Krankheiten benötigen eine längere Periode.
21. Es gibt 15 Millionen **Diabetiker** oder Vor-Diabetiker in den USA. Die meisten könnten von ihren Beschwerden

in 15 bis 20 Tagen befreit sein. Mit Ausnahme bei Zerstörungen der Bauchspeicheldrüse würden Zuckerkranke ohne Insulin und Medikamente wieder gesunden!
22. Es gibt ca. 50 Millionen **Schlaflose**. Die Ursachen sind die »Myriaden« von Medikamenten, Kaffee und höre... Gewürzen!
23. Über 100 Millionen trinken **Alkohol**, eine betäubende Droge, wobei 15 Millionen bereits chronische Alkoholiker sind!
24. Ungefähr 60 Millionen narkotisieren sich täglich mit **Tabak**, wobei Nikotin nur eines von achtzehn Giften ist! Über 600 Milliarden Zigaretten werden jährlich in den USA geraucht, das sind ungefähr 2700 Stück Zigaretten für jeden Mann, jede Frau und jedes Kind!
25. Es gibt ca. 215 Millionen **Zuckersüchtige** in Amerika, das sind fast 95% unserer Bevölkerung! Da wir Menschen von der Anlage her eine »süße« Zunge haben, ist der raffinierte Zucker ein sehr gefährliches Produkt. Die Amerikaner essen ca. 125 US-Pfund pro Jahr. (Das stimmt mit dem Verbrauch bei uns mit 110 deutschen Pfunden überein. US-pound 452 g, deutsches Pfund 0,5 kg = 500 g.) Zucker ist verantwortlich für Herzerkrankungen, Verdauungsstörungen, schlechte Zähne und ein Heer anderer ernster Beschwerden!
26. Amerikaner trinken jährlich 250 Millionen Tassen **Kaffee**. Koffein ist eine weitere süchtige Droge!
27. Kaum ein Amerikaner hat nicht zeitweise ein **betäubendes Medikament** eingenommen, das sein Arzt verschrieb oder er selbst kaufte, wie Tranquilizer, Barbiturate, Amphetamine, Schnupfenmedizin (Opiumgrundlage), Schmerztabletten usw.
28. Fast jedes in den USA geborene Baby wurde schon **vorgeburtlich mit Medikamenten** »behandelt«, entweder durch den Arzt oder das Blut der Mutter. Bei der Geburt ist eine Droge schon Routineanwendung!
29. Einer von fünf Amerikanern unter 17 ist bereits

chronisch körperbehindert. Die meisten Behinderungen würden durch ein gesundheitsbewußtes Leben zurückgehen. Aber die Mehrheit wird nie erfahren, was wahre Gesundheit ist. Unsere Aufgabe ist es, diese unheilvolle Situation zu ändern!

30. Gutachten, Tests und Gesundheitsauswertungen ergaben, daß **amerikanische Ärzte** kränker als allgemeine Amerikaner sind! Kennen wir nicht »Herzspezialisten«, die in ihren 40er und 50er Jahren selbst an einer Herzattacke starben? Als »Gesundheits-Praktiker« mußt Du selbst zunächst als Beispiel voll gesund werden! Wir geben uns selbst die Mahnung: »*Arzt, heil Dich selber!*«

31. Amerikas **größte Drogenverbraucher sind die Ärzte** selbst. Die Zahl der Ärzte, die von Hartdrogen abhängig sind, wie Heroin, Opium, Kokain usw., ist 19mal größer als bei den allgemein Süchtigen unter denselben Drogen! Die New York Times berichtete darüber Mitte 1975 in mehreren Artikeln!

32. Ungefähr 42 Millionen leiden unter **Bluthochdruck**. Bei Beachtung der Regeln der natürlichen Gesundheitslehre sind solche Erkrankungen in wenigen Wochen oder Monaten ohne Medikamente vergessen!

33. Über 8 Millionen Kinder sind »**geistig**« **zurückgeblieben**, gestört, haben ernste Hirnprobleme. Die meisten dieser Krankheiten sind von der Mutter durch Medikamente und Stimulanzien über den Blutstrom verursacht.

34. 98,5% der Bevölkerung hat **schlechte Zähne**. 31 Millionen haben keine eigenen Zähne mehr! Kranke, gefüllte Zähne scheinen völlig normal zu sein. Die Washington Post stellte fest, daß trotz Tausender Tonnen von Zahnpasten, Mundspülmitteln und fluoriertem Wasser usw. der »Amerikanische Mund« eine Katastrophe sei! Das amerikanische Kind hat im Schulalter bereits 6 Löcher in den Zähnen. Schlechte Zähne sind aber ein Zeichen von schlechter Gesundheit! Bei einer gesunden Ernährung und Lebensführung sollten unsere Zähne einige hundert Jahre aushalten!

35. Über 22 Millionen Amerikaner leiden unter »**Geisteskrankheiten**«. Die Mehrzahl könnte unter der Führung der Prinzipien der natürlichen Gesundheitslehre in wenigen Monaten wieder gesund sein!
36. Die **Lebenserwartung** eines Einjährigen ist heute nicht höher als um 1900! Gesunde Menschen sollten aber die 100-Jahres-Marke leicht überschreiten können!
37. 86% der amerikanischen Kinder können einen simplen **Fitneßtest** heute nicht bestehen. 1954 waren das erst 58,6%! Dieses ist eine Tragödie, und wir von der NG sollten das bald ändern!
38. Täglich werden 90 Millionen **Aspirin-Tabletten** eingenommen. Das sind ungefähr 72 Millionen Pfund (36 Tonnen) Aspirin jährlich!! Welch eine Riesenmenge an Kopfschmerzen Leidender ist das! Durch gesundheitsbewußtes Leben wirst Du Dich ein für allemal von diesen Schmerzen befreien!
39. Fast alle Amerikaner (fast 100%) leiden an **Verdauungsleukozythose** und krankhafter Erhöhung des Pulsschlages. Die krankhaften Ursachen sind: eine Kost von gekochter, verfeinerter und präparierter Fabriknahrung (besonders von stärkereichen Kohlenhydraten), Medikamentenabhängigkeit und Mangel an sonstiger gesunder Praxis, wie Luft, Sonne, Wasser, Bewegung, Schlaf usw. NH-Anhänger leiden nicht unter diesen Vorzeichen ernster Erkrankungen.
40. Über 200 Millionen Amerikaner sind von irgendeiner **Drogengewohnheit** abhängig! Die am meisten verwendeten Drogen sind: Koffein (in Kaffee und Softdrinks), Salz und andere Gewürze, Nikotin, Alkohol, Aspirin, Tein (in Tee), Theobromin (in Kakao und Schokolade) und Essig!
41. Nahezu 100% aller amerikanischen Frauen im gebärfähigen Alter haben **Blutungen** irgendwelcher Art. Das wird als normal hingenommen, obgleich ein gesunder Mensch das gar nicht merken sollte. Der Eisprung ist ein völlig normaler Prozeß. Die Natur hat weder Blutungen

noch Schmerzen für Frauen, Männer oder Tiere vorgesehen.
42. 16 Millionen leiden unter **Geschwüren**. Diese heilen unter der Sorgfalt der LS/NH schnell aus!
43. Ungefähr 36 Millionen leiden unter **Ohrensausen** (Tinnitus). Diese Symptome verschwinden, wenn gesundheitsbewußt gelebt wird! Besonders die stärkereichen Nahrungsmittel, wie Brot- und Getreidespeisen, verursachen Ohrensausen!
44. Jährlich werden über 5 Milliarden **Schlaftabletten** eingenommen!
45. An **Barbituraten** und **Amphetaminen** kommen jährlich 13 Milliarden Stück Tabletten zusammen!
46. **Tranquilizer** (Glückspillen) benötigen 10 Millionen Amerikaner!
47. Fast 25 Millionen liefern sich jedes Jahr dem **Messer des Chirurgen** aus.
48. 705 000 Frauen haben sich 1975 ihre **Gebärmutter** entfernen lassen!
49. **Mörder, Selbstmörder, jugendliche Straftäter, Drogensüchtige** und andere Formen Krimineller häufen sich mit steigender Tendenz!

Wahrhaftig, kranke Leute machen eine kranke Nation!
Sage mir, kann man so eine »gesunde« Nation beschreiben? Ich könnte noch so fortfahren, aber was soll es. Das National Center for Health Statistics of US Public Health Service veröffentlicht umfangreiche Statistiken über den krankhaften Zustand der Amerikaner. Du erfährst diese fast täglich aus den Zeitungen, Zeitschriften und Illustrierten.

Nun, das war eine Veröffentlichung der Life Science/Natural Hygiene über amerikanische Verhältnisse! Teile diese Zahlen durch 3, und Du hast ungefähr die Ergebnisse für die Deutschen!

Aber auch bei uns ist die **Mißbildungsrate bei Neugeborenen** gegenüber dem Zweiten Weltkrieg um das 166fache gestiegen(!). 1000 Tonnen Schmerzmittel »verzehrten« die Bundesbürger jährlich. Für Mittel zur Durchblutung und Beruhigungsmittel geben sie jährlich 400 Millionen aus!

Ich hoffe, daß diese Zahlen Dich aufrütteln werden, endlich Schritte zu unternehmen, damit Du nicht mehr zu den abhängigen »Halbkrüppeln« zählst! Wenn Du diese erschreckenden Zahlen gelesen hast, glaubst Du immer noch an den vermeintlich gesunden Menschen mit steigendem Lebensalter? Dann ist Dir nicht zu helfen! Das Naturgesetz hat keine Krankheiten für Dich vorgesehen. Nur Du selbst ziehst diese direkt durch Deine falschen Gewohnheiten herbei!

Ändern wird sich an diesen **Massenerkrankungen** nur etwas, wenn der Mensch endlich beginnt, seinen Verstand anzuwenden. So lange er Krankheiten als Schicksal betrachtet oder gar zur »Sühne oder Prüfung« vom »lieben Gott« jenseits der Wolken geschickt, wird sich nichts bewegen! Im Gegenteil, die traurigen Ergebnisse falscher Gewohnheiten werden noch beängstigend steigen.

Etwas Hoffnung geben mutige Fernsehsendungen. Das **»Gesundheitsmagazin« Praxis** strahlte zwei wichtige Berichte aus. Der erste Report handelte von einem intensiven medizinischen Test in Berlin über das Verhältnis von 400 Vegetariern zu 400 sich landesüblich Ernährenden hinsichtlich ihres Gesundheitszustandes. Die Vegetarier schnitten in allen Bereichen wesentlich besser ab! Trotz fleischloser Kost waren keine Mangelerscheinungen erkennbar!

Dabei fehlte die »radikalste« Stufe der Vegetarier, nämlich die reine Rohkost-Gruppe. Da es aber bis heute so wenige Menschen gibt, die sich von paradiesischer Rohkost ernähren, muß man diese noch wie mit einer Stecknadel suchen. Die Kost der Veganer, die alles vom Tier ablehnen, einschließlich Bienenhonig, wurde als die einschränkendste bezeichnet. Leider haben die Veganer noch nicht den Kochtopf vergessen, so daß diese Kostform nicht viel besser als die gewöhnliche vegetarische ist. Aber auch die »kochenden Veganer« hatten keine Mangelerscheinungen.

Zweitens wurde ein britisches **Experiment mit Ganzheitslebensweise** und -behandlung gezeigt, die ein Pastor in Kirchengebäuden erfolgreich einführte. Solche Zentren sollen überall entstehen. Gesundheit sollte wirklich an der Spitze aller Ziele stehen, denn ohne Gesundheit ist das Leben wirklich gar nichts wert!

Dr. Laura Newman berichtet über die Steigerung der Krankheiten während der letzten 50 Jahre in ihrem Buch: »Make Your Juicer Your Drugstore«, »Mache Deine Saftpresse zu Deiner Apotheke!«: *»Danach erhöhten sich: Epilepsie um 450%, Diabetes 1800%, Nierendegenerationen 650%, Anämie 300%, Wahnsinn 400%, Herzstörungen 300%, Krebs 308%. Da wir die besten Schweine der Welt züchten, haben wir auch 75% der Nebenhöhlenerkrankungen der Welt!«*

Ich bin überzeugt, daß diese Steigerung weiter erheblich fortgeschritten ist, denn seit 1970 sind weitere 18 Jahre verflossen. Besonders unter Jugendlichen nehmen die schweren chronischen Erkrankungen zu. Die Ursache ist einleuchtend. Sie hat viel mehr Geld zum Ausgeben; Cola, Cola-Rum, Eis, Zigaretten, Hamburger, Pommes frites usw. gehören zum Statussymbol!

Sie wissen leider nichts von der bitteren Zeche, die sie dafür zahlen müssen. Ist es ein Wunder, daß AIDS bei diesen tiefgreifenden Veränderungen der Lebensweise, völlig weg vom natürlichen Geschehen, einfach kommen mußte?

Die Natur ist lange barmherzig, aber dann muß sie brutal zuschlagen! Forscher nach Impfstoffen in den Labors, gebt für die Millionen lieber **Gesundheitsratschläge** und fangt selbst an, gesund zu leben. Dann würdet ihr der Menschheit den größten Dienst erweisen!

Warum hast Du Arthritis?

Arthritis und der spätere chronische Zustand gehören zum rheumatischen Formenkreis, also zu den Erkrankungen des Bewegungsapparates. Schmerzen im unteren Rückenteil nennt man Lumbago, in den Brustmuskeln Pleurodynie, akute Formen nennt man rheumatisches Fieber. Der Allgemeinbegriff Rheuma wird heute mehr in spezifische Teilerkrankungen zerlegt, wie Arthritis in den Schultern (Bursitis), Ischias (Sciatica), in den Gelenken (arthritisches Rheuma).

Aber alle diese Extrabezeichnungen kann man ganz einfach in **Rheuma** zusammenfassen, denn sie haben doch nur eine Ursache: eine falsche Lebensweise! Es ist ganz natürlich, daß sich diese Rheumaschmerzen zuerst in den Teilen bemerkbar machen, die am meisten belastet werden, wie bei Fettsüchtigen die Hüft- und Kniegelenke.

Bekannt ist, daß gerade die heute gefeierten Sportler später die heftigsten Rheumaschmerzen bekommen, weil sie ihre Gelenke und Bänder beim Leistungssport überlastet haben. Sportler sind aber nicht nur bekannt für körperliche Überlastungen, sondern auch für ihre Exzesse in Überessen von Fleischprodukten und Übersex!

Nicht nur bei den Athleten, alle Erkrankungen des rheumatischen Formenkreises haben diese Ursache in der Überfüllung des Organismus mit Giften aller Art, diese haben die Reife zum Schmerz und zum degenerativen Abbau hervorgerufen!

Beim Rheuma kommt speziell die totale **Übersäuerung** hinzu, die bei fast 100% der heutigen Bevölkerung besteht. Lies bitte nach bei der Schilderung des Säure/Basenproblems!

Arthritis entwickelt sich in jeder Jahreszeit, aber die Schmerzen machen sich speziell im Winter bemerkbar. Rheumatiker mögen keine Kälte, keine Zugluft, sie fühlen sich am wohlsten im warmen Klima. Sie lieben überheizte Räume. Aber das Klima ist nicht die Ursache von Rheuma. Es ist die falsche Lebensart und die mangelnde Aktivität der »eingesperrten«

Menschen in Häusern, besonders Büroräumen und Autos! Es mangelt an Bewegung in frischer Luft, aber dennoch ist Gefräßigkeit nach lebloser Nahrung und körperliche Minderarbeit die Hauptursache aller Erkrankungen. Bei Rheuma spüren wir durch die bekannten Schmerzen sofort den Zustand in dem betreffenden Körperteil. Chronische Erkrankungen, wie Krebs, verlaufen bis zum greifbaren Ende schmerzlos.

Bis heute gilt, daß die Harnsäure aus dem Tiereiweißstoffwechsel die Hauptursache des Rheumas sei. Ganz sicher sind die Ablagerungen dieser Purine in den Gelenken und Kapillaren eine wesentliche Teilursache, die beim tierfressenden Tier unbekannt sind. Erstens besitzt das Tier das Enzym Urikase, das imstande ist, die Harnsäure in den leicht löslichen Harnstoff umzuwandeln, und zweitens frißt das Tier sein Opfer frisch und lebendig mit den Basen, wie Blut, Sehnen, Knorpeln, Knochen usw., so daß eine Übersäuerung vermieden wird. Der Mensch hat aber kein Urikase! Ein weiterer Fingerzeig der Natur, daß der Mensch für die Umsetzung von Tierprodukten nicht geeignet ist.

Tatsache ist aber, daß die **Stärke und Zucker** essenden Menschen mehr unter Rheuma leiden als die extremen Fleischesser, die aufgrund des Überangebotes an Eiweißgiften mehr zum krebsigen Stadium neigen! Man sagte früher nicht ohne Grund **Brotgicht**! (Siehe Brotartikel!) Aber wir sollten nicht eine spezielle Gewohnheit als Ursache zugrunde legen. Du hast inzwischen aus diesem Buch erkannt, daß unsere entnervende Art des Lebens und die Ansammlung von Giften aller Strukturen in unserem Gewebe die Ursache ist.

Die totgekochte Kost, dazu noch in ständig falscher Zusammensetzung, erzeugt im Magen und den Eingeweiden **Gärung und Fäulnis**. In fast allen Fällen von Arthritis geht den Gelenkentzündungen eine lange Geschichte dieser Verdauungsstörungen voraus. Wenn darüber hinaus der Stuhlgang nicht funktioniert, so können die angesammelten Gifte in den Blutstrom absorbiert werden, die dann die bekannten Gelenkentzündungen hervorrufen. Wenn Blut- und Lymphströme, Leber und Nieren ständig durch diese Schlackenansammlungen überlastet werden und andererseits die Ausscheidungskanäle nicht mehr funktionieren, so ist dieser arthritische (rheumatische) Krankheitszustand offenbar das Ergebnis!

Du kannst keinen gesunden Körper haben, wenn Tag für Tag falsche, tote Nahrung 24 Stunden auf Deine Verdauungsorgane wirken und Du dann auch nicht infolge mangelnder körperlicher Ausarbeitung und verzögerten Stuhlgangs dafür sorgst, daß diese angesammelten Toxine den Körper möglichst schnell wieder verlassen. Der inaktive Mensch hat eine träge Zirkulation und kann sein Gewebe nicht ausreichend erneuern. So entsteht dann der krankhafte Zustand.

Die Hauptursachen von Verdauungsstörungen sind: Überessen, Trinken zu den Mahlzeiten, essen bei Müdigkeit, essen vor einer schweren Arbeit, essen, wenn aufgeregt, essen zwischen den Mahlzeiten, Mangel an Schlaf und Ruhe, Einnahme von Medikamenten.

Entnervende Situationen, die ebenfalls die Verdauung stören, sind:

Alle Medikamentensüchte: Kaffee, Tee, Kakao, Alkohol, Tabak, Antisäurepillen, Kopfschmerztabletten, Schlaftabletten usw., ferner körperliche Exzesse, wie Überarbeit, zuviel Sex, zuviel Sonne, zu viele heiße Bäder, kurz alle Exzesse in jeder Form. Überstreß ist bekannt als die Ursache von Entnervungen.

Man sagt, daß Rheumatismus fast immer das Herz schwächt, man spricht vom rheumatischen Herzfieber. Man weiß aber seit 80 Jahren, daß gerade Aspirin, das gegen dieses Fieber verordnet wird, das Herz schädigt. Diese schwere Belastung aber wird kaum beachtet. Es ist zweifelhaft, daß Herzschäden ohne Medikamente überhaupt auftreten! Vor vielen Jahren sagte der bekannte Arzt *Dr. Wm. Osler* in seinem Buch: *»Die Salicylate (Aspirin), die wir bei allen rheumatischen Erkrankungen verordnen, sind nutzlos!«*

Dieses Aspirin soll ja nur die Schmerzen lindern und hat keinen anderen Zweck. Aber welchen Preis zahlen wir für die **Schmerzlinderung**? Du brauchst diese Schmerztöter in immer kürzeren Abständen und größeren Mengen!

Heute gibt man vorbeugend Aspirin, um das Blut bei Herzkranken zu verdünnen, obgleich man weiß, daß damit das Herz noch mehr geschädigt wird. Den harmlosen Blutverdünner, das Obst, verbietet man gleichzeitig.

Das Herumdoktern beim Rheuma zeigt doch offensichtlich, daß man keine Kur irgendwelcher Art bei diesen gehäuft auftretenden Erkrankungen kennt. Alle bisher verordneten Medikamente haben nur eine **unterdrückende Wirkung**. Kortisone und ihre Derivate haben heute das alte Kaliumjod abgelöst. Aber jeder weiß, daß gerade Kortison eine besonders **schädigende Langzeitwirkung** hat. Früher oder später wird man auch wieder Kortison verdammen!

Was tut man denn eigentlich gegen Rheuma effektiv? Es gibt Kuren wie: Klimakuren, Türkische Bäder, Eiskuren, heiße Mineralbäder, Fangopackungen, Massagen usw. Diese »Kuren« sind zwar weniger schädigend als die Drogenkuren, aber sie führen ebenfalls zur Entnervung des Patienten, sie helfen nur, das Rheuma zu verlängern!

Du kannst aber niemals Deine Gesundheit zurückbekommen, wenn Du Deine bisherigen entnervenden Gewohnheiten und die Ansammlung von Giften beibehältst. Du mußt ganz einfach die **Ursachen** beseitigen, die zum Rheuma führen.

Fasten ist die sicherste, schnellste und am meisten befriedigende Methode, um sich von den angesammelten Giften zu befreien. **Rast und Ruhe**, körperlich, geistig und seelisch, werden Deine Nerven wieder erstarken lassen. Du mußt Deine ganze Lebensweise korrigieren, um in Zukunft die neuerliche Ansammlung von Toxinen zu verhindern! Der Intelligente wird sich in eine gute gesundheitliche Konstitution »hocharbeiten«.

Gesundheit ist eine Entwicklung, die nur durch gesundheitsbewußtes Leben erreicht und aufrechterhalten wird, niemals durch Kuren oder Medikamente!

Dieses Leben mußt Du aber entfalten, bevor chronische, arthritische Rheumaformen Deine Gelenke zerstört haben. Niemand kann solche Zerstörungen wieder rückgängig machen! Wehret den Anfängen! Aber selbst in hoffnungslosen Fällen besteht eine starke **Fähigkeit zur Regeneration**, aber . . .

Du mußt früh anfangen! Du solltest niemals Schmerzen mit Medikamenten unterdrücken und glauben, jetzt würde mit dieser Maskierung Dein Rheuma geheilt. Totale Fehlanzeige. Du machst Deinen Zustand nur noch schwerer!

Es gibt einen pathologischen Zustand, von dem es kein Zurück mehr gibt. Es bleibt nur das Messer des Chirurgen, das doch nicht hilft. Versteifung und Verkrüppelung schreiten fort! Wach auf, höre auf die Mutter Natur, dann ernten wir, was wir säen. Sie gibt uns unbändige Kraft, frei von Krankheiten, wenn wir ihrem Diktat gehorchen. Wenn Du gegen diese Naturgesetze arbeitest, so wirst Du nichts anderes als Schmerzen und Krankheiten ernten! Die Natur will Dich retten, aber Du willst es nicht, weil Du immer erneut das bekannte seichte Leben vorziehst! Ganz sicher möchte jeder von uns das essen, was er wünscht, bis zum Exzeß genießen können. Wenn man krank wird, so sollte es doch einen »magischen« Platz oder eine »Wunderpille« geben, und im Nu wäre man wieder gesund!

Wäre es nicht wunderbar, wir könnten nach einer solchen »Wunderschnellheilung« wiederum den »Genußprozeß« in Gang setzen, so, als wäre nichts gewesen? Das würden wir natürlich alle lieben. Aber das gibt es leider niemals. Das wäre eine vollkommene Mißachtung des Naturgesetzes. Aber der unwissende Mensch, der den Medikamenten gehorcht, benimmt sich täglich so, als wäre er außerhalb des für alle Lebewesen gültigen Naturgesetzes angesiedelt. Der Einfältige klagt oft Gott bei Katastrophen an. Wer aber erzeugte diese Unbill, Gott oder der Mensch?

Die Realität ist, daß wir die Wahrheit erkennen und danach handeln müssen!

Bei der Arthritis aber wartet der »Gepeinigte« mit Hilfe der unterdrückenden Pillen so lange, bis eine Ankylose, das ist eine knöcherne, bindegewebeartige Versteifung des Gelenkes, bereits eingetreten ist. Wenn eine solche Degeneration erfolgte, kann auch bei einer sofortigen Einhaltung natürlicher Lebensgesetze keine Heilung mehr stattfinden!

Du hast bei eingetretener Versteifung nur einen Vorteil zu erwarten: bei einer Verwachsung der beiden Knochenteile lassen die Schmerzen nach. Aber die ganze Verkrüppelung beginnt. Glaube nur nicht, dieses Geschehen wäre nur an einer Stelle. Dein ganzer Körper ist krank. Auch Krebs ist nicht auf einen »befallenen« Ort begrenzt, er ist immer eine Erkrankung des ganzen Körpers! Es ist unsinnig, nur einen Teil reparieren zu wollen. Das ist Uhrmachermedizin, sagte *Are Waerland*.

Glücklicherweise kann vorher, selbst bei entzündlichen Prozessen, auch wenn das Gelenk schon knackt und knirscht und stark geschwollen ist, eine normale Funktion wieder hergestellt werden, wenn Du in Zukunft konsequent die Regeln einhältst, wie sie die Natur vorschreibt und sie in diesem Buch immer wiederholt werden! Warte also nie bis zum hoffnungslosen Endzustand!

Die anorganischen, kalkigen Ablagerungen in den Gelenken werden gelöst und ausgeschieden, organisches Kalzium kann den »entkalkten« Knochen wieder zugeführt werden. Die giftigen Toxine und anorganischen Salze können jetzt das Gelenk verlassen, Deine geschwächten Muskeln erstarken wieder, Arthritis und Schmerzen verabschieden sich!

Wie bereits gesagt, ist totales **Wasserfasten** zum Beginn der Umstellung der schnellste und beste Weg zur Gesundung krankhafter Gelenke. Schon während dieser Fastenzeit kehrt oft die Beweglichkeit zurück. Je schwerer der Fall, je öfter mußt Du fasten und anschließend natürlich nur von roher, unverfälschter Kost leben! Du hast diese schwere Erkrankung nicht von heute auf morgen bekommen. Du kannst daher auch nur eine langsame Genesung erwarten. Gib nie auf, auch wenn Du oft das Gefühl hast, Du bleibst stehen. Die Natur arbeitet immer zu Deinen Gunsten! Vertraue ihr, sie wird Dir erneute Gesundheit schenken! Kehre nie zu den Pillenkrücken zurück, die Dir nur eine Gesundung vorgaukeln. Dein Fall in den chronischen Zustand geht zügig weiter!

Suche niemals eine schnelle **Wunderkur**, die gibt es nicht! Es gibt überhaupt keine Kuren irgendwelcher Art, die Dir helfen können. Die Kur ist immer in Dir! Alle Leute, die Dir eine Heilungskur versprechen, wissen gar nichts über die große **Selbstheilungskraft** Deines Körpers.

Nur die Natur zeigt und gibt Dir den richtigen Weg zur Heilung. Leider vertrauen die meisten den Lügen der am Geldverdienen Interessierten statt der Wahrheit! Der GesundheitsPraktiker kann diesen Tag und Nacht predigen, den Gesetzen der Natur und der Gesundheit zu horchen, aber meistens ist diese Arbeit vergebens! Die Leute wollen wohl gesund werden, aber nichts dafür tun. Sie wollen von ihrer betäubenden »Schiet- und Drecknahrung« nicht ablassen. Sie wollen auch die beliebten giftigen, einsäuselnden Getränke beibehalten!

Sie hören lieber auf »Experten«, die ein paar Gesundheitsbücher über magische Kuren gelesen haben. Und Du fällst, wie ein hungriger Löwe, allzu gern darauf rein! Bloß keine Einschränkungen der beliebten Sünden! Die Masse hat kein Ohr für den echten »Gesundheitsdoktor«, der keine teuren Pillen und Kuren empfiehlt, der Dir nur sagt, daß Du in Zukunft den einfachen Selbstheilungskräften der Natur gehorchen mußt! Aber diese Art der Heilung ist zu simpel, sie erfordert zuviel Disziplin und dauert zu lange! Sie wollen sofortige Heilung, ohne den wirklichen Preis dafür zu entrichten.

Was geschieht nun mit solchen Menschen, die ihre Augen vor dem Naturgesetz schließen? Da alle Kuren verfehlen, suchen sie immer weiter nach neuen Kuren. Ganz gleich, wer ihnen das »Glück« verspricht, ob es ein System der Ärzte ist, ein Kräutermann oder ein Heilpraktiker mit diesen oder jenen Mischungen oder Maschinen, von der Akupunktur bis zu den Laserstrahlen, vom Justieren der Knochen bis zu den Eisbeuteln!

Nichts hilft wirklich. Alle Wunderkuren, auch die zukünftigen, unterdrücken nur die **Symptome**, wenn sie nicht strikt die Einhaltung naturgesetzlichen Lebens fordern. Jede sogenannte Behandlung mit irgendwelchen Mitteln ist Humbug und unterscheidet sich in nichts von den Zauberdoktoren im Urwald Afrikas. Da diese kein Gift anwenden, ist ihre Zauberei zumeist noch wirkungsvoller!

Arthritiskranker, was willst Du nun eigentlich? Weiter leiden und teuer unterdrücken oder zu der ganz einfachen, preiswerten echten Heilung zurückkehren? Du ganz allein hast die Wahl! Auch hier habe ich ausführlich das bekannte Gesetz der Selbstwiederherstellung erneut dargelegt, wie sooft in diesem Buch!

Ich weiß, ich muß das machen, weil die Gegenkräfte mit ihrer Millionenwerbung riesig sind. Und wir sind so wenige, die gegen diesen verhängnisvollen Sturm zum Widerstand blasen! Im Gegenteil, wir werden immer wieder mit gehässigen Spitzen traktiert! Willst Du in Zukunft wie ein Kaninchen essen, ist noch eine harmlose Äußerung! Ich aber sage Dir, daß jeder Kampf gegen das einfache Naturgesetz nichts weiter als eine Lästerung des Schöpfers aller Lebewesen ist!! Du ganz allein mußt die Strafe dafür in Kauf nehmen.

Fassen wir über Arthritis zusammen:

Die verbreitete Arthritis ist also eine Krankheit, die wir uns ganz allein im Laufe der Jahre und Jahrzehnte angelebt haben! Das Phänomen ist, daß wir arthritische Ablagerungen in den Gelenken und Knochenerweichung gleichzeitig haben! Alles, was wir zu uns nehmen, ist entweder Nahrung oder Gift! Unser Körper entnimmt sich die Nährstoffe, die er benötigt. Andernfalls muß er alle anderen Stoffe ausscheiden oder ablagern, einkapseln!

Wir sahen, daß die **Mineralien** entweder Nahrung oder Gift sind, je nach dem Zustand dieser Mineralien. Mineralien können als leicht lösliche Stoffe in den Organismus eingebaut werden, während **anorganische** als unbrauchbares Gift ausgeschieden oder abgelagert werden, je nach Ausscheidungsleistung unserer Organe. Anorganische Mineralien haben absolut keinen biologisch nutzbaren Effekt. Dennoch haben sie eine Wirkung, wie alles, was in den Körper kommt. Da unser Körper diese toten Mineralien nicht verwerten kann, werden diese abgelagert, gerade in den Hohlräumen der Gelenke und der Wirbelsäule.

Wir sehen das am gewöhnlichen **Tafelsalz**, das ebenfalls ein anorganisches Gift ist. Der Körper versucht, dieses wertlose Salz über das größte Ausscheidungsorgan, unsere Haut, zu entfernen. Daher der salzige Geschmack bei Salzessern, die außerdem immer stark schwitzen! Eine Person, die kein anorganisches Salz verwendet, schwitzt kaum, und Schweiß riecht und schmeckt wie reines Wasser!

Kalzium aus **pasteurisierter Milch** ist ein anderes gutes Beispiel. Wieso zeigen Röntgenbilder Osteoporose und Kalziumablagerungen gleichzeitig?

Wie jedes Mineral aus Kochkost, so ist das Milchkalzium nicht mehr organisch gebunden. Also lagert unser Körper dieses in großen Mengen als Kalziumpartikel um die Gelenke herum ab. Doch der Körper benötigt dringend organisches Kalzium. Folge: Er holt sich dieses aus dem Knochensystem und erweicht dieses! Es ist also genügend Kalzium in den Gelenken da, aber nicht brauchbar. Es lagert sich in Massen »Kalk« an den Arterien ab, aber wollen wir dieses tote Zeug dort haben? Unser Organismus verarmt also täglich an diesem wichtigen Mineral (wie auch an allen anderen), weil wir mit der Feuerbehandlung diese Mineralien wertlos und giftig machen, mit denen sich der ohnehin geschundene Körper dann rumplagen muß!

Die Grundlage basischer, organischer Mineralien bildet ausschließlich die **Pflanze**, die mit Hilfe der Sonne, der Photosynthese, die anorganischen, erdigen Stoffe in organische umwandeln kann. Und die besten organischen Mineralien für uns Menschen liefern reife, frische Früchte und Grünblattgemüse. Mineralien aus gekochter Nahrung, Mineralwässern und Mineralpillen können wir nicht verwenden. Du findest sie in Deinen Gelenken (knirschend) und im Adernsystem wieder. Auf der anderen Seite führt der Mangel an organischen Mineralstoffen zur Knochenerweichung. Du hast also beides bekommen, weiche Knochen und Arthritis!

Lebensalter

Nun kommt das Argument, das durchschnittliche Lebensalter würde dennoch ständig steigen! Ist das wirklich der Fall? Studieren wir doch einmal wieder das Alte Testament. Ich nenne hier das erreichte Lebensalter von 1. Adam bis 27. David in Jahren:

1.	Adam	930	15.	Peleg	239
2.	Seth	912	16.	Regu	239
3.	Enosch	905	17.	Serug	230
4.	Kenan	910	18.	Nahor	148
5.	Mehalalel	895	19.	Tharah	205
6.	Jared	962	20.	Abraham	175
7.	Henoch	365	21.	Isaac	180
8.	Methusalem	969	22.	Ismael	137
9.	Lamech	777	23.	Jacob	147
10.	Noah	950	24.	Joseph	110
11.	Sem	600	25.	Moses	120
12.	Arpachschad	403	26.	Josue	110
13.	Schelach	433	27.	David	70
14.	Eber	464			

Man sieht also, daß die Menschen bis zur Eiszeit bis 1000 Jahre alt wurden. Die Kurve fällt dann dramatisch ab bis zu *David*: 70 Jahre. Am ältesten wurde *Methusalem* mit 969 Jahren. Zur Zeit *Moses* war also das Durchschnittsalter noch 120 Jahre.

Einige »Schlaue« zweifeln bei diesen Zahlen an, daß die Leute damals überhaupt die Zeitrechnung Jahr kannten. Wenn diese auch annahmen, daß die Sonne sich um die Erde dreht, so konnte man doch durch Tag und Nacht und die 4 Jahreszeiten das Jahr ermitteln. So dumm waren unsere Vorfahren nicht! Einige meinten sogar, es wären Monate gemeint, aber dann muß man logischerweise auch sagen, daß *Moses* nur 120 Monate alt wurde und *David* nur 70. Unsere Degeneration will man nicht gern zur Kenntnis nehmen.

In meinem umfangreichen Artikel über das angeblich »gesunde« Vollkornbrot berichtete ich über *Dr. de Evans*, der über 2000 Menschen im Detail berichtete, die in den vorigen Jahrhunderten über 100 Jahre alt geworden sind. Es ist sogar ein Holsteiner dabei, Herr *Stender*, der 1792 mit 103 Jahren starb. Wer im vorigen Jahrhundert 70 Jahre alt wurde, erreicht auch im 20. Jahrhundert nur 70 Jahre. Dieses Alter beginnt wieder leicht zu fallen, wie die polnische Regierung bekanntgab.

Sicherlich haben wir der medizinischen Entwicklung auch Vorteile zu verdanken, wie die Verringerung der Säuglingssterblichkeit, insbesondere durch Ausschaltung des »Kindbettfiebers«. Der Entdecker dieser Infektion wurde aber von seinen Kollegen verlacht und bekämpft, weil sie nicht glaubten, daß ihre schmutzigen Hände diese Infektion von einer Wöchnerin auf die andere übertrugen, wobei sie geradewegs auch noch aus dem Sezierhaus kamen!

Die obigen Zahlen zeigen also eine **drastische Lebensverkürzung**! Das leichte Wiederansteigen aus dem »Tal« haben wir den besseren hygienischen Bedingungen zu verdanken. Aber ist das Leben im Altersheim, im Rollstuhl, mit Organaustausch, mit Bypaßoperationen usw. überhaupt noch lebenswert?

Vom Gesamtetat der **Sozialleistungen** in Höhe von 575 Milliarden DM schluckte allein die staatliche Krankenversicherung 125,3 Milliarden nach der Rentenversicherung von 185,8 Milliarden. Ganze 0,5 machte die Ausbildungsförderung aus! Nur einige Milliarden für die Aufklärung, und der Etat *Blüms* würde dramatisch schmelzen!

Wir sahen, daß mit dem Einsetzen der **Eiszeit** das menschliche Lebensalter durch Abfall von dem Naturgesetz ständig fiel (zu Anfang dramatisch), daß viele Menschen auch in den vorigen Jahrhunderten dennoch zwischen 100 und 200 Jahre alt wurden. Wenn wir heute bei 70 angelangt sind, so beweist das doch den Abstieg der Menschheit! Wir sollten also nicht argumentieren, wir werden doch älter! Wir sollten feststellen, daß wir an einem tiefen Kulminationspunkt angelangt sind. Es sollte wieder eine drastische Umkehr zu einem lebenstüchtigen, lebenswerten Alter einsetzen. Der Mensch sollte eines Tages zumindest das Alter von 120 Jahren wie zu Zeiten von *Moses* wieder erreichen!

Dann muß er aber die Naturbedingungen einhalten, wie das Tier es tut! Und zwar generationenlang. Ein Lebensalter nützt gar nichts, wie wir bei den Tiervererbungsversuchen gelernt haben! Leider dürfen wir in unserem degenerierten Zeitalter von **Vererbung** nicht reden. Die angebliche Menschenwürde, die es zu erhalten gibt, verbietet biologisches, richtiges Denken und Handeln. Lieber schweigen wir zu der 166fachen Steigerung von Mißgeburten.

Schauen wir doch auf die angebliche »Elite« von heute, auf die rauchenden, trinkenden und »fressenden« Politiker und Künstler im Fernsehen. Hautnah wird uns täglich ihr **Suchtleben** vorgeführt!

Wozu haben wir den Arzt, der wird uns schon ein paar bunte Pillen geben, damit wir das »angenehme« Leben weiterführen können. Bloß keine persönliche Drangsal! Und dieses seichte Leben wird uns noch beispielhaft in ihren Ergüssen geschildert. Lebensjahre im »gesegneten« Alter sind aber nur nützlich, wenn sie in bester, kräftiger Gesundheit geführt werden können. Der 70- bis 100jährige muß voll am Leben teilnehmen können und nicht als verknöcherter Greis durch die Gegend schleifen mit Hörrohr und dicker Starbrille oder gar schon blind durch seine Zuckerkrankheit!

Daher plädiere ich dafür, zunächst die eigene **Lebensqualität** zu verbessern und erst in zweiter Linie daran zu denken, wie alt man wohl bei naturgesetzlicher Lebensart wird! Ich wiederhole nochmals: Du selbst hast den Marschallstab zur höchsten Gesundheit in der Hand! Teste doch die ewig gültigen Naturgesetze, die für alle Lebewesen dieser Erde gleich sind!

Das ist das Gute, wenn wir die Natur als Richtschnur anerkennen, daß jedermann sofort die dramatische Verbesserung feststellen kann. Wenn Deine »Brüder« verächtlich auf Dich herabschauen, so gewöhne Dir meinen Spruch an: »*Wer zuletzt lacht, lacht am besten!*« Diese Sprücheklopfer sind fast alle schon »unter dem Rasen«. Nichts wirkt mehr als der eigene Erfolg!

1986 saß während eines Seminars mit »Vollwertkost« am Wolfgangsee, wo es in erster Linie um die chinesische »Akupunkturmassage« ging, eine Wienerin, *Annemarie Z.* (45) mir gegenüber, die an fortgeschrittener Multipler Sklerose (MS) litt. Ihr Arzt hatte schon auf den Rollstuhl hingewiesen, in dem sie landen würde, weil eine medizinische Heilung bei dieser Krankheit nicht bekannt sei!

Jedes tote Essen wurde von mir mit dem Wort »tot« tituliert, so daß sie und die anderen am Tisch meine Hinweise reichlich satt hatten. Dennoch hat gerade dieses stereotype »tot« tief gewirkt. Frau Z. stellte sich nach ihrer Rückkehr in Wien sofort auf totale Rohkost um. Inzwischen haben wir uns mehrfach getroffen. Gerade sprach ich mit ihr über ihr Befinden. Urteil: ausgezeichnet, sie fliegt schon wieder in ihren geliebten Auslandsurlaub und benötigt keine Medikamente mehr! Wenn die Umstellung auf das ewige Naturgesetz schon bei dieser schweren, degenerativen (für die Medizin unheilbaren) Erkrankung wirkt, wieviel leichter bei den weniger schweren!

Beginne heute mit der Umstellung, morgen kann es schon zu spät sein. Laß Dich nicht von einer Statistik täuschen, daß wir immer älter werden. Parallel mit diesem »papiernen« Älterwerden gehen die Pflegefälle in die Millionen, heute sind es gemäß *Globus* bereits 2,1 Millionen, im Jahre 2000 schon 2,4 Millionen.

Du kannst diesem Niedergang einer Betreuung durch fremde Hände entgehen, wenn Du den Gesetzen der Natur wieder gehorchst. Du darfst aber nicht warten, bis Zerstörungen eingetreten sind. Das Leben als Pflegefall ist nicht lebenswert!

Wenige Milligram Medizin (siehe Contergankinder) haben eine verhängnisvolle Wirkung auf Deinen Körper. Was bewirken erst Pfunde degenerierter, toter Nahrung, die 24 Stunden lang Dein Verdauungssystem traktieren? Jeder Bundesbürger schluckt heute im Durchschnitt 3600 Tabletten jährlich. Dabei regt er sich gar nicht auf, der Arzt hat diese ja verordnet, der muß es wissen, er hat es auf der Uni gelernt!

Was ist wohl der Unterschied zwischen der Nahrung, die 4000 Jahre vor Chr. gegessen wurde und heute? Ein Satz: ein dramatischer Niedergang des Lebensalters und die alarmierende Steigerung dieser Zivilisationskrankheiten: Krebs – Herzkrankheiten – Diabetes – Übergewicht – Magenbeschwerden – und andere Degenerationen, die von der Entartung unserer Kochkost herrühren.

Seit Millionen von Jahren waren die Menschen Kinder der Natur, jetzt sind wir fast künstliche Produkte mit künstlicher Ernährung! Wir sind stark überfüttert, dennoch aufgrund der mangelhaften Qualität unserer Nahrungsmittel unterernährt!

> *»Wenn jemand Gesundheit sucht, frage erst, ob er bereit sei, künftighin die Ursachen der Krankheit zu meiden. Erst dann darfst du ihm helfen!«*
>
> *(Sokrates)*

Wir lassen es zu, daß kranke Hormonkälber fabrikmäßig produziert werden! Ja, es geht anscheinend noch weiter! Die Kuh soll endgültig zur Produktmaschine werden. Nach Vorstellungen der Chemie-Multis sollen die Kühe mit gentechnisch produzierten Wachstumshormonen gefüttert werden, damit die Milchüberproduktion der europäischen Kühe weiter um 10–15% gesteigert werden kann! Wir schlucken bald Gen-Milch, damit unsere Kinder noch schneller Leukämie bekommen!

Vitamine und Mineralstoffe

Müssen wir sogenannte **Ergänzungen** zu unserer Nahrung nehmen? Also die in großer Vielfalt angepriesenen Vitamine und Mineralstoffe? Nein, Du würdest damit dem Schöpfer unserer Lebensmittel ins Handwerk pfuschen wollen! Alle Laboratorien, in denen diese toten Zusatzstoffe entwickelt wurden, verleugnen damit das Naturgesetz! In Wirklichkeit will der Mensch seine Lebensweise nicht ändern und mit diesen käuflichen teuren Zusätzen die Natur verbessern!

Das sind aber tragische Fehlschlüsse! Wir haben gesehen, daß unser Organismus nur organische Substanzen einbauen kann. Künstliche, synthetische Vitamine können ohne Hitzebehandlung nicht hergestellt werden. Auch nicht die mit »natürlich« bezeichneten Stoffe! Sie haben alle durch Feuerhitze den organischen Zustand verlassen und sind damit Medikamente (Gifte) für den Körper geworden! In der Tat, diese können isoliert und tot nicht mehr reparierbare *(Dr. Vetrano)* Schäden erzeugen!

Nur über die Pflanze sind die natürlichen, organischen Vitamine und Mineralstoffe aufnehmbar. Da nützen auch Chelate und Orotate nichts. Mit solchen Tricks versucht das »wissenschaftliche« Labor die Schranke der Assimilierbarkeit der toten Stoffe zu durchbrechen. Selbst wenn es hier und dort gelingen sollte (wer will das nachweisen), so kommt erst recht der unerwünschte Stoff in die Blutbahn und richtet dadurch noch mehr Zerstörungen an. Diese Sperre hat die Natur aus guten Gründen gesetzt!

Biochemiker und Pharmakologen denken, sie seien selbst die Natur oder Gott und könnten es besser machen! Sie denken in einem begrenzten Horizont, weil sie alle selbst nicht bereit sind, vom Kochtopf und den Stimulanzien Abschied zu nehmen. Im Gegenteil, sie geben der Natur nicht einmal eine Chance! Sie wollen die Natur verbessern und erkranken dabei schneller! Wir Verbraucher sind leider leichtgläubig und vertrauen der Werbung, daß uns eine Kur mit solchen kleinen bunten Pillen heilt und die Jugend zurückgibt!

»Gott hat ein Gegenmittel (besonders Kräuter) gegen alle Krankheiten, wir brauchen es nur zu finden«, sagen die Homöopathen. Damit erniedrigen sie Gott, den Schöpfer, auf die Stufe des Ostereiersuchens für die Kinder. Wenn wir die letzten Eier, die Wundermedikamente, nicht finden, so müssen wir eben krank bleiben, leiden und früh sterben!

Nur das rohe, pflanzliche Produkt enthält alle Vitamine, Mineralstoffe, Auxone und Spurenelemente in bester Zusammensetzung. Dabei sind nur wenige bisher entdeckt. Vielleicht gibt es noch Tausende nicht entdeckte Stoffe, die kaum meßbar sind, aber größte Wirkung im Verbund erzielen! Wie klein sind die Atome und wie gewaltig ihre verheerenden Auswirkungen auf die Lebewesen! Wir alle sehen die erwachsenen Contergankinder, ihre Glieder wurden durch Mikromengen Thalidomid zerstört!

Die Gesetze der Natur irren sich nicht. Wir selbst zerstören unsere Umwelt, suchen nach immer neuen Heilmitteln gegen von Menschen erzeugte Krankheiten, wie z. Z. akut gegen AIDS! Woher kommen denn die Schäden aus Röntgenstrahlen, vom Arzt selbst erzeugten Krankheiten (iatrogene), die nach neueren Forschungen schon 20% ausmachen? Wir »bauen« unsere eigenen Krankheiten, weil wir die Gesetze des Lebens nicht verstehen!

Aber die Natur diktiert diese Gesetze, weil ohne diese Ordnung auf die Dauer kein Leben auf der Erde möglich ist! Eine Mineralergänzung ist nichts weiter als auch ein giftiges Medikament. Es ist kein Nahrungsstoff. Alles, was aus einer Pflanze isoliert wurde, ist nicht mehr organisch und daher im Verhältnis zum Körper Gift geworden!

Wenn wir versuchen, das Naturgesetz mit diesen Pillen zu ändern, so gehen wir damit direkt zur Erde zurück, wir können diese anorganischen Mineralstoffe nicht verwenden! Wir gehen beim Essen dieser erdigen Stoffe ein großes Risiko ein, selbst wenn wir mit diesen Medikamenten vorhandene Symptome unterdrücken. Symptome künstlich mit einem Hammer niederschlagen, heißt aber noch nicht heilen! Mit jeder Unterdrükkung von akuten Krankheiten geht es aber abwärts in den chronischen Krankheitsverlauf. Dann hast Du aber schon eine große Chance vertan, denn der Körper hat es dann viel schwerer zu heilen. Er muß Dich immer wieder zunächst in den akuten Verlauf zurückbringen! Du entgehst nie diesem Naturgesetz, weil es andersherum unmöglich für die Selbstheilungskraft des Körpers ist, Dich wieder zur Gesundheit zurückzuführen! Die Natur kann es viel, viel besser.

Mit der Ummantelung der Pillen mit Chelaten (Eiweiß) oder Orotaten (Molkesäure) gibt die Pharmaindustrie doch selbst zu, daß anorganische Stoffe vom Körper gar nicht oder mit größter Schwierigkeit aufnehmbar sind!

Unser Körper hat keinerlei Schwierigkeiten, alle notwendigen Stoffe aus Pflanzen zu assimilieren, dabei helfen Tausende von Enzymen! Sie sorgen für den aktiven Transport in alle Säftebahnen! Du mußt also natürliche, ungekochte Nahrung essen, dann ist die Verdauung und Aufnahme auch natürlich. Mit künstlichen Ergänzungen störst Du aber diesen natürlichen Vorgang! Alle Kunstprodukte irritieren Magen und Eingeweide, ihre Gifte erzeugen Magen/Darmkatarrh, Entzündungen und schließlich Tumore! Die Studenten sind also falsch informiert, weil ihre Lehrer es nicht besser wissen oder wissen wollen! Weil die Behörden den Labors glauben, werden heute unzählige künstliche Stoffe den Nahrungsmitteln zugesetzt, die der Verbraucher einfach essen muß, wobei besonders Eisen eine verhängnisvolle Rolle spielen kann. Sicher hat schon mancher das in großen Mengen gegessene weiße »Plastikbrot« in den USA gesehen. Was man dem Korn vorher durch die Feinstvermahlung weggenommen hat, muß durch künstliche Vitamine (gesetzlich) wieder zugefügt werden!

Wenn es an einem Stoff in der Pflanzennahrung mangeln sollte, so hat auch hier der Mensch wieder ganz allein die Schuld, denn er hat durch **Raubbau und einseitige Düngung** unsere Böden zerstört. Der Boden kann nur das hergeben, was in ihm vorhanden ist! Also muß die Heilung unserer Böden zuerst beginnen! **Gesunder Boden = gesunde Pflanzen =**

gesunder Körper! Das ist die Reihenfolge! Wir Menschen allein müssen wieder anfangen, logisch zu denken und zu handeln!

Lieber Leser, nimm zur Kenntnis, daß künstliche Vitamine und Mineralien ein für allemal anorganische Substanzen sind, ganz gleich, wie »versteckt« (Chelation/Orotate) sie uns angeboten werden. Sie sind unlöslich und nicht vom Körper zu verwenden und daher Gifte!

Ich habe jahrelang intensive Versuche mit diesen künstlichen Vitaminen und Mineralstoffen gemacht, die ich aus den USA mitbrachte. Da der Wohlstand drüben einige Jahrzehnte früher »ausbrach«, sind dort die Reformläden vollgestopft mit kaum noch zählbaren Präparaten! Es kommen immer neue Entdeckungen hinzu, erst war es das Selen, dann Q-Enzym 10, dann Germanium! Alle sollen die großen Wunder vollbringen! Doch sie bleiben aus, weil der Konsummensch nicht die Ursachen seiner Krankheiten beseitigt, nämlich die tote Nahrung. Ferner untergräbt er bewußt oder unbewußt alle anderen wichtigen Komponenten, die ich immer wiederhole: frische Luft Tag und Nacht, reines Wasser, Sonnenschein, viel Bewegung, Ruhe und Rast.

Man kann nicht sagen, daß diese synthetischen Ergänzungen keine Wirkung haben. Natürlich wirkt jedes Mittel, das keine Vollnahrung ist, aber als unerwünschtes Gift! Unser Körper kennt solche Fragmente nicht als Lebensmittel an, sondern nur als tote Stoffe, die seinen normalen Verdauungs- und Lebensrhythmus stören. Wie artfremdes Eiweiß, so will er diese Fremdstoffe sofort wieder unschädlich machen und hinausbefördern! Millionen Jahre lang hat uns die Natur auf Rohkost aufgebaut, nicht auf Kochkost und erst recht nicht auf diesen fremden, denaturierten künstlichen Zusatzstoffen!! Diese Körperaktion ist die eigentliche »falsche« Wirkung! Sie ist keine Gesundungsmaßnahme, denn der Körper heilt immer selbst, dazu braucht er nur lebendige, ganzheitliche Lebensmittel. Was er von diesen benötigt, hat der Schöpfer des Menschen bestimmt! Der Fabrikprozeß dieser Vitamine und Mineralien zerstört doch durch Hitze, Oxidation, Chemikalien und Enzymzerstörung drastisch jedes Leben.

Lezithin in Granulaten ist doch nur ein denaturiertes Überbleibsel von Sojabohnen. Chlorophyllextrakt ist ein lebloses Teil von Blättern. Molkepulver ist gegenüber der Vollmilch ein Schatten hinsichtlich des Nährwerts. So könnte man beliebig fortfahren. Alle diese künstlichen Zusatzstoffe sind also degeneriert und haben ihre richtige Proportion gegenüber dem ganzen Produkt verloren!

Immer wieder werden die sehr teuren Weizenkeime als Wundermedizin empfohlen. Der Mann soll angeblich wieder »Tinte im Füller« bekommen. Wie falsch diese Ansicht ist, möge ein weiterer **Versuch an Ratten** beweisen, die der bekannte Forscher *Dr. Weston Price* durchführte.

Dr. Price fütterte Ratten in drei verschiedenen Käfigen ausschließlich mit Weizen, einmal mit frisch gemahlenem Vollweizen, die nächsten mit Weizenmehl und die dritten mit einer Mischung aus Weizenkleie und Weizenkeimen. Die Inhaltsstoffe der Weizenarten, wie Eisen, Kalzium, Phosphor, Kupfer usw., wurden in einer Tabelle festgehalten.

Das erstaunliche Ergebnis zeigt eine erhebliche Differenz der drei Rattengruppen im körperlichen und nervlichen Zustand. Die erste Gruppe, die nur grob gemahlenen Vollweizen erhielt, entwickelte sich voll und bekam nach 3 Monaten Nachwuchs. Sie waren mild, man konnte sie bei den Ohren anfassen und aufheben, sie versuchten nicht zu beißen!

Die Ratten der zweiten Gruppe mit Weißmehlfütterung waren merklich kleiner geraten. Sie verloren ihre Haare in großen Büscheln, und sie benahmen sich gefährlich, so schlimm, daß sie schon im Käfig wild hin und her sprangen, wenn sie nur einen Menschen sahen! Diese Ratten zeigten Zahnfäule, ferner waren sie nicht fähig, sich zu vermehren!

Die dritte Gruppe, die mit Weizenkleie und -keimen gefüttert wurde, zeigte keinen Zahnverfall, aber auch diese Ratten waren unterentwickelt, und es mangelte ihnen an Energie. Die Keime wurden von einer Mühle gekauft und waren deswegen nicht mehr frisch. Es ist interessant, daß trotz des großen Reichtums der Keime an Kalzium, Phosphor, Eisen und Kupfer diese Ratten nicht normal reiften gegenüber der ersten

Gruppe. Auch diese Gruppe mit konzentrierten Nahrungsstoffen konnte sich nicht vermehren!

Diese Versuche zeigen in aller Deutlichkeit, daß nur lebende Vollprodukte eine vollständige Ernährung gewährleisten, die Gesundheit bringt und erhält! Jede Veränderung ist immer schädlich. Trotz des großen Eisenreichtums in der Kleie wurde dieser nicht aufgenommen. Jede Verbesserung durch Menschenhand bringt nur Nachteile!

Der Mann ist also besser dran mit frischem Sellerie als mit teuren Weizenkeimen! Ebenso solltest Du das noch teurere Weizenkeimöl als »Teilnahrungsmittel« ablehnen! Konzentrierte Fette gibt es in der Natur nicht! Vergiß auch das Märchen der Laborwissenschaftler, daß wir »etwas Fett« benötigen, um die fettlöslichen Vitamine aufnehmen zu können. Wieviel Fett frißt denn die Kuh oder jedes andere pflanzenfressende Tier, um diese Vitamine zu bekommen? Null! Schau mehr auf unsere Tiere, denn auch sie bestehen aus Fleisch und Blut!

Wenn der Körper Fett wirklich benötigt, so kann er dieses spielend aus Kohlenhydraten selbst umwandeln, genau so, wie er überschüssige Kohlenhydrate sofort in Fett umbildet. So einfach ist das! Vitamine und Mineralien ergänzen einander. Eine getrennte Einnahme bedeutet, daß nichts zu gebrauchen ist. So enthält denn auch jedes unveränderte Naturprodukt beide Gruppen. Das anorganische Kalzium spielt bei der Arteriosklerose eine große Rolle, lies beim Kalziumartikel nach!

Nur wir Menschen wollen die Natur verbessern, aber das Ergebnis ist eine kranke Menschheit mit ausufernden Krankheiten, zu vielen Ärzten und Krankenhäusern sowie ins Unermeßliche steigende Krankenkosten!! Mache Dir die große Überlegenheit solcher Lebensmittel zunutze:

1. Ganzheitliche Nahrung
2. Rohe Nahrung
3. Pflanzenkost.

Wenn Du das ganze Produkt roh ißt, so hast Du alle entdeckten und noch nicht entdeckten Vitamine und Mineralien in bester von der Natur gewollter Zusammensetzung. Du kaust und verdaust das Vollprodukt, Dein Körper nimmt sich, was er braucht. Du hast das beste Labor in Dir, Du benötigst kein künstliches, das Dir nur lebloses, unvollständiges Material liefern kann und teuer dazu! Da sie, wie Medikamente und Stimulanzien, unnatürliche Fragmente sind, belastest Du völlig überflüssig Deine Organe, die diese als Gift wirkenden künstlichen Teilstoffe wieder hinausbefördern müssen! Es ist eine faule Praxis, Deine wertlose Kost aus Weißmehl, Zucker und Kochnahrung durch künstliche Ergänzungen ausgleichen zu wollen!

Die organische Revolution!

Wir sind so stolz auf unseren technischen Fortschritt, hier besonders auf die Pharmaindustrie, die bunte Pillen als Ersatz für die Natur herstellt. Diese Revolution brauchen wir nicht, sondern die organische, natürliche, die leider verschüttet wurde! Gesundheit muß wieder aus dem Garten kommen!

Immer wieder weise ich in diesem Buch auf den fundamentalen Unterschied zwischen **organischen und anorganischen Mineralstoffen** hin. Damit Du das auch glaubst, muß ich in diesem Vitamin-/Mineralien-Artikel an Beispielen zeigen, daß immer die Natur recht hat und nicht der Mensch im Labor. Der »Laborwissenschaftler« wird diesen Unterschied verneinen. Natürlich, denn er laboriert nur an totem Material, im Labor ist der Unterschied zwischen Leben und Tod nicht feststellbar. Das ist gerade das Tragische an unserem gesamten »wissenschaftlichen« System, das leider keine exakte Wissenschaft ist, denn diese gibt es nicht im Lebendigen. Daher ist die gesamte Medizinindustrie keine exakte Wissenschaft wie etwa die Mathematik!

Die Ablagerungen im Teekessel und im Adernsystem sind ziemlich identisch, was die kalkhaltigen, erdigen Stoffe betrifft. Mit der leblosen Kochkost, den zugeführten vielgepriesenen Mineralwässern und den synthetischen Mineralstoffen führst Du »Deine Verkalkung« langsam, aber stetig selbst herbei! Hier aber möchte ich über den gewaltigen Unterschied der künstlich produzierten Vitamine/Mineralien und den natürlichen in der Pflanzenkost sprechen!

Ernährungswissenschaftler der alten Schule pochen immer noch darauf, daß der Mensch ein »ausgewogenes« Essen zu sich nimmt, also möglichst zu jeder Mahlzeit Proteine, Fette, Kohlenhydrate und Mineralstoffe/Vitamine im »ausgewogenen« Verhältnis. Dabei spielt es für sie keine Rolle, ob diese aus der Frischkost oder aus dem Kochtopf stammen.

Das ist aber gerade der entscheidende Unterschied. Tote

Kost und Kalorien zählen heute, nicht die Lebendigkeit. Aber nur diese ist ganz entscheidend. Wenn die Nahrung über die Hitzebehandlung ging, hast Du in diesem leblosen Zeug nicht mehr diese Feinstoffe: natürliche Vitamine, organische Mineralien, Enzyme, Katalysatoren, Fermente, Auxone (Wuchsstoffe). Diese sind die Zündfunken für den Motor Mensch! Was nach dem Kochen übrigbleibt, sind leblose, gar giftig veränderte unnütze Stoffe! Diese verdicken das Blut und bringen die mit Kalk vermischten anorganischen Stoffe in Deinem ganzen System zur Ablagerung! Mit diesem sauren, zähflüssigen Honigblut 24 Stunden am Tag beginnt Dein Niedergang!

Der Schöpfer hat die Nahrungsstoffe für den Menschen seit Millionen von Jahren selbst »ausgewogen« geliefert. Es ist eine Anmaßung von uns Menschen, daran zu zweifeln und diese von der Natur gelieferten Stoffe verändern und verbessern zu wollen. Besonders der heutige Eiweißrummel schadet unseren Körpern! Aus jeder frischen, pflanzlichen Rohkost kann unser Körper alles herausholen, was er benötigt, vorausgesetzt, wir essen das Produkt so, wie die Natur es liefert. Der Mensch ist das einzige Lebewesen der Erde, das seine Nahrung durch Feuerbehandlung verändert und damit wertlos macht!

Mit der Entdeckung der **Vitamine** begann aber eine gewaltige Revolution, denn man erkannte jetzt, daß kleinste Spuren von Nährstoffen einen erheblichen Einfluß auf das ganze Körpergeschehen haben! Aber nichts hat der Mensch daraus gelernt!!

Nach dem Kalorienzähler begann nunmehr das Vitaminzeitalter! Die gigantische Pharmaindustrie nutzte diese Entdeckung sofort aus, diese Vitamine künstlich herzustellen, Geschäft ist Geschäft.

Casimir Funk nannte die entdeckten Stoffe zu Recht V-i-t-a-m-i-n-e, das heißt eine vitale Substanz in der Nahrung, vitale Amine! Wir werden an Beispielen sehen, daß wir diese wichtigen Zündstoffe lebendig benötigen und nicht künstlich. Wie bei den Mineralstoffen kann das Labor den Unterschied zwischen lebendig und tot nicht messen!

Alle organischen Vitamine waren und sind in allen unveränderten Pflanzenstoffen reichlich enthalten, und zwar in der Zusammensetzung, wie es die Entwicklung in Millionen von Jahren für richtig erkannt hat. Heute meint man, besondere Vitamine für ein besonderes Organ erkannt zu haben, wie Vitamin A für den Sehpurpur oder die B-Gruppe für die Nerven!

Das ist wieder typisch für die Uhrmachermedizin, wir trennen Teile aus den Nahrungsstoffen durch Erhitzungsprozesse und verabreichen diese Kunststoffe in Massen den menschlichen Körpern. Wir aber benötigen alle entdeckten und nicht entdeckten Vitamine in organischer Form, die gewöhnlich auch noch mit Enzymen und Coenzymen zusammenarbeiten, ihre Feinststoffe entsprechen dem ewig gültigen Naturgesetz, an das wir »angepaßt« sind!

Werden nun künstlich Vitamine aus diesem natürlichen Komplex herausgelöst, so wird ihr biologisches Verhältnis zu den anderen Vitaminen und ihre Wertigkeit zerstört! Daher können Kunstvitamine die biologische Kraft nie erreichen. Der enge Zusammenhang zwischen den Vitaminen, Enzymen und Katalysatoren untereinander und im Verhältnis zu den anderen organischen Nährstoffen kann niemals von einem chemischen Labor hergestellt werden. Der Vitaminprozeß benötigt außerdem die aktiven mineralischen Spurenelemente, ohne die Vitamine und Enzyme nicht als aktive Katalysatoren wirken können.

Wenn also die heute hochgepriesenen kristallisierten, synthetischen Vitamine in Hochpotenz wirken sollen, so müssen diese für die wirkungsvolle Operation auch in der richtigen Kombination vorhanden sein. Und das ist nicht möglich. Da die meisten künstlichen Vitamine wasserlöslich sind, so gehen diese ohne jeden Wert über die Nieren verloren!

Du mußt also die Vitamine in organischer Form zu Dir nehmen, und das ist nur über die organische, lebende Pflanze möglich! Wir sollten diesen Vorgang die organische Revolution nennen, wie sie seit Millionen von Jahren wunderbar funktioniert. Warum funktionierte das bis heute ohne die Entdeckung von Vitaminen und Mineralstoffen für Mensch und Tier?? Wie konnten wir überleben?

Der starke Einsatz von künstlichen Vitaminen und Mineralstoffen und chemischen Pillen hat den Menschen im Gegensatz zum in der Freiheit lebenden Tier nur tausendfache Krankheiten gebracht. Krank wird der Mensch, weil er allein von dem biologischen Gesetz des Natürlichen abgewichen ist.

Wir benötigen das Lebendige, das aber kein Chemiker produzieren kann. Den künstlichen Labormischungen fehlt das entscheidende Lebenselement! Selbst wenn eine Wirkung verspürt wird, so wird das Krankheitssymptom nur maskiert und in den chronischen Untergrund gedrückt. Die Natur muß dann heftigere Krisen entwickeln, weil der betroffene Mensch nicht die Ursache seiner Leiden, die falsche Lebensweise, ändern will!

Die organische Schule verdammt also mit Recht alle künstlich hergestellten Vitamine, weil sie nicht nur nichts nützen, sondern weil sie genauso als Gift wirken wie die Medikamente. Der Körper muß diese ungiftig machen und hinausbefördern. Das ist ein unnötiger Verlust an Energie und damit Nervenenergie! Wir nehmen Nervenvitamine und bleiben Nervenbündel!

Dr. Mausert schreibt in seinem Buch: »Kräuter für Gesundheit«: »Alle Laboratorien der Welt werden nicht imstande sein, den bemerkenswerten feinen Prozeß in der lebenden Zelle zu ersetzen. Sie werden niemals die wundervollen Methoden, die die Natur benutzt, um ihr Werk, die Pflanze, zu vollenden, erfolgreich imitieren!«

Thomas A. Edison (Erfinder der Glühbirne) drückt das so aus: *»Bevor der Mensch einen Grashalm nachmachen kann, wird die Natur über diese sogenannte ›wissenschaftliche‹ Kenntnis nur lachen!«*

Aus chemischen Stoffen produzierte »Heilmittel« können niemals dem Vergleich mit der Natur, der lebenden Zelle der Pflanze, dem Ergebnis der Sonnenkraft, der Mutter allen Lebens standhalten! Es ist richtig, daß unser Körper Mineralstoffe enthält. Aber er kann diese nicht direkt aus totem, anorganischem Material aufnehmen. Er benötigt dazu die lebende Zelle aus der Pflanze oder bei Tierfressern aus der lebenden Zelle des Tieres! Nur Pflanzen haben die Kraft, durch ihre Wurzeln aus der anorganischen Erde die Mineralien zu assimilieren und umzuformen, so daß diese den organischen Zustand erreichen. So können sie leicht von unseren Organen aufgenommen werden. (Bekannte Photosynthese mit Hilfe der wunderbaren Sonnenkraft!)

Das bedeutet, daß es ein großer Fehler ist, organische und anorganische Substanzen miteinander zu verwechseln, wie es die bisherige, alte Ernährungsschule immer noch tut! Sie erwartet, daß unser Körper beide Substanzen verwerten kann. Diese falsche Auffassung befindet sich im Gleichklang mit der überholten allopathischen chemischen Medikamentenanwendung. Das sind große Irrtümer, und gefährliche anorganische Substanzen werden täglich tonnenweise in die Leiber der armen Patienten gebracht, oral oder durch Injektionen!

Erfahrene Ernährungsfachleute wissen, daß nur **organische Mineralien** in der richtigen Kombination zu verwenden sind. Und beim Menschen sind das unveränderte, frische Pflanzenstoffe, in denen alles enthalten ist, was unser weiser Organismus benötigt! Die organische Revolution gegen die Anwendung von anorganischen Chemikalien als Medikamente und in der Landwirtschaft wird immer größer. Synthetische Mineralien und Vitamine müssen als lebensfeindlich verdammt werden. Sie sind nicht nur wertlos, sondern gefährlich für unsere Gesundheit.

Warum wird erst jetzt festgestellt, daß anorganisches Eisen bei der Bildung von Hämoglobin keinen oder einen ganz geringen Wert hat gegenüber dem organischen Eisen? Kein Chemiker der Welt kann in seinen Laboratorien Leben oder lebende Vitamine herstellen, weil die natürlichen Vitamin-Komplexe einen Faktor enthalten, der nicht zu fassen ist und unbekannt ist! Aber dieser ist lebenswichtig für die Gesundheit! Der Kochtopf, das Feuer, hat leider auch unsere Gehirne vernebelt!

Mr. Rodale gibt in seiner Monatsschrift »Prevention« folgendes anschauliche Beispiel über den Unterschied »natürlich« oder »synthetisch«:

»Vor einigen Jahren wurden einige Salzwasserfische in ein Londoner Aquarium gebracht, aber dort war nur eine kleine Menge Seewasser vorhanden. Einer der Kuratoren sagte, er könne Seewasser herstellen, da ja seine Formel bekannt sei. Er nahm das Buch, sammelte die Inhaltsstoffe zusammen und machte ein Bad mit Seewasser. Als er aber einen Fisch zur Probe in dieses Wasser setzte, starb er bald. Mehrfach machte der Kurator so ›Seewasser‹, jedesmal noch sorgfältiger, aber die Fische starben alle!« Dort war ein geschickter Kurator, jedoch es »stürmte« in seinem Kopf. *»Nehmen wir doch die letzte künstliche Seewassermischung und tun dort die kleine Menge echtes Seewasser hinein, das wir noch besitzen.«*

Als sie dieses machten, blieben die Fische am Leben. Das beweist, daß in dem echten Seewasser ein Schimmer einer Substanz ist, die wir nicht messen können, jedoch so wichtig ist, um die Fische überleben zu lassen. So winzig diese Substanz ist, der Fisch benötigt sie einfach! Wir sehen daraus, daß das Rezept der Laborwissenschaftler, Seewasser herzustellen, falsch ist, weil sie diese kleine Substanz nicht entdecken können. Ihr Kunstwasser möge gut zum Waschen der Füße oder zum Putzen der Zähne sein, aber nicht für die Fische, um zu leben.

An diesem Beispiel sehen wir, daß die Labors diesen kleinen, aber lebenswichtigen Unterschied nicht feststellen und künstlich produzieren können! Die Differenz möge nur $1/10000$stel eines Prozentes sein, aber sie entscheidet über Krankheit oder Gesundheit, über Leben oder Tod!

Wenn Du diese Tatsache einem Chemiker sagst, wird er Dich als Quacksalber und schrulligen Sonderling verdammen. Bei ihm ist Stickstoff = Stickstoff, Pottasche = Pottasche! Aber wir haben die Beweise, daß diese kleinen Schimmer eben das Leben ausmachen, ohne sie ist Tod!

Nehmen wir als weiteres Beispiel **Vitamin C**. Entdeckt wurde die Zusammensetzung dieses Vitamins aus 6 Teilen Kohlenstoff, 8 Teilen Wasser und 6 Teilen Sauerstoff. Nun,

Vitamin C kann aus Zitrusfrüchten oder Tomaten hergestellt werden, jedoch viel billiger aus Kohle, diese sind zu 99% im Handel! Sind aber diese beiden Produkte dieselben? Du bekommst hier die Antwort aus einer russischen medizinischen Zeitung »Vitamin Research News« Nr. 1,40 (1940):

»Mäuse wurden mangelernährt, so daß sie alle Skorbut bekamen. Dann wurden sie in 2 Gruppen eingeteilt und mit Vitamin C behandelt, das ja als Heilmittel bei dieser Krankheit bekannt ist. Jedoch bekam eine Gruppe synthetisches Vitamin C, die andere natürliches aus der Pflanze. Die Gruppe mit natürlicher Vitamin-C-Zugabe wurde in kurzer Zeit gesund, die andere mit künstlichem Vitamin C nicht.« Wir sehen, daß das natürliche Vitamin C wieder diesen unbekannten »Schimmer« enthält, der lebensnotwendig ist. Diese mächtige Zugabe muß also erfolgen, um Leben in tote Stoffe zu bringen! Mensch und Tier können aber ohne dieses »Geheimnisvolle«, das niemand bloßlegen kann, nicht leben!

Dr. Raymond Bernard schreibt über einen anderen Fall, der in der britischen Zeitschrift »NATURE« v. 1. Januar 1952 berichtet wurde:

»Die Autoren St. Rusznyak und A. Szent-Gyorgi studierten eine Krankheit, die die Gebrechlichkeit der Blutgefäße nach sich zieht. Sie behandelten eine Gruppe Labortiere mit Paprikaschoten, die bekanntlich einen hohen Anteil an natürlichem Vitamin C enthalten. Die zweite Gruppe erhielt synthetisches Vitamin C. Die Krankheit wurde nur in der ersten Gruppe geheilt. Es muß in der natürlichen Paprika einen bisher unbekannten Faktor geben, den ›Schimmer‹, eine Mikromenge, die nur in dem natürlichen Vitamin C enthalten ist und nicht aus der Pflanze herausgetrennt werden kann.«

Ein drittes Beispiel erhielt ich vor wenigen Wochen, schreibt *Dr. Bernard* weiter. Er las ein Buch von *Dr. med. Cruickshank* »Food and Nutrition«, »Nahrung und Ernährung«, 1951 original aus England und berichtet:

»Drei Kükengruppen wurden mit der gleichen Nahrung gefüttert. Die erste Gruppe erhielt kein Vitamin D, die zweite Gruppe erhielt künstliches Vitamin D, die dritte erhielt natürliches Vit-

amin D aus Fischlebertran. Die Küken ohne Vitamin D nahmen 259 g zu, die mit synthetischer Vitamin-D-Zugabe 346 g und die dritte mit natürlichem Vitamin D 399 g. Jetzt kommt aber der wichtigste Teil des Experiments. Bei den Küken ohne Vitamin D starben 60%, in der Gruppe mit künstlichem Vitamin D verendeten 50%, aber in der dritten mit natürlichem Vitamin D war nicht ein einziger Tod festzustellen!«

Die giftige Substanz in dem künstlichen Vitamin D ist als Viosterol (hier ähnlich Vigantol) wohlbekannt. (The Journal of the American Medical Association, Vol. 130, Seiten 1208–1215.) Im »Nutrition Reviews« v. 1947, Vol. 5, Seiten 251–253, wird darüber berichtet, daß natürliches Vitamin E dreimal so wirksam ist wie synthetisches Vitamin E.

Dr. med. Jungblut berichtet im »American College of Surgeons« über eine Gruppe Affen, die an Polio litt und mit künstlichem Vitamin C behandelt wurde, die andere mit natürlichem Vitamin C aus der Zitrusfrucht. Bei den mit künstlichem Vitamin C gefütterten Affen wurde die Lähmung um die Hälfte verringert, aber bei der anderen Gruppe mit natürlichem Vitamin C auf ⅙ reduziert! *Dr. Jungblut* erklärt, daß in den natürlichen Vitaminen trotz des Extraktes noch etwas »Unbekanntes« sein muß, das einen Anti-Lähmungseffekt enthält.

Ernährungsfachleute und medizinische Autoritäten stellen zunehmend fest, daß das Vitamin C in natürlichen Früchten »etwas« enthält, das für unsere Gesundheit außerordentlich wichtig ist. Es ist kein Wunder, da in »Rose Hips« zum Beispiel 6 andere Vitamin-C-Gruppen enthalten sind. Ferner kommen andere bekannte und noch unbekannte Stoffe hinzu, wie die kürzlich publizierten Bioflavonoide und Rutin.

Im natürlichen Vitamin C sind eben kaum zu fassende, wichtige Stoffe drin, die unser Körper nicht speichern kann, sie sind löslich im Wasser, werden durch Hitze zerstört, ihre Wirkung wird durch Licht und Metalle in Kochtöpfen stark herabgesetzt, ferner tritt bereits beim Nahrungstransport eine Wertminderung ein, ganz zu schweigen von der fabrikmäßigen Weiterverarbeitung der Nahrungsstoffe! Schon ein geringer Mangel an Vitamin C setzt die Widerstandskraft gegen Krankheiten herab, macht uns anfällig gegen Erkältungen, Infektionen und Hautkrankheiten!

Früher starben mehr Seeleute an **Skorbut** als in den Schlachten. Man sollte meinen, daß heute diese Gefahr vorüber ist, aber immer noch haben 80–90% unserer Bevölkerung einen Mangel an natürlichem Vitamin C, und Skorbut ist eine unterschwellige Erscheinung bei vielen Krankheiten. Besonders die Körneresser haben Probleme, genügend Vitamin C zu bekommen!

Der Fehler der Ernährungsforscher, zwischen organischen und anorganischen Mineralien zu unterscheiden, hat auch eine Konfusion bei den Vitaminuntersuchungen gebracht. Auch Tiere können anorganische, synthetische Vitamine nicht assimilieren. Ihre Situation wird also durch Zufuhr solcher künstlichen Vitamine nicht gebessert, im Gegenteil, sie werden krank durch diese »chemische« Verunreinigung. Dazu kommt die Fütterung mit künstlichen Hormonen. Alles Unnatürliche nimmt aber unser Körper zunächst auf!

Nehmen wir noch ein praktisches Beispiel. Die Iren sind als Kartoffelesser bekannt. **Kartoffeln** haben einen hohen Anteil an Pottasche und anderen basischen Mineralien. Wenn die Kartoffelernte schlecht ist und die Iren auf Weizen angewiesen sind, so erhöht sich die Zahl der an Skorbut (Säurekrankheit) und Rachitis Erkrankten erheblich, da Weizen als Säurenahrung die organischen Mineralien aus den Beständen des Körpers, den Knochen und Zähnen raubt!

Um das Kapitel organisch/anorganisch abzuschließen, sollten wir auf die organischen Mineralien und Vitamine im frischen Obst und Gemüse zurückgreifen. Es gibt dann keinen Mangel, weil diese wichtigen Spurenstoffe in der richtigen Zusammensetzung in den Körper gelangen! Und wir bekommen auch reichlich die noch nicht entdeckten! Uns sollte nie interessieren, was tot und im Regal haltbar ist, sondern das Lebendige und leicht Verderbbare!! Lieber Leser, allmählich werden die vielen Wiederholungen über organisch-anorganisch, lebendig oder tot Dich langweilen. Aber ich halte das Erfassen dieser wichtigen Unterschiede für so bedeutsam für Deine Gesundheit, daß ich das einfach muß, es muß in Dein Gehirn hineingebleut werden!!

Tagtäglich wirst Du doch mit Anzeigen über die Wirkung von Knoblauch und Fischölen überschüttet. Die Hersteller dieser Mittel sagen Dir nie, wie Du leben mußt, um gesund zu bleiben, dann könnten sie nichts mehr verkaufen. Hat Dir jemand vorher gesagt, daß z. B. Knoblauch die Gifte Senföl und Allicin enthält? Warum kommt der penetrante Geruch wieder so schnell über alle Poren der Haut heraus? Unser Körper muß diese Gifte sofort wieder unschädlich machen! Knoblauch, Zwiebeln und Fischöle sind konzentrierte Drogen und gefährden Deine Gesundheit! So sieht die Wahrheit aus! Probiere doch einmal 1 Pfund Knoblauch als alleinige Mono-Mahlzeit! Du wirst sehen, welche Explosion im Körper entsteht!

Du sollst nur solche frische, rohe Nahrung zu Dir nehmen, die Du allein für sich gerne ißt! Sie muß außerdem gut aussehen und angenehm riechen! Wie angenehm riecht denn Knoblauch?! Laß Dich also nicht von der werblichen Propaganda einschüchtern, spare Dein Geld! In erster Linie brauchen wir Energiestoffe für unseren Stoffwechsel, nämlich 90% Glukose, nur 4% Aminosäuren (nicht Fertigeiweiß), 3% Mineralien, 2% Fettsäuren und nur 1% für alle Vitamine und sonstigen Nährstoffe!! Alle notwendigen Vitamine für das ganze Jahr kannst Du in einen Fingerhut tun, und diese Menge hast Du überreichlich bei einer Fruchtkost!

Kaffee – Koffein

Es gibt ein kleines Buch von *Charles F. Wetherall*: »Kicking the Coffee Habit« (»Weg mit der Kaffee-Gewohnheit«). Der Autor war früher selbst ein großer Kaffeetrinker. Er schreibt, daß man nach 3 Wochen Kaffeeentzug zum erstenmal merkt, was **Tiefschlaf** wirklich ist, und daß man ein ganz neuer Mensch wird! Kaffee ist natürlich ein giftiges Anregungsmittel. Wer meint, Kaffee sei verträglich, wie es die Werbung schreibt, hat das Beobachten der eigenen Reaktionen verlernt oder gar das Denken. Warum stellen die Röster denn Schonkaffee oder entkoffeinierten Kaffee her? *Mr. Wetherall* hat nachgewiesen, welche Symptome Kaffee verursacht:

Alle Herzprobleme werden verstärkt wie Herz-Arrhythmie	Herzbeschleunigung Herz-Extrasystolen
Atmungsschwierigkeiten	Zittern
Stimmung auf und ab Kopfschmerzen nach Aufhören der Koffeinwirkung	Unruhiger Schlaf höherer Urinfluß Nervosität
Muskelzucken	Nesselsucht
Hypoglykämie (Unterzuckerung)	Redefluß
Verwirrtheit	Bluthoch- u. Niedrigdruck
See- und Luftkrankheit	Neigung zum Erbrechen
Durchfall	Magengeschwüre
Blutspucken	Schmerzen i. d. Magengrube
Erhöhung des Cholesterins	Brust-, Blasen- und Bauchspeicheldrüsenkrebs
Ohrensausen	

Entzugserscheinungen nach 18/24 Stunden, wenn Du Kaffee aufgibst:

starke Kopfschmerzen	Konzentrationsmangel
kein »Pep«	Depressionen
Fieber	allgemeine Schwäche
Kältegefühl	Ängstlichkeit
Zittern, Beben	Reizbarkeit
schlechte Laune	Nase läuft
Schwerfälligkeit	Schlaflosigkeit
Aufgeblähter Magen	Muskelspannung

Wenn also die Aufgabe des Kaffeetrinkens derartige schwere Symptome zur Folge hat, dann weißt Du allein, was Du Deinem Körper täglich antust! Der weltbekannte Arzt und Forscher *Dr. John Harvey Kellogg* schreibt bereits im November 1924 in »Good Health« über die »Coffee Lies« (Kaffee-Lügen):

Kaffee-Lüge Nr. 1: **Kaffee beseitigt Müdigkeit.** *»Das ist nicht wahr. Kaffee verdeckt die Müdigkeit. Er lähmt das Müdigkeitszentrum. Das hat Dr. Edward Smith aus England in mehr als 50 Jahren erprobt. Er zeigte, daß eine Arbeit unter dem Einfluß von Kaffee größere Müdigkeit erzeugt als ohne Kaffee.«*

Kaffee-Lüge Nr. 2: **Kaffee verstärkt die Arbeitsleistung.** *»Das Gegenteil ist wahr! Der bekannte Nordpolforscher Nansen hat während seiner anstrengenden Expedition quer durchs Grönländische Eis Kaffee versucht und wieder aufgegeben. Die Männer, die die schweren Schlitten über Schnee und Eis ziehen mußten, tranken zu Anfang zwei- oder dreimal nachmittags und abends Kaffee, aber sie fanden, daß die Wirkung so schlecht war, daß sie Kaffee auf eine Tasse morgens einschränkten! Sie fanden auch diese eine Tasse gefährlich, so daß sie diese Sucht gänzlich aufgaben, wie Nansen erklärte!«*

Kaffee-Lüge Nr. 3: **Kaffee hilft der Konzentration.** *»Die einzigen Personen, bei denen Kaffee hilft, sind diejenigen, deren Konzentrationsfähigkeit durch die Kaffeegewohnheit bereits Schaden erlitten hat. Der Whisky-Zecher braucht seinen Schluck, um seine Nerven zu beruhigen. Der Zigarettenraucher benötigt schnell seine paar Züge, um seinen Geist zur Arbeit zu zwingen. Der Drogenabhängige ist ohne ›Schuß‹ total unfähig, etwas zu tun. So muß der Kaffee-Sklave seine Tasse Kaffee haben, damit seine geistige Kraft arbeitet, bis er seine schlechte Gewohnheit aufgibt und Zeit gewinnt, wieder zu genesen!«*

Kaffee-Lüge Nr. 4: **Daß Kaffee, wie andere Stimulanzien, keine späteren Depressionen hinterläßt!** *»Jeder Kaffee-Trinker weiß, daß das nicht wahr ist. Er benötigt seinen Morgenkaffee, um seine Depressionen zu unterdrücken, die vom schädlichen Effekt des Kaffeetrinkens vom Vortag herrührt! Tausende Kaffeetrinker leiden schwer an Kopfschmerzen, Unbehagen, Qual, Erschöpfung, wenn sie ihren Morgenkaffee nicht bekommen. Tee- und Kaffeetester leiden unter einer sehr schweren Form nervlicher Erschöpfung oder Nervenentzündung!«*

Kaffee-Lüge Nr. 5: **Kaffee erschöpft nicht die körperlichen Reserven!** *»Die Ankündigung sagt, daß Kaffee ohne Energieverlust die Fähigkeit zum Arbeiten verstärkt. Nichts ist lächerlicher! Wenn einer müde ist, so benötigt er Ruhe! Wenn er eine Tasse Kaffee trinkt, fühlt er sich nicht länger müde. Aber er benötigt gleichzeitig Ruhe. Geht er trotzdem zur Arbeit, so entlädt er sein Gehirn und seine Nervenbatterien, nachdem die Natur ihm mitgeteilt hat, daß er Ruhe zur Wiederaufladung benötigt. Wenn also die ›Giftverkäufer‹ sagen, daß Kaffee die Energie nicht erschöpft, so ist das eine wohlüberlegte Falschaussage.«*

Kaffee-Lüge Nr. 6: **Kaffee erhöht vorteilhaft die Herzaktion.** *»Kaffee regt das Herz an und führt zu einer Beschleunigung des Pulses gerade so, wenn ein Pferd einen Peitschenschlag bekommt. Kaffee ist ein Gift, das wir ausschalten müssen. Die Erhöhung des Herzschlages zeigt uns doch nur, daß der Körper so schnell wie möglich sich wieder von diesem Gift befreien will! Wie kann eine solche giftige Wirkung irgend etwas Gutes bewir-*

ken? *Kaffee ist ein zuverlässiges Medikament, um den Blutdruck zu erhöhen. Aber Tatsache ist, daß die Verwendung von Kaffee als Medikament eine gefährliche Gewohnheit ist. Die Verwendung von Kaffee als Durchblutungsmittel verursacht ein Zusammenziehen der Arterien und ihre Verkalkung! Langzeitbeobachtungen zeigten, daß diese Gifte die Grundlage der Arteriosklerose, der Senilität und anderer sehr ernster Veränderungen sind.*

Eine Tasse Kaffee enthält etwa 4 mg Koffein. Der gewohnheitsmäßige Kaffeetrinker schluckt mit jeder Tasse ein Gift, das früher oder später ganz gewiß seine Blutadern zerstört und zur vorzeitigen Vergreisung führt, welches das unvermeidliche Resultat solch gefährlicher Gewohnheit ist.

Es ist klar, daß Kaffee die Herzaktion verstärkt, aber das ist keine vorteilhafte Wirkung, sondern gerade ein zwingender Beweis, daß das gewohnheitsmäßige Trinken von Bohnenkaffee eine gefährliche Gewohnheit ist, die das Herz vorzeitig erschöpft und das Leben verkürzt! Herzspezialisten geben ihren Patienten mit Bluthochdruck als erste Anweisung, das Trinken von Kaffee einzustellen. Diese Anweisung bedeutet keine Kur für die Patienten, sie kann höchstens die Beerdigung hinauszögern.

Kaffee ist eine listige Droge, die einen gewaltigen Schaden verursacht, mehr als Alkohol, weil Kaffee in Massen getrunken wird! Der durchschnittliche Amerikaner trinkt 14 Pfund Kaffee jährlich (1924!), da Babys und Kinder nicht mitzählen, so sind das 8 g Koffein täglich zusammen mit einem Dutzend anderer Gifte. Und jede Dosis erhöht den Blutdruck, so daß die Zeit schnell herannaht, wo das Herz zusammenbricht mit Myocarditis oder Angina Pectoris.« Die Verbrauchsmenge pro Kopf in der Bundesrepublik beträgt gemäß Nestle-Dokumentation 1988 175 Liter, davon 19,4 l löslicher Kaffee! Weitere Aussagen von *Dr. Kellogg:*

»Kaffee enthält noch andere giftige Anteile wie Gerbsäure, aromatische Öle und Pyridin, eine sehr giftige Substanz, die durch Rösten entsteht. Ein Teesüchtiger ist ein nervöses Wrack, nervenschwach, depressiv, schlaflos, antriebsschwach und von krankhafter Furcht.

Kakao enthält Theobromin, eine mit dem Koffein eng ver-

wandte Substanz, einige Autoritäten erklären, daß sie noch viel giftiger ist. So sollten Kakao, Schokolade und ähnliche Präparationen in gleicher Weise verurteilt werden wie Tee und Kaffee! Im Fall der Kinder sind Schokoladenprodukte besonders gefährlich, weil sie das normale Wachstum stören und sie zappelig machen.«

Wir sehen, daß Kaffee, Tee, Kakao und Schokolade ähnliche giftige Substanzen enthalten und allesamt einen Dauerschaden erzeugen. Bei Tee trifft die Gerbsäure besonders die an der Prostata erkrankten Männer!

Dr. *Donsbach* in »Super-Health«[73]: »*Im Koffein ist am meisten Cadmium enthalten, ein giftiges Material, das mit Herzkrankheiten und hohem Blutdruck im Zusammenhang steht! Kaffeetrinker haben 2½mal soviel Blasenkrebs, ihre Zellen neigen zur Veränderung. Eine Krebszelle ist eine solche veränderte Zelle. Die Koffeinwirkung auf das Nervensystem (besonders Gehirn) ist ernst, sie ist zerstörerischer als Morphium!*«

Dr. med. *Reinhard Steintel* dazu im NEG (Neuen Ernährungsgesetz, zu beziehen über Dr. *Fadini*, Breuningstr. 31, 7400 Tübingen): »*Kakao, Schokolade und Pralinen erzeugen die ›Schokoladenkrankheit‹, die selbst Kliniker als schwere Nervenstörungen schildern! Chinesische Tees (wie alle echten Tees natürlich) erzeugen Nierensteine, Ischias, Gicht und Kopfmigräne infolge der säurebildenden Wirkung des Teins. Bohnenkaffee bewirkt nervöse Herzirritationen, allgemeine nervöse Überreizung und arthritische Affektionen.*«

Wer gesund lebt, braucht diese falschen Antriebe nicht. Lebendige Rohkost schafft immerwährend Energie, besonders Nervenenergie.

Warnung vor der Sonne?

Die Amerikanische Akademie der Dermatologie (AAD) warnt ebenso wie viele deutsche Dermatologen vor zuviel Sonnenschein. Die große Kraft der Sonne könne **Hautkrebs** erzeugen. In den USA wurden 1987 ½ Mio. Hautkrebsfälle neu gemeldet, die ihre Ursache in zuviel Sonnenbestrahlung haben sollen. (Siehe auch Hautkrebs des Präsidenten *Reagan*.)

Ist die Sonne die Ursache oder der vergiftete Körper?

Prof. Hotema hat ein ganzes Buch geschrieben »Radiation in Florida«[52]. Gerade darin hebt *Prof. Hotema* die große Heilkraft der Sonne und ... der natürlichen, gesunden radioaktiven Bestrahlung hervor! Es ist immer der gleiche Tenor: Findet man keinen »wirklichen Feind«, so müssen Naturkräfte für die Fehler des Menschen herhalten.

Schon ganz banale Hauterkrankungen wie Beulen und Pickel zeigen doch offensichtlich, daß unser Körper mit Giften überlastet ist, daß seine inneren Reinigungsorgane überarbeitet sind, daß er also in seiner Weisheit unser größtes Ausscheidungsorgan, die Haut, hinzunehmen muß. Das gilt erst recht für die chronischen Hautekzeme wie Akne, Psoriasis oder Neurodermitis.

Immer ist aber der mit Schlacken überladene Körper die Ursache. Der Beweis ist leicht zu erbringen. Einige Tage fasten und anschließende Rohkost bringt eine klare, saubere Haut, die überlastet gewesenen Organe können wieder die normalen Ausscheidungswege wie Lunge, Darm und Blase benutzen.

Und für den Hautkrebs, oft bösartig, soll diese Grundregel nicht gelten? Wie viele Millionen Menschen müssen selbst in der Mittagszeit, wo die Sonne die meiste Kraft hat, in der Sonne arbeiten? Und wie viele leben ständig in der Sonne? Diese Völker bekommen seit Jahrtausenden keinen Hautkrebs.

Sollen sich nun gerade die Europäer und Amerikaner mit dem hohen (Genuß-)Lebensstandard vor der heilenden Sonne (Vitamin D) verstecken, um dem Krebs zu entgehen?

Es ist gerade umgekehrt. Diese »Hochzivilisierten« sollen ihren überlasteten Organismus reinigen, ihn mit gesunder roher Kost versehen, dann wäre der Hautkrebs völlig unbekannt! Gerade die reichen Länder mit dem Luxusverzehr haben astronomische Krebsraten im Gegensatz zu Ländern, wo die Bevölkerung praktisch noch »in der Sonne lebt«.

Es gibt ein hervorragendes Buch von *Dr. Zane R. Kime*: »Sonnenlicht und Gesundheit«[51], wo dokumentiert wird, daß gerade diejenigen, die mehr Sonnenlicht bekommen, am wenigsten Krebs haben! *Dr. Kime* erklärt: »*Gesunde Menschen bekommen keinen Krebs, nur kranke! Sonnenschein ist gesund, je mehr Sonne der Körper bekommt, je weniger Krebs. Unter dem Einfluß des Sonnenlichtes kommen mehr Fette, Cholesterin und krebsige Substanzen auf die Oberfläche der Haut.*« Das ist gerade wünschenswert, denn diese sollen heraus! Denn Menschen mit Hautkrebs leiden weniger an Krebsen der inneren Organe.

Gekochte und »verfeinerte« Öle, die oft noch durch zu lange Lagerung ranzig sind, dazu noch in gekochter Nahrung, das sind die giftigen Substanzen, die die Sonne hervorbringt. Solche Zellen haben einen Mangel an Sauerstoff, sie spielen dann verrückt, sie stören den Körper wie Parasiten, die auch über Abfall herfallen. Bevorzugen Fliegen Mist oder gesunde Früchte oder Gemüse? Die Hauptfaktoren von Hautkrebs sind also: Eiweißmast, gekochte Fette, Fabrikfette, also Fette, die aus ihrer normalen Umgebung, den rohen Nahrungsstoffen, herausgepreßt und haltbar gemacht sind! Immer an den Lehrsatz von *Prof. Ehret* denken, daß Fette aller Art in der Natur nicht vorkommen, selbst die ordinäre Butter nicht!

Bei einem gesunden Körper schaden selbst leichte Verbrennungen nichts, im Gegenteil, der Körper wird zu höchster Reinigungskraft angeregt.

Ich wiederhole hier die Regel der NH, was die Sonne angeht: Soviel Sonnenschein wie möglich, aber nicht gerade während der heißen Mittagssonne von 11 bis 14 Uhr, wo die radioaktive Bestrahlung am höchsten ist. Lege Dich nicht bewegungslos in die pralle Sonne. Bewege Dich, oder spiele in der Sonne. Dann passiert gar nichts, im Gegenteil, Du erreichst durch die heilenden Sonnenstrahlen **höchste Vitalität**! Wer durch die Sonne Hautkrebs bekommt, soll seinen Körper reinigen und ihm die biologisch richtige Kost zuführen, also rohes Obst und Gemüse.

Wer durch die Sonne Kopfschmerzen bekommt, ist im Inneren krank, die Sonnenkraft aktiviert seine Giftablagerungen. Kennst Du eine bessere und einfachere Diagnose? Laß Dich also nicht von einem der besten Heilmittel der Natur abbringen von Leuten, die die Ursachen umdrehen!

Selbst **Sonnencreme** und **Sonnengläser** sollten tabu sein! Du willst doch gerade, daß die Heilkraft der Strahlen in Haut und Augen dringt. Eher solltest Du einen Sonnenhut mit großem Rand tragen, damit die Strahlen indirekt den Kopf treffen, dann ist die Wirkung herabgesetzt, aber voll ausreichend und harmlos!

Dr. Herbert Ratner: »Der moderne Mensch endet als vitaminessendes, Anti-Magensäure-Tabletten konsumierendes, von Barbitursäurepräparaten beruhigtes, aspirinbetäubtes, psychosomatisch krankes, chirurgisch verändertes Tier; das höchste Produkt der Natur wird ein ermattetes, angespanntes, überstimuliertes, neurotisches Tier mit Magengeschwüren, Kopfschmerzen und ohne Mandeln!« (Aus *Dr. Biehler*: »Richtige Ernährung, Deine beste Medizin«[78])

Krebs ist daher immer ein chronisches Endstadium einer Ernährung mit abgetöteter Kost durch einen Mangel an Sauerstoff, reinem Wasser, Ruhe, Erholung und Bewegung! Ganz allmählich dämmert es doch hier und dort. Die Associated Press berichtete im März '88 über eine Verlautbarung des Nationalen Cancer Instituts, publiziert in »The American Journal of Public Health«: *»Die SAD (Amerikanische-Standard-Diät) ist lausig, das Volk stirbt daran!«* Zu diesem Schluß kommt dieses Institut durch eine Langzeituntersuchung über die Ernährungsart der Amerikaner.

Gladys Block, eine Wissenschaftlerin des NCI (National Cancer Institute) und Co-Autorin des Berichts, erklärt, *»daß wir wirklich unser Essen ändern müssen. Ich glaube, das würde*

einen großen Unterschied in der Anzahl der Krebsfälle bringen!«
Nun kommt's: *»Die Amerikaner essen zu wenig Früchte, Gemüse, Vollkornbrot und Getreide. Sie essen mehr Fett, mehr nitritgepökeltes, geräuchertes und gesalzenes Fleisch, alles Nahrungsstoffe, welche die Gesundheit angreifen können.«*

Ein weiterer Co-Autor der Studie, *Blossom Patterson*, fährt fort: *»In der Tat haben die Amerikaner ihre Aufgaben vergessen, die sie als Kinder am Familientisch gelernt haben sollten!«* Es ist wirklich keine neue Nachricht, sagte *Patterson*, dieses ist das gleiche Thema, das Mütter schon eine lange, lange Zeit gespielt haben. (*»Eat your vegetables and fruits!« »Eßt Euer Obst und Gemüse!«*)

Weiter sagt das NCI (Nationales Krebsinstitut): *»Wenn Du ißt, wie Deine Mamis es Dir sagen, würdest Du länger leben.«* Die Studie sagt auch, daß die Nahrung zu 35% aller Krebsfälle beiträgt! *Block* sagte, eine richtige Nahrung würde helfen, Krebse des Magens, Dickdarms, Enddarms, der Brust, Mundhöhle und Speiseröhre zu verhindern!

»Statistiken dieses Jahres zeigen, daß alle diese Krebsarten sich erheblich verstärken! Die Botschaft bedeutet, richtig zu essen und länger zu leben«, sagte Frau *Block*, *»bloß die Amerikaner tun das einfach nicht!«* Sie sagte weiter, *»daß generell Frauen und Leute über 55 gewöhnlich eine bessere Nahrung zu sich nehmen als junge Erwachsene!«*

Die SAD (Standard-Amerikanische-Diät) unterscheidet sich durch nichts von unserer gbK (gutbürgerlichen Kost)!

> *»Die Grausamkeit gegen die Tiere und auch die Teilnahmslosigkeit gegenüber ihren Leiden ist eine der schwersten Sünden des Menschengeschlechts; sie ist die Grundlage der menschlichen Verderbtheit!«*
>
> *(Romain Rolland)*

Weiter: *»Alle (untersuchten) Gruppen zeigen eine dramatische Notwendigkeit, ihre Nahrung durch den Verbrauch von Obst, Gemüse und Vollkornprodukten zu verbessern, denn* *gerade diese erreichen nicht die wünschenswerte Menge!«* Weiter *Patterson: »Obst und Gemüse mit seinem hohen Anteil an Vitaminen A und C könnten das Krebsrisiko um 75% vermindern, aber die Befragten hatten nicht genügend davon in ihrer Diät.«* Die Schwarzen würden mehr als die Weißen Gemüse essen, weil sie mehr Grünzeug konsumieren. Weiße dagegen essen mehr Vollkornbrot und faserstoffreiche Körner.

»Auch das Einkommen spielt eine Rolle. Menschen mit hohem Einkommen essen mehr Obst und Gemüse, aber auch mehr rotes Fleisch! Die Forschungen beziehen sich auf die Jahre von 1976 bis 1980, aber jüngste Erhebungen haben gezeigt, daß fast keine Änderung seitdem eingetreten ist«, sagte *Frau Block*. Und die Art des Nahrungsverbrauchs von 1976/80 zeigt keine Veränderung gegenüber derjenigen von 1971/74. *Block* sagte, daß die Forscher zunehmend davon überzeugt sind, daß schon eine einfache Änderung in der Diät wie das Hinzufügen eines Apfels oder einer Orange oder etwas Kohlsalat zum typischen Fast Food (Schnellkost) eine Differenz ausmachen würde! Weiter *Frau Block: »Wenn jedermann gerade Früchte und Gemüse jeden Tag essen würde, sollte es zu einer Verminderung von Krebs führen.«*

Das ermittelten die Forscher in Interviews mit mehr als 11 000 Leuten:

»Ein typischer Tag zeigte, daß 40% der Amerikaner nicht eine einzige Frucht aßen und 20% kein Gemüse! ... nur 49% hatten ›Gartengemüse‹ (anderes Gemüse als Kartoffeln und Salat) in ihrer täglichen Kost ... mehr als 80% der Befragten aßen kein Vollkornbrot oder Getreide mit einem hohen Anteil an Grobstoffen ... die tägliche Zufuhr von Grobstoffen wurde mit 11 g ermittelt, wobei 20 bis 30 g als notwendig erachtet werden ... mehr als 40% der Befragten aß mindestens täglich zu ihrer Mahlzeit Fleisch oder Speck. Dieses sind Nahrungsmittel, die viel Salz und Fett enthalten, und sie sind oft mit Nitriten geräuchert oder gepökelt!«

Kommentar: Es ist natürlich schon ein kleiner Lichtblick, wenn Forschungsinstitute überhaupt solche Verlautbarungen von sich geben. Die meisten Ergebnisse bleiben im Tresor liegen, weil solche Forschungsaufträge oft von der Industrie in Auftrag gegeben werden, die selbstredend nur solche Teile veröffentlicht, die ihrem Umsatz dienlich sind. Wir benötigen in der ganzen Welt Wissenschaftler mit Courage, die unbekümmert die Wahrheit sagen!

Was wäre erst, wenn erklärt würde, wie die NH es unentwegt tut: »*Du mußt mindestens 80% basenbildendes rohes Obst und Gemüse essen!*« Wie dramatisch würde dabei die Krebsrate fallen!

> *Das unfehlbare Kriterium der sittlichen Anlage eines Menschen ist die Art, wie er Tiere, besonders solche niederer Ordnung, behandelt. Denn da meint jeder, vor den Gesetzen der Verantwortung und der Vergeltung sicher zu sein!*«
>
> *(Karl Heinrich Waggerl)*

Ostersonntagmorgen 1988: Meine Frau weckte mich mit ihrer Orgelmusik. Sie hatte ein »herkömmliches« Frühstück mit »Buntem Stuten«, Butter, Reformkonfitüre, Bohnenkaffee sowie mit Osterkerzen eine österliche Festtagsstimmung gezaubert.

»*Weil Ostern ist*«... so fängt doch immer die Verführung an? »*Gut, versuchen wir es wie damals mit den letzten eingefrorenen Gerstenbrötchen aus Portugal.*« Folge schon nach wenigen Minuten: Sodbrennen, Völlegefühl, Blähungen. Jetzt ist es 12 Uhr, und wir wollten eigentlich frische Erdbeeren essen. Nichts geht, der Magen ist noch voll von dem wenigen »Sündigen«. Beide haben wir schon Enzymtabletten (Notknechte) eingenommen, die ich für solche Zwecke aus den USA mitgebracht habe.

Immer wieder die Erkenntnis: »*Schiet und Dreck*« können wir nicht mehr vertragen. Unsere Verdauungsnerven signalisieren sofort und »fragen«, was hast Du uns heute bloß angetan? Woher sollen wir so schnell die Enzyme für das tote Material herbekommen? »*Welche Mikroben willst Du mit die-*

sem Abfall erneut füttern?« Das ist auch gut so, Unwissende bedauern, weil sie meinen, daß wir diese Genüsse nicht »genießen«, wir könnten uns aber doch alles leisten!

Ernährungsforscher, mit oder ohne Professoren- und Doktortitel, solange Ihr in Euren »Büchern« noch irgendeine tote Kost anpreist oder gar Kräuterpillen und »gesunde« Kuren verschreibt, so habt Ihr das wahre Naturgesetz noch nicht erkannt und seid noch eine große Wegstrecke von der Wahrheit entfernt. Alle Eure Lehrbücher nützen gar nichts! Wenn Ihr das obige Völlegefühl noch akzeptiert, wißt Ihr rein gar nichts über eine gesunde Lebensweise! Es gibt keine Krankheiten, die uns irgendein Feind bringt, den wir dann wegkurieren müssen!

> *»Wenn die Krebsfälle weiterhin so anwachsen wie bisher, so wird dieses Problem eine Frage von Sein oder Nichtsein für die menschliche Rasse. Der Krebs wird die Menschen ebenso sicher austilgen, wie die prähistorischen Katastrophen die geflügelten Drachen zerstört haben, deren Fossilien uns heute noch so lebhaft interessieren!«*
>
> *(Michel Remy)*

Es hat aber wenig Sinn, sich gegen »kleine Sünden« zu wehren, der Druck wird oft übergroß. Daher: Probiere das Gehabte! Du wirst ganz schnell zum Echten zurückkehren. Nur darfst Du diese natürliche Barriere nicht überschreiten, dann bist Du im alten Schlendrian, und Dein Körper findet sich mit Deinem Willen ab wie beim ersten Rauchen. Ich möchte hier an die Eigenversuche von *Dr. Walker* erinnern. Er hat sich immer wieder als »eigenes Versuchskaninchen« benutzt, um ganz sicher zu sein, daß er auf dem rechten Weg war. Er hat einmal »richtig reingehauen« mit der gbK mit viel Brot und Kuchen, er erreichte fast wieder sein 2-Zentner-Gewicht und bekam prompt alle seine früheren Beschwerden wieder, besonders sein Herz machte nicht mehr mit. Nach dieser letzten großen Erfahrung blieb er standfest und wurde bekanntlich 116 Jahre alt!

Sei also auch Du ruhig Dein Guinea Pig (Meerschwein), damit Du endgültig weißt, daß Dein Weg richtig ist. Nur so wirst Du die ausreichende Festigkeit gegen alle Anfeindungen des Tages erhalten!

Soll man **Sonnenschutzmittel** benutzen? Nein! Du willst doch gerade die Sonnenkraft mit dem Vitamin D an Deine Haut heranlassen, damit sich ein kräftiger Knochenbau und gesunde Zähne bilden können. Ohne Vitamin D ist Kalzium nicht einzubauen! Dazu sind oft unzuträgliche Stoffe in diesen Mitteln. Das beste Mittel für die Haut ist gar kein »Mittel«. Die Haut muß atmen, alles, was Du darauf schmierst, verschließt die Poren. Reines Wasser und feuchte Luft sind das beste für alle Hauttypen.

Das »Schmoren« in der Sonne, also das berühmte »Hinlümmeln« ohne Bewegung, ist aber ganz schädlich. Besonders die hellen Hauttypen neigen zum Sonnenbrand, der in leichter Form sicher nicht allzuviel Schaden anrichtet. Besser aber ist die Bewegung in der herrlichen Sonnenluft, besonders am Meer.

In meiner Jugend war eine braune Haut richtig verpönt. Wer als Mädchen oder Frau auf sich hielt, trug bei der Heuernte einen Hut mit großem Rand, damit Hals und Gesicht nicht braun wurden. Das war natürlich eine Modeerscheinung, dennoch war es richtig, denn die indirekte Sonne ist besser, wirkungsvoller und nie schädlich! Welcher Modezar führt diese Hüte wieder ein mit diesem wirklichen »Gesundheitsargument«?

Auch die **Sonnenbrille** ist nicht gut. Man glaubt sich sicher, aber die Augen sind durch die Abschirmung weit geöffnet, und die ultravioletten Strahlen kommen auch durch die dunklen Gläser, so daß das Auge geschädigt wird! Kannst Du ohne Brille in das grelle Licht schauen? Das tust Du aber mit einer Sonnenbrille. Auch hier sind ein Hut mit großem Rand oder eine Mütze mit großem Schirm am besten! Auf Seite 481 habe ich über die »Warnung vor der Sonne« geschrieben, die ganz falsch ist. Die Sonne ist nicht der Übeltäter, sondern Deine gekochte Kost, die zu großen Unrat hinterläßt. Die Sonne holt diesen an die Oberfläche, die Haut!

Ernähre Dich von roher Nahrung, laß alle Stimulanzien weg, und Du wirst keinerlei Hautausschlag sehen, ob mit oder ohne Sonne. Alles, was sich auf der Hautoberfläche zeigt, holt Dein Körper über dieses größte Ausscheidungsorgan heraus. Das macht kein Fremder! Es zeigt Dir Deinen »inneren Zustand« an, und diesen kannst Du nur allein ändern! Gibt es eine einfachere Diagnose über Deine »Klärgrube«?

Indirekte Sonne durch Abschirmung bedeutet gleichzeitig die geringste **Faltenbildung**! Ein weiterer Verursacher der Falten ist das tote, anorganische Kalzium aus lebloser Kost, Milcherzeugnissen, hartem Wasser und erdigen Stoffen! Lies den Kalziumartikel nochmals!

Es ist darum am besten, vor der Umstellung einige Tage zu fasten, damit sich die Giftläger wenigstens zum Teil entfernt haben. Bei rigorosem Übergang kannst Du »Dein blaues Wunder« erleben. Ungeheuer tiefgreifend kann eine reine Obstkost wirken! Das Auflösen der abgelagerten fremden Massen in Dir ist eine latente Erkrankung, die so lange andauert, bis Deine Abfälle vollkommen ausgeschieden sind! Das kann Monate, aber auch Jahre dauern!

Gesunde Feigen

Der New Yorker Arzt *Dr. Charles Klein* sagt über Feigen, diese wären so ziemlich das Gesündeste, was man essen könne. Sechs Feigen am Tag wirken wie Medizin. Sie haben nur 150 Kalorien, reinigen die Nieren, enthalten alle wichtigen Vitamine und Mineralstoffe. Eine gute, aber späte Erkenntnis 1988!

Alles Obst enthält alles in der von der Natur für uns gewollten biologisch richtigen Zusammensetzung. Ich glaube nicht, daß man spezielle Sorten vorziehen sollte. Vielleicht hat gerade eine nicht so gut beurteilte Frucht die noch nicht entdeckten Vitamine und Mineralstoffe? Die Feige ist besonders kalzium- und magnesiumreich.

Lies noch einmal über Kalzium und Magnesium nach. Das Verhältnis dieser beiden wichtigen Mineralien muß 1:3 sein, also dreimal soviel Magnesium wie Kalzium und dann organisch, nicht totgekocht. So war jahrtausendelang das Verhältnis in der Naturkost. Heute empfiehlt man gerade das umgekehrte Verhältnis, dreimal soviel Kalzium, welches dazu nicht mehr aufnehmbar ist!

»Arteriosklerose, ich grüße Dich!«

Der Mensch braucht das wichtige Mineral Kalzium für die Festigkeit in den Knochen und Zähnen, aber nicht in den Weichteilen, dorthin gehen aber die nutzlosen, anorganischen Mineralien, auch die aus den teuren Tabletten. Spare Dein Geld!

Wir wollen geschmeidige Weichteile behalten und nicht vorzeitig verknöchern. Hier denke ich gerade an die Sehnenversteifung in der Innenhand, die immer häufiger auftritt. Sie hat den unschönen lateinischen Namen: Dupuytren-Kontraktur nach dem französischen Chirurgen *Dupuytren* (1778–1835). Besonders die Sehnen des 4. und 5. Fingers bekommen aufgrund der entzündlichen und narbigen Schrumpfung eine fortschreitende Beugestellung. Das ist eine typische Verkalkung, die durch das Überangebot an anorganischem, totem Kalzium herrührt. Du mußt der weiteren Versteifung hilflos zusehen oder die Sehnen kaputtschneiden lassen. Beides führt zur Degenerierung. Ich stelle fest, daß viele Zuckerkranke darunter leiden, weil ihre Erkrankung zur frühzeitigen Arteriosklerose neigt.

Ich entdeckte vor einigen Jahren diese Verkürzung bei meinem früheren Spieß, der uns so oft »gescheucht« hat. Ich fragte *Max: »Was hast Du an der Hand?«* Seine typische Antwort für alte Soldaten: *»Schade, daß das nicht am Fuß ist!«* Ein unerschöpflicher Galgenhumor dieser »alten Kämpfer«!

So greift ein Problem in das andere über, wenn man das naturgesetzliche Denken verläßt. Auch mit dieser Behinderung kann man alt werden, meine »Soldaten-Betreuungsmutter« *Liesel Schulze* aus Burg/Magdeburg wird 93.

Den Grad der Verkalkung und Versteifung der einzelnen Menschen kannst Du leicht daran erkennen, wie sie in ihr Auto ein- oder aussteigen. Einige müssen sogar mit ihren Händen die Unterschenkel anziehen, weil sie sonst überhaupt nicht durch die Tür kommen.

Auch die geistige Verknöcherung kannst Du sehr gut beobachten, wenn Du hinter einem Auto fährst, dessen Fahrer schon ziemlich abgebaut hat. Man muß hier wirklich lernen, seine eigene Ungeduld zu zähmen! Dabei kannst Du 40jährige »Greise« und auf der anderen Seite 70jährige »Jünglinge« betrachten!

> *»Allen Tieren wäre es leichter in Deiner Nähe, Mensch, wenn Du selber besser wärst!«*
>
> *(Dostojewski)*

US-Arzt *Dr. William Osler: »In bezug auf unsere Ernährung sind wir alle Sünder. Nur ein kleiner Prozentsatz von dem, was wir essen, nährt uns, der Rest bringt Schlacken und Energieverlust. Das meiste, was wir essen, ist überflüssig. So leben wir nur von einem Viertel von dem, was wir schlucken: die Ärzte leben von den anderen drei Vierteln.«*

Das klingt sehr modern, aber es steht auf einer alten ägyptischen Papyrusrolle! Von der Antike bis heute hat der Mensch immer begierig nach der »guten Kost« gesucht!

Der Weg zur Gesundheit ist keine Selbstverleugnung!

»Ich will lieber sterben, als das Rauchen aufgeben!«
»Ich liebe große, saftige Steaks und kann es nicht fertigbringen, sie aufzugeben!«
»Ohne Kaffee kann ich nicht leben! Warum sollte ich diese ›Freude‹ verleugnen?«
»Wie kann man eine solche uninteressante Mahlzeit essen? Es würde ein Akt der Selbstverleugnung sein, gewürzte und verfeinerte Nahrung aufzugeben. Wenn eine Kost nicht gut schmeckt, ist sie nicht wert, gegessen zu werden!«
»Ich will lieber 10 Jahre weniger leben, als ›mein Essen‹ aufzugeben!«
»Meine Großmutter ist bei ihrer Kochkost 93 Jahre alt geworden!«
»Mein Großvater hat bis 95 viel geraucht und hat alles gegessen!«

Das sind nur einige Kommentare, die ich immer wieder ungefragt hören muß.

Der Bruder meines Schwagers, unser lieber *Otto* (82), der auch als Tellingstedt stammt und mit dem wir seit 9 Jahren immer einige Wochen in Florida zusammen sind, sagte mir noch voriges Jahr: »*Ich will aber nicht so leben wie Du!*« Letzten Sommer bekam er den fünften Schlaganfall, und wir sahen ihn dieses Mal an einem Stock gehen. Ein Auge ist bereits blind durch eine plötzliche Blockade des Sehnervs, auch nichts anderes als Schlaganfall!

Ich brachte ihm das Buch des Persers *Aterhov* mit. Seine eindringliche Mahnung und der erneute Schlaganfall veranlaßten ihn, nunmehr wirklich auf totale Rohkost überzugehen! Erfolg nach 2 Monaten: *Otto* konnte trotz 82 wieder ohne Stock gehen, ich höre, daß er sein geliebtes Golfspiel wiederaufgenommen hat. Bei der Abreise hat er mir gesagt, daß er jetzt nie wieder zur falschen Kost zurückkehren will. Mal sehen, wie lange sein Widerstand dauert! Natürlich gab es die bekannten Entzugserscheinungen. Ein Hamburger Freund sah schon *Ottos* Ende nahen, weil er stundenlang apathisch in seinem Sessel lag. Aber diese Krisen sind »Gesundungskrisen«, man muß sie durchstehen. Ich habe oft genug gerade darauf immer wieder hingewiesen! (Doch ist *Otto* inzwischen wieder rückfällig geworden. Ohne Stock oder Elektrofahrzeug geht es nicht mehr.)

Lieber Leser, niemand zwingt Dich, Deine Lebensweise umzustellen. Du bist frei in Deiner Entscheidung und kannst machen, was Du selbst für richtig hältst. Du ganz allein mußt aber auch die Konsequenz tragen! Es ist sicher nicht einfach, eine solche totale Umstellung durchzuführen, weil gleichfalls alle gesellschaftlichen Verpflichtungen, was die Lebensweise betrifft, »auf den Kopf gestellt werden«. Du bist Außenseiter!

Ich habe kürzlich anläßlich des 100jährigen Bestehens des MTV Tellingstedt bis 2.30 Uhr als weitaus Ältester aus dem Saal kräftig getanzt. Ich verspürte überhaupt keine Müdigkeit. Dabei habe ich ganze 2 Glas Wasser getrunken, keinen Schluck Alkohol, und außerdem natürlich nichts gegessen.

»Plötzlich und unerwartet«, diese Ausrede stimmt nie. Die Natur hatte wahre Langmut mit Dir. Du wolltest aber die Zeichen der Zeit nicht sehen, der falsche Genuß hat Dich beherrscht!

Es ist amüsant, als total Nüchterner und »Beweglicher« meine zumeist 20 Jahre Jüngeren an meinem Tisch zu beobachten. Das Rauchen haben glücklicherweise viele eingestellt. Sehr unangenehm sind beim Tanzen aber die starken Ausdünstungen, die einwandfrei von der giftigen tierischen Kost und dem »Kochtopf« herrühren. Ich weiß, daß diese »Betroffenen« großen Wert auf Hygiene legen, aber diese penetranten **Gerüche** aus ihrer »inneren Klärgrube« können sie nicht verhindern. Bei einer Umstellung auf Rohkost, besonders die herrliche Obstrohkost, sind diese sofort verschwunden! Außerdem kann man sein Jackett anbehalten, weil ein gesunder Körper kaum schwitzt und Durst empfindet.

Wie bereits erwähnt, hatte ich im Zweiten Weltkrieg einige sehr schwere Erkrankungen und 5 schwere Verwundungen.

Nach meiner letzten Verwundung Ende April '45 in Berlin (Rückendurchschuß und Kopfstreifschuß) bekam ich eine erneute Tetanus-Injektion. Zu Hause wurde ich durch diese Spritze aus Fremdeiweiß erst richtig krank: Anaphylaxie. Das ist eine schockartige allergische Reaktion mit hohem Fieber und aufgedunsenem Gesicht. Seitdem ist jedes Impfen für mich erledigt! Über Impfen an anderer Stelle!

Aus Berlin habe ich noch meinen Hauptmann *Walter Prüß* mitgeschleppt, der ein »alter Kämpfer« von mir war, er hatte kurz vor meiner Verwundung einen Oberschenkeldurchschuß erlitten und lag zufällig in dem Verbandsplatz, wo ich meine Tetanus-Injektion bekam.

Wir beide haben unter abenteuerlichen Umständen über Lübeck die Heimat erreicht. Und dann dieser Schock nach all den anderen Erkrankungen und Verwundungen! Ich sah mich schon auf dem Friedhof. Aber letzten Endes habe ich alles überstanden und befinde mich nach 43 Jahren bei bester Gesundheit. Mit 48 habe ich erst Skifahren gelernt und mit 58 den Flugschein gemacht. Gerade diesen Monat (Mai '88) habe ich erneut die Fliegertauglichkeitsprüfung bestanden und kann weitere 2 Jahre ohne Einschränkung fliegen. Kommentar des Fliegerarztes: *»Herr Wandmaker, Sie werden immer jünger!«* In der Tat ist meine Lungenkapazität um 0,7 l größer als vor 2 Jahren. Auch der Blutdruck beträgt im Durchschnitt nur 125/65, obgleich auch ich familiär zu Fettsucht, hohem Blutdruck und hohen Blutfettwerten neige. Manchmal fällt der obere Blutdruckwert unter 100, z. B. 91. Der zweite Wert mit 53 ist aber hervorragend, so daß eine Amplitude von 38 vorhanden ist.

Jeder würde sagen, dieser ist in dem Alter viel zu niedrig. Ich kontrolliere dann erst einmal selbst, ob ich auch schwindelig bin, das Gehirn funktioniert, Arme und Beine reagieren. Alles bestens! Das Herz schlägt ruhig, Puls 60–70. Viel wichtiger ist der untere Wert, wie hier 53. Je niedriger dieser ist und je größer die Amplitude, die Differenz zwischen hohem und niedrigem Wert, je besser. Als ich dick war, hatte ich einen Blutdruck von 170/110! Dennoch sollte nicht das erste Ziel sein, alt zu werden, die Jahre rennen schnell genug dahin! Solange man lebt, sollte man stets geistig und körperlich beweglich sein und voll am Leben teilnehmen können!

Jetzt weißt Du den Grund, warum ich mich so frühzeitig auf eine andere Lebensweise umstellte. In meinem ersten Buch habe ich auch deutlich darüber geschrieben. Eine Wiederholung schien mir auch in diesem Buch für die Zweifler nötig! Es ist durchaus möglich, daß ich im Falle einer »relativen« Gesundheit auch bei der üblichen Tafel geblieben wäre. Man kennt ja nicht den Unterschied, den jeder aber selbst sofort merkt!

Daher ist die Umstellung auf das Leben ohne Kochtopf immer ein sofort meßbarer großer Gewinn! **Naturmedizin ist Erfahrungsmedizin!** Unsere Ärzte sollten für die natürliche Gesundheit zuständig sein, aber sie lernen auch heute leider noch nichts über eine wahrhaft gesunde Lebensweise. Daher weiß die Allgemeinheit darüber mehr als Ärzte! Wann lehren die medizinischen Universitäten endlich Gesundheit und nicht Krankheit, die man mit Gift unterdrückt, aber nie ausheilt. Heilen tut nur unser Körper allein, und diese Art der Heilung ist nur möglich durch gesundheitsbewußtes Leben!

Ich könnte mich ja auch auf meinen Großvater beziehen, der im 98. Lebensjahr starb und nie krank war. Aber Du bist nicht so ein Großvater, Du hast andere Erbanlagen, von vielen Vorfahren. Und nur Du allein hast das Wohlleben von heute mit mangelhafter Bewegung »genossen«!

Ich habe die führenden Ursachen der Todesfälle 1900 zu 1980 bereits erwähnt. Hier will ich nur Herzkrankheiten herausgreifen: 1900: 8%, 1980: 49,6%, Krebs 1900: 3,7%, 1980: 20,9%!

Lies noch einmal nach, unter welchen Krankheiten wir heute leiden! Wenn wir wirklich so gesund wären, wie Du es Dir einbildest, warum steigen denn unaufhörlich die Kosten der Krankenbehandlung? Warum trifft der Krebs, das Endstadium falscher Lebensweise, immer Jüngere? Woher kommt plötzlich AIDS, wovon der US-Molekularbiologe *Smith* sagt, daß dieser bereits seit 37 bis 80 Jahren existiert?

Warum wird er denn jetzt erst so bösartig? Die Aussage des

Mr. Smith stimmt mit den Forschungen von *Dr. Shelton* überein, daß AIDS nichts weiter als ein Nachfolger der Syphilis ist. *Dr. Shelton* bezeichnet AIDS als einen Aberglauben der Pharmaindustrie. Eine Packung AZT (Retrovir) kostet DM 499,–. Ein wirklich gutes Geschäft, wobei diese Gifte nicht wirken, sondern noch schneller töten, wie *T. C. Fry* und *Prof. Dr. Duesberg* von der Berkely Universität in Kalifornien sagten.

Nur die verfeinerte Lebensweise mit Weißbrot, Weißmehl, mehr Fleisch, mehr Zigaretten, mehr Alkohol, viel mehr Kaffee usw. trägt die Schuld! Der Wohlstand läßt grüßen. Dabei wollen alle noch weniger arbeiten, noch mehr Geld und damit noch mehr degenerierte Genußsucht!

Das CHO-Schnaps-Phänomen

Wir wissen, daß Alkohol aus Kohlenstoff C, Wasserstoff H und Sauerstoff O besteht. Du brauchst jetzt diese chemische Zusammensetzung CHO nur mit den verschiedenen Werten 2, 6, 22 usw. zu versehen, dann hast Du die anderen Arten von Alkoholika in den einzelnen Nahrungsstoffen! So kommt dieses Teufelszeug immer wieder zum Vorschein. Wir alle kennen doch zu genau, welche Wirkung Alkohol auf Körper und Geist hat, weil das Ergebnis bei allen Betroffenen mehr oder weniger fühl- und sichtbar wird. Aber ganz gleich in welcher Form Nahrungsmittel gegessen werden, diese Formel erscheint immer wieder! Dieses ist ein Beweis, daß Zucker, Stärke, Kaffee und Tee im Körper eine ähnliche Wirkung wie Alkohol entwickeln!

Wenn also der strikte Antialkoholiker Brot, Getreide, Kaffee, Tee, Puddinge, Zucker usw. ißt, so bekommt er oft so viel Alkohol in sein Gehirn wie der Trinker und bekommt im Laufe der Zeit die gleichen Ergebnisse zu spüren, nämlich schlechte Neigungen und herabgesetzte Auffassungsgabe, weiterhin Stumpfsinn, wenig Kraft, er wird stupide und krank!

Diese Erkrankungen sind die Ergebnisse: Leber- und Herzschäden, Lähmungen, Diabetes, Erschöpfung des Gehirns sowie aus diesen Krankheiten heraus erfolgte Fehlentscheidungen, die Beruf und Finanzen ruinieren können!

Alles ergibt sich aus der Ungehorsamkeit des Menschen gegenüber der biologisch richtigen Ernährung, nämlich der Ablehnung von Rohkost! Alles, außer Rohkost, war niemals eine Nahrung für das Menschentier! Jede Hitzeanwendung verändert die kleinsten Teile (= einer chemischen Verbindung mit zwei oder mehr Atomen = Molekül). Diese (neuen) Moleküle sind jetzt Fremdstoffe für unseren Körper geworden. Er kann nichts mit ihnen anfangen, weil er diese früher gar nicht kannte. Die Anhäufung dieser falschen Moleküle sind eben die Schlacken, die Abfälle, von denen ich immer wieder sprach.

Die Verzehrer von Zucker, Brot, Getreide, Kuchen und Pudding verdammen zu gern den gewohnheitsmäßigen Trinker. Sie verstehen nicht, daß ihre Lebensweise zu genau den gleichen Ergebnissen führen kann. Besonders Vegetarier, die statt Fleisch auf Stärke- und Zuckerprodukte (einschl. braunen Rohrzucker und Honig) ausweichen, sind in Wirklichkeit auch kleine bedauernswerte Trinker!

Jetzt weiß ich auch, warum ich im Kriege eine schwere Gelbsucht bekam, denn ich mochte nie gern Fleisch, so aß ich um so mehr Stärkeprodukte. Da ich ebenfalls weder rauchte noch Alkohol trank, hatte ich gute Tauschobjekte. Mit den stärkehaltigen, feuerbehandelten Stoffen habe ich meiner Leber aber auch schweren Schaden zugefügt. Als junger Soldat hatte man ja keine Ahnung von gesunder Ernährung, der Krieg forderte einen anderen Tribut.

Das CHO-Phänomen ist also ein Schnapsproblem!

Auch Jahrzehnte später habe ich den Stärkeleuten geglaubt, das Vollkornbrot und das Müsli seien ja sooo gesund. Die Entdeckung der Bücher von *Dr. Walker* 1978 und erst recht die Kenntnis der NH brachten die Wende, unwissend wurde der *Saulus* zum *Paulus*!

Besonders eindringlich schildert die Wirkung der »alkoholischen Nahrungsstoffe« auf den menschlichen Organismus *Dr. Tilden*, der im vorigen Jahrhundert schon ganz klar durchschaute, daß alle Erkrankungen Vergiftungen (Toxämie) sind! (Siehe auch sein Buch »Mit Toxämie fangen alle Krankheiten an«.) Hier prangert er besonders die Stärkevergiftung an, weil diese gefährlich und heimtückisch wirkt. Völlige Übereinstimmung mit *Walter Sommer*!

Wenn Du also vorzeitige Vergreisung, Schwindelgefühl, Katarrhe, Blähungen, Atmungsschwierigkeiten, um nur wenige Erscheinungen aufzuzählen, in Zukunft vermeiden willst: Laß die Alkoholnahrung von Deiner Tafel sofort verschwinden! Nicht umsonst gilt meine Kampfansage in diesem Buch besonders der klebrigen, kleisternden Stärke! Du wirst sofort eine drastische Verbesserung bemerken.

Zum gleichen Thema schreibt darüber der oft erwähnte *Dr.*

Walker in seinem Buch »Auch Sie können wieder jünger werden«[34]. Da die Stärke außerdem nicht wasserlöslich ist, auch nicht in Alkohol, wie das Fett, ergeben sich besondere Schwierigkeiten, damit der Körper sich von diesem Schleim befreien kann. Er sagt, daß diese Kleistermassen die Leber hart wie ein Brett machen, sie liefern außerdem perfekten Klebstoff (Mehl, gut zum Tapeten ankleben!) zu Grieß- und Gallensteinen in der Gallenblase, ferner bilden sie Steine in den Nieren und der Blase! Jetzt wissen wir außerdem, warum das Blut gerinnt (Honigblut) und zähflüssig wird, die Blutbahnen und Kapillaren sich dadurch verdicken, so daß infolgedessen Hämorrhoiden, Geschwüre, Krebs und andere Störungen im ganzen Organismus gebildet werden!

Dr. Walker: »*Eine sorgfältige Studie lehrte mich, daß gerade die Esser von Weißbrot, Getreide, anderen Mehl- und Stärkeprodukten Eitergeschwüre und andere ernstere Hauterkrankungen haben! Ich fand heraus, daß die in Wasser nicht löslichen Stärkemoleküle als feste, kompakte Teile durch das Blut und die Lymphe kreisen, die weder unsere Zellen noch Gewebe und Drüsen des Körpers verdauen können. Daher versucht der Körper immerzu, diese Fremdstoffe loszuwerden, mit dem Ergebnis: häufige Erkältungen (Kleisterpfropfen am Kehlkopf immerzu!), Entzündungen, Geschwüre, Eiterherde und alle möglichen Hauterkrankungen! Stärkemoleküle = Eiter. Wenn Du jünger werden willst, mußt Du sofort alle stärkehaltigen Nahrungsmittel von Deiner Tafel verbannen!*«

Rohköstler sind keine wandelnden Skelette

Die einfachste, beste und schnellste Möglichkeit, gesund **Gewicht zu verlieren**, besteht darin, sofort auf 100% Rohkost überzugehen, bei eintretenden Entzugskrisen beginne mit der Morgenobstmahlzeit für eine Woche, dann zwei Wochen auch Obst am Abend, wenn man sich überhaupt nach Mahlzeiten richten will, die die Natur nicht kennt. (Siehe »Fit fürs Leben«.) Mittags noch 100% Gemüserohkost ohne Kartoffeln, höchstens einige rohe. Dann versuche auch mittags nur Obst zu essen. Ich möchte sehen, wer nicht im Geschwindschritt sein Idealgewicht erreicht.

Nun höre ich leider immer wieder, daß »meine Anhänger« nach diesen Regeln untergewichtig werden und wie lebende Skelette herumlaufen, die gefoppt werden! Der wahrscheinliche Fehler ist: zuviel Gemüse! Ich habe nichts gegen Rohgemüse, aber wir sind keine Herbivoren, also Grasesser mit 4 Mägen, sondern Früchteesser. Gemüse ist »Second-hand«-Nahrung mit zu geringen Kalorien, wenn es auch reichlich notwendige organische Mineralstoffe enthält. Um Dein Gewicht zu halten oder wieder zu steigern, mußt Du mehr Früchte, vor allem mehr Feigen, Datteln und Trockenfrüchte, essen. Dazu ist eine starke körperliche Bewegung notwendig, denn wir waren früher einmal Bewegungstiere, den ganzen Tag auf Nahrungssuche. Bodybuilding baut wieder Muskeln, also Rundungen, auf.

Ich kenne auch begeisterte Getreide- und Müslianhänger, die als lebende, aber abschreckende Beispiele durch die Gegend laufen! Dafür gibt es auch eine ganz plausible Erklärung:

Menschen sind keine Stärkeesser! Körner sind für Vögel da, schreibt *Ross Horne* in seinen Büchern. Stärkemoleküle sind von einer Zellulosemembran umgeben, die von unseren geringen dafür vorgesehenen Enzymen, wie Ptyalin, nur unvollständig aufgebrochen werden, sie können die Stärke sehr schwer verdauen. Selbst rohes Weizenmehl ist nur in sehr kleinen Mengen zu assimilieren. Nur gekochte Stärke können wir besser aufnehmen. Aber da gibt es ein anderes Minusproblem, siehe meinen Brotartikel!

Vegetarier mit dem Kochtopf und einer Nahrung, die mangelhaft an Kalorien ist, sind zumeist kranke, blasse Geschöpfe. Der Fruchtrohköstler unterscheidet sich erheblich von diesen Skeletten! Wenn die Ethik diese »kochenden« Vegetarier nicht stört, sollten sie besser auf Fleisch (ohne Rheumasoße) statt Brot und Stärke zurückgreifen.

Unterzuckerung (Hypoglykämie)

Ich habe im Frühjahr 1987 mein Flugzeug, eine Beech A 36, an eine Haltergemeinschaft in das Rheinland verkauft. Es war soweit: die Übergabe. *Dieter Schau*, mit dem ich oft fliege, kam mit einem der neuen Besitzer, einem FORD-Händler, auf unserem kleinen Heimatflugplatz Heide-Büsum an. Triumphierend hielt dieser Pilot, der das Flugzeug geflogen hatte, meinen Artikel über Hypoglykämie in der Hand und sagte spontan: *»Herr Wandmaker, viel mehr als der Kauf Ihres Flugzeuges, das sehr schön ist, ist mir Ihr Artikel wert, denn jetzt kenne ich endlich meine Krankheit!«*

Was war geschehen? Gleich nach dem Start in Hamm hatte der neue Besitzer nach einem Bonbon verlangt. Er müsse immer Bonbons lutschen, sonst würde ihm als Pilot schlecht werden. Da Herr *Schau* meinen Hypo-Artikel bei sich hatte, konnte er sein »Problem« analysieren: die zumeist verkannte Unterzuckerung! Obgleich ein Mitglied dieser Haltergemeinschaft Internist und Fliegerarzt ist, hatte dieser immer seinem Mithalter gesagt, Du hast gar nichts, Du bist ein Hypochonder, wenn er über die Unterzuckungsbeschwerden sprach.

Wir sehen an diesem praktischen Beispiel, daß diese schleichende Krankheit, unter der Millionen leiden, auch von Ärzten einfach ignoriert wird. Was ist dran an dieser Unterzuckerung? Nun, die Zuckerkranken kennen diesen Zustand genau, wenn sie plötzlich flau werden, der Schweiß ausbricht und die Ohnmacht naht! Sie müssen ganz schnell ein Stück Zucker essen, um aus diesem gefährlichen Tief herauszukommen. Genauso ergeht es den vielen, bei denen nach einer Mahlzeit aus reichlichen schnell verdaulichen Kohlenhydraten die Insulinproduktion zu groß wird.

Du weißt, daß wir aus dem Fruchtzucker, der Glukose, unsere Energie schöpfen. Ob Eiweiß, Fett oder Kohlenhydrate, alles muß unser Körper zunächst in Glukose umwandeln, bevor Energie und Nervenkraft zur Verfügung stehen. Es ist eine unsinnige Behauptung, daß Eiweiß Kraft liefert. Gerade das Fertigeiweiß ist schwer verdaulich und muß zunächst in seine Aminosäuren zerlegt werden. Daher verwendet der Organismus immer zuerst die leicht umsetzbaren Kohlenhydrate, dann Fette. Wenn nichts anderes zur Verfügung steht, also in Hungerzeiten, kommt das Eiweiß dran. Da wir an einer Eiweiß-Überernährung leiden, haben wir zivilisierten Überesser mit dem gewaltigen Eiweißmüll in unserem Körper zu kämpfen!

Die leicht verdaulichen Zucker aus Eis, Süßspeisen, Kuchen, Weißbrot, Schokolade usw. gehen sofort in die Blutbahn und erhöhen den Zuckerspiegel, der aber in dieser geballten Kraft nicht verwendet werden kann. Folglich muß die Bauchspeicheldrüse Insulin produzieren, damit der Zuckerspiegel wieder zur Norm zurückgeht.

Da wir es aber mit leichtlöslichen »künstlichen« Kohlenhydraten zu tun haben, schießt die Insulinproduktion über ihr Ziel hinaus. Der Zuckerspiegel geht jetzt unter die Norm, so haben wir alle Erscheinungen der erwähnten Unterzuckerung mit diesen möglichen Symptomen, wobei die Prozentangaben sich auf die Hypo-Ursache beziehen:

90% der Fälle: Nervosität – Erschöpfung – Verwirrtheit – Schwindel – Zittern – Ohnmacht/Schwäche – Depression – Kopfschmerzen – Lärmempfindlichkeit.

60–80%: Schlaflosigkeit – Ängstlichkeit – Vergeßlichkeit – Schläfrigkeit – Verdauungsbeschwerden – Pulsbeschleunigung – Muskelschmerzen – Taubheitsgefühle – Unentschlossenheit – Jucken der Augenlider.

40–60%: Geistig durcheinander – Zucken im Körper – Sexuelle Unlust – Unsoziales Benehmen – Losschreien – Allergien – Asthma – Konzentrationsmangel – Schleier vor den Augen – Krämpfe in den Beinen.

Sonstige Fälle: Heißhunger – Herzneurosen – Muskelzucken – Impotenz – klamme Haut – Stottern – Alpträume – Alkoholismus – trockene Haut – Gähnen – Phobien – Störungen der Schilddrüse – Hautausschläge.

Wird die Insulin-Zuckerbalance jetzt nicht durch Zufuhr von

neuem Zucker hergestellt, so greifen die Nebennieren ein und schütten Hormone aus, die die Glukosereserven aktivieren und neue Nahrung liefern. Dieses unnatürliche Auf und Ab und die ständige Aktivierung unserer Nebennieren bringt die Leidenden in die »schweren nervlichen« Krankheitszustände, die ich zuvor schilderte. Dieser Zustand ist aber nur bei Zuckerkranken gefährlich.

Die **Ursache** ist auch hier wieder die **totgekochte Stärkenahrung** mit viel zuviel reinen Zuckerstoffen aller Art. Mit natürlichen Früchten gibt es keine Probleme, weil immer die ganze Frucht roh verzehrt wird und der Fruchtzucker zwar schnell, aber sukzessive geliefert wird. Diesen bedauernswerten Kranken ist zu raten, im Übergang Frischgemüse zu bevorzugen, bis sich der aus den Fugen geratene Zuckerstoffwechsel wieder beruhigt hat.

Aus den USA habe ich eine ganze Anzahl von Büchern mitgebracht, die sich ausschließlich mit der Hypoglykämie auseinandersetzen. Ich erwähne einige im Literaturverzeichnis. Es gibt also Millionen von Kranken, die nichts von ihrem wirklichen Zustand wissen und leider auch von ihrem Arzt als »Nervenbündel« angesehen werden. Kehre zurück zur Naturnahrung, und Du bist den ganzen Rattenschwanz von dubiosen Symptomen los!

Du brauchst keinen Glukosetoleranztest, der Dir in Wirklichkeit eine große Menge (125 g) reinen Zucker zuführt und natürlich die erwähnte »Schaukel« anzeigen muß. Faste einige Tage, gib Deinem Körper Zeit zur eigenen Hausreinigung, er weiß am besten, was zu unternehmen ist.

Wie bei allen Erkrankungen ist die Hypo eine **Überlastung des Körpers mit Abfällen**, die Toleranzgrenze ist überschritten, die Klärgrube ist voll! Besonders »verfeinerte« Kohlenhydrate tragen die Hauptverantwortung. Du allein bist die Ursache durch Deine unheilvolle Praxis des Lebens! Die Lösung der Probleme liegt daher auch nur bei Dir allein, nicht bei irgendeinem Medikament oder einer »Behandlung«!

So fühlst Du Dich besser!

Wenn Du Dich manchmal entmutigt fühlst,
erwäge diesen Gefährten:

Er machte nicht mehr die Grundschule mit.
Er ging in einen Landladen und machte bankrott.
Es dauerte 15 Jahre, um seine Rechnungen zu bezahlen.
Er nahm sich eine Ehefrau, Heirat unglücklich.
Er kaufte ein Haus und verlor das zweifach.
Er kandidierte für den Senat, verlor zweimal.
Seine vorgetragene Rede wurde klassisch,
das Publikum reagierte gleichgültig.
Tägliche Angriffe durch die Presse und
verachtet durch das halbe Land.

Trotz allem, beachte, wie viele Leute aus der ganzen Welt von diesem »unbeholfenen, zerknitterten, nachdenklichen« Mann inspiriert wurden, der schlicht seinen Namen wie folgt zeichnete: Abraham Lincoln.

Abraham Lincoln, geb. 1809, ermordet 1865, als Republikaner der 16. Präsident der Vereinigten Staaten, hob 1862 die Sklaverei auf, führte die Nordstaaten im Sezessionskrieg. Viele sahen diesen Krieg zwischen Nord- und Südstaaten in der spannenden Fernsehreihe: *»Fackeln im Sturm«*!

Früchte sind die gesündesten Lebensmittel

Als biologische Obstesser sollten wir so viele Früchte wie möglich genießen. Sie sind immer eßfertig und schmecken doch ausgezeichnet. Der Apfelbaum rollt uns den Apfel fast vor die Füße. Wir benötigen kein Feuer, kein Werkzeug, keinen Strom. Alles ist im Apfel drin, was wir benötigen. Von einer exklusiven **Apfelkost** könnten wir uns als Mononahrung lange sehr gut ernähren, selbst die ca. 1% Aminosäuren sind ok, um unsere Eiweißbestände zu ergänzen. Der Apfel enthält neben einem Füllhorn von lebendigen Vitaminen und Mineralstoffen noch kostenlos Pektin, das als bestes Cholesterin auflösendes Enzym gilt! Ohne Nebenwirkungen, wie künstliche chemische Auflöser, die nach wie vor sehr umstritten und in den USA verboten sind!

Je mehr Äpfel, je mehr Obst allgemein, je schneller und intensiver fegst Du Deine »verkalkten« Arterien wieder sauber! Aber nicht 1 Apfel abends vor dem Fernseher, das hilft nicht viel weiter, nein, ganze Apfelmahlzeiten statt der fett und träge machenden Kochkost!

Die Tendenz zu immer mehr Junk-Food (Schiet- und Dreckkost) hat uns tiefer und tiefer zu den chronischen Erkrankungen wie Krebs, Herzstörungen, Schlaganfall, Asthma, Rheuma, Arthritis, Diabetes usw. geführt! Noch essen wir mehr Zucker als Obst! Dreh den Spieß um! Dann werden Deine Säftebahnen am schnellsten alkalisch!

Schwerkraft (Gravitation)

Die von *Newton* entdeckte Gravitationskraft, die ständig auch auf uns Menschen herabdrückt, bringt im Laufe des Lebens viele Probleme, besonders wenn die Geschmeidigkeit nachläßt. Das Zerren der Bänder im Bauchraum, der Druck auf Knie- und Fußgelenke wird immer fühlbarer. *»Die Beine wollen nicht mehr«*, sagen viele ältere Leute. *Rockefeller* wußte von diesem unheilvollen Dauerdruck, den die Vierbeiner abgeschwächt kennen. Wenn es ging, arbeitete er im Liegen und wurde 98 Jahre alt.

Es ist daher wichtig, oft eine Umkehr vorzunehmen, Kopf nach unten. Das geht am besten auf einer schiefen Ebene, dem einfachen Brett, das an einer Seite 30 cm höher aufliegt. So sollte jeder mindestens 15 Minuten mit dem Kopf nach unten verbringen. Das Bett sollte zumindest flach sein und nur ein kleines Kopfkissen verwendet werden, das man benötigt, wenn man auf der (rechten) Seite liegt. Herzkranke erkennt man daran, daß sie möglichst hoch mit dem Kopf liegen wollen.

Es ist ziemlich ruhig geworden über die vielen Geräteangebote, wobei der Kopf nach unten zeigte. Diese Geräte sind gut, sollten aber mit Vorsicht angewendet werden, denn Kopfstand längere Zeit kann auch starke Beschwerden hervorrufen. Wir müssen uns schrittweise daran gewöhnen!

Dr. Erich Ruckhaber schrieb bereits 1938 ein Buch mit dem Titel: »Biomechanik[96], die Ursachen des Alterns und ihre alleinige Bekämpfung«, leider längst vergriffen. Er glaubte, mit seiner Entdeckung das Lebensproblem gelöst zu haben. *Dr. Ruckhaber* brauchte aber keine teuren Geräte, sondern er benutzte einfach das Liegen auf dem Boden, dem Tisch und den Stühlen für seine 32 Übungen. Wenn wir uns »verkehrt herum« auf einen Polsterstuhl legen, Beine mit den abgeknickten Knien über der Lehne als Halt, Kopf nach unten in die Nähe des Fußbodens, so haben wir praktisch denselben Effekt erzielt wie die Hängegeräte.

Dr. Ruckhaber glaubte, daß diese Umkehrung eine Lösung aller Lebensprobleme insgesamt bringt. Das ist natürlich nicht wahr, denn in dem erwähnten Buch schreibt er kein Wort über die Art der Ernährung. Nur die Überernährung kreidet er an, weil die Nahrungsmassen ständig auf die Bänder der Verdauungsorgane schädlich wirken. So sieht leider mancher Forscher nur sein eigenes Gebiet! Außerdem steigert der Dicke den Druck der Schwerkraft!

Es gibt zwei Sportarten, die dem Außendruck wunderbar entgegenwirken: 1. Tanzen, 2. Schwimmen. Die Zentrifugalkraft beim Tanzen wirkt wie ein Kurskreisel im Flugzeug. Die Schwerkraft wird aufgehoben. Das Hubschrauberprinzip basiert darauf. Beim Schwimmen gleicht der Wasserauftrieb die Schwerkraft aus! Wenn ich von kräftiger Bewegung als einer funktionellen Komponente in diesem Buch sprach, so sollten diese beiden »Bewegungen« an erster Stelle rangieren. Besser als Joggen!

Umweltverschmutzung

Schlagzeilen im Sommer 1988: Robbensterben, Algenwachstum, Verseuchung des Trinkwassers aus Tiefbrunnen mit Pestiziden aus der Landwirtschaft (ARD-Sendung), Hormonskandal in der Kälberfütterung oder im Frühjahr verwurmte Fische und gepanschtes Olivenöl, verfaulte Eier in Nudeln, Gift im Käse, Pflanzenschutzmittel im Obst/Gemüse. Erinnern wir uns noch an Frostschutzmittel im Wein! Man könnte so fortfahren! Wir vernichten unseren Planeten und uns selbst, weil wir von der ursprünglichen Rohkost abgegangen sind, das ist der wahre Sündenfall, wie es *Harvey Diamond* in seinem Buch »Unser Herz – unsere Erde« treffend beschreibt. Unsere Gehirne sind benebelt. Wir können Ursache und Wirkung nicht mehr auseinanderhalten! Jeder denkt nur an sich selbst. Die Natur läßt sich diesen Mißbrauch auf die Dauer aber nicht gefallen.

> *»Jede Krankheit hat ihren besonderen Sinn, denn jede Krankheit ist eine Reinigung; man muß nur herausbekommen, wovon. Es gibt darüber sichere Aufschlüsse; aber die Menschen ziehen es vor, über Hunderte und Tausende fremde Angelegenheiten zu lesen und zu denken, statt über ihre eigenen. Sie wollen die tiefen Hieroglyphen ihrer Krankheit nicht lesen lernen und interessieren sich noch weit mehr für das Spielzeug des Lebens als für seinen Ernst. Hierin liegt die wahre Unheilbarkeit ihrer Krankheiten, im Mangel an und im Widerwillen gegen Erkenntnis, hierin, nicht in Bakterien!«*
>
> *(Christian Morgenstern)*

Dennoch: Die größte Umweltverschmutzung ist die Vergiftung unserer Leiber durch tote Kost, die wir gedankenlos, verführt durch die Millionenwerbung, in unseren Mund tun, 24 Stunden lang! Grüne, Tierschützer, Umwelterhalter, reinigt zuerst Euer Gehirn von diesen täglichen Sünden, dann wird Euer pervertierter Geist klarer. Wenn Du Dich von dem Massenverbrauch toter Stoffe und Stimulanzien wie Kaffee, Schnaps, Nikotin, Tabletten usw. befreit hast, wird Dein Anspruch dramatisch niedriger! Du kannst Dich dann auf Deinen Erhalt und die Wiedergesundung unserer schönen Natur konzentrieren! Fange aber **zuerst bei Dir selbst an**! Was nützt biologisch gezogenes Gemüse, wenn es anschließend doch im Kochtopf in lebloses Zeug verwandelt wird.

> *»Vorurteile sind selbstverständlich mit dem Geist echter Wissenschaft unvereinbar, trotzdem ist von allen Fehlern, die dem wissenschaftlichen Denken unterlaufen, dieser am weitesten verbreitet!«*
>
> *(Prof. Dr. Karl Friedrichs)*

Immer neue Medikamente, Bypasse, Organersatzreparaturen, Impfstoffe usw. sind nicht die Lösung, sondern nur Deine Umkehr! Dieses Zurückbesinnen auf natürliche Kost ist zwar einfach, aber in der Durchführung wegen des Widerstandes Deiner Umwelt schwierig! Disziplin ist gefragt!

Die Klagen über verfettetes Blut, Bluthochdruck, Lähmung der Glieder, Zucker usw. werden immer größer. Wenn ich dann diesen Leuten sage, *»Du hast selbst schuld«*, sind sie fast beleidigt! Wer bringt denn die Krankheiten, der »liebe strafende Gott«? Nein, Du ganz allein hast Dir diese Übel »angelebt«, niemanden kannst Du dafür verantwortlich machen. Und nur Du allein kannst Dich wieder von diesen befreien und sofort eine wunderbare Verbesserung in Deiner gesundheitlichen Situation erreichen!

Herz, Kur, Enzyme

Wie oft meldet sich eine Herz- und Kreislaufschwäche nach einem opulenten Mahl mit viel Stärkeerzeugnissen, besonders bei den Bewegungsfaulen wie bei den meisten Überernährten. Dicke bewegen sich nicht gern! Stärkehaltige Brot-, Getreide- und Kartoffelmahlzeiten erzeugen große Mengen **Kohlendioxyd**, die direkten und sofort wirkenden Herzstörer. Du merkst es am erhöhten Herzschlag und an der »Brustenge«, Du kannst nicht richtig »Luft holen«!

Auf der anderen Seite bilden die herrlichen Früchte reichlich **Sauerstoff**, den lebensnotwendigen Betriebsstoff für das Herz und den ganzen Körper. Ohne Sauerstoff kein Leben! Du benötigst also nicht die teuren, sehr umstrittenen Sauerstoffkuren, sondern die paradiesische Obstnahrung! Sie ist körpergerecht und preiswert!

Nochmals Kur: Du willst immer wieder eine Kur, Du freust Dich über eine von der Krankenkasse genehmigte Kur! Du unterliegst einer groben Täuschung. Man kann nichts kuren. Kuren sind Aberglauben und Zaubereien des 20. Jahrhunderts, wie im Mittelalter! Du willst doch nur solche Kuren oder einige Pillen, um Dein selbstzerstörerisches Leben ungeniert weiterführen zu können! Du wirst dafür früher oder später bezahlen! Wenn Du meinst, eine Kur hätte geholfen, so war es Dein eigener Körper, denn er konnte jetzt ausspannen und seine »Batterie neu aufladen«.

Kuranhänger, denke darüber nach: was gestern noch als große Entdeckung ausposaunt wurde, ist heute bereits Aberglaube, Falschheit, Sage! Ich erinnere an das damalige Allheilmittel Cortison, ein gefährliches Gift! Immer neue Krebsmittel werden entdeckt und vergessen! Wer spricht noch über Interleucin, über Contergan? Lies die Nebenwirkungen auf den Beipackzetteln, und Du hast augenscheinlich die Giftwirkung aufgezählt. Trotzdem nimmst Du dieses Zeug jeden Tag ohne Bedenken! Der Arzt hat diese ja verschrieben, er muß es wissen, er hat sein Fach gelernt. Dabei ist der Arzt in der Regel genauso krank wie der Patient!

Man glaubt immer wieder, den »Stein des Weisen« gefunden zu haben, dabei liegt dieser schlicht und einfach in Dir selbst. Du brauchst ihn nur in die Hand zu nehmen!

Nochmals Enzyme: Im unveränderten Naturprodukt hat unser Schöpfer alle entdeckten und noch nicht entdeckten Enzyme für die richtige Verdauung dieses Produktes eingeschlossen. Im Labor kann man den kleinen »Schimmer«, der das Leben ausmacht, nie entdecken! Durch Hitzebehandlung gehen diese »**Zündfunken**« des Stoffwechsels aber verloren! Es gibt Tausende von Enzymen, entdeckte und noch nicht entdeckte.

Nun gibt es Enzyme zu kaufen, die die meisten Agenzien enthalten, wie z. B. Amylase zur Stärkeumsetzung in Zucker, Papain (aus der Papaya) und Bromelin (aus der Ananas), um Eiweiß in Aminosäuren zu zerlegen, ferner Pankreatin, Gallen- und Salzsäuren, Peptin usw. Du nimmst diese Pillen, damit Du Dich selbst »betrügen« kannst. Viele »Autoritäten« aus dem Ernährungssektor und mancher Arzt empfehlen diese Präparate! Sie wissen, daß ihr Patient »schuldig« ist, jedoch wissen sie auch um diese Schlupflöcher des Selbstbetrugs.

Kräuter zur Heilung?

Warum nehmen Leute Kräuter? Wegen ihres Gehaltes an Proteinen, Nährwerten, Vitaminen, Mineralien oder Fettsäuren? Sie besitzen nur Minimengen davon. Was noch da sein sollte, geht durch Hitzebehandlung verloren. Sie werden auch nur wegen der erhofften medizinischen Wirkung eingenommen! Momentanes Wohlfühlen ist aber eine Täuschung!

Alles, was sich Medikament nennt, ist Gift. Wir können mit Giften nicht zur Gesundheit gebracht werden. Die erste Regel ist: Du darfst nichts über Deine Lippen gehen lassen, was Dich vergiften kann. Auch Kräuter übertreten diese erste Bedingung! Kräuter werden also eingenommen, um die vitale vom Körper »angezettelte« Aktion zu unterdrücken, nicht anders als die chemischen bunten Pillen!

Du weißt, daß unser Körper Reinigungsaktionen in Gang setzt, wenn die Toleranzgrenze der giftigen Ablagerungen überschritten ist, das ist die Krankheit, die Gesundheit zur Folge hat. Diesen heilsamen eigenen Prozeß lähmst Du, weil neben diesem angesammelten »Müll« zusätzlich die eingenommenen Medikamente, ganz gleich welcher Art, hinauszubefördern sind. Behalten kannst Du den Abfall nicht, dann verstopfen allmählich die Filtriersysteme, der Tod würde schnell kommen!

Erkrankungen wie Erkältungen, Ausschlag, dichte Nase, geschwollene Mandeln usw. sind körperliche Reinigungsprozesse. Sie haben nichts mit Viren oder Mikroben zu tun. Jeder Versuch, zu kuren, ist falsch, denn die Körperaktion ist bereits die eigene Kur, eine Wunderkur ohne giftige Pillen oder Kräutermischungen. Die Reinigung unserer übervollen »Klärgrube« ist also eine Notfallentgiftung. Nach dem Platz, wo diese Entgiftung geschieht, wird die Krankheit genannt, wie Asthma, Kopfschmerzen, Lungenentzündungen, Rückenschmerzen, grippale Effekte usw. Aber es ist im Grunde immer die gleiche Sache.

Diesen Ort sucht sich aber unser Organismus in seiner Weisheit selbst aus. Jetzt zusätzlich Gifte hineinzuführen, bedeutet ernste **neue Probleme** für unseren Körper. Er muß also die neuen »Feinde« Kräuter und chemische Pillen unschädlich machen! Diese zusätzliche **Energieverschwendung** kann so groß sein, daß die **Hauptreinigung** nicht mehr möglich ist. Folge: Übergang zum chronischen Prozeß und weitere Einkapselung der Gifte.

Tumore sind nichts weiter als Hilfsaktionen Deines Körpers, diese Gifte und Schlacken abzukapseln, um den augenblicklichen Schaden so gering wie möglich zu halten. Langfristig führen selbst diese für harmlos gehaltenen Kräuter in die krebsige Situation, weil Du Deinen Körper daran hinderst, sich zu reinigen. So einfach wie die Ernährung, so einfach ist auch die »Behandlung« einer Krankheit. Du hast also gar nichts zu tun, Du hast den Körper allein zu lassen, und das ist schwer zu begreifen!

Vergiß alle gepriesenen Kräuterkuren und -mischungen, ganz gleich, wie sie heißen, ob *Ajurveda* aus Indien, chinesische »Wunderelixiere«, von Kräuterpfarrer X, der *»Heiligen von Bingen«, Grete Flach, Maria Treben* usw.; sie alle belasten Deinen Körper und Deinen Geldbeutel! Alles Fremde, dazu gehören Pollen, Ginseng, Knoblauch, Omega-3-Fettsäuren, unterdrückt und kann Deinen Körper bei der notwendigen Entgiftungsaktion nur weiter hemmen. Nur 3 Dinge sollten Deinen Mund passieren: **reine Luft, reines Wasser** und **naturbelassene Frischkost**! Nichts weiter, niemals! Alles Fremde, an das unser Körper in seiner kaum zu fassenden Entwicklungszeit nicht angepaßt ist, kann nicht aufgenommen werden. Sie wirken als Gifte, die für Heilaktionen gehalten werden. In Wirklichkeit sind das Stimulanzien, wie Kaffee, Tee, Tabak usw. Zu allen Medikamente, ganz gleich aus welcher Küche, kannst Du dazu diese von der Werbung »hochgepriesenen« Produkte rechnen: Knoblauch, Ginseng, Pollen, Omega-3-Fettsäuren, künstliche Vitamine und Mineralien, Superkonzentrate, Geriatrika usw. Schone Deinen Körper und spare Dein Geld. Der Apfel erreicht mehr!

Nochmals Reinigungskrisen: Im Zuge der Körperentgiftung, der »Hausreinigung«, wozu Dein Körper aufgrund der leichtverdaulichen Rohkost endlich Zeit hat, können plötzlich Schmerzen in Körperteilen auftreten, die Du längst vergessen hattest. Ich bekam im linken Oberkiefer plötzlich heftige Schmerzen, die einige Stunden andauerten. Ich erinnerte mich, daß ich vor langen Jahren dort eine schwere Kiefervereiterung hatte. Ein völlig vereiterter Zahn mußte gezogen werden. Lange Zeit hatte ich dort noch Schmerzen. Warum kehrten dann trotzdem noch Schmerzen zurück? Der Körper mußte die Gifte zunächst »einkapseln«, weil er andere, dringendere Arbeiten verrichten mußte. Nun konnten »alte« Lager ausgeräumt werden.

»Wenn ein Kind fortgesetzt erkältet ist, so haben seine Eltern eine klägliche Gesundheitsinformation!«
(Healthful Living 9/85)

Jeder, der den Übergang zur Naturkost wagt, wird diese zu begrüßenden Aktionen des Körpers hier und dort spüren. Oft werden Medikamente ausgeschieden, die in früheren Jahrzehnten genommen wurden. Das auffälligste Reinigungsmerkmal ist aber die **Ausscheidung von Schleim**, Kleister über Rachen und Nase. Dann kommen **Hautausschläge** aller möglichen Formen. Aber alles verschwindet sehr schnell wieder auf Nimmerwiedersehen, wenn Du bei der Stange bleibst. Wenn Du rückfällig wirst, kehren auch Deine Abfälle in die bekannten Lager zurück!

Ich will Dir einmal die Bezeichnungen für Schlacken nennen, wie *Prof. Ehret* und andere, die eine 100%ige Rohkost vertreten, sie schildern: Schleim, Kleister, Trümmer, Unrat, Schutt, Eiter, Gift, Belastung, Schmutz, Gestank, Fäkalien, Fäulnis, Plunder, Verwesung, Schund, Verfall, Kalk, Sumpf, Kot, Teig, Schlamm. Ist es da noch überraschend, wenn *Ehret* uns »Living Cesspools« – »Lebende Klärgruben« – nennt?

2500 km Blutgefäße weinen

Das große »Niemandsland«, in welchem 2500 km Haargefäße (Kapillaren) unsere Zellen mit Sauerstoff und Nährstoffen (arteriell) versorgen und Kohlensäure und Abfallstoffe zurückführen (venös), ist bei der Masse unserer gutbürgerlich (gbK) ernährten Wohlstandsbürger total verstopft, verschlammt! 5 Milliarden Kapillarschlingen hat unser Schöpfer hier eingeschaltet. Jede Schlinge hat die Länge von nur 0,5 Millimeter. Kannst Du Dir vorstellen, daß dieses der größte Handels- und Umschlagshafen im Körper ist? Diese Haargefäße schmiegen sich direkt an die Körperzellen an, aber sie haben keine offene Verbindung zu ihnen. Das geschieht nur durch Diffusion, Durchgängigkeit der Kapillarwände, wo die Wände dünn und sauber, die Oberflächen groß sein sollten. Daher die ungeheuer große Anzahl der Schlingen. Die Atmungsorgane sind am stärksten durch diese Verschleimung betroffen (Asthma, Bronchitis).

Du hast im ganzen Buch wiederholt erfahren, daß der heutige Mensch in großen Massen total übersäuerte, tote Nahrungsstoffe zu sich nimmt. Diese **Übersäuerung** schädigt dieses gewaltige Kapillarsystem dramatisch. Die Kapillaren entarten bei säureüberschüssiger Kost (tierische Produkte, Brotgetreide, Fette, Zucker, Koffein usw.). Sie können ihre Funktion nur unvollkommen ausfüllen. Hier setzt sich besonders der Schleim (Kleister) aus Getreide und Kartoffeln fest! Was passiert, wenn in Deinem Hause die Abflüsse verstopft sind? Nichts fließt mehr. Genauso sieht es in diesem Riesengitternetz aus; der wichtige Stoffwechselaustausch ist dauernd gelähmt: **Bluthochdruck** und mangelhafte Versorgung unserer feinsten Sinnesorgane sind die Folge. Wer Hörhilfen benötigt, wo Ohrgeräusche und Augenerkrankungen sich bemerkbar machen, wer an Herzbeschwerden oder oft unter Kopfschmerzen leidet, hat ein bereits stark verschlammtes Haargefäßnetz.

Dr. Bircher-Benner schreibt darüber: *»Das Hauptangriffs-*

feld aller Mängel und Schädlichkeiten der Nahrung und ihrer Gifte ist das Kapillarsystem! Diese Stellen des Körpers haben ein besonders empfindliches Kapillarnetz: 1. Zahnfleisch, 2. Magen, Dünn- und Dickdarm, Schleimhäute, 3. Verdauungsdrüsen: Leber, Bauchspeicheldrüse, Nieren und Drüsen innerer Sekretion, 4. Gelenkflächenhaut, 5. Haargefäße der Arterien und des Herzens, 6. Haargefäße der Haut.

Durch diese Kapillarschwäche wird die Pumpkraft des Herzens immer mehr beansprucht (Herzerweiterung). Der Blutdruck steigt von 120 (normal) auf 150–250! Jetzt setzen die Gesundheitsstörungen ein: gestörter Schlaf, Herznot, Herzinfarkt und zuletzt Schlaganfall! Die Wände der Arterien sind mit Kapillaren reich besetzt. Entarten diese, verlieren die Arterien ihre Elastizität, werden härter und verdicken sich. Arteriosklerose und Herzleiden haben also eine gemeinsame Ursache.«

Zweitens ergaben die 50jährigen Forschungen des Frankfurter Uni-Professors *Dr. med. Lothar Wendt*, daß sich gerade bei der heutigen **Eiweißmast** der Eiweißmüll an den feinen Kapillaren und dem Gitternetz der Leber ablagert, also die Verstopfung beschleunigt. (Diese Tatsache wird noch heute von der »offiziellen, wissenschaftlichen« Medizin verworfen.) Ein schlagender Beweis, daß es sich immer um Ernährungsfehler handelt, ist die erstaunliche Reinigung dieses Gefäßnetzes durch basische Rohkost (Obst und Gemüse) und damit schnelle Ausheilung der selbst verschuldeten Erkrankungen! Die größte Reinigungskraft haben die organische Obstsäure und destilliertes Wasser! Damit das »Niemandsland« wieder lachen kann: beginne heute mit der Reinigung Deines »Rohrsystems«, morgen kann es bereits zu spät sein. Nichts kommt unerwartet!

Gewichtszunahme

Victoria Bidwell, Kalifornien, wog über 200 US-pound (über 90 kg), sie hat ihre Erfahrungen niedergelegt in 26 Lektionen mit dem Titel: »Natural Weight Loss Newsletters« – »Briefe über natürlichen Gewichtsverlust«.

Victoria lehrt strikt NH, Natürliche Gesundheit, ich habe sie in diesem Buch erwähnt. Jedoch haben einige, die sich von roher Frischkost ernähren, mit Untergewicht zu kämpfen, sie hat daher 6 Punkte aufgeführt, die eine Zunahme des Gewichts gewährleisten.

1. **Faste 3 Tage**, am besten unter Aufsicht eines im Fasten Erfahrenen. So werden sich Verdauung und Aufnahme der Nahrung verbessern.
2. Gehe zur Idealkost über:
   a) Meide sämtliche **gekochte Nahrung**! (Das wäre ideal, natürlich.)
   b) Iß soviel **frische Früchte** wie möglich, besonders süße Früchte.
   c) Bevorzuge **Trockenfrüchte**! (Ungeschwefelte und vorher am besten eingeweichte.)
   d) Iß stärkehaltiges **Gemüse**, das Du roh essen kannst: frischen Mais, Rote Bete, Steckrüben, Karotten, geriebene Kartoffeln, Süßkartoffeln, gekeimte Linsen und Bohnen.
   e) Maximiere **Nüsse und Samen**, ca. 5–6 oz. täglich, das wären ca. 150–200 g, abhängig von Deiner Aktivität und Größe.
   f) Maximiere **Avocados**.
   g) Nimm **Avocados und Nußbuttersoßen** zu Deinen Gemüsegerichten.
   h) Nimm eine **Extra-Mahlzeit Früchte** pro Tag, wenn sie Dir bekommt.
   i) Falls Du mit diesen Empfehlungen **Verdauungsschwie-**

rigkeiten hast, nimm täglich 4–6 große Gläser (ca. 200 ccm) **Säfte** (immer frisch gepreßt und schluckweise einspeicheln), oder mixe frische Früchte als weiche Mahlzeit statt ganzer Früchte.
3. Sollte es jetzt noch schwierig sein, Gewicht anzusetzen, nachdem Du die obigen Empfehlungen einen Monat probiert hast, **so schalte Gemüse total aus!** Praktiziere statt dessen einen Früchte/Salatplan:
   Frühstück: Saure Früchte mit Nüssen und Blattsalat.
   Mittagessen: Fruchtmahlzeit mit Blattsalaten.
   Abendessen: Süße Früchte mit Blattsalaten.
   Extra-Mahlzeit: Eine extra Fruchtmahlzeit irgendwann während des Tages.
   Schließe Avocados ein, wenn diese zur Kombination passen!
4. Mache folgende **Übungen**, um Gewicht anzusetzen:
   a) **Dehnübungen**, wenn Deine Gesundheit diese erlaubt, mindestens 20–30 Min. täglich.
   b) **Gewichtstraining** (beachte Deinen Gesundheitszustand) 30–60 Min. jeden anderen Tag. Wenn Du zu schwach oder krank bist, um volle 30 Min. durchzustehen, beginne mit 10 oder 20 Min. Trainiere 3mal die Woche und setze einen Tag in der Woche als Ruhetag ein. Dieses Gewichts-Training sollte beinhalten:
   1. 5 Min. **Dehnungen** und **rhythmische Bewegungen** zur Erwärmung.
   2. **Gewichtheben** selbst.
   3. 5 Min. Abkühlung in der Art **weiterer Dehnübungen**.
   Bücher über Gewichtstraining sind reichlich auf dem Markt. Unter der Aufsicht eines Fachmannes übst Du besser. An Tagen, an denen du nicht übst, gehe spazieren. Während dieses Trainings keine Aerobic-Übungen. In Ergänzung zum diätetischen Programm ist dieses Gewichtstraining zur Muskelbildung das wichtige Manöver, um zuzunehmen!
5. Praktiziere rigoros alles, was Deine Energie anhebt, und vermeide unnötige Verluste wie Streß. Sorge für ausrei-

chenden **Schlaf und Zwischenrast!** Nimm regelmäßige Sonnenbäder!
6. Setze Dein **Studium der NH (Natürlichen Gesundheit)** mit bestem Material fort, damit Du bei der Idealkost standhaft bleibst. Vermeide konsequent die krankmachende gbK (gutbürgerliche Kost)!

Hierzu meine Meinung: Das Gewebe, das Du durch Rohkost verloren hast, sind kranke, belastende Zellen. Es wird keine Gesundheit abgebaut. Darum soll man über jedes Gramm Untergewicht froh sein. Man merkt doch die erstarkende Kraft und Beweglichkeit. Ernährt wird der Organismus nur dadurch, was er verdaut, und nicht, was Du in ihn hineintust!

Das **Überessen** »totgekochter gutbürgerlicher Kost« hat Dich krank und fett gemacht. Die ideale frische Rohkost führt Dich zur aktiven, schlanken Idealform zurück. Wir alle haben durch das Wohlstandsleben vergessen, was die normale Form ist. Schau auf das flinke, schlanke Reh. Wie behende läuft und springt es. Wir sollten ähnliche Bewegungstiere wieder anstreben! Wir gehören nicht zum Stamm der schwerfälligen, Blätter fressenden Gorillas, sondern zu den flinken früchteessenden Schimpansen und Orang-Utans!

Der US-Arzt *Dr. Edward Hooker Deweg* hatte größte Erfolge mit dem »No-Breakfast Plan«. Er forderte, kein Frühstück zu sich zu nehmen und nur Wasser zu trinken, wenn man Durst hat. Hat man auch zum Mittag noch keinen Hunger, so soll man auch diese Mahlzeit ausfallen lassen. **Nur essen, wenn man Hunger hat!**

Seine beiden Bücher »The No-Breakfast Plan and Fasting-Cure«[90] und »The True Science of Living«[91] sowie das erläuternde Buch hierzu von *Charles C. Haskell*: »Perfect Health«[92] sind sehr zu empfehlen.

Ich habe an anderer Stelle erklärt, daß unser Körper im Laufe der Nacht ca. 2000 cal als Reservenahrung aufbaut und als Glykogen speichert. Im Grunde brauchten wir also am folgenden Tage gar nicht zu essen und fühlen uns trotzdem außerordentlich leistungsfähig! So führt oft eine Fastenkur und ein anschließendes Ausfallen des Frühstücks zur Gesundheit, Schlankheit und später zum Idealgewicht, das 10–15% unter dem heutigen »Normalgewicht« liegen kann! Dieser Plan »ohne Frühstück« hat selbst dann große gesundheitliche Wirkungen, wenn man noch nicht die volle Frischkost erreicht hat. Probieren geht über Studieren!

Iß nur, wenn Du Hunger hast! Hunger ist nicht, wenn der Magen knurrt, das ist Appetit, der immer verführen will. Echter Hunger meldet sich, wie Durst, in der Kehle!

Stärkekörner in Blut und Urin

(*Rahel Hirsch* wurde 1907 von den Charité-Ärzten ausgelacht.) Der bekannte Medizin-Journalist *Kurt Pollak* schreibt über Professorin *Rahel Hirsch* im Dt. Ärzteblatt v. 30. 11. '89, daß sie von den Charité-Ärzten ausgelacht wurde, weil sie den von ihr entdeckten »Hirsch-Effekt« erläuterte, der die Durchlässigkeit der Darmschleimhaut für Stärkekörner und damit ihren Übergang in Blut und Urin bewies.

1911 jedoch bestätigte der ungarische Physiologe *Fritz Verzar* die Ergebnisse von *Rahel Hirsch*. Haben unsere Wissenschaftler und Laienforscher von ihr gelernt? Nein, auch heute betonen die »Vollwertköstler« die Vorteile der Stärkekörner. In diesem Buch bist Du immer wieder auf die Gefährlichkeit des Körnerschleims hingewiesen worden. Heimtückisch sind vor allem die Spätschäden. Siehe den erschütternden Bericht *Walter Sommers* über den frühen Tod seiner Frau, die nicht von den Körnern loskam.

Dr. Norman Walker hat immer wieder mit Stärkekost persönliche Experimente gemacht und kommt ebenfalls in seinen Büchern zur Verdammung der Körnerkost. Er schreibt:

»Stärke macht die Leber hart wie ein Stück Holz.«

Jedermann glaubt aufgrund der Propaganda der Bäckerindustrie und der »Deutschen Gesellschaft für Ernährung«, daß Brotgetreide, besonders Vollkornbrot, eine ganz besonders gesunde Nahrung für uns Menschen sei. Das Gegenteil ist der Fall. Wenn zwei oder mehrere Atome sich verschmelzen, so entsteht ein Molekül. Etwas Chemie voraus: So ist die chemische Formel für Wasser H_2O, d. h., die kleinsten Teile im Wasser bestehen aus zwei Atomen Wasserstoff und einem Atom Sauerstoff. Die Formel der Stärkemoleküle lautet $C_6H_{10}O_6$, d. h. sechs Atome Kohlenstoff, zehn Atome Wasserstoff und sechs Atome Sauerstoff.

Es ist interessant, daß Stärkemoleküle in Wasser, Alkohol oder Äther nicht löslich sind. So hat *Dr. Walker* (wurde 116

Jahre alt) durch seine Forschungen entdeckt, daß gerade die Stärke aus Brotgetreide eine derartige Einwirkung auf unsere Leberzellen hat, daß **die Leber so hart wie ein Brett wird**. Die Leberzirrhose kommt also nicht nur bei Dauersäufern vor, sondern latent bei starken Brot-Getreide- und Kartoffelessern. So ist auch das gehäufte Auftreten von Gallen- und Nierensteinen zu erklären. Ferner gerinnt das Blut unnatürlich in unseren Adern, besonders den feinen Kapillaren. (Siehe auch »2500 km Blutgefäße weinen!«) Auch das Lymphsystem verstopft durch die nicht wasserlöslichen Stärkemoleküle. Vergessen wir nicht, daß freie Stärke im Körper nicht vorkommt. Sie erzeugen Hämorrhoiden, Geschwüre, Krebs und andere erhebliche Störungen. Natürlich versuchen unsere Ausscheidungsorgane diesen unbrauchbaren Müll schleunigst wieder hinauszubefördern. Jedoch legt sich aus diesen Stärkemolekülen ein zäher Kleisterschleim an ihren Geweben und Drüsen fest. Wie hart und zähflüssig dieser Schleim sein kann, weiß jeder Asthma- und Bronchitiskranke. Auch jeder »Verschnupfte« kann ein Lied davon singen.

Eine sorgfältige Beobachtung zeigt, daß gerade die starken Stärkeesser (Brotgetreide, Mehl, Kartoffeln usw.) Eiterpickel und andere Hautprobleme haben. Die Kraft des jugendlichen Organismus versucht, diesen »Stärkedreck« über die Haut loszuwerden. Daher sind Akne, Psoriasis, Nesselfieber, Neurodermitis besonders häufig bei Säuglingen und Kindern anzutreffen. Erlahmt später diese Lösungskraft, so erscheinen Grieß und Steine in der Gallenblase und den Nieren. So verstopfen unsere Filtrierorgane vorzeitig durch das gewohnheitsmäßige Essen dieser Stärkekleisterprodukte.

Und woher kommen die meisten **Herzprobleme**? Natürlich auch von dieser »schmutzigen« Stärkenahrung, wie der gleiche *Dr. Walker* betont. Je mehr **Stärkeprodukte** wir essen, je mehr Kohlenstoffatome zwingen wir in das Blut, die in 10 Sek. zum verstärkten Herzschlag führen: der hohe wie der niedrige Blutdruck sind nichts weiter als das Ergebnis von zu viel genossenen stärkehaltigen Kohlenhydraten! Zucker, ganz gleich woraus hergestellt, hat dieselbe gefährliche Herzwirkung! Leute mit

Herzerkrankungen lieben Stärkenahrung wie Brot, Getreide, Kartoffeln usw.! Das heute so propagierte **Vollkornbrot oder Vollkorngetreide (Müsli)** haben die gleiche katastrophale Wirkung! Sie sind gekochte Kleisternahrung, die unsere Zellen, Gewebe und Drüsen nicht verarbeiten können! Das gilt auch für rohe, eingeweichte Körner, wenn sie in falscher Kombination »zurechtgemixt« werden. Ein »Auflockern« der Körner mit einem Apfel ist ernährungsphysiologisch Unsinn, weil die Apfelsäure sofort das wichtige Enzym Ptyalin zerstören würde. Bei den anschließend gegessenen Vollkornbroten mit Butter und Käse (unverdauliches, fauliges, stinkendes Zeug) gehen die paar rohen Körner ohnehin wirkungslos unter! Das Antienzym Inhibin verhindert außerdem die Verdauung roher Körner und Samen!

Jeder Stärkekranke sollte sofort total jedes Essen einstellen, Einläufe machen, bei Durst Zitronenwasser trinken und sich ins warme Bett legen. Dabei das Fenster öffnen, damit der weitere große Helfershelfer, der Sauerstoff, den angehäuften Kleister mit verbrennen kann. Lieber die Heizung anmachen, aber das Fenster weit öffnen!

Lasse keinen Arzt an Dich heran, nur in lebensgefährlichen Situationen wird er Dich vorübergehend »behandeln« müssen. Aber anschließend gehorche den Gesetzen der Natur: Iß vitale, lebendige Nahrung aus Obst und Gemüse.

Die Mikroben verwandeln die angesammelten unlöslichen Stärkemoleküle in **Eiter**, der dann leichter über die Haut auszuscheiden ist. Also auch Eiter als Heilmaßnahme begrüßen. Meine Mutter als Stärkeesserin hatte jahrzehntelang »offene Beine«, aus denen unaufhörlich Eiter und sonstige Flüssigkeiten sich absonderten. Diese Beine wurden täglich (oft mehrmals) mit neuen Binden fest umwickelt. So hatte sie ein Ventil, um diesen Schmutz loszuwerden. Werden diese »offenen Beine« mit Salben oder Medikamenten dichtgemacht, so erscheinen weit gefährlichere Krankheiten im Inneren des Körpers, die sich dann unbemerkt entwickeln. Man bekommt nicht von heute auf morgen einen Herzinfarkt oder Krebs. Unser Organismus ist zäh, sonst würden wir nicht trotz unserer falschen Ernährung dennoch die 70er oder 80er Jahre erreichen. Jahrzehntelang hat sich der törichte Mensch gegen die Gesetze der Natur gewendet, oft mit angeberischen Sprüchen, er sei doch nicht krank und könne alles ab. Früher oder später kommt der Zahlmeister, zumeist zu ungelegener Stunde, wo man noch so viel erreichen wollte! Ruhm und Geld sind bei dieser Abrechnung nichts wert! Jetzt kannst Du vielleicht ermessen, warum ich fanatisch gegen Stärkeprodukte als früherer Brot- und Getreidemann bin. Du kannst nie gesund und vital werden, bevor Du diesen Stärkekleister aus Fabrikzucker, Fabrikmehl, Brot, Getreide (einschließlich Müsli), Kartoffeln usw. nicht vollkommen von Deiner Speisetafel verbannt hast.

Weiterhin weißt Du jetzt, warum Deine **Haut** im Laufe der Zeit eintrocknet und schrumpft, tiefe Falten sich bilden: Du bist ein starker Esser dieser unlöslichen Stärkenahrung. Da Deine Haut außerdem gelb und weiß gekalkt erscheint aufgrund der Ansammlung dieser Schlacken im Blut (weiße Blutkörperchen = Eiter), so wirst besonders Du als Mädchen und Frau erkennen, woher die Heilung kommen muß: Streiche Stärke total, Du kannst Gesundheit der Haut nicht mit Cremes erreichen. Du schmierst zusätzlich die Hautporen dicht, so daß diese nicht mehr atmen können. Aber keine Firma wird mit meinen Argumenten werben, sie müßten alle zum Konkursrichter!

Du brauchst aber nur die Zahl der Gesichter mit den gelben Häuten, den Ekzemen, Eiterbeulen, den Cholesterinablagerungen um die Augenpartie herum usw. zu zählen, dann kannst Du doch selbst beurteilen, wer recht hat: die dicken Wälzer der Hautärzte oder die Natur mit der einfachen Forderung: *»Weg mit toten Stärkemolekülen!«* Alles Große ist immer einfach. Wir Menschen wollen aber immer das Komplizierte und dafür noch viel (Kranken-)Geld bezahlen. Das ist der Effekt der Mißlehren, denen wir täglich ausgesetzt sind. Warum beginnt die Aufklärung nicht in den Schulen? Ein Apfel reinigt tausendmal besser als Zahnbürste mit chemischer Paste!

Nicht umsonst hat der Wasserpfarrer *Kneipp* den Leuten gesagt, die mit Gallensteinen zu ihm kamen: *»Sie haben Gallen-*

steine? Es sind Kaffee- und Kuchensteine!« Das gilt auch für Nierensteine. Leider hat *Kneipp* das Hauptgewicht auf seine **Wasserkuren** gelegt und die richtige Ernährung vernachlässigt, er wußte noch nicht die Notwendigkeit vitaler, lebendiger Lebensmittel. Auch er starb schließlich an Krebs! Daher ist die Versorgung in Kneippkuranstalten mit lebendiger Frischkost auch heute meistens noch miserabel. Auf ihren Speisezetteln sind neben totgekochter »**Vollwertnahrung**« leider auch Fleischprodukte zu sehen mit Pudding als Nachspeise und Wein der »Verdaulichkeit« wegen! Arme Kneippisten! Erinnere Dich an die Aussage des 92jährigen Arztes *Dr. med. Fritz Becker: »Fleischessen ist der größte Irrtum der Menschheit!«*

Ich sprach bisher von den fatalen Wirkungen erhitzter Stärkenahrung auf Leber und Herzen. Da **Stärke nicht wasserlöslich** ist, lagern sich diese aber in allen Filtriersystemen des Körpers ab, besonders sind unsere Atmungsorgane betroffen. Da wir die verheerenden Folgen auf unsere Leber leider nicht merken, sehen wir bei einer banalen Erkältung und grippalen Infektion augenscheinlich, wie solche nicht verarbeitete Stärke wirkt. Neben Halsschmerzen durch geschwollene Mandeln, »dichter Nase« usw. sehen wir nach einigen Tagen den gelösten dicken Schleim (Kleister) herauskommen. Unsere bronchitische Lunge röchelt schwer, alles ist durch den Klebstoff Kleister verstopft.

Ich war am 1. Weihnachtstag 1989 auf der Intensivstation des Heider Kreiskrankenhauses, um meinen dort liegenden Bruder zu besuchen. Er war im 84. Lebensjahr, war außer einem Gelenkrheuma in seiner Jugend nie ernstlich krank. Als Bienenzüchter verteidigt er natürlich seinen **Honig**, alle Imker würden alt. Dabei ist Honig in der Wirkung nicht viel besser als reiner weißer Zucker. Auch Honig bringt die Insulinschaukel in die gefährliche Auf- und Abwärtsbewegung. Da Honig zumeist aufs Butterbrot geschmiert wird, haben wir neben der gefährlichen toten Brotstärke den hohen Zuckergehalt des Honigs, der die sofort einsetzende Alkoholgärung noch verstärkt. Die Gasbildung in den Därmen setzt sich besonders gern in der schärfsten Dickdarmkurve, der Milzkrümmung, fest.

Dieser Dauerdruck verstärkt die Herzprobleme erheblich. Die Interkostal(Zwischenrippen)schmerzen auf der linken Seite hängen also doch indirekt mit den Herzbeschwerden zusammen. Als ich noch ein starker Körneresser war (Waerland-Makrobiotik), konnte ich an dieser Stelle direkt das Schlagen meines Herzens spüren. 1967 war diese Aktion so stark, daß die Rippen sich im Rhythmus des Herzschlages auf und ab bewegten. Ich kollabierte, wurde eiskalt und dachte schon, meine letzte Stunde habe geschlagen.

Da der Darm durch die große Füllmenge von toter Stärkekost seine Form verloren hat, die Bänder, an denen der Darm in den Milz- und Leberecken seinen Halt sucht, ausgedehnt sind, kann der gärende Darminhalt besonders die Milzecke nur schwer passieren. *Waerland* wußte anscheinend von diesem Problem, denn wir hatten nach der Hauptmahlzeit grundsätzlich 10 Min. auf dem Bauch zu liegen. So kann der aufgeblähte Darminhalt diese Ecken leichter »passieren«. Aber die anderen Darmstücke sind auch nicht erfreut über den gärenden, faulenden Inhalt.

Zurück zu meinem Bruder. Erst hieß es bei ihm **Herzversagen** (aber wenn das Herz schon versagt, dann ist der Tod schon da). Die nächste Diagnose lautete: Es war gar nicht das Herz, sondern die verschleimte Lunge. Der Hausarzt hatte eine die Erkältung lösende Spritze gegeben, dadurch seien die Herzprobleme ausgelöst worden. Die letzte Diagnose hieß dann: verkalkte (altersbedingte) Herzklappen. Dadurch wäre die Herzkraft nicht mehr ausreichend, den Schleim aus den Atmungsorganen zu befreien. Hier liegt wahrscheinlich der Kern seiner Erkrankung: der jahrelang angehäufte Kleister aus der Brot/Getreide- und Zuckerkost. Mein Bruder neigte immer leicht zu Erkältungen.

Ich habe die anderen drei Erkrankten auf seinem Zimmer der Infarktstation beobachtet. Alle versuchten verzweifelt, sich von dem **Schleim** zu befreien. Einer mußte alle paar Minuten mit einem Aerosol nachhelfen. Bei meinen drei Schwestern habe ich dieses schreckliche Phänomen an ihren letzten Sterbetagen beobachtet. Die Atmungsorgane sind derart verkleistert, daß eine ausreichende Versorgung mit Sauerstoff nicht mehr möglich ist. Auf der anderen Seite kann das giftige Kohlendioxyd nicht heraus. Im akuten Krankheitsfall will der Körper sich natürlich von allen angesammelten Schlacken auch in anderen Teilen des Körpers befreien. So kommt das Ende unweigerlich. Nichts läuft mehr; die »verschmutzten« Blutgefäße lassen nichts mehr durch, die Filtrierorgane sind verklebt und verstopft. Medikamente geben nur eine kleine Verschnaufpause, sie können nicht heilen, weil die Ursachen der Krankheiten nicht behandelt werden. Diese Patienten bekommen auch die gleiche Kleisterkost weiter, die gerade ihre Krankheiten erzeugt haben: Brot, Getreide, Mehl, Kartoffeln usw. Alles totgekocht, kaum noch lebenswichtige Vitamine, Mineralstoffe und Enzyme vorhanden. Wie soll der geschundene Organismus dabei noch Nährstoffe aufnehmen? Wie soll er gesunden?

Nur vitale, lebendige, enzymreiche Nahrung kann das Leben aufrechterhalten. Halte Dein Blut, Deine Filtrierorgane, sauber, dann brauchst Du auch nicht auf die Intensivstation, oft die letzte Station. Wer sie übersteht, ist ein Krüppel geworden, muß jetzt Diät (welche?) leben und blutverdünnende Medikamente nehmen. Dabei sind Zitrusfrüchte die besten Blutverdünner. Die Ärzte verbieten aber zumeist Obst, weil es sauer sei und Gärung erzeugen würde. Einfach Blödsinn! Die Kleisterkost, das verschleimende Brot, bleibt unbehelligt. Wann werden die Ärzte endlich Gesundheit lernen?

Kranke Därme = kranke Menschen

80% bei gbK (gutbürgerlicher Kost) verwurmt!

Dr. N. W. Walker in »Auch Sie können wieder jünger werden«[34]:

»Ich bin davon überzeugt, daß **Stärkenahrung** *der größte Freund eines verstopften Darms ist. Stärke ist das fruchtbarste Medium bei der Entwicklung der gaserzeugenden Bakterien. Wenn ich eine starke Gärung in meinem Körper haben möchte, dann würde ich mit etwas Toast beginnen (Weißbrot, auch Vollweizen, Soja oder jede andere Art) oder heißen Frühstückspfannkuchen (beliebt in den USA mit Ahornsirup), mit Donuts (in schwimmendem Fett gebackene Teigringe) und Kaffee zu Mittag und zum Abendessen Nudeln, Spaghetti, Kuchen usw. Ich weiß, daß ich bei solcher Nahrung wunderbar verstopft werde. Weiterhin weiß ich ganz genau, daß ich dabei nie erwarten kann, jünger zu werden!«*

»Brot ist schon eine tote, leblose Nahrung. Wenn Du es toastest, dann ist es noch mehr tot. Wenn Du die Geschwindigkeit zur schnellen Alterung beschleunigen willst, so iß tote, leblose Nahrung!«

Die **Gasentwicklung** (immer schädlich) **bei Vollwertköstlern** kannst Du am besten in Vollwertheimen beobachten. Sie haben alle aufgeblähte Bäuche und wissen nicht, wohin mit dem Überdruck. Ich habe das besonders 1955 in Bad Soden während eines Seminars mit *Are Waerland* beobachten können. Es donnerte auf den Fluren und Stuben wie bei einem Gewitter. Die **Waerlandkost** mit der Kruska und den Waerlandbroten (5-Korn) ist ja zu 50% eine tote Stärkenahrung. Da aber nach der Rohkost immer noch Vollkornbrote mit Butter und Käse hinterher gegessen werden, so kann man diese Kost als zu 75% tote, leblose Stärkekost bezeichnen, wobei die Kombination Brot/Käse, also Stärke/Eiweiß, die miserabelste, schwerstverdauliche Kombination ist, weil sich Säure und Base neutralisieren. Von der richtigen Kombination der Nahrung hat *Waerland* damals noch nichts gewußt. Wenn nun noch das im Schnellzugtempo verdaute Obst hinzukommt, so ist der Teufel los, noch mehr Blähung. Die Schnapsfabrik ist da. Das zweifeln einige »Vollwertwissenschaftler« an, aber man braucht nur ihren instabilen Gang zu beobachten, dann kann man einen Betrunkenen sehen, der gar keinen Alkohol getrunken hat.

Vollwertstärkekost ist eine lebensverlangsamende Kost, wie der 92jährige Praktiker *Dr. med. Fritz Becker* sie 1989 während des 1. Lebenskunde-Gesundheitskongresses in München bezeichnete. Nun ist diese tote Stärkekost gleichzeitig die beste Nahrungsquelle für die massenhaft auftretenden **Würmer in unseren Därmen**. Sie lieben natürlich auch den Abfall aus den verfaulenden Eiweißprodukten aus Fleisch, Milch und Eiern.

Sie glauben das nicht? Ihr Darm ist sauber? Trinken Sie mal einige Tage täglich ½ bis 1 Liter frisch gepreßten Karottensaft, Sie werden sehen, welche Nester erscheinen. Der vitale, lebendige, magnetische Saft gesunder Karotten ist Gift für die Würmer. Wie Bakterien und Mikroben leben Würmer vom Abfall, vom angesammelten Müll und besonders Stärkekleister. Sie können auch eine Wurmkur machen, dieses Medikamentengift ist aber immer schädlich für den Darm.

Dr. Walker ließ von seinen Patienten immer eine Röntgenaufnahme ihrer Därme machen. Da erkannte er schon den schrecklichen Zustand totaler Verwurmung. *Dr. Walker* schildert in dem oben erwähnten Buch einen Fall einer jungen Frau von Ende 20. Sie litt seit Beginn ihrer Periode jeden Monat an regelmäßig auftretenden epileptischen Anfällen. Weder ihr Arzt konnte mit Medikamenten helfen, noch brachten klinische Aufenthalte die leichteste Besserung.

Er verordnete eine Serie von Darm-Irrigationen (Generalreinigung des ganzen Dickdarms bei Spezialbehandlung) 6mal je Woche und 5–6 Wochen lang. Nach der zweiten oder dritten Woche zweifelten die Eltern an dieser Methode, sie wäre nur Geldverschwendung. Eines Tages, nach der 5. Woche, kam die

Frau plötzlich hoch auf dem Behandlungstisch, und in 1–2 Minuten kam eine Masse von Würmern heraus, die so groß wie eine Faust war. In den nächsten Tagen kamen noch mehr Würmer heraus.

Mit der Entfernung der Würmer verschwanden die epileptischen Anfälle vollkommen. Als *Dr. Walker* sie nach 10–12 Jahren wiedersah, sah sie noch so aus, wie er sie zum erstenmal sah. Sie hatte nie wieder Anfälle bekommen. Sie ist aber alle Jahre *Walkers* Ernährungsrichtlinien gefolgt.

Wenn wir sehen, daß **epileptische Anfälle** allein durch die Beseitigung der Wurmnester aus dem Darm heilen, bei wie vielen Krankheiten und Unpäßlichkeiten (nervösen Wracks) mag hier die Ursache liegen?

Lehre: Würmer und Parasiten können nicht von lebendiger Nahrung leben, Rohköstler haben keinen verwurmten Darm. Immer wieder: **Verbanne den Kochtopf aus Deiner Küche!** Höre nicht auf die Schalmeienklänge der Vollwertverteidiger, auch wenn sie mit Professoren- und Doktortiteln versehen sind. Stärkeverehrer sterben frühzeitig und elendig, einen solchen qualvollen Tod schildert *Walter Sommer* nach dem Tode seiner Frau, die nicht vom Brotgetreide und Kochtopf lassen konnte. Auch ich habe leider 20 Jahre lang den Getreideleuten geglaubt. Heute weiß ich, daß **Brot ein Stoff des Todes** ist. Nicht ohne Grund schrieb ich darüber so viele Seiten in diesem Buch.

Gerade zu **Festzeiten** möchte ich die warnende Stimme erheben: keine hitzebehandelte Nahrung, auch wenn Marzipanbrote, Lebkuchen, Stollen Ihre Sinne betäuben wollen. Du mußt früher oder später bitter dafür bezahlen, die Natur vergißt nie!

Der Müsli-Wahn

Im voraus: Getreidekörner sind entwicklungsgeschichtlich gesehen ein ganz junger Nahrungsstoff für den Menschen. Ich habe allein 58 Seiten diesen Körnern, den **Stoffen des Todes**, gewidmet, wie die Doktoren *Densmore* und *de Evans* diese bezeichnen.

Der von einigen Ernährungsforschern aus der Taufe gehobene **Frischkornbrei**, der dazu noch unglücklicherweise als zwingend notwendig für die Gesundheit des Menschen erachtet wird, ist im Grunde genommen ein schädliches, unverdauliches Produkt, das die Verdauungsorgane erheblich überlastet und die Bäuche auftreibt. Nicht ohne Grund hören Sie in »Vollwertkurheimen« überall das Donnern aus aufgetriebenen Rundungen.

Dr. Howell, der seit 1932 die Enzyme erforschte, ermittelte, daß jedes natürliche, lebendige Lebensmittel die erforderlichen Verdauungsenzyme von der Natur mitgeliefert bekommt, um die Verdauung dieses Produktes zu gewährleisten und die eigenen Organe, besonders die Bauchspeicheldrüse, zu entlasten. Aber erst 1942 wurde in Samen und Nüssen ein Antifaktor entdeckt (Inhibin), der die mitgelieferten **Enzyme** so lange unwirksam hält, bis Erde, Feuchtigkeit und Wärme hinzukommen. Trockene Samen halten sich jahrzehntelang. So halten sich auch getrocknete Enzyme, die man kaufen kann, sehr lange, sie können auch Hitze bis 150° vertragen und große Kälte. Sobald aber Wasser hinzukommt, wird der Antifaktor aufgehoben, es soll ja eine neue Pflanze wachsen.

Im Körper wollen wir aber keine neue Pflanze, sondern die Körner müssen abgebaut, die Proteine in verwertbare Aminosäuren und die Stärke in Glukose umgewandelt werden. Mitgelieferte, aber nicht wirksame Enzyme in Samen und Nüssen überfordern unsere eigenen Katalysatoren derart, daß wir Menschen im Vergleich zu den Tieren eine 2- bis 3fach vergrößerte **Bauchspeicheldrüse** entwickeln. Diese Hypertrophie ist aber krankhaft, die Enzymproduktion läßt nach, und schließlich erfolgt die Atrophie, dann ist der Ofen aus. Das Heer der Zuckerkranken liefert ein anschauliches Beispiel.

Das Getreidemüsli ist also schwer verdaulich, es wird aber noch unverdaulicher durch die Zubereitung gemacht. Getreidekörner schmecken für sich allein nicht, schon daher ist dieses Produkt für den Menschen ungeeignet. Was nicht frisch im Naturzustand schmeckt, ist keine Nahrung für uns Menschen. So soll (damit es schmeckt nach *Dr. Bruker*) ein Apfel in den eingeweichten Brei untergerieben werden, ferner noch Zitronensaft. Die Obstsäure neutralisiert aber sofort das schwache Ptyalin im Mundspeichel, das für die Verdauung der Körnerstärke vorgesehen ist. Selbst wenn man annimmt, daß Ptyalin das eingeweichte Korn verdaut, was nicht stimmt, so wird die Verdauung dieses Frischkornbreis noch mehr gehemmt durch die Hinzufügung von Honig und Milch, die bei *Bircher-Benner* gar aus toter, gezuckerter Kondensmilch besteht. Honig ist reiner Zucker und bringt dieses Müsli sofort zur Gärung. Dann sind aber auch noch geriebene Nüsse angezeigt. Was über Samen-Enzyme bereits vorher dargelegt wurde, gilt erst recht für die Nüsse. Auch Nüsse haben den Enzymhemmer mitbekommen, bis Feuchtigkeit und Wärme hinzukommen, damit sich ein neuer Nußbaum aus der jeweiligen Nuß entwickeln kann. Es ist ja allgemein bekannt, daß Nüsse schwer verdaulich sind!

So ist es auch nicht zulässig, daß die Vertreter der LM (Lebenden Makromoleküle) Körner, Samen und Nüsse als besonders wertvoll beurteilen, weil in ihnen ein hoher Anteil der LM-Moleküle enthalten ist. Kühe erzeugen als reine Grasfresser »wertvolles Muskeleiweiß und eiweißreiche Milch« aus eiweißarmem Gras. Wen die 4 Mägen stören, nehme ein anderes pflanzenfressendes Tier wie das Pferd! Sind die Rösser, die früher die schweren Bierwagen zogen, schwach? *(Prof Dr. von Gonzenbach)*

Was bleibt also von diesem Brei als angebliche Vollwertkost: ein Haufen gärende, unverdauliche Stärke, der alle Organe belastet und die Bäuche aufbläht. Nun wird ja der morgendliche Brei nicht allein »genossen«, es kommen ja hinterher die frisch gebackenen Brötchen und Vollkornschnitten hinzu, dick belegt mit der »guten« Butter (die in der Natur auch nicht vorkommt), dem Käse und den Eiern! Zwischendurch feinen süßen Aufstrich mit dem so natürlichen Honig (nicht besser als Zucker). So entsteht die wunderbare Gärungs- und Schnapsfabrik! Alles hinuntergespült mit reichlich toten Kräutertees oder Muckefuck. Das trockene Zeug bekommt man ja auch so kaum runter! Welcher Wahnsinn, diesen schwerverdaulichen Kleister täglich hinunterzuschlingen zum Nachteil unserer Gesundheit.

Wir haben erfahren, daß die Zelluloseschicht, die das rohe Korn umgibt, nicht verdaut werden kann, so daß der Kochprozeß diese aufschließen muß, damit die Verdauungssäfte überhaupt mit ihrer Arbeit beginnen können. Hitze aber zerstört nicht nur die natürlichen Enzyme, sondern auch den Antifaktor (Inhibin). Jetzt können die Pankreas-Enzyme wirken. Aber wie bei jeder Kochkost, so wird die Bauchspeicheldrüse zu ständiger Überlastung gezwungen. Die Hauptproduktion des stärkespaltenden Enzyms Ptyalin erfolgt im Mundspeichel. Die Bauchspeicheldrüse schafft nur kleine Mengen Amylase. Das wichtige Organ dehnt sich, wie vorher erwähnt, aus und atrophiert später durch stetige Überarbeit. Der beste Weg, um Nährstoffe aus Samen und Nüssen zu bekommen, ist die Keimung mit anschließendem Rohverzehr. Dann sind sie aber wieder Gemüse geworden. Mehr Kraft und Leistung bekommt man aus kalorienreichen Früchten, und diese sind vorverdaut!

Wenn die Fiebertemperatur überschritten wird, sind die meisten Enzyme in der warmen, feuchten Umgebung tot, einige halten sich bis 48°C. Wie jede Stärke, so muß auch die gekochte Getreidestärke sofort verarbeitet werden. Hier beginnt aber die weitere schädliche Wirkung der Körner im Körper, die Sie bitte in meinem Buch nachlesen wollen.

Der Flugkapitän *Ross Horne* hat 1988 ein weiteres Buch herausgebracht mit dem Titel: »Improving on Pritikin – you can do it better«. Sein erstes Buch Health-Revolution habe ich in meinem Literaturverzeichnis erwähnt. *Horne*, früher ein Getreideverteidiger *(Pritikin)*, kommt zu dem Schluß, daß Körner vielfache Krankheiten begünstigen wie Arthritis und in der Langzeitwirkung Krebs. Bei ihm war zunächst sein Rheuma beim Übergang zur Pritikinkost (ähnlich Waerlandkost) verschwunden und kam dann plötzlich wieder. Als auch mehrere seiner Anhänger Arthritis bekamen und gar 2 an Krebs starben, hat er alle Körner aus seiner Nahrung verbannt und ist (nunmehr seit 8 Jahren) zu einer 100%igen Obstnahrung übergegangen. Seine früheren Getreideanhänger verloren nach wenigen Wochen Obstkost alle rheumatischen Beschwerden. Erschütternd war für alle Pritikinanhänger die Meldung, daß *Pritikin* Selbstmord begangen hatte. Er wollte dem qualvollen Krebstod entgehen. *Pritikin* litt, was keiner wußte, seit Jahren unter Leukämie und Anämie. Daher seine graue Haut. Durch Reduzierung von Fetten und Proteinen in seiner Kost und durch einen hohen Anteil komplexer Kohlenhydrate (leider Körnerkochkost) hatte er seinen bedrohlichen Cholesterinspiegel von 280 mg/dl auf unter 100 mg/dl senken können. Seine Arterien waren bei der Sezierung sauber, aber warum entwickelte sich dennoch Krebs? Die Ursache ist nur die langjährig zugeführte tote Getreidenahrung. Obst negierte er völlig, es würde nur den Triglyceridspiegel erhöhen, was sich später als totale Fehleinschätzung herausstellte.

Ross Horne: »*Rohes Gemüse enthält schwache Enzyme, daher ist Salat für die Kompensation vernichteter Enzyme in Kochkost ungeeignet. Demgegenüber enthalten Früchte einen hohen Anteil Enzyme.*« Wenn der Frischkornbrei schon eine Illusion ist, so sind fabrikmäßig präparierte Müslis mit ihrem hohen Zuckeranteil natürlich gänzlich abzulehnen.

Ross Horne: Westliche Kost – Öffentlicher Feind Nr. 1

»*Tatsache ist, daß es nur eine Hauptkrankheit gibt, und dies ist die Falschernährung. Alle Krankheiten und Betrübnis, die wir auch erben mögen, führen zu dieser Spur der Hauptkrankheit! (Dr. C. W. Vavanaught, Cornell University) Wir in den westlichen Industrienationen betonen oft unseren hohen sozialen Standard und die gestiegene Lebenserwartung in den letzten hundert Jahren. Aber die westliche Welt leidet unter der Fehlernährung.*

›Arm und Reich‹ verspeisen Roastbeef und Fasane und sind dennoch fehlernährt.«

Was ist mit dem schlanken, muskulösen Sportsmann? Würdest Du sagen, er sei falsch ernährt? Frage *Arthur Ashe*, den Wimbledon-Tennis-Champion, der mit 34 einen Herzinfarkt bekam, oder viele der super-fitten Jogger, die Herzattacken und Arthritis bekamen.

(Siehe den Langlaufläufer *Fixx*, USA, der während seines Laufs einem Infarkt mit sofortiger Todesfolge erlag. In seinem Buch »Laufen« beschreibt er, daß es nicht auf die Ernährung ankäme, sondern auf die körperliche Ausarbeitung. Aber seine Herzkranzarterien waren total verstopft, ergab die Autopsie!)

Den Beweis schlechter Ernährung zeigen doch die Kinder, die schon einen erhöhten Cholesterinspiegel, hohen Blutdruck, kaputte Zähne, Ausschlag usw. haben. (Ich hatte während meines Vortrages in Stapelfeld/Lübeck im Mai 1990 einen Zuhörer, der bereits mit 20 Jahren an Krebs erkrankt war.) Autopsien junger Unfalltoter ergaben, daß ihre Arterien bereits stark verengt waren. Erkältungen, Arthritis und Asthma sind allgemein. Es ist fast normal, mit 55 einen Infarkt zu haben, dem eine Bypaßoperation folgt. Es ist ferner normal, mit 70 eine Herzattacke, einen Schlaganfall, Gehirnschlag oder Krebs zu bekommen. Ein Besuch im Altersheim zeigt die offensichtliche Degeneration.

Die Ursachen aller dieser Gesundheitsprobleme rühren von der Fehlernährung her, die eine falsche Körperchemie erzeugt. Es ist beweiskräftig, wie schnell alle diese Krankheiten zurückgehen, wenn der Kranke zu einer gesunden Ernährung übergeht. Die Vollständigkeit einer richtigen Ernährung mögen anschließende Punkte beeinträchtigen:

1. zuwenig Nahrung
2. zuviel Nahrung
3. Mangel wichtiger Nährstoffe, wie Vitamine und Mineralien
4. zuviel Proteine
5. zuviel Fett

6. zuviel Cholesterin
7. zuviel Stärke (Brot/Getreide)
8. zuwenig natürliche Kohlenhydrate (Obst und Gemüse)
9. zuwenig Grobstoffe
10. die Verwendung verfeinerter Kohlenhydrate wie Mehl, Zucker und Alkohol
11. der Gebrauch von Salz und Gewürzen
12. die Einnahme von Kaffee, Tee, Schokolade, Soft-Drinks
13. Konservierungsmittel, die die Enzyme hemmen
14. Zerstörung der Nahrungsmoleküle durch Hitze, besonders durch Fritieren
15. Mangel natürlicher Enzyme, die durch Kochen zerstört werden
16. Zusätze und andere Chemikalien.

Unsere Organe müssen zu hart arbeiten, um diesen Irrtümern zu widerstehen, jedoch schwächen sich ständig die Vitalorgane.

Die Anhänger »ausgewogener« Kost mit tierischen Proteinen aus Fleisch, Fisch, Eiern und Milchprodukten enthalten tödliche Mengen an Fett, Cholesterin und Protein, das sind Substanzen, die direkt etwas mit dem Stoffwechsel und den degenerativen Erkrankungen des Menschen zu tun haben.

Fett ist ohne Zweifel die gefährlichste aller Kostsubstanzen. Der Fettanteil wird in der Natur bei den Primaten kaum 4% überschreiten. Bewohner Neuguineas leben gut mit einem Anteil von 4% Fett. Jahre der Forschungen haben *Pritikin* (als früheren schwer Herzkranken) gelehrt, 10% Fettanteil nicht zu überschreiten. Jedoch konsumieren die Leute täglich, Jahr auf Jahr, bis 40% Fette in ihrer Nahrung. Darüber hinaus essen sie mehr als doppelt soviel, wie sie benötigen. Ist es da ein Wunder, daß die Arterien mit Fett und Cholesterin blockiert werden?

Das klare Blutserum wird stockig (Honigblut), die roten Blutkörperchen kleben fettig aneinander. So badet unsere Vitalflüssigkeit, die Lymphe, ebenfalls in fettiger Umgebung. Kein Wunder, daß unser Herz härter pumpen muß, um den nötigen Blutdruck aufrechtzuerhalten. Mangelhafte Zirkulation und Sauerstoffschwäche der Gewebe sind die Folge. Welche geringe Chance verbleibt bei dieser fettigen Situation dem Gehirnstoffwechsel und dem Restkörper?

Cholesterin ist dabei vielleicht die nächstgefährliche Substanz. Die Kaninchen als rein vegetarische Lebewesen haben keine Probleme mit einer Cholesterin-Ansammlung. Bekommen Sie aber eine Kost mit Cholesterinen, wie bei den Menschen, so verstopfen ihre Arterien, und sie sterben alsbald. Die Menschen sind imstande, etwa 100 mg Cholesterin täglich zu verkraften. In der westl. Kost sind aber bis 800 mg enthalten. Das ist eine Garantie für Herzkrankheiten und verstopfte Arterien irgendwo im Körper.

Die **Eskimos** verspeisen große Mengen Fleisch und Fett (hoch an Cholesterin). Dennoch haben sie einen niedrigen Cholesterinspiegel. Warum? Weil sie die tierischen Produkte so verzehren wie das tierfressende Tier, nämlich roh, ungekocht. Sie kennen weder Arteriosklerose noch Herzkrankheiten. Die Gründe liegen in der Tatsache, daß rohe Produkte die entsprechenden Enzyme (bei Fetten Lipase) mitliefern, um die Fette zu verarbeiten. Nur dadurch kennen weder Eskimos noch wild lebende Tiere einen überhöhten Cholesterinspiegel im Blut. Ihre Arterien sind immer sauber.

Große Mengen **Eiweiß** über die benötigten hinaus sind ein weiterer Faktor, der durch die giftigen Nebenprodukte Krankheiten erzeugt. Daher sind Diäten mit hohem Eiweißanteil besonders schädlich. Sie führen nicht nur zum Herzinfarkt, sondern auch zu Arthritis, Krebs, Osteoporose und Nierenkrankheiten. Aber auch große Mengen **pflanzlicher Lebensmittel**, wie Bohnen, Erbsen, Linsen, Sojabohnen und alle Körner, besonders Weizen, erzeugen dieselben Krankheiten.

Brennstoffe (Fruchtzucker) benötigen wir am meisten (zu 90%) für unsere Energie, die in den erwähnten natürlichen Kohlenhydraten am reichlichsten vorhanden sind und am wenigsten Energie für ihre Assimilierung benötigen. Es ist daher zwecklos und unklug, sich mit unnützen, schädlichen Fetten und Proteinen, wie in der westlichen Kost, zu belasten und Krankheiten herauszufordern.

40% Fett und 40% Eiweiß sind keine Seltenheiten im Anteil westlicher Nahrungsmittel. Der Rest von 20% sind dann auch noch schwerverdauliche Stärke (Getreide) und schädliche Kohlenhydrate wie Weißzucker und -mehl, wobei noch alles hitzebehandelt, also tot ist.

Da das totgekochte Zeug nicht schmeckt, wird schädliches Kochsalz hinzugefügt, das die Aktion der Enzyme blockiert. Salz ist fremder Stoff und ein mächtiger Irritant, der mitverantwortlich für Magenkrebs ist. Die feinen Schleimhäute des Mundes und im Verdauungstrakt werden zerstört.

So sind **Gewürze** ebenfalls Irritanten ohne Nahrungswert. Sie werden auch nur verwendet, um das geschmacklose Zeug einigermaßen genießbar zu machen. Diese Fremdstoffe müssen sofort wieder ausgeschieden werden und belasten ständig unsere Nieren, die bei dieser westlichen Diät infolge der erwähnten hohen Anteile tierischer und pflanzlicher Fette und Proteine ohnehin Schwerstarbeit verrichten müssen. Curry- und Worchester-Nieren charakterisieren die Ursache der Nierenschäden!

Der **Mangel an Grobstoffen** bei dieser Kochkost ist sehr groß, daher die vielen Verstopften. Stuhlträgheit gehört schon zum Leben. Sie gehören dazu, wie Kopfschmerzen, Erkältungen, Arthritis und so weiter. Die meisten Haushalte haben daher in ihrem Kabinett große Mengen Laxative, Aspirin und andere Pillen oder Gifte. Sie können Weizenkleie zu ihrer Kost ohne Grobstoffe hinzutun, aber diese Kleie ist darmschädlich, weil ihre harten Teile wie kleine Messer die Darmschleimhaut ständig reizen und zu Blutungen führen. Gemeinsam mit der Verstopfung kommen Hämorrhoiden und Brüche. Verstopfungen führen zur Hauptvergiftung des Blutes, sie begleiten alle Arten von Krebserkrankungen, hauptsächlich natürlich die Darmkrebsbildung.

Hitze zerstört den Inhalt der Nahrungsstoffe, besonders die notwendigen Enzyme, ohne die eine einwandfreie Verdauung der aufgenommenen Nahrung nicht möglich ist. Daher gibt es kaum eine Person auf der Erde, die das volle Potential ihres Lebens ausleben kann. Obgleich die Eskimos keine Arteriosklerose und Herzkrankheiten kennen, ist ihre Lebensspanne sehr kurz (27½ Jahre), weil sie enorme Mengen an Fetten und Proteinen verarbeiten müssen, die zu früher Degeneration, frühem Alter und zur Verknöcherung führen.

Neben der Vermeidung von Hitzeanwendung ist die **Qualität der Nahrung** wichtig. Fett, Salz, Cholesterin und verfeinerte Kohlenhydrate sind immer gefährlich. Jeder Haushalt kann sie vermeiden. Aber leider bekommen sie einen immer größeren Anteil und werden darüber hinaus mit Cola, Softdrinks usw. hinuntergewaschen. Unweigerlich werden Gesundheit und Vitalität ständig herabgesetzt.

Neue Viren und neue Krankheiten werden fast täglich entdeckt. Sie bedrohen die Menschen, aber merkwürdigerweise nicht die wilden Tiere! Mache nicht die Viren und Keime für Deine Ernährungsfehler verantwortlich, denn sie sind hier seit Millionen von Jahren. Sie greifen nur Organe an, die schwach und fehlerhaft sind. Das ist aber eine sichere Tatsache allen Lebens (und Todes), die sich immer mehr zeigen wird, je mehr die westliche Diät Oberhand gewinnt. Die Natur hat immer recht. Es sind die Menschen, die immerzu die Fehler machen.

Die meisten sogenannten Ernährungswissenschaftler verstehen leider nichts von einer totalen Rohkosternährung, besonders Obst ist ihnen suspekt. Erst recht sind die Körnerverteidiger auf dem Holzwege. Fast alle propagieren in ihren Büchern hitzebehandelte Kost. Ihre ausgeklügelten Rezepte sind die Druckerschwärze nicht wert. Wenn gerade diese »Wissenschaftler« sich von Kochkost ernähren, was soll man von einem einfachen Mann auf der Straße erwarten? Er muß doch glauben, daß das gesund ist, was alle essen.

Kochkost tötet alle langsam, aber sicher bis zum Infarkt und Krebs. Am schlimmsten wirken die Körner als **Stoffe des Todes**. Die säurebildenden Körner haben kaum Kalzium, die Säure muß sich aber abbinden. So sind Körner neben dem Weißzucker die größten Kalk- und Vitaminräuber. Die vielen Hüftoperierten demonstrieren augenscheinlich die Entkalkung unserer Skelette.

Die medizinischen Lehrbücher der ganzen Welt illustrieren

im Detail, wie Geschwüre und schreckliche Deformationen aussehen. Dabei gibt es nur eine Ursache: die Abwesenheit von lebendiger Nahrung und die ständige Vergiftung des Körpers mit Kochkost!

Die Verantwortlichen müssen endlich einen Tisch mit Rohkost aufbauen und dafür auch genügend Propaganda machen und nicht den wirtschaftlichen Interessen unserer Nahrungsmittelindustrie dienen, die die langsam tötende Fabrikkost mit immer neuen »falschen Genüssen« entwickelt hat. Es gibt keinen größeren menschlichen Wert als die Werbung für Rohkost. Dafür sollten die Intelligenten ihr Gehirn einsetzen und nicht durch Krimis und Unterweltfilme neurotische Angstträume fabrizieren.

Es sollten Sanatorien für Gesundheit, Spiele, Verjüngung und Hilfe erstellt werden; solche sind wichtiger als Kirchen, Krankenhäuser und Schulen! Unsere Krankenhäuser verabreichen tote Kost, ihre Ärzte bittere Pillen. Beide greifen unsere Gesundheit an, der Kranke kann nicht gesunden. Krankenhäuser sollten nur Rohkost anbieten und giftige Medikamente verbannen. Nur dann können die Selbstheilungskräfte wirken, das ist die einzig mögliche Heilung! (Leider würden heutige Kranke fluchtartig das Krankenhaus verlassen und ein solches mit gbK aufsuchen!)

Die Presse macht das größte Hallo, wenn bei einer Rohkost kleinste Fehler festgestellt werden. Die totale Abtötung durch die Feuerbehandlung ist ihr ganz egal; sie lebt ja selbst gerne ungeniert von toter Kost, der aufbäumende Körper wird mit Stimulanzien wie Kaffee, Zigaretten, Schnaps, Pillen usw. in Schach gehalten. Unsere verantwortlichen Wissenschaftler schließen ihre Ohren, sie möchten sich ebenfalls nicht ändern! Sie verkaufen mit ihrem Testat den Abfall!

Earthy Matters (Erdige Stoffe)

Dr. Emmet Densmore in »How Nature Cures« »Wie die Natur heilt« (1891):

»*Wir sind in den Besitz eines alten und seltenen Dokuments mit fruchtbarem Inhalt gekommen, das uns wissenschaftliche Fakten mit bemerkenswerten Schlußfolgerungen aufzeigt. Der Hauptbelastungspunkt ist die Feststellung, daß Brot, Getreide und Hülsenfrüchte ungesunde Produkte für den Menschen sind. Sie seien die Ursache des frühen Todes. So schrieb Dr. S. Rowbotham, ein bekannter Chirurg, der in Stockport vor 50 Jahren (also 1841) praktizierte: ›Der feste erdige Stoff, der sich graduell im Körper ansammelt, der uns Verknöcherung, Starrheit, Altersschwäche und Tod bringt, ist im Prinzip Kalkphosphat, Kalkkarbonat oder allgemein Kalk und Kalksulphat, gelegentlich mit Magnesium und anderen erdigen Stoffen vermischt.‹*

Wir haben gesehen, daß der Prozeß der Verfestigung bereits im frühesten Stadium des Menschen beginnt und sich ohne Unterbrechung fortsetzt, bis der Körper vom vergleichsweise elastischen und energiereichen Zustand in einen festen, erdigen, starren, inaktiven überwechselt, der im Tod endet. Die Frage stellt sich, was die Ursache dieser Anreicherung erdiger, verkalkender Stoffe ist, die der Organismus speichert. Das gewöhnliche Tafelsalz, welches in der Zubereitung fast aller Arten von Mahlzeiten gebraucht wird, enthält eine gefährliche Menge dieser kalkhaltigen erdigen Stoffe, die großes Unheil anrichten.

Brot (vom Weizenmehl) wäre ein ›Stoff des Lebens‹, wenn man den nahrhaften Inhalt des Kornes betrachtet. Aber hinsichtlich der erdigen Stoffe möge es mit gleicher Aufrichtigkeit als ›Brot des Todes‹ bezeichnet werden! Brot und Kartoffeln sind der Hauptanteil der Kost der Arbeiterklasse. Dadurch wird eine so große Menge erdiger Stoffe gegessen, daß sie verantwortlich für die Krankheiten und frühen Alterns und Todes sind.«

Professor Gubler, Paris (1877): ›*Fleisch und andere Proteinprodukte enthalten wenig Mineralien, während Hülsenfrüchte damit gut ausgestattet sind. Es sind die Blätter der Pflanzen, die die Funktion haben, die Mineralstoffe im aufsteigenden Mark zu kondensieren und in ihrem Gewebe in Lösung zu halten. Beim Zerfall liefern diese Blätter der Erde wieder diese erdigen Salze. Das ist die physiologische Ursache für das enorme Verhältnis von erdigen Stoffen durch die Ernährung mit diesen grünen Pflanzen (und konsequenterweise auch mit Hülsenfrüchten). So werden dem Körper diese großen Mengen erdiger Stoffe besonders bei kräuteressenden (herbivorous) Lebewesen zugeführt.*

Die Korrektheit dieser Sicht kann leicht nachgeprüft werden. Wenn, wie ich denke, die kalkige Verkrustung in den Arterien ihre Ursache in der Ansammlung der erdigen Stoffe in der vegetarischen Ernährung hat, verbunden mit kalkhaltigem Trinkwasser, so sind diese häufiger, frühzeitiger und mehr ernstlich in kalkhaltigen Bezirken vorzufinden. Nun, Dr. Leblanc erzählte mir, daß er besonders bei den Einwohnern von l'Orleans diesen krankhaften Zustand (ihrer Arterien) angetroffen hat. Auf der anderen Seite sind diese Verkalkungen in Landstrichen mit Kalkmangel, wo die Hühner kaum ihre Eierschale bilden können, erst im fortgeschrittenen Alter festzustellen.‹

Arterielle Krankheiten haben also nicht die Grundursache in Nahrungsmitteln mit Fetten und Cholesterinen, sondern in den erdigen Stoffen von Körnern, Kartoffeln und Grünpflanzen. So zeigte Dr. Broda Barnes aus Österreich auf, daß die Arteriosklerose auffallend in Kriegszeiten war, wo die Haupternährungsgrundlage aus Körnern und Kartoffeln bestand.

So erklärte Dr. Shelton: ›*Die Befürworter von ganzen Körnern im Vergleich zu ihren verfeinerten Arten machen ihre Arbeit zu gut. Vegetarier sind gewöhnlich große Esser von Getreiden. Sie würden weniger Gefahr von kleinen Fleischmengen erhalten!*‹«

Wie Du höchste Kraft entwickelst!

»Gutbürgerliche Kost« im Vergleich zur Ideal-Nahrung

»Gutbürgerliche Kost«	»Die Ideal-Kost«
Bis zu 50% und mehr **Plunder Teilnahrung**, Nährstoffmangel	100% natürlich, ganzheitlich **Ganzes Produkt**, nährstoffreich
80–90% **gekocht**	90–100% **roh**
Viele Vitamine zerstört	Alle **Vitamine** intakt
Manche Mineralien anorganisch	Alle **Mineralien** organisch
Alle Enzyme zerstört	Alle **Enzyme** »leben«
Übermäßig giftiges, **tierisches Eiweiß**	Genügend ungiftiges Pflanzen-Eiweiß
140 Pfund rotes Fleisch/Jahr	0 Pfund **rotes Fleisch**/Jahr
80 Pfund Geflügel und Eier/J.	0 Pfund **Geflügel u. Eier**/J.
11 Pfund Fische/Jahr	0 Pfund Fische/J.
280 Pfund Milchprodukte/Jahr	0 Pfund **Milchprodukte**/J.
Allgemein 40–50% **erhitzte Fette**	Allgemein 4–5% **unerhitzte Fette**
Hoch in gesättigten Fetten	Niedrig in gesättigten Fetten
Hoch in Cholesterin	Kein **Cholesterin**
stark krebsfördernd	Kein solches Fett
45 Pfund **tierisches Fett**/Jahr	0 Pfund **tierisches Fett**/Jahr
135 Pfund **Getreideprodukte**/Jahr	0 Pfund **Getreide**/Jahr
120 Pfund **Feinzucker**/Jahr	0 Pfund **Feinzucker**/Jahr
8 Pfund **chemische Zusätze**/Jahr	0 Pfund **chemische** Zusätze
12 Pfund **Salz**/Jahr	0 Pfund **Salz**/Jahr
Schlecht zusammengesetzt	**Richtig kombiniert**
Mangel an **Wasser**	Reichlich **wasserhaltig**

Säurehaltig, **Kalziumräuber**	**Alkalisch**, hohe Kalziumbestände
Bestenfalls **60% wirksam**	Wenigstens **90% Ausnutzung**

Quark-Leinöl (Dr. Budwig-Emulsion)
Hier folgt die Zusammensetzung dieser Mischung, die ich im Vorwort zur 6. Auflage erwähnt habe:

125 g Magerquark
¼ Becher Kefir oder Buttermilch
1 Eßlöffel Leinöl
1 Prise Ascorbinsäure (Vit.-C-Pulver)

Im Mixer mit höchster Stufe mischen, es darf kein Tropfen Öl auch nach längerem Stehen mehr zu sehen sein. Das Leinöl muß sich mit dem Quark, dem schwefligen Eiweiß, intensiv vermischen und in mikroskopische feinste Kügelchen teilen. So wird der Quark wasserlöslich und die ohnehin leichte Viskosität des Leinöls noch verstärkt.

Regeln der Natural Hygiene
(seit 1822) – (natürliche Gesundheitslehre)

Tu's
- Iß nur **Früchte und Gemüse**.
- **Iß ungekochte Nahrung.** Eine Kost aus lebender Nahrung ist ideal!
- Lerne, wie man **Nahrung kombinieren** sollte, um leichter zu verdauen.
- Iß Nahrung nur bei **Raumtemperatur**.
- Kaue gründlich, Verdauung beginnt im Mund.
- Iß Nahrung in ihrer **ganzen** Art mit Haut, wenn möglich, organisch gewachsen, wie Äpfel und Birnen.
- Schaue, daß Deine Mahlzeit **attraktiv** aussieht.
- Vermeide **verwelkte Produkte**.
- Iß nur, wenn Du **entspannt** bist.
- Iß nur, wenn Du **hungrig bist**.

Tu's nicht
- **Deine Kost in irgendeiner Weise kochen** oder braten/bakken! (Wenn Du die Nahrung nicht so essen kannst, wie die Natur diese anbietet, iß sie nicht.)
- **Überessen**
- **Essen, wenn Du Schmerzen** hast oder Völlegefühl oder übermüdet und überarbeitet bist.
- Nahrung **überlagern**.
- Scharf schmeckende Nahrung, wie **Zwiebeln, Knoblauch**, Radieschen, Senf, Pfeffer, Porree oder Wasserkresse usw.

Haltung

Tu's
- **Sitze** jederzeit **aufrecht**.
- Halte Deinen **Kopf gerade**, beim Stehen, Sitzen oder Gehen!
- Ziehe **Arbeits- und Lesematerial** zu Dir heran und nicht den Körper dorthin bei sitzender Tätigkeit!

Schlaf

○ Geh **früh ins Bett**.
○ Suche einen dunklen, ruhigen Raum, der sehr gut belüftet ist.
○ Halte die **Raumtemperatur komfortabel**.
○ Es ist angebracht, vor dem Schlafengehen einige Minuten **geistige und körperliche Ruhe** anzuwenden!

Körperliche Aktivität

Tu's

○ Bewege bei **Übungen** alle Teile des Körpers.
○ Übe so stark, daß du **außer Atem** kommst (auf Gegenanzeigen achten).
○ Mache starken **Gebrauch von Muskeln**, vorwiegend gegen Widerstand.
○ Übe **in frischer Luft** und öffne die Fenster, wenn Du zu Hause Deine Bewegungen machst.

Tu's nicht
○ **Bewegungsübungen bis zur Erschöpfung!**
○ **Tief Luft holen** mit Ausnahme von gleichzeitiger körperlicher Anstrengung!
○ Anstrengung **kurz nach einer Mahlzeit**.
○ **Zusammenziehung von Muskeln** über wenige Sekunden hinaus (Isometrik)

Ruhepausen

Tu's

○ Setze einige Male am Tag Deine **Aktivität** herab, setze Dich, besser lege Dich hin.
○ **Schließe die Augen.**
○ **Lösche das Licht** im Raum, ebenfalls sorge für Geräuscharmut, wenn möglich.
○ Ruhen, wenn übermüdet.

Tu's nicht
○ **Lesen oder Fernsehen** während dieser Abschaltphase.

○ Stelle einen **Windschutz** bei unfreundlichem Wetter auf.
○ **Öffne** im kalten Klima ein **Fenster**, um dennoch direkt die Sonne zu bekommen. Dabei sorge für behagliche Wärme im Raum (Heizung).
○ Genieße die **Sonne** möglichst täglich, bis zu einer Stunde maximal. (Beste Zeit am Vormittag oder Nachmittag nach 15 Uhr im Sommer.)

Tu's nicht
○ **Iß nicht vor dem Schlafengehen!**

Luft

Tu's
○ Versuche, so viel **frische Luft** als möglich zu bekommen.
○ Sorge für beste **Durchlüftung**, wenn Du Dich im Hause aufhältst.
○ Spaziere an **verkehrsarmen Straßen**.
○ Sorge dafür, daß die Luft im Hause frei von Pestiziden (Insektenspray) aller Art ist.

Tu's nicht
○ **Durch den Mund** Luft holen.
○ **Kalte Luft** einatmen.
○ **Tabakrauch** einatmen.
○ **Raucherlaubnis** im Hause geben.

Temperatur

Tu's
○ Halte eine angenehme **Temperatur** zu jeder Zeit aufrecht.
○ **Kleide Dich** für Behaglichkeit und nicht der Mode wegen!

Tu's nicht
○ **Heiße oder kalte Bäder** nehmen!

Licht und Sonnenschein

Tu's
○ Gib soviel **Haut** als möglich zu jeder Zeit **dem Licht preis**.

○ Verwende **Naturlicht** und keinen Ersatz.
○ Laß die **Sonne direkt an Deine Haut** heran. (Nur weiße, poröse Kleidung läßt Sonnenlicht durch.)

Lebensfreude

○ Strebe **aufbauende Objekte an**.
○ **Engagiere Dich in erfüllender Aktivität**.
○ **Schließe die Augen** beim Sonnenbad.

Tu's nicht

○ Für eine **längere Zeit in der Sonne** liegen. (Es gibt Falten und trocknet die Haut aus!)
○ In der **Mittagssonne liegen**.
○ Irgendein **Sonnenschutzmittel** zu benutzen.
○ **Sonnenschutzgläser** zu verwenden.

Wasser

Tu's

○ Trinke nur, wenn Du **durstig bist**.
○ Trinke dann nur soviel, um den **Durst zu befriedigen**, nicht mehr!
○ Trinke **nur destilliertes Wasser** oder zumindest mineralstoffarmes Wasser.

Tu's nicht

○ Trinken während einer **Mahlzeit**.

Kleidung

Tu's

○ **Kaufe poröse Kleidung**, wie Baumwolle.
○ Trage leicht gefärbte Kleidung.

Tu's nicht

○ **Einengende Kleidung** tragen sowie Gürtel und Hüfthalter.
○ Kleider aus **Synthetik**.

Bei Erregungen

Tu's

○ Finde etwas, worüber Du Dich jeden Tag **erfreuen** kannst.
○ Bekämpfe Deine Erregungen täglich mit **guten Gedanken**, hübschen Anblicken und guter Musik, freundlichen Worten und Begegnungen sowie guten Taten!
○ Verbinde negative Gedanken wie Furcht, Kummer mit **körperlicher Aktivität**.
○ Halte **negative Gedanken** zurück!

Krebskongreß in Hamburg Mai 1990

13 000 Wissenschaftler aus der ganzen Welt tagten in Hamburg, um über ihre Fortschritte in der Krebsbehandlung zu berichten. Der Tenor klang dahingehend, so früh wie möglich den Krebs zu erkennen, also die von der Bundesregierung empfohlenen Vorbeugeuntersuchungen wahrzunehmen. Nur der US-Arzt *Dr. Wydner* sprach sich über die wirkungsvollere Methode aus, dem Krebs durch gesunde Lebensweise vorzubeugen.

In diesen Kongreß platzte nun die Nachricht des Statistischen Bundesamtes, daß vor 7 Jahren in der Bundesrepublik täglich 400 Personen an Krebs verstarben, heute aber 480. Das schmeckte den Herren nun gar nicht. Was nützen alle verfeinerten Methoden der Behandlung, wenn laut dem Perser *Aterhov* der Krebs die Tochter des Kochtopfs ist? Kein Wissenschaftler plädierte für die Abschaffung dieses Topfes als Hauptverursacher aller Krankheiten, nicht nur des Krebses.

Auch dieser Bericht der weltweit vertriebenen USA-TODAY vom 25.8.'90 sprach nicht von Erfolgen, sondern vom »sprunghaften Anstieg« der Krebstodesfälle: **Großer Sprung in der Krebstodesrate!** Die Todesrate bei fast allen Formen von Krebs steigerte sich in den USA und allen westlichen Ländern, wie der erste internationale Report seiner Art berichtete, sprunghaft. Die größte Woge (15% von 1968–1987) machten die Leute von 75 und älter. Das sagte *Dr. Devra Davis* vom Mount Sinai Medical Center in New York.

Bei Leuten über 45 steigerte sich die Rate ebenfalls mit Ausnahme in den USA. Der Grund ist wahrscheinlich die aggressive Anwendung von Chemotherapie. England, Wales, West-Deutschland, Frankreich, Italien und Japan waren die Länder, in denen Studien gemacht wurden. *»Die traurige Wahrheit ist, daß wir nicht wissen, was die Ursache dieser Veränderungen ist«*, sagte *Davis*. Er fügte hinzu, daß nicht die längere Lebenserwartung oder bessere Früherkennung die Ursache der Steigerungsrate sei. *»Wir machten kontrollierte Experimente.«*

Der Hauptgesichtspunkt beherrschte die hohen Dosen Röntgenstrahlen, die in den 40er und 50er Jahren angewendet wurden. Ferner waren vor 30–40 Jahren Pestizide und Lösungsmittel am Arbeitsplatz und zu Hause Krebs verursachende Substanzen. Diese Krebse hatten die größten Steigerungen an Todesfällen:

○ **Gehirn und Zentralnervensystem** 33% bis 250% in den USA, abhängig von Alter und Geschlecht; 500% hinauf in Italien, England und Wales
○ **Multiple Myeloma**, eine Form von Knochenkrebs, von 50% bis 200% in allen Ländern
○ **Brustkrebs** von 30% bis 50%. In Verdacht: alte Typen von Antibabypillen, östrogenhaltige Medikamente und Erstgeburten bei älteren Frauen.

Ausnahmen: Krebse des Magens und der Lunge gingen zurück. Jedoch steigerten sich die Fälle von Lungenkrebsen bei Frauen in den USA um 500%. (Sie machen es jetzt den Männern im Rauchen und Trinken nach, dazu kommt die Doppelbelastung Beruf und Haushalt!)

Wann wird man endlich erkennen, daß die Vermeidung von allen Krankheiten nur beim Menschen selbst liegt, indem er den Bedingungen der Natur wieder gehorcht, wie das in der Freiheit lebende Tier es nicht anders kennt. Keine Zerstörung der Nahrungsstoffe durch Hitze, wobei die beste Nahrung für den Menschen Früchte sind, die außerdem am einfachsten ungemischt und ungewürzt genießbar sind.

Zusammenfassung

Ich bin kein Verfechter eines der kaum noch zählbaren Diätsysteme, vertreibe auch keine »Gesundheitsprodukte«! Sei vorsichtig bei allen Werbeanzeigen, die Dir etwas verkaufen wollen. Für diese gilt als Ziel in der Regel nur der eigene Geldbeutel!

Mein Auftrag ist, dem seit Millionen von Jahren geltenden Naturgesetz, an das wir biologisch angepaßt sind, wieder Geltung zu verschaffen! Wir sind (nur) Früchteesser. Das Essen von Kochkost und Nahrung, die nicht Früchte sind, bringt uns die vielen Krankheiten. Stellen wir fest, daß die Natur uns nicht mit Kochtöpfen ausgestattet hat. Es hing keine Cervelatwurst am Baum der Erkenntnis! Daher ist jede Feuerbehandlung eine erworbene und kultivierte Perversion!

In der Natur sind wir weder Tierräuber, noch saugen wir Tiermilch! Genauso wie alle anderen Lebewesen können wir uns mit den »Einrichtungen«, die uns der Schöpfer verliehen hat, selbst ernähren. Wäre es anders, würdest Du heute nicht leben!

Lebensmittel, an die wir biologisch angepaßt sind, sollten diese Kriterien erfüllen:

1. Sie sollen ästhetisch alle **unsere Sinne erfreuen** und so, wie sie die Natur liefert, herrlich schmecken!
2. Sie sollen **leicht verdaubar** sein, der Magen sollte kaum Arbeit haben! Im Dünndarm sollten sie praktisch noch so sein, wie sie die Natur hergab, nur gut gemischt!
3. Sie müssen **alles Nötige für die Lebens- und Nervenkraft** liefern, in erster Linie aber den Kalorienbedarf decken, der bei Frischkost viel geringer als üblich ist. Diese Erfordernisse müssen sie bringen: die notwendigen Aminosäuren, wichtige Fettsäuren, Vitamine und Mineralstoffe organischen Ursprungs, Auxone und Stoffe, die noch gar nicht entdeckt sind!

4. Sie dürfen unseren Körper **nicht mit giftigen Stoffen belasten**, die unverdaulich sind, wie Alkohol, Tabak, Kaffee, Tee, Kakao, Cholesterin, Senföl, Allicin (im Knoblauch), Harnsäure, Oxalsäure, Antienzymfaktoren usw., diese Ersatzmoleküle gab es nicht in der Natur!
5. Die Lebensmittel müssen **basisch im Stoffwechsel reagieren**. Wenn säurebildende Kost gegessen wird, so muß sie mit basenbildender kombiniert werden. Jede Mahlzeit muß vorherrschend basisch im Endprodukt sein, sie darf unsere Körperchemie nicht stören! Zum Beispiel dürfen Proteine und Stärke nicht zusammen gegessen werden, da Proteine ein Säuremedium benötigen, Stärke aber erfordert basischen Speichel. Säure und Basen heben sich auf! Wirkung: Verdauungsstörungen, Blähungen, Aufstoßen!

Hülsenfrüchte können wir wegen der Stärke/Protein/Fett-Kombination sehr schwer verdauen. (Merke den penetranten Geruch nach einer Bohnenmahlzeit.) Desgleichen sind Brot und Getreide nicht für den Menschen vorgesehen. Diese sind eine Züchtung aus Gräsern, die es heute nicht mehr gibt (siehe Brotartikel).

Milchprodukte können nicht verdaut werden, weil wir die Enzyme Lab (zur Kasein-Eiweiß-Aufspaltung) und Laktase zur Milchzuckerverdauung nach der Entwöhnung von der Mutterbrust (nach ca. 3 Jahren) nicht mehr besitzen. Kasein bindet große Mengen Kalzium, aber was nützt Kalzium, das nicht freigesetzt werden kann. Außerdem sind heute alle Milchprodukte homogenisiert, pasteurisiert und sterilisiert. Die Milch ist damit wertlos geworden, die Vitamine und Mineralstoffe wurden in den anorganischen, nicht mehr verwertbaren Zustand versetzt!

Leute, die dennoch **Milch** trinken, neigen zu diesen Krankheiten: Allergien, Asthma, dichte Nase, Mandelentzündung, Erkältungen, Verschleimung der Atmungsorgane, Hautausschläge, Milchschorf bei Kindern. Milch kleistert außerdem noch mehr als Weizen. Kompromiß bei Milch: Buttermilcherzeugnisse.

Das **Kochen** zerstört die Lebensmittel im Moment der Hitzeanwendung. Kochen vernichtet und verändert das ganzheitliche Produkt. Proteine gerinnen, verlieren und verändern ihre Aminosäuren. Stärke und Zucker werden zu Dextrinen umgewandelt, sie karamelisieren und oxydieren. Vitamine werden vernichtet und verändert. Mineralsalze kehren in ihre anorganischen Formen zurück und werden damit Asche. Jedes Gekochte ist krankheitserzeugend. Beweis ist die Verdauungsleukozytose, die nur bei Kochnahrung erscheint.

Die Art unserer heutigen gutbürgerlichen Kost (gbK) ist eine reine Modetorheit. Die »Bestrafung der Natur« erleben wir täglich in Arztpraxen, Krankenhäusern und Altersheimen! Zum wiederholten Male: Unsere natürliche Kost sind frische, reife, unbehandelte Früchte von Obstbäumen, die nicht mit Chemie behandelt wurden, und Gemüse. Diese Art der naturgesetzlichen Ernährung müssen wir wieder lernen, sie gibt Kraft für Deine Muskeln, Nerven und Dein Gehirn!

Das **Bekämpfen von Krankheiten** ist eine weitere Torheit, die sich kaum von der Zauberei der früheren Jahrhunderte unterscheidet. Sie ist im Gegenteil viel gefährlicher, weil jetzt chemisches Gift in den Körper kommt, an das er niemals in seiner langen Entwicklungszeit angepaßt war. Unser Körper muß schon jahrhundertelang den »Kochtopf« schlucken, an den er auch niemals gewöhnt war.

Daher wehrt unser Organismus täglich die bis zur Asche hitzebehandelte Kost und die massenhaft eingenommenen chemischen Granaten ab. Er muß sich leider arrangieren. Das Ergebnis hast Du an dem aufgeführten Krankheitsbefall gelesen. Aber Du siehst das betrübliche Geschehen täglich um Dich herum oder vielleicht auch bei Dir selbst!

Die Einführung zu diesem Buch und diese Zusammenfassung sagen Dir alles, was Du über eine gesunde Ernährung wissen mußt. Die weiteren Seiten sollen nur Deine Kenntnisse und Dein Selbstbewußtsein stärken, denn Du mußt stark sein, wenn Du zur naturgewollten Lebensweise zurückkehren willst.

Dein gesamtes Umfeld will die eingefahrenen Gewohnheiten nicht ändern! Du bist ein Störenfried geworden. Du störst ihr

»Genießen«. »*Lieber sterben als Gewohnheiten ändern!*« sagte *Tolstoi*. In dem erwarteten Sturm brauchst Du nur als Beispiel persönlich zu wirken. Umfassende Kenntnisse sollten Dich aber stärken!

Als die bekannte Zeitung New York TIMES in der Ausgabe vom 15. Mai die Forschungen des bekannten Anthropologen (Forscher der Menschenrassen) *Dr. Alan Walker* von der John Hopkins Universität in Maryland veröffentlichte, gab es eine Revolution! *Dr. Walker* kam zu dem Ergebnis, daß die Frühmenschen **Früchteesser** waren. Seiner Ansicht nach waren diese Menschen reine Früchteesser, nicht auch, sondern ohne Ausnahme!

Nicht nur *Dr. Walker*, fast alle wissenschaftlichen Forscher sind derselben Auffassung. Die meisten schildern dann aber den weiteren Entwicklungsweg bis zum Omnivore (Allesesser). Tatsache ist aber, daß trotz dieser Entwicklung zum **Allesesser** unsere menschliche Anatomie sich um keinen Deut verändert hat. Biologisch sind wir nach wie vor reine Früchteesser. Es entspricht doch der menschlichen Logik, daß wir jederzeit zu dieser ideal angepaßten Ernährung zurückkehren können. Alle Argumente gegen eine reine Obstkost sind unwahr und gegen das Naturgesetz gerichtet.

Obst verläßt unseren Magen in leicht verdaubarer Form in 10 bis 30 Minuten. Im Gegensatz dazu benötigen konzentrierte Fette und Proteine 3 bis 5 Stunden. Da wir keine 4 Mägen haben, sind wir auch keine Kräuteresser!

Wir haben ein stärkespaltendes Enzym (Ptyalin), das gerade ausreicht, um die stärkearmen Kohlenhydrate zu verdauen. Die schwache Amylase aus der Bauchspeicheldrüse kann nicht mehr viel ausrichten! Im Gegensatz dazu haben Allesesser und Stärkeesser solche Enzyme in vielfacher Form. Diese Tatsache beweist, daß wir Menschen keine Stärkeesser sind, das heißt: keine Brot- und Getreideesser wie die Gramnivoren!

Erst recht sind wir **keine Karnivoren**, also Tieresser, denn wir haben nicht das Enzym Urikase, um die bei der Fleischverdauung entstehenden Harnsäuremengen ausscheiden zu können. Echte Fleischfresser kauen nicht, sie schlingen das rohe, frische Fleisch mit Innereien hinunter. Sie können diese rohen Fleischmengen dennoch gut verdauen, weil ihre Salzsäurekonzentration im Magen 1100fach größer ist als beim Menschen! Wir haben in diesem Buch erfahren, daß die Fleischverdauung uns 70% Energie raubt und nur 30% liefert! Ist das rationell bei den teuren Fleischpreisen? Tierische Fleischfresser räubern im allgemeinen bei Nacht.

> *Lies das Etikett: Heutige Konsumenten, Ernährungsexperten und Gesundheitsschreiber bitten uns, die Etiketten zu lesen, damit wir wissen, was wir in Packungen und Flaschen kaufen. Aber die wirkliche Wahrheit entgeht allen: Wenn eine Nahrung den Inhalt auflistet, kaufe sie nicht! Sie ist tot.*
>
> *(Dr. Shelton)*

Es ist erstaunlich, daß die New York TIMES überhaupt solche Forschungsergebnisse veröffentlichte. Nun, diese Zeitung ist ein reines Nachrichtenblatt und auf Anzeigen der Fleisch- und Milchindustrie nicht angewiesen!

Die Bedeutung der Sinnlichkeit!
*Die Sinnlichkeit ist die Hauptursache der **Nervenschwäche**! Hier ist der Mißbrauch der Überreaktionen gemeint. Auch hinsichtlich erfreulicher Ergebnisse sollten wir unsere Grenzen kennen. Wir dürfen nicht unsere Selbstkontrolle verlieren. Manche glauben sogar, daß es unmöglich ist, zu leben, wenn man die Gewohnheiten aufgibt, die unser Leben zerstören.*

So sind alle Menschen, die unter der regelmäßigen Kontrolle der Ärzte stehen, Sinnesmenschen, denn sie können essen, was sie wollen. Das hat sie doch die reguläre Medizin immer gelehrt. Sie sagen glatt, daß eine Krankheit nichts mit dem Essen zu tun hat. Wenn sie es sich leisten können, trinken sie den besten Schnaps, rauchen die beste Zigarre. Sie schwelgen in »Mäßigkeit«. Mäßig ist alles erlaubt: Kaffee, Tee, Tabak, Schnaps, Essen, Sex, Softdrinks usw.

Das ist eine von Ärzten angeregte Sinnlichkeit, das Medikamentengift wird schon wieder kurieren! Dann brauchen sie keine einzige ihrer entnervenden Praktiken aufzugeben! »Sinnliche« sind »Kost-Besoffene«. Sie essen zu jeder Zeit, Tag und Nacht, aus Freude am Essen, nicht weil sie hungrig sind oder der Körper Nahrungsstoffe benötigt! Sie kaufen 1 Pfund Schokolade, wie der Whisky-Trinker gleich 1 Liter kauft. Einer ist Schokoladen-, der andere Schnaps-Betrunkener. Eine solche Sinnlichkeit ist eine Süchtigkeit wie das Verlangen nach Drogen!

(Aus Health Reporter 1,6)

Fragen und Antworten

F: *Woher bekommst Du Dein **Eiweiß**?*
A: Das ist die am meisten gestellte Frage auch bei meinen Vorträgen. Von mir kommt dann sofort die Gegenfrage, woher denn der Ochse sein wertvolles Fleisch nimmt, von dem Du wahrscheinlich heute mittag ein Stück mit Genuß verspeist hast? Oder der Elefant mit seiner großen Muskelmasse?
Ratlose Gesichter. Wenn also das Tier es fertigbringt, aus einseitiger Grasnahrung ein wertvolles Eiweiß aufzubauen, wieso kann der Mensch das nicht, wobei er sich doch vielseitiger und »viel ausgewogener« ernährt? Dabei muß die arme ausgebeutete Kuh noch große Mengen Milch mit hohem Eiweiß- und Fettanteil abgeben, statt ihr Kalb zu ernähren. Ganz Schlaue fügen dann noch hinzu, wir benötigen für unser Gehirn mehr Proteine als das Tier. Antwort von mir: *»Und dann eßt Ihr dumme Kühe und Schweine, um Euren Verstand aufzubessern?«*
Die Wahrheit ist, daß unser Organismus sein Protein selbst aus den zugeführten Aminosäuren in den rohen Obst- und Gemüsesorten aufbaut. Wir benötigen, wie ich in diesem Buch ausführlich erklärte, kein Fertigeiweiß aus Tiernahrung. Fremdes Eiweiß muß zuerst wieder mühselig und energieraubend in die 24 wichtigen Aminosäuren zerlegt werden, um dann das arteigene Eiweiß neu aufzubauen. Daß fremdes Eiweiß Gift für den Körper ist, ersiehst Du an den Abstoßreaktionen bei Transplantationen. Wenn Fertigeiweiß direkt in das Blut gespritzt wird, so wirkt dieses als schweres Gift und führt zum Tode!
Die Völker mit dem sparsamsten Eiweißverzehr leben am längsten. Das ist ein Hinweis darauf, daß wir in den westlichen Ländern alle mit zuviel Eiweiß überfüttert sind. Siehe *Prof. Dr. Lothar Wendt* von der Goethe-Universität Frankfurt, der seit 50 Jahren diese Überernährung angreift. Er

spricht von den schädlichen **Eiweißspeicherkrankheiten**! Jeder **Eiweißabbau ist säurebildend**, auch der tägliche Abbau des eigenen unbrauchbar gewordenen Zellgewebes, dabei sind wir Menschen schon zu 99% total übersäuert: die Grundursache aller Erkrankungen! Schau auf die vielen übernervösen, aufgeputschten Nervenbündel um Dich herum. Ursache ist in erster Linie der zu hohe Eiweißverzehr, zusätzlich dann die aufputschenden Getränke, wie Kaffee, Tee, Kakao, Alkohol und das Gefäßgift Nikotin. Obst hat im Durchschnitt ca. 1% Aminosäuren, Gemüse 1% (Karotten) bis 3,3% (Spinat). Die Muttermilch hat 2,36%, von diesen soll aber der Säugling noch stark wachsen. Wir Erwachsenen benötigen aber nur Ersatz des täglich abgebauten Proteins. Darum sind 1–2% native (lebendige) Aminosäuren aus dem Verzehr von Obst und Gemüse ausreichend. Wenn Du dann Deine Ernährung mit den proteinreichen Avocados (5%) ergänzt, so bist Du reichlich mit Eiweiß versorgt. Außerdem kennt unser Organismus die Wiederverwendung unseres täglich abzubauenden Eiweißmülls, er verwendet bis zu 70% (Recycling der Natur!). Der Mensch verhungert eher, als daß er an Eiweißmangel stirbt!

F: *Wird nicht immer gesagt, daß der Vegetarier einen Mangel an dem wichtigen **Vitamin B_{12}** hat und damit die Gefahr von **Blutarmut** heraufbeschwört?*

A: Alle rohen Obst- und Gemüsesorten enthalten alle notwendigen Vitamine und Mineralstoffe (entdeckte und noch nicht entdeckte) im Überfluß. Das direkt kaum meßbare Vitamin B_{12} wird, wie bei den anderen Säugetieren, im eigenen Darmsystem von den immer dort vorhandenen Bakterien je nach Bedarf selbst aufgebaut. Wenn das nicht so wäre, müßten alle pflanzenfressenden Tiere einen Mangel an Vitamin B_{12} haben. Dabei sagen die B_{12}-Verteidiger ja gerade, daß im Fleisch eine große Menge vorhanden sei, aber nicht in den Pflanzen. Wieder die Gegenfrage: wie beim Eiweiß, wie macht das Tier das bloß und nicht der Mensch? Sollte die Schöpfung uns als »Krone« wirklich so

schlecht ausgestattet haben? Ich persönlich habe jedenfalls gemäß Labortests statt des »normalen« (was ist normal?) Wertes von ca. 600 mcg über 1200 mcg im Serum! Und diese Menge trotz 40 Jahren ohne Fleisch, Fisch und Eier! Anämie und B_{12}-Mangel bekommen gerade die Fleischesser!
Bei der Eiweißfrage sehen wir den wirklich »beschränkten« Horizont aller Gelehrten, die posaunen, daß man unbedingt Tiereiweiß zur menschlichen Ernährung als Ausgleich für die »unvollständigen« Aminosäuren in Pflanzenstoffen benötigt. In jeder Mahlzeit müssen diese »ausbalanciert« vorhanden sein! Wie konnten die Millionen Tiere und Menschen, die sich ohne Tierleiber ernähren, nur überleben? Ist man vor lauter Überhirn nicht mehr fähig, diese einfache Frage zu beantworten?
Im Gegenteil bekommen gerade die Fleischesser häufig Anämie (Blutkrebs) und nicht die Vegetarier! Erst recht nicht der Rohkost-Vegetarier! Der Laie kann das viel besser beurteilen: Ohne Pflanze kein Leben auf der Erde, ohne pflanzenfressende Tiere keine fleischfressenden Tiere! Wenn Vegetarier einen Mangel haben, so sind das meistens »Puddingvegetarier«, also Esser gekochter Stärke, die schädlicher als das Fleischessen ist. Wir kommen immer wieder auf den roten Faden in diesem Buch zurück. Nur **der Kochtopf ist schuld** an der Zerstörung unserer Nahrung und aller daraus entstandenen und noch kommenden Erkrankungen!
Du kannst keine Vollversorgung mit den wichtigen Vitaminen und Mineralstoffen erwarten, wenn Du Deine Nahrung durch Hitze total veränderst und letztlich vernichtest. Hier liegt die Ursache und nicht in der Notwendigkeit tierischen Eiweißes. Alles Große ist einfach, warum können wir diese einfache Regel nicht begreifen?
Einlage: »Die ›medizinische Welt‹ will uns glauben machen, daß Hippokrates der Vater der ›richtigen‹ Medizin sei. Auf ihn wird der Eid geschworen. Das ist einfach unwahr! Ca. 400 Jahre vor Chr. war Hippokrates ein Priester in einem Tempel im griechischen Kos. In diesem Tempel fastete er mit

Leuten aus religiösen Gründen, sie wurden schnell gesund. Sein Ruf als ›Heiler‹ ist daher gerecht. Aber er hat niemals Medizin praktiziert. Und er ist nicht der Autor der meisten Bücher, die er anscheinend geschrieben hat. Der ehrbare hippokratische Eid kam tausend Jahre vorher aus Ägypten. Die wirklichen Väter der heutigen Medizin waren Zauberer, Schwindler und Kräutermänner. Daher ist die wahre Medizingeschichte auf Zauberei aufgebaut, und ihre tödliche Praxis beweist das!« (Aus Health Reporter 1, 7) Unsere »Wissenschaft« lehnt das Fasten ab, sie hat weder von ihrem *Hippokrates* noch von *Christus* gelernt!

F: **Früchte haben kaum Fett,** *woher bekommen wir die nötige Fettmenge, um die fettlöslichen Vitamine aufnehmen zu können?*

A: Die 3 essentiellen Fettsäuren, die wir benötigen und nicht selbst herstellen können, sind Linol-, Linolen- und Arachidonsäure. Alle drei sind aber völlig ausreichend in rohen Früchten und Gemüsen vorhanden, so daß es überhaupt keine Probleme mit der Aufnahme der fettlöslichen Vitamine gibt. In Wirklichkeit benötigen wir nur ganz geringe Fettmengen. Rohe Früchte und Gemüse haben nur 1 bis 4% Fett, die allgemeine »gutbürgerliche« (gbK) Kost aber bis 45%, man sieht das an den fetten Bäuchen! Sollte unser Organismus wirklich Fett benötigen, so kann er spielend Kohlenhydrate in Fett umwandeln und umgekehrt. Daraus ergibt sich ja gerade die Fettsucht: aus stärkereichen Kohlenhydraten!

F: *In diesem Zusammenhang mit Fetten, wie bekommt man einen* **zu hohen Cholesterinspiegel** *herunter?*

A: Während pflanzliche Fette überhaupt kein Cholesterin enthalten, sind Tierfette sehr reich daran. Nun werden als Transportmittel dieser »schädlichen« Cholesterine pflanzliche Fette (die isoliert in der Natur nicht vorkommen) angepriesen. Man versucht immer, eigene Fehler mit neuen auszugleichen! Aber vergessen wir nicht bei dem »Cholesterin-Rummel«, daß unser Organismus dringend den Baustoff Cholesterin benötigt, besonders auch für die Bildung der Sexualhormone. Cholesterinmangel führt zur Impotenz! Wir verwenden aber das von unserer Leber und jeder unserer Zellen selbst produzierte Cholesterin, das sehr leicht mit Hilfe der »guten« HDL-Cholesterine transportiert werden kann (je nach Bedarf der einzelnen Organe) am leichtesten und wirkungsvollsten. Nur das tote Cholesterin aus der Tiernahrung lagert sich ab! Warum müssen wir Tiere essen? Wollen sich die Tiere so am Menschen rächen? Entscheidend ist also gar nicht der Cholesterin-Spiegel im Blut, der heute als Damoklesschwert über manchem Butter- und Sahnegenießer schwebt, sondern es müßte die abgelagerte Cholesterinmenge im Zellgewebe gemessen werden. Das ist aber schwierig, außerdem verändert sich dieser natürlicherweise immerzu!

Wenn unser Körper schon 75% des Cholesterins selbst produziert, warum soll denn die kleine Zufuhr von nur 25% so gefährlich für unser Adernsystem sein? Gefährlich ist das Cholesterin nur in Verbindung mit dem **anorganischen Kalzium**. Das Tier hat aus pflanzlichen Nahrungsstoffen bereits das wichtige Cholesterin produziert. Aber wir Menschen können das genauso!

An unseren Adernwänden und im ganzen Zellgewebe lagert sich am meisten dieser anorganische Kalk (zusammen mit dem tierischen Cholesterin) aus der gekochten Nahrung und den zuviel zugeführten anderen toten, anorganischen Mineralien daraus ab. Unglücklicherweise zählen dazu auch die anorganischen Mineralien aus den vielgepriesenen Mineralwässern und die Kalktabletten!

Können nun die überall gelobten, hochungesättigten Fettsäuren aus den Margarinen (Kunstprodukte), den Fischölen, Weizenkeimölen (sehr teuer) den Cholesterinspiegel im Blut senken? Ja, sie senken ihn etwas, aber dieses tote Fett wird dann gerade zusammen mit dem überall anwesenden anorganischen Kalk an der Intima, der Innenwand der Blutgefäße, abgelagert. Welcher Arzt mißt diese abgelagerte, gefährliche Schicht?

Dabei ist das heute mit der Ultrasound-Dopplersonde, die immer verbessert wurde, möglich! Statt der vielen unnötigen Blutuntersuchungen sollten die Ärzte ihre Patienten in solche Institute schicken, die die »Verkalkung« des Adernsystems messen können, der Patient kann das selbst auf dem Bildschirm mit beobachten und bekommt ein Foto mit der ärztlichen Diagnose ausgehändigt! So würde mancher (scheinbar noch gesunde) Mensch einen großen Schreck bekommen, wenn er schwarz auf weiß seine verstopften Arterien sehen würde! Ob er dann wohl über seine verkehrte Lebensweise ernster nachdenkt? Warum muß man sich erst vorsätzlich oder leichtsinnig kaputtmachen?

Meine Frau und ich haben das im März '87 in Florida für 75 $ machen lassen. Dort fahren solche ambulanten Untersuchungsbusse von Stadt zu Stadt. Wann kommt das in Deutschland? Der unnötige Kauf zweckloser Öle ist doch viel teurer, ihre Wirkung unsicher und nicht meßbar! Nur der Geldbeutel der Anbieter solcher Öle wächst! Siehe die täglichen Anzeigen!

Nochmals: Der lebenswichtige Baustoff Cholesterin muß immer im Blut und den Zellen vorhanden sein. Es liegt an Dir, ob es sich zusammen mit dem anorganischen, toten Kalk und den anderen toten Mineralstoffen aus der Kochkost ablagert! 50% unserer Mineralstoffe bestehen aus Kalk. Aber das organische Kalzium aus der rohen Nahrung benötigen wir dringend für unsere Knochen, Zähne und Fingernägel! Weiche Fingernägel, weiche Knochen, diese Diagnose kannst Du selbst stellen! Wir sprechen ja auch landläufig von Verkalkung und nicht Cholesterinung (neue Wortschöpfung von mir).

Ich habe seit Jahren gerade das Cholesterinproblem immer wieder studiert, weil ich familiär zu einem höheren Cholesterinspiegel neige. Nur bei totaler pflanzlicher Rohnahrung komme ich auf 167 mg/dl herunter, mit kleinen Anteilen Brot/Getreide steigt dieser sofort über 200 mg/dl. Im Brot/Getreide-Artikel hast Du gelesen, daß gerade diese schleimbildenden Produkte den Gesamtfettspiegel im Blut dramatisch erhöhen. Statt auf Fette sollte Dein Augenmerk auf die stärkehaltigen Getreide- und Kartoffelmahlzeiten gerichtet sein.

Am Ende des Zweiten Weltkrieges war der durchschnittliche Cholesterinspiegel in Deutschland nur 145 mg/dl. Warum stieg diese Kurve auf heute 250 mg/dl? Es gibt nur einen Grund: Wohlstandsernährung mit toter Kost und mangelhafte Bewegung! Das tägliche Überessen (auch gesunder Nahrung) ist das größte Übel! Das pflanzenfressende Tier hat mindestens 4- bis 5mal täglich eine vollständige Entleerung. Man sollte immer ein Leeregefühl verspüren!

Bei der heute vorherrschenden Säurekost ist das nie möglich. Die Folge ist eine ständige Rückvergiftung aus dem Darm (siehe auch Darmartikel). Voraussetzung einer geregelten Verdauung ohne Abführmittel ist also eine basenbildende Ernährung, und die erreicht man nur mit frischem Obst und Gemüse im Naturzustand!

Diese haben einen großen Reichtum an Kalium und Magnesium, den wichtigen Basenbildnern. Kalium drängt in die Zelle und wirft das schädliche Kochsalz hinaus, Magnesium als Gegenspieler des Kalziums verdrängt das anorganische Kalzium. Natürlich benötigen wir dringend auch Kalzium, weil es einen Anteil von 50% an allen Mineralien hat, die der Körper braucht. Ausführlich über das wichtige Verhältnis Kalzium/Magnesium im Kalziumartikel.

F: *Bekommt unser Körper genügend Kalorien bei einer **totalen Rohkost**?*

A: Kraft muß aus der Nahrung kommen, das ist natürlich ein wichtiger Punkt. Wenn Du nur Rohgemüse essen würdest, dann ist der Kalorienbedarf schwer zu decken. Das Vieh auf der Weide hat ja genügend Zeit zum Fressen und Wiederkäuen, aber wir Menschen müssen zwischendurch auch einmal arbeiten. Aber die Früchte, die ich zu 75% empfehle, haben eine große Energieerzeugung; ohne große Verdauungskraft geht der Fruchtzucker aus dem Obst sehr schnell in das Blut über. 100% Obst ergibt 90% Energie, also nur 10% Verlust. Von allem dem Menschen bekannten

Nahrungsstoffen ergeben also Früchte die beste und sofortige Energie. Man sollte mit gutem Gewissen die Obstnahrung als Idealkost bezeichnen!

F: *Bei **Obstnahrung** verschwinden die Pfunde im Schnelltempo. Wird man dann nicht zu dünn und flau?*

A: Du weißt aus Erfahrung, daß die Dünnen insgesamt die zähesten Leute sind. Dünn und flau paßt also nicht zusammen. Wenn Dein Gewicht also zunächst unter das Idealgewicht fällt, so wurde doch nur das völlig unnötige, aufgedunsene Fett/Wassergewebe mit allen Schlacken darin aufgelöst und hinausbefördert.

Normalerweise nimmt man mit dem Aufbau neuen, gesunden Gewebes wieder zu. Sollte das bei Dir nicht der Fall sein, dann geht der Wiederaufbau von Muskeln am sichersten und schnellsten mit dem Body-Building! Probiere es, Du wirst sehen, daß Du wieder natürliche »Muskelrundungen« bekommst statt des wabbeligen Specks! Fettsucht ist immer eine gefährliche Krankheit.

F: *Ist der **Mikrowellenherd** zu empfehlen?*

A: Du weißt, wenn Du dieses Buch aufmerksam verfolgt hast, daß der Kochtopf einen vorzeitigen Tod des Menschen, verbunden mit unzähligen Krankheiten, bedeutet. Da schon der Kochtopf abgelehnt wird, so erst recht der »neuzeitliche« Mikrowellenofen, der in Sekunden alles Leben zerstört. Leben ist nur noch in der Nahrung vorhanden, aus der wieder Leben entstehen kann. Lege einige Samen in den Mikroofen und versuche, diese Samen anschließend im Topf zum Keimen zu bringen! Tot, alles tot, wir aber sind lebendige Wesen und benötigen, wie das Tier, lebendige Nahrungsstoffe!

Da die Ultraschallgeräte auf demselben Prinzip wie die Mikrowellenöfen arbeiten, würde ich als Mutter die Fötusuntersuchungen beim Frauenarzt ablehnen. Weißt Du denn, wie stark dadurch die jungen Zellen Deines Kindes vorgeschädigt werden? Der Arzt will seine teuren Geräte bezahlt haben, aber mußt Du diese gerade mit den möglichen Schäden an Deinen Nachkommen finanzieren?

> »*Kräftige, robuste Gesundheit ist ein Normalzustand der menschlichen Existenz. Wer sie nicht hat, hat verhängnisvolle Übertretungen gegen das unveränderliche Naturgesetz begangen!*«
>
> *(Anonym)*

F: *Ich habe nach meiner Umstellung auf Obstkost einen **unstillbaren Hunger**, richtige Schmerzen vor Hunger, ich kann 10 Bananen auf einmal essen und habe trotzdem noch Hunger.*

A: Ich möchte sagen, daß wirkliche Hunger-Schmerzen gar nicht existieren, das ist eine Einbildung. Hunger »schmerzt« nicht mehr als Durst, das Fühlen des Drucks in der Blase, Stuhlgang oder Schlafen. Hunger nach der Umstellung auf Rohkost ist immer das Verlangen des Körpers nach seiner alten toten Kochkost, nach seinen alten Süchten!

Wer also im Übergang derartigen Hunger verspürt und so große Mengen auf einmal ißt, der ist noch im Zustand des »Reinigens«. Die Magenwände sind noch mit so vielen Schlacken überfüllt, daß dieser vermeintliche Hunger in Wirklichkeit ein »Reinigungshunger« oder »Instandsetzungshunger« ist. Jeder Faster weiß, daß er nach 2–3 Tagen bis zum Ende der Fastenzeit keine Hungergefühle mehr hat! Schmerzen sind der Weg der Natur, um Dir zu zeigen, daß Du krank bist. Dann solltest Du das Essen ganz unterbrechen und Dich zur »Heilungsruhe« begeben wie das Tier, das noch instinktmäßig macht.

F: *Einige »Experten« empfehlen dringend **Milchprodukte**, um den Kalzium- und Eiweißbedarf zu decken, besonders für Säuglinge.*

A: Milchprodukte wie Milch, Yoghurt, Käse, Butter usw. sind für eine richtige menschliche Nahrung nicht zu akzeptieren. Für das Baby ist immer die Muttermilch vorzuziehen, auch wenn sie heute durch Umweltgifte belastet ist. Daher sollte sich die Mutter immer biologisch richtig ernähren, um genügend Milch für den Säugling zu haben. Nur für Babys ist die

Milch obligatorisch. Nach dem 3. Jahr aber verschwinden die beiden Enzyme Lab und Laktase. Lab brauchen wir, um Kasein in Aminosäuren und Kalzium aufzuspalten neben anderen Aufgaben. Das aber verleugnet der Milchtrinker. Ein Mangel an Lab bedeutet, daß die Milch im Verdauungstrakt, genau so wie das Fleisch, verfault! Laktose ist der Anteil des Milchzuckers in der Milch. Wenn nun das Laktase-Enzym fehlt, kann dieser Milchzucker nicht verdaut werden. Unsere Bakterienflora wird diese Milchreste in Gärung versetzen mit ihren giftigen Nebenprodukten. Die faulenden und gärenden Produkte aus der Milch und unzähligen Milcherzeugnissen sind giftig und zum größten Teil nicht verdaubar! Ihre Verwendung erzeugt einen Medizin-Effekt, der allzuoft falsch als »Gesundheitseffekt« gedeutet wird. Teilweise wird sogar reiner Milchzucker empfohlen, um die Verdauung zu unterstützen. Das ist barer Unsinn, denn, wie wir oben gesehen haben, kann schon der normale Milchzuckeranteil nicht verdaut werden. Auch hier ist die Wirkung ein Drogeneffekt: Der Darm will dieses Gift ganz schnell wieder loswerden.

Bei dieser Sachlage kommt natürlich jede Mutter, die einen Säugling hat und nicht mehr stillen kann, in eine Zwangssituation. Da der Säugling dringend seine Milch benötigt, sollte die Kuhmilch mit reinem Wasser, entweder destilliertem oder abgekochtem, verdünnt werden, 50% zu 50%. Am besten wäre noch Ziegen- oder Schafsmilch zu empfehlen! Erzeugt diese Kuhmilch Milchschorf oder sonstigen Hautausschlag, also eine allergische Reaktion, wozu die Kuhmilch und der Weizen neigen, so sollte auf Sojamilch ausgewichen werden, die leider auch über eine fabrikmäßige Hitzebehandlung gewonnen wird. Trotzdem sollte sehr früh Obstnahrung (gemanscht) hinzugegeben werden. Besonders die Banane sättigt angenehm. Gerade das Baby benötigt rohe, unveränderte Nahrung, damit es sich gar nicht erst an die verdorbene Kochkost gewöhnt!

F: *Kann sich ein gesunder Mensch nicht **anstecken**?*
A: Ich habe schon erklärt, daß sich bei AIDS z. B. zur Zeit nur

etwa jeder Zehnte ansteckt, der mit AIDS-Trägern in Blutkontakt kommt. Auch die Grippeviren bekommen nur einige Leute, nicht alle. Würde das Argument der ansteckenden Viren wirklich wahr sein, so müßten sich alle anstecken. Die sogenannten »Wissenschaftler« erklären bei AIDS doch übereinstimmend, daß die Menschen, die sich anstecken, ein schwaches Immunsystem haben. Bisher ist es noch nicht einmal gelungen, die durch Viren ausgelöste banale, noch harmlose Erkältung zu heilen! So hartnäckig sind die an sich »toten« Viren!

Also sind nicht die Viren oder Bakterien die Übeltäter, sondern es ist der schon kranke Körper, der Boden, den diese Mikroben aufsuchen und mithelfen, möglichst schnell den Abfall wegzuräumen! Es sind in Wirklichkeit unsere Straßenfeger, unsere Müllmänner, also unsere Freunde, die für uns den Dreck wegfegen! Die Krisen, die Infektionen auslösen können, sind also in der Tat Heilungskrisen. Würde der Körper gar nicht mehr reagieren, dann wäre er schon kurz vor dem Tod. Ein Krebskranker bekommt kaum noch einen reinigenden Schnupfen. Ein völlig Gesunder könnte sich theoretisch jeder Infektion aussetzen und würde die Krankheit nicht bekommen. Wo aber existiert dieses seltene Exemplar? Da wir alle umweltverseucht sind, würde ich dieses Risiko nicht eingehen, wie *Robert Koch* es mit den Tuberkelbazillen gemacht hat!

Nur wenn die Klärgrube mit angesammelten Abfällen übervoll ist, dann setzt der Organismus selbst eine Säuberung in Gang, um das Leben zu retten! Die »Mediziner« sagen dazu Krankheit, die man mit Gift bekämpfen muß. In Wahrheit ist das aber die vom Körper selbst in Gang gesetzte Heilung. Mit Unterdrückung wird die Lage des Kranken nur noch schlechter. So liegen Gesundheit und Krankheit ganz dicht beieinander, wenn man den Körper in Ruhe seine eigenen Aufgaben verrichten läßt. Ohne die »bösen Feinde« Mikroben würde der Mensch noch früher sterben!

F: *Kann man mit Rohkost auch **Krebs** heilen?*
A: Ich bin weder Arzt noch Heilpraktiker und werde mich

hüten, Aussagen über Heilung dieser schweren Erkrankung nur mit Rohkost zu machen. Du kennst meine generelle Regel: Alle Krankheiten hast Du selbst durch Deine verkehrte Lebensweise verursacht, nicht irgendeinen anderen kannst Du verantwortlich machen, wie wir soeben bei der Frage der ansteckenden Krankheiten gesehen haben.

Krebs und Herzinfarkt sind Endstationen einer langen Reihe von Fehlern in der Lebensführung. Natürlich auch schon von der Erbanlage her, obgleich Krankheiten nie direkt vererbt werden. Du erbst die Gewohnheiten, und nachher machen die Gewohnheiten Dich krank!

Im Verlaufe dieses Buches habe ich mehrfach auf das krebsige Geschehen hingewiesen, lies bitte nach! Von Bedeutung ist auch die Aussage des Persers *Aterhov*, der in seinem Buch »Raw Eating«[74] zum Krebs sagt:

»Gib dem Krebskranken täglich 1000 g frisches, reifes Obst über den Tag verteilt, dieses ist ausreichend, um das Leben des Erkrankten aufrechtzuerhalten, aber so wenig, daß der Krebs keine Nahrung mehr bekommt und abstirbt!«

Langjährig zugeführte tote Nahrung bringt Dich in die Endlösung der Natur: Infarkte (Herz oder Gehirn) und Krebs!

F::*Medikamente haben aber eine Wirkung?*

A: Natürlich wirken diese, aber welche Wirkung? Heilen Drogen oder erzeugen diese Nebenwirkungen als notwendige Reaktion der Körpers, um dieses zusätzliche Gift wieder hinauszubefördern? Das letztere ist der Fall. Heilen kann immer nur der Körper selbst, wie beim Schließen einer Wunde. Lies die Beipackzettel mit den vielen schlimmen Nebenwirkungen!

Wieder *Hovannessian: »Medizin-Therapie«*[74] *ist die Zauberei unseres gekocht essenden Zeitalters! Im Prinzip kann keine giftige Substanz einem nützlichen Zweck dienen! Jede sogenannte Medizin ist ein Gift, das nichts weiter als Gefahr bringen kann. Medikamente, die allgemein zur Heilung einer Krankheit empfohlen werden, sind in Wahrheit selbst mit die Ursache von Erkrankungen!*

Allgemein gesprochen ist es ein schrecklicher und tragischer Fehler, irgendeine Kurmöglichkeit oder eine chemische, synthetische Substanz zu suchen oder auch einen »besonderen« Nährstoff (Wundermedizin). Doch ist es gerade dieser Fehler, den die Menschheit seit Jahrhunderten begeht! Es gibt keine derartige »heilende« Substanz in dieser Welt; es existieren nur verschiedene Ursachen der Erkrankungen. Wenn man diese Ursachen beseitigt, so werden alle Krankheiten automatisch verschwinden! Solche Ursachen sind gekochte Säurenahrung und die Gifte, die die Ärzte als Medizin verschreiben!

Gekochte Nahrung ist kein Lebensmittel. Leute bezeichnen Kochkost als menschliche Nahrung. Tatsache aber ist, daß sie nicht die geringste Versorgung unserer Zellen gewährleisten kann. Kochen und Verfeinerung verwandeln alle Nahrungswerte, die die Naturnahrung besitzt, in tote, giftige und krankmachende unnatürliche Substanzen.

Der Körper, der regelmäßig Kochkost konsumiert, entwickelt zwei Arten von Zellen. Rohe Pflanzen entwickeln normale, gesunde und aktive Zellen, während gekochte und unnatürliche Stoffe sich zu kranken, wertlosen und inaktiven Zellen mit ihren verschiedenen giftigen Substanzen anhäufen!

Allgemein sind Krankheiten also nichts anderes als der Hunger des Körpers nach natürlicher Nahrung und der Mangel aktiver Zellen einerseits und eine Ansammlung kranker und inaktiver Zellen auf der anderen Seite. Um sich von den Krankheiten zu befreien, ist es ausreichend, die aktiven Zellen durch Naturkost zu unterstützen und die anderen kranken durch Aushungern zu zerstören, indem man die Zufuhr gekochter Kost einstellt!«

Soweit der Perser *Hovannessian*. Seine Schriften sind so wertvoll, daß ich mit seinen Argumenten am liebsten fortfahren möchte!

F: *Du sprichst beim **Brotartikel** über den hohen Anteil erdiger Stoffe, die zur »Verkalkung« führen. Wir brauchen aber doch diese **Mineralstoffe**?*

A: Ja, wir benötigen diese Mineralstoffe in Hülle und Fülle, jedoch nicht die toten, anorganischen Mineralstoffe aus der totgekochten Nahrung, sondern die organischen, die die Pflanze mit Hilfe der bekannten Photosynthese selbst aus anorganischen, erdigen Stoffen gebildet hat. Und diese bekommen wir nur mit einer lebendigen Nahrung!
Kein Labor kann diese Lebendigkeit nachholen oder gar messen! Ich habe diese Tatsachen in diesem Buch immer wieder wiederholt, weil Du auf diesen Vorgang in kaum einem anderen deutschen Buch hingewiesen wirst! Ärzte und Forscher des vorigen Jahrhunderts haben das schon genau gewußt. Aber danach kann sich doch kein Abfüller von Mineralwasser richten. Dann wäre er ja schnell bankrott.
Auch die Hersteller und Vertreiber der vielen Mineralpillen werden Dir das aus dem gleichen Grunde verschweigen. Sie verweisen immer wieder in ihren Anzeigen auf die »wertvollen« Mineralstoffe. Ja, sie sind äußerst wertvoll, aber nicht in der verkauften Form als tote Mineralien. Diese lagern sich überall im Körper ab, siehe die vielen steifen Menschen! Aber diese toten Stoffe sind nicht im Brot, sondern in allen totgekochten Nahrungsmitteln enthalten, nur besonders stark in Brot/Getreide.
Auch das gewöhnliche **Kochsalz** besteht aus diesen toten Stoffen. Unser Körper benötigt auch dringend diese Salze, jedoch in löslicher, organischer Form. In rohen Obst- und Gemüsesorten sind diese wieder überreichlich vorhanden!
Gewöhnliches Salz kann der Körper als richtiges Gift nicht einbauen, er muß es ebenfalls ausscheiden. Da er dieses wegen der Überfülle falscher, totgekochter Nahrung nicht kann, wird auch das überflüssige Salz abgelagert. Wir haben nicht nur Rheuma-Säure-Lager im Körper, sondern auch zahlreiche Kochsalzlager. Sobald unserem Organismus leichtlösliche, organische Mineralsalze, hier ganz besonders Kalium und Magnesium, als große Gegenspieler des Kalziums zugeführt werden, beginnt der Körper sofort damit, die großen Wassermengen bei den heute »aufgedunsenen«

Wasser-Schmutz-Leibern auszuscheiden. Probiere das selbst, dann wirst Du auf die schädlichen Entwässerungspillen verzichten!

Warum speichert unser Körper überhaupt soviel Flüssigkeit? Er muß es für unser Wohlbefinden tun, weil er die vielen Gifte aus der zugeführten Kochkost, den Salzen und Tabletten in Lösung halten muß als kleineres Übel, um uns nicht zu vergiften! So einfach ist die Lösung! So schreibt *S. Rowbotham* am Schluß seiner Aufzählung und Erklärung der Schädlichkeit der erdigen Stoffe, wobei er nur die Träger der meisten erdigen Stoffe, wie Kochsalz, Brot/Getreide und Mineralwässer, eingehend beschrieben hat:

»Diese Fakten und viele weitere, die zu ergänzen wären, unterstützen und beweisen die Position, daß die Nahrung, die wir essen und trinken, die alleinige Ursache kalkhaltiger, erdiger Stoffe ist, die in verschiedenen Graden im Körper abgelagert werden und die letzten Endes den schädlichen Zustand der Verknöcherung, Verhärtung, Starrheit und als Konsequenz daraus uns die Altersschwäche beschert, die naturgemäß dann zu dem Verlust des Bewußtseins oder zum Tode führt!«

F: *Bekommen wir wirklich* **genügend Kalzium aus Obst und Gemüse?**

A: Auch diese Frage habe ich ausreichend in diesem Buch beantwortet. Um Dir das noch etwas drastischer vor Augen zu führen, erwähne ich die Aussage von *Dr. Walker* noch einmal aus seinem Buch »Frische Frucht- und Gemüsesäfte«[8], der 116 Jahre alt geworden ist:

»Ein Glas frisch gepreßter Karottensaft (möglichst biologischer) enthält mehr Kalzium als 25 Pfund Kalktabletten aus der Apotheke!«

Nun weißt Du ganz genau, woher wir unseren Kalkbestand nehmen müssen, nämlich aus der Rohkost und nicht aus ausgekochten Tierleibern und Gemüsesuppen. Und dieser rohe Karottensaft ist organisch und wirklich zu verwerten, wie bei der vorhergehenden Frage eingehend geklärt wurde! Soll ich noch einmal die großen Tiere als Beispiel erwähnen?

Woher bekommen diese ihre starken Knochen? Von dem vorgesetzten Bratenfleisch, von Eierspeisen, von Brot und Kuchen, Kaffee, Kakao, Tee und Schokolade? Oder nur aus einfachen Gräsern und Blättern? Der Elefant als Beispiel! Wegen der Wichtigkeit des Kalziumeinbaus in unsere Knochen und Zähne habe ich darüber seitenlang geschrieben!

F: *Sind **Sojaprodukte** gesund?*

A: Du solltest jetzt allein schon die Antwort wissen: Nein! Es ist nichts dagegen einzuwenden, wenn Du rohe Sojabohnen keimen läßt, so ist wieder Gemüse aus den Bohnen geworden. Ich persönlich mag diese Keime aber nicht.

Die in vielen Reformhäusern angebotenen Sojaprodukte sind aber tote Fabrikprodukte. Der Vegetarier, der Fleisch weggelassen hat, will nicht von dem »würzigen« Geschmack weg, den er ja gerade verlieren soll, um die Rohkost besser schmecken und verdauen zu können. Jede gekochte Nahrung führt zur gutbürgerlichen Kost zurück!

Wie entstehen die Sojaprodukte? Mit dem chemischen Element Hexan, das ein gefährliches Petroleumprodukt ist, wird das Öl aus der Bohne herausgezogen. Es wird als Lösemittel benutzt. Sobald dieses mit den zerstoßenen Bohnen vermischt wird, fließt das Öl heraus! Dadurch wird eine höchste Ausbeute erreicht!

Um nun Öl und Mehl verwenden zu können, muß das giftige Hexan wieder entfernt werden. Zu diesem Zweck erfolgt eine hohe Hitzeeinwirkung. Wenn diese chemische Mischung aber der Hitze ausgesetzt wird, entwickelt sich ein Enzymhemmer. Reste des tödlichen Hexan-Gases verbleiben in der Bohne. Du ißt also ein totes, chemisches Produkt, das wegen der Geschmacklosigkeit wieder mit Fett, Gewürzen, Salz usw. versehen werden muß wie Fleisch. Fleisch (ohne Rheumasoße) ist dann wirklich besser als dieses chemische, tote Produkt! (Entnommen »The Miracles of Live Juices and Raw Foods«[74] von *John H. Tobe.*)

Empfehlung: Tote Sojaprodukte nur als Übergangskost und bei Einladungen (notgedrungen) zulassen!

F: *Welchen **Arzt** sollten wir Rohköstler konsultieren?*

A: Bis auf Unfälle solltest Du überhaupt keinen Arzt mehr nötig haben. Wenn das nicht zu umgehen ist, suche Dir einen ernährungsorientierten Arzt, der Dir keine Medizin verschreibt, sondern Dir einen Vortrag darüber hält, daß man, um gesund zu bleiben, Nahrung ißt, an die wir seit Millionen von Jahren angepaßt sind, vorwiegend Früchte, etwas Gemüse, aber alles roh.

Hast Du einen Schnupfen, soll er Dich mit heißem Zitronenwasser oder Kamillentee ins Bett packen, damit Du ordentlich schwitzt und **Fieber** bekommst. Meistens bist Du schon nach einem Tag den Dreck los, den Du ja selbst erzeugt hast, Du mußt diesen auch selbst wieder hinausschmeißen!

Das gilt besonders für Kinder, die ganz schnell hohes, reinigendes Fieber bekommen, das harmlos ist und sofort hilft. Daß die Kinder so reagieren, hat seinen Grund in der noch hohen Abwehrkraft des jungen Körpers. Ich habe oft wiederholt, daß es schon ein betrübliches Zeichen ist, wenn man keine Erkältungen mehr bekommt, wenn man naturwidrig lebt.

Die Frage ist nur, ob man einen solchen Arzt vom »alten Schlage« heute findet? Du mußt diesen wie eine Stecknadel suchen und ihn auch für diese besten Tips entlohnen. Über die Krankenkasse kann er schwerlich abrechnen, denn diese zahlt nur für »medizinisch gesicherte« Erkenntnisse, wenn diese auch ein paar Tausender kosten. Und was »gesichert« ist, legen natürlich die Mediziner zu ihren Gunsten selbst fest! Du kannst aber bei der Gesellschaft für natürliche Lebenskunde e. V., in 2862 Worpswede, Heinrich-Vogeler-Weg 8, nachfragen, die Dir Auskünfte geben können.

Die Kassen wollen nicht einmal für vorbeugende Fastenkuren zahlen, obgleich die Wirkung einer Fastenkur seit Christus bekannt ist: »*Er ging in die Wüste und fastete 40 Tage und Nächte lang.*« Man betet inbrünstig zu *Jesus*, daß man gesund bleiben möge, aber warum führst Du seine einfachste Gesundheitsregel, das Fasten, nicht selbst durch? Ihr Pastoren von der Kanzel mit allzeit guten Ratschlägen, warum geht Ihr Euren Schafen nicht mit gutem Beispiel voran? Nur mal einige Wochen kein Fleisch essen oder nicht zu rauchen, wie dieses neuerdings empfohlen wird, bringt doch nicht mehr als eine kleine Willensschulung! Dennoch, ich wiederhole das eindringlich: Bei eingetretenen schweren Erkrankungen, wie Diabetes, mußt Du das rettende Insulin weiter einnehmen.

F: *Was hältst Du von **Chiropraktikern**?*

A: Viele Vertreter der »Natürlichen Gesundheitslehre« in den USA, die es seit 1822 gibt, kommen von dieser Schule, die heute aber keine »Knochenbrecher« mehr sind, sondern mit ihren Klienten Fastenkuren machen mit anschließendem Übergang zu 100%iger Obstrohkost. Ich habe in diesem Buch bereits erwähnt, daß *Dr. Shelton* in St. Antonio, Texas, als ehemaliger Chiropraktiker 40 000 Fastenpatienten in 50jähriger Praxis gehabt hat. Er hatte ständig eine Abteilung mit Syphiliskranken, die mit dieser Methode geheilt wurden. Wer schon das Gift Salvarsan bekommen hatte, war aber schwer zu heilen, weil diese »Medizin« die Krankheit in den Körper gedrückt hatte, statt nach außen auszuleiten.

In seinem Buch »Fasten kann Ihr Leben retten«[112] schreibt *Dr. Shelton: »Ob es eine Geschlechtskrankheit ist oder nicht, spielt keine Rolle. Die Krankheit hat der Körper selbst in Gang gesetzt und nicht irgendein toter Virus. Nur daß hier der Körper die Geschlechtsorgane als Ausscheidungsweg benutzt.«* Wer das Buch von dem deutschen *L. Kuhne:* »Die Heilwissenschaft«[65] gelesen hat, weiß, daß aufgrund der Blutfülle in diesen Organen *Kuhne* über diese seine ausleitenden Reibesitz- und Sitzreibebäder mit größtem Erfolg machen ließ! Sein Motto hieß schon damals: *»Nur Reinlichkeit heilt!« Kuhne* wird oft in der Literatur der NH erwähnt! Wie alle sogenannten Eingriffe, ob von Hand oder mit Maschinen, so beseitigt auch der »Knochenbrecher« nicht die Ursache der Erkrankung, sondern nur eine Lockerung der »verkalkten« Gelenke, besonders entlang der Wirbelsäule. Du mußt immer wieder hin, und je älter Du wirst, je gefährlicher wird es, die steifen Gelenke zu lockern. Ich kenne eine Frau aus einem Nachbarort, die seit Jahrzehnten nach Itzehoe fährt, um von ihren Schmerzen befreit zu werden. Sie kennt meine Lebensweise, aber lieber hat sie unentwegt Rückenschmerzen, der X-Praktiker bringt ja wenigstens ein paar Tage Erleichterung.

Ein sehr beschäftigter Chiropraktiker in einer größeren US-Stadt berichtet in Healthful Living über die Umstellung seiner Patienten auf gesunde Lebensweise mit beispielhafter Wirkung! Seine einzige Tochter ging wegen Heirat aus dem Haus. Kurzerhand gab er seine sehr gute Praxis in einer belebten Gegend auf und verlegte diese in sein Privathaus! Er sagte sich, die teuren chiropraktischen Geräte und »Justierung« mit diesen oder seiner Hand sind nicht mehr erforderlich. Er wußte zu genau, daß er damit nicht heilen konnte, es entging ihm nicht, daß die Patienten immer wiederkommen mußten.

So ließ Dr... ein Zimmer zu Hause räumen, stellte einen Tisch und einen Stuhl bereit und lehrte seine Patienten die wahre Gesundheit, die er selbst erfahren hatte. Gehorche wieder dem Naturgesetz!

Da er seine »Pappenheimer« kannte, ging er etwas rabiat mit diesen um. Er ließ durch Bekannte ausspionieren, ob die Betreffenden auch die übermittelten Regeln einhielten. War das nicht der Fall, schmiß er sie beim nächsten Besuch sofort raus! Er wollte nur Erfolge, und diese traten 100%ig ein. Er wollte »seine Art der Heilung« nicht durch Fehlschläge kompromittieren lassen.

Was passierte? Die großen Erfolge sprachen sich schnell in der ganzen Stadt herum, Dr... hatte noch mehr Patienten bei kleinem Einsatz ohne Einrenkungen als vorher! Chiropraktiker können auch nicht die Ursache der Erkrankungen beseitigen, die ihre Patienten selbst verursacht haben. Das Justieren von Wirbeln hat nur eine Momentwirkung. Die Schmerzen kommen zurück!

Ein kleines Erlebnis aus Florida: Ich wollte eines Tages eine aus Berlin gebürtige Deutsche besuchen, die mit ihrem Mann *Dr. Johnston*, einem Ernährungsberater, ein Reformhaus leitete. Aber das Geschäft war weg. Ungläubig schaute

ich in das Schaufenster, es saß ein junger Mann hinter einem Schalter, der alsbald herauskam und sich als *Dr. Goldstein* vorstellte. Er erklärte, daß *Frau Ingeborg* in ein anderes Land gezogen sei. Er wäre ein junger Chiropraktiker und würde gerne die erste Konsultation umsonst machen.
Neugierig, wie der Mensch ist, gingen meine Frau und ich hinein, zumal der Arzt einen sympathischen Eindruck machte. Kurz und gut, ohne Röntgenaufnahme könne er nicht die verrutschten Wirbel erkennen. Wir haben, wie so oft, wieder einmal solche Aufnahmen machen und zunächst die Längenkorrektur unserer Beine ausgleichen lassen. Übrigens, kaum einer hat gleich lange Beine! Ein Grund zum Behandeln! Wie immer, es gibt nach einigen Behandlungen gewisse Erleichterungen, aber die Rückenschmerzen, die ich seit den Soldatenjahren habe, waren alsbald wieder da. *Dr. Goldstein* habe ich erst einmal Literatur über die NH und das Buch »Fit fürs Leben« der *Diamonds* mitgebracht und auch die neue Behandlungsform des vorhin geschilderten Kollegen von ihm. Er schickt mir immer noch seine Patientenbriefe nach Deutschland, aus denen ich erkenne, daß er jetzt auch Ernährungsratschläge gibt!

F: *Es gibt aber auch Leute, die bei der falschen **Zivilisationskost** sehr alt werden. Wie erklärst Du das?*

A: Natürlich gibt es das, mein Großvater starb dabei erst im 98. Lebensjahr. Aber wie waren denn die ersten 70 Jahre seines Lebens? Er war Moorarbeiter, bis zu seinem 85. hat er den ganzen Tag im Moor bei gesunder Luft und harter Arbeit verbracht. Der tägliche Fußmarsch dorthin (ca. 10 km) war allein schon das »Joggen« von heute. Gab es Bohnenkaffee, nein, Muckefuck oder Buttermilch, dazu einfaches Vollkornbrot. Gab es Süßigkeiten? Nein, selbst zu Weihnachten wurde eine Tafel Schokolade geteilt. Es gab nicht einmal Käse, viel später kam der Kunstschmierkäse. Und wie gering war der Zuckerverzehr! Auch das tote, weiße Mehl von heute gab es gar nicht! Das schneeweiße Mehl haben uns erst die amerikanischen Besatzungstruppen gebracht!

Das Lebensalter hängt erstens von der ererbten Lebenskraft ab, zweitens von der Ernährung und drittens von der körperlichen Ausarbeitung. Wer aber falsch lebt, gibt eine kranke Erbmasse weiter, die Kinder werden schon nicht mehr das Alter dieses Großvaters erreichen, meine Mutter, seine einzige Tochter, wurde dennoch bei 8 Kindern 87! Von diesen Kindern leben noch 3, und ich bin das jüngste »Kind«. Nur eine Schwester wurde auch 87 Jahre alt, die anderen drei starben mit 66, 67 und 73! Ich bin der einzige, der versucht, naturgemäß zu leben. Wir Wandmaker-Kinder haben uns aber noch mit der Erbanlage väterlicherseits auseinanderzusetzen. Vater starb schon mit 66 an Herzwassersucht, seine Herzkrankheit hatte zwei Ursachen: 1. Malaria als junger Marinesoldat in Afrika, 2. schweres Gelenkrheuma.

Ich kann Dir noch ein anderes Beispiel aus meinem Ort Tellingstedt sagen. Früher hat man mir immer den alten Sattler *Scharf* als Vorbild genannt, der mit kräftiger, gutbürgerlicher Fleischkost 97 wurde. Es ergab sich dann, daß sein Sohn bei gleicher Kost mit 62 an Magenkrebs starb und der einzige Sohn von ihm bereits mit 38 an Krebs. Seine einzige fettsüchtige Schwester starb auch ganz früh! Hier haben wir doch das anschaulichste Beispiel, daß die Erbanlage allein keine Garantie für Langlebigkeit ist. Die Familie *Scharf* hat sich bei gleichen Eßgewohnheiten (die Tafel war dorfbekannt sehr, sehr reichhaltig) vorzeitig ins Grab gegessen.

Auf der anderen Seite können Menschen mit sehr schlechter Erbanlage sehr alt werden, wenn sie die Gesetze der Natur einhalten. So hat *Prof. Dr. med. Kötschau* bis zu seinem Tode mit 90 am Chiemsee praktiziert, während seine Eltern und seine Geschwister alle um 50 herum starben! Siehe sein Buch: »Naturmedizin – Neue Wege«[66].

> *Kühe sind wunderliche Geschöpfe, gutwillig, aber auch unbegreiflich dumm und schwerfällig in ihrem ganzen Wesen. Es nützt wenig, ihnen liebreich in die Ohren zu flüstern, das verstünden sie in Ewigkeit nicht. Man muß ihnen alles, Hü und Hott und was sonst im Leben nötig ist, mit einem Prügel erklären, und dann auch dauert es noch eine ganze Weile, bis die Kuh bemerkt, was hinten geschieht!*
>
> *Ein mütterliches Tier ist die Kuh, eine zärtliche Mutter für ihr Kälbchen! Immerfort leckt sie sein glänzendes Fell um und um und läßt es trinken, und schaut sie es wieder versunken an, mit dem ahnenden, dem schmerzlichen Blick, den alle Mütter haben. Niemals darf sie ihr Junges den Sommer über bei sich behalten, nein, jedes wird ihr genommen!*
>
> *Es könnte sein, daß die Kuh gar nicht so dumm und harthörig ist, daß ihr Schläge und Püffe nur so lange nichts mehr ausmachen, weil sie an einem viel schwereren Kummer zu tragen hat, an ihrer tiefen Traurigkeit im Dunkel ihrer verwunschenen Seele.*
>
> (Heinrich Waggerl)

F: *Wenn Du alle **Anregungsmittel** wie Kaffee, Vitamine usw. ablehnst, gibt es denn keine harmlosen Mittel?*

A: Du willst Pep, Schwung haben! Ich muß Dich enttäuschen, es gibt keine Stimulanzien, die nicht gleichzeitig Deine Nervenbatterie entladen. Es gibt nur ein sicheres »Mittel«, wenn Du müde bist: Ruhen! Nur mit totalem Abschalten und Ruhen kannst Du Deine Kräfte wieder sammeln. Anregungsmittel (siehe Kaffee-Artikel) und »schnelles Leben« bringen Dich zum »schnellen Ende«!

Selbst das Essen gesunder Lebensmittel entlädt Deine Batterie, wenn Du müde bist! Du solltest niemals essen, wenn Du keinen echten Hunger verspürst, Verdauungsbeschwerden hast, müde bist, aufgeregt bist (Streß)! Du weißt, es kommt weniger darauf an, was Du zu Dir nimmst, sondern was Du verdauen, aufnehmen kannst. Jede unverdaute Nahrung ist eine Belastung für Dich! Die beste Rohkost hilft nichts, wenn sie nicht verdaut werden kann. Lebensmittel geben nie direkt Energie, Dein Körper sucht sich das beste aus und »verarbeitet« es. Ein chronisch Kranker kann aber nicht mehr assimilieren, weil seine Aufnahme- und Filtriersysteme gefährlich gestört sind. Geh also ins Bett und faste einige Tage, Dein Körper sollte selbst Doktor spielen, er kann es viel besser als Nahrung, Medikament oder Maschine! Du kannst also Pep (Anregung) weder essen noch trinken! Du beschleunigst mit diesen vielen künstlichen »Mitteln« nur Dein Ende!

F: *Was hältst Du vom **Mittagsschlaf**?*

A: Sehr viel, ein kleines Nickerchen von ½ Stunde oder mehr lädt Deine Batterie wieder auf. Ich habe diese gute Gewohnheit immer gemacht. Wenn ich irgendwann meinen Mittagsschlaf nicht bekomme, könnte ich im Stehen schlafen. Dann bringe aber Deine beruhigten Nerven nicht wieder in »Wallung« mit dem Nachmittagskaffee. Wenn es wegen der »Gemütlichkeit« manchmal nicht zu vermeiden ist, trinke »Muckefuck«, Kornkaffee oder Lindenblütentee, es ist der einzige Tee ohne giftige Gerbsäure. Diese Ersatzgetränke sind natürlich auch tot, aber wenn Du zu 99% der Natur gehorchst, so nimmt sie Dir diese kleine Abschweifung nicht übel!

F: *Was hältst Du von der **Psychologie**, der Couch?*

»Es steht fest, daß Leben aus dem natürlichen Leben kommen sollte. Wenn sich ein Paar von der lebendigen Kost der Mutter Natur ernährt, Früchte und Gemüse, hat es eine größere Chance, gesundes Leben in die Welt zu setzen als mit Totem, dem gekochten Fleisch der Tiere, die getötet wurden!«
(Dick Gregory, ein früherer Junk-Kost-Esser, hat 9 gesunde Kinder und ißt seit 20 Jahren nur Früchte)

A: Wenn ich die große Anzahl von Psychologen, Geistheilern, Predigern von Meditationen, Wahrsagern, Astrologen usw. betrachte, so kann ich nur antworten: Arme Menschheit, wie weit bist Du dem Naturgesetz entrückt, daß Du diese kümmerlichen Ersatzhelfer benötigst. Ich erinnere hier an eine persönliche Episode mit *Are Waerland*, der ja nicht nur ein großer Lebensreformer, sondern auch Philosoph war. Bei dem erwähnten Lehrgang in Bad Soden fragte ihn eine Frau: *»Herr Waerland, Sie sagen gar nichts über die Nerven und die Psychologie!«* Antwort *Waerlands: »Liebe Frau, leben Sie erst einmal 3 Jahre lang nach dem Waerland-Lebensführungssystem, und dann erzählen Sie mir, ob Sie Ihre Nerven noch spüren!«*
So möchte auch ich Deine Frage beantworten: Gehorche den »Doktoren der Natur« wie: Rohkost, frische Luft Tag und Nacht, frisches, reines Wasser, Sonnenschein, kräftige Bewegung, Ruhe und Schlaf. Du kannst dann alle »Einflüsterungen« vergessen. Es ist etwas dran an der bekannten Aussage, daß die Nervenärzte oft selbst nervenkrank sind, weil auch sie die Lebensregeln nicht einhalten! Ganz drastisch sagte es *Dr. George St. White* in seinem Buch: »Un-Health can be changed to a state of Health«[89], »Ungesundheit kann zur Gesundheit geführt werden«: *»Die meiste sogenannte Psychologie ist ganz einfach nichts weiter als richtiger Quatsch!«*
F: **Obstnahrung ist doch teuer, die kann doch keiner auf die Dauer bezahlen?**
A: Ich glaube nicht an diese Aussage. Wenn Du noch einmal dieses Buch Revue passieren läßt, so erinnere Dich, daß ¼ der zugeführten Nahrungsstoffe für Deinen Körper ausreicht, aber ¾ davon für die »Verpflegung« von Arzt, Krankenhaus und Medikamenten verschwendet wird. Du benötigst außerdem von der Rohkost nur kleinste Mengen. Wer sagt denn, daß Du von Luxus-Importfrüchten leben sollst? Genieße das einheimische Obst, das gerade saisonbedingt reif ist! Es ist preiswert. Je mehr Du diese Produkte kaufst, je mehr förderst Du die hiesige Obstbauwirtschaft.

> *»Ohne Schlachthäuser keine Butter!«*
>
> *(K. A. Höppl)*

Iß außerdem Salate und Gemüse aus Deinem Garten, den die meisten leider zum Rasen umgewandelt haben! Mache wieder gesunde Gartenarbeit, eine Fläche von 10 × 10 m, also 100 m², kann eine Familie ernähren. Baue Obst- und Nußbäume an. Diese Nutzbäume haben Vorrang vor allen anderen »Schönheits«-Bäumen und Pflanzen! Wenn Du mehr darüber wissen willst, so lies die Bücher von *Dr. Norman W. Walker* »Zurück aufs Land«[35] oder von *Heinz Erven* »Mein Paradies«[113] oder von *Alwin Seifert* »Gärtnern ohne Gift!«[111].

> *»Schlachthäuser sind Pestgeschwüre am Leibe der Humanität. Alles Leid kommt von dieser Krankheit!«*
>
> *(Reinhold Braun)*

Herr *Meier-Hardy* hat im März 1988 ein kleines Büchlein mit dem Titel: »Mit 333 DM im Monat satt, gesund und glücklich ins nächste Jahrhundert«[40] herausgegeben. Ich habe ihn während einer Bio-Schiffsreise 1985 kennengelernt. In diesem Buch empfiehlt er leider noch zuviel »Kochtopf-Nahrung«, mit reiner Rohkost würde seine Monatsaufstellung noch günstiger ausfallen.

Und wieviel Energiekosten sparst Du ohne Kochen? Wenn Du dann die Stunden hinzurechnest, die Deine Frau jetzt schöpferisch ausnutzen kann, dann ist die Rechnung neben Erreichung der Gesundheit, die über allem steht, 1:10 für die Rohkost!

F: *Sind **Warzen** Krebsvorläufer?*

A: Diese Frage ist zu bejahen. Wir wissen, daß gerade Warzen sich zu krebsigen Geschwüren entwickeln können. Warzenträger sind besonders starke Esser von Fleischprodukten. Alle Krebsgeschwüre sind überreich an Eiweißmüll. Das ist ein Beweis, daß die Hauptursache des Krebses in dem zu hohen Verzehr von tierischen Eiweißprodukten zu suchen ist. Daher auch die Antipathie gegen Fleisch im Endstadium des Krebses.

Alle Erscheinungen auf der Haut, ob Akne, Schuppenflechte, Beulen, Warzen usw. sind ein Zeichen dafür, daß unser Organismus mit Schlacken und Giften überladen ist. Er muß also unser größtes Ausscheidungsorgan, die Haut, zu Hilfe rufen. Das Schmieren von außen nützt gar nichts. Die Gifte werden nur in den Körper zurückgetrieben!

F: *Können Medikamente **Brustkrebs** verhindern?*

A: Eine immer häufiger vorkommende Meldung berichtet über ein neues Medikament, das angeblich Brustkrebs bei gesunden Frauen vorbeugen soll. Die Droge heißt Tamoxifen und wurde von der US-Gesundheitsbehörde für gewisse Anwendungen zugelassen. Kannst Du Dir vorstellen, daß Du als gesunde Frau überhaupt Brustkrebs bekommst? Es gibt einen derartigen Tumor bei Gesunden natürlich nicht! Nur ungesunde Frauen können überhaupt einen Brustkrebs bekommen!

Tamoxifen soll Östrogen, das natürliche Sexhormon, das Frauen produzieren, blockieren. Es herrscht die Auffassung, daß dieses Hormon Krebs erzeugt und daß die Blockierung Krebs verhindern würde. Nun, diese Droge blockiert nicht nur das wichtige Hormon Östrogen, es zerstört auch das Knochenmark und die roten Blutzellen.

Diese Art des »Vorbeugens« bringt mich auf eine andere Idee, die Ärzte schon praktizierten: Sie entfernten Brüste gesunder Frauen, um dem evtl. Brustkrebs vorzubeugen. Ist das nicht einfach? So entfernten britische Ärzte zu Beginn dieses Jahrhunderts den ganzen Dickdarm, um dem Darmkrebs vorzubeugen. Sollen wir nicht auch den Kopf gleich entfernen, um der Migräne vorzubeugen?

Einem Brustkrebs kann man nicht vorbeugen! Keine Form irgendeines Krebses kann sich ohne Ursache bilden! Das Östrogen, das der weibliche Körper erzeugt, kann niemals Krebs hervorbringen! Nur Karzinogene erzeugen Krebs, und diese nimmst Du jeden Tag mit toter, lebloser Kost und giftigen Getränken zu Dir!

Prof. Julius Hackethal hat gerade eine enttäuschende Methode mit der Unterdrückung der Östrogenproduktion mit dem Medikament Suprefact hinter sich. Auch er glaubte, die Lösung des Krebsproblems gefunden zu haben! Man kann nicht irgendein Wundermittel »finden«, um keinen Krebs zu bekommen. Nur in Deiner Hand allein liegt die Lösung des Problems: Rückkehr zum Kochtopf der Mutter Natur. Das ist ein einfaches Rezept, was ich Dir im ganzen Buch erläutere. Es hat nur einen Gegner: Deine eingefahrenen Gewohnheiten!

Frau *Johanna Brandt* hat ihren Magenkrebs nur mit 100%iger Traubenkost geheilt, nachdem alle sonstigen medizinischen Möglichkeiten ausgereizt waren. Siehe ihr Buch: »The Grape Cure«[82]. Sie schreibt: »*Übersäuerung ist die Wurzel unserer meisten Krankheiten. Sie wird verursacht durch Kochkost, Fleisch, Stärke, Weißbrot und Zucker. Die Säuren in frischen Früchten werden im Magen so süß wie Honig!*«

F: *Was hältst Du von **Schutzimpfungen**?*
A: Gar nichts, denn ich bin ein »gebranntes« Kind! Nach 4 Jahren Rußlandfeldzug mit schweren Erkrankungen und Verwundungen war ich fast der letzten Tetanus-Impfung erlegen, die ich Ende April '45 in Berlin nach meiner letzten Verwundung (Kopfstreifschuß und Rückendurchschuß) bekam. Ich erwähnte das schon. Etwa 2 Wochen danach während des Ausheilens meiner Verwundungen bekam ich einen derartigen Serumschock, daß ich wirklich dachte, jetzt stirbst Du noch in der Heimat. Wochenlanges hohes Fieber machte mir schwer zu schaffen. Das Gesicht war stark aufgedunsen. Ich weiß nur, daß ich jeden Tag von einem Arzt des Feldlazarettes Insulin-Einspritzungen bekam.

Seitdem bin ich allergisch gegen jedes Impfen. Als 1964 noch die Pockenschutzimpfung für eine Reise in die USA vorgeschrieben war, hat mein Hausarzt, selbst ein Impfgegner, mir nur die Haut aufgeritzt!

Ich habe aber noch über zwei Todesfälle in meiner Familie nach Impfungen zu berichten. Meine Nichte *Christa* starb mit 3 Jahren an Gehirnhautentzündung nach der Pockenschutzimpfung. Ich habe diesen Tod hautnah miterlebt, denn ich war gerade auf Urlaub zu Hause. *Christa* machte nur noch kurz die Augen auf, wenn ich ihren Namen in ihr Ohr schrie! Die Schwester von *Christa* war in die USA ausgewandert. Ihr erstes Kind starb ebenfalls urplötzlich nach einer kombinierten Impfung. Das Kind war bis dahin putzmunter und sollte zusammen mit den Eltern in die Heimat fliegen!

Was ist denn ein Impfstoff? Nichts weiter als **artfremdes Eiweiß**, das dazu noch mit Viren »geimpft« wurde, es ist schmutziges, eitriges Gewebe von Tieren. Meiner Ansicht nach kann dieses Zeug nur Krankheit bringen und nie vor Ansteckung schützen!

Es gibt keine ansteckenden Krankheiten, sondern nur kranke Körper, die Bakterien und Mikroben direkt einladen, um den angesammelten Dreck aufzufressen. Ein vollgesunder Körper kann sich nicht anstecken. Viren, Mikroben, Luftzug oder Unterkühlung sind auch nicht die Ursache der banalen Erkältung. Die Klärgrube war voll, die Toleranzgrenze überschritten. Deshalb mußte der Körper eine Ausscheidungsphase in Gang setzen, um die belastenden Schlacken zu entfernen. Würde eine Erkältung »ansteckend« sein, so müßte sich jeder erkälten. Wer naturwidrig lebt, sollte jeden Schnupfen als Reinigungsmaßnahme direkt begrüßen! Warum fühlt man sich nach jeder solchen Aktion denn besser? Der Körper ist sauber geworden... bis zur nächsten Reinigung.

Von Medikamenten Gesundheit zu erwarten, ist eindeutig absurd. Erst recht kann Dir schmutziges, infiziertes Eiweiß von Tierleichen keine Gesundheit bringen und nicht einer Krankheit vorbeugen. Du weißt jetzt, wie ich handeln würde, aber ich darf Dir nicht sagen, unterlasse das Impfen, denn die Menschheit unterliegt leider der Propaganda der Pharmaindustrie und ihrer Helfer, einschließlich der staatlichen Institutionen. Nichts bringt so leicht Geld in die Kasse wie das Impfen!

Inzwischen besitze ich so viele Bücher [68] der Impfgegner, die meine Auffassung über das Impfen nicht nur bestätigen, sondern unerschütterlich gefestigt haben. Selbst wenn es ein Serum gegen AIDS geben würde, ich würde nie die »schmutzige« Nadel an mich herankommen lassen. Jetzt kann ich auch die Ursache meiner monatelangen Gelbsucht bei Kriegsbeginn 1939 analysieren: 3 Impfungen im August 1939 gegen Typhus und Paratyphus waren vorausgegangen! Die TIMES berichtete in ihrer Ausgabe vom 3. 8. '42 über die mysteriösen Gelbsuchtepidemien bei Soldaten aus dem bekannten Walter Hospital: *»Gelbsucht hat die Armee attakkiert. Kriegssekretär Henry Stimson erklärt, daß 28 585 Soldaten an Gelbsucht in Krankenhäusern lägen, wobei bisher 62 Todesfälle zu beklagen sind.«* TIMES weiter: *»Die Experten haben festgestellt, daß diese Massenerkrankungen eng mit dem Impfen zusammenhängen.«*

Insgesamt habe ich während der Soldatenzeit 28 Impfungen bekommen gegen Pocken, Typhus, Paratyphus, Ruhr, Cholera, Fleckfieber und Tetanus! Eine schreckliche Masse von Eiter, die in meinen Körper injiziert wurde. Warum kommen Pockenfälle jetzt kaum vor, obgleich das Zwangsimpfen eingestellt wurde? *Eleanor McBean* schreibt in ihrem Buch: »The poisoned Needle« »Die vergiftete Nadel« [68], daß zum Beispiel der Polioimpfstoff gerade Polio erzeugt genau so wie Pockenimpfstoff Pocken! In diesem Buch sind sehr viele Anklagen von Ärzten und Wissenschaftlern gegen das Impfen mit erschütternden Bildern von Kindern mit Impfschäden! Über Polioimpfung, für die heute noch am meisten geworben wird, schreibt der bekannte Experte *Dr. W. Lloyd* von der Harvard-Polio-Station: *»Die Natur hat einen besseren Job, um sich gegen Polio zu schützen als die künstlichen Ersatzmethoden, diese sind gefährlich!«*

Dr. M. O. Garten: »Die Natur heilt praktisch jede Krankheit, solange noch vitale Organe oder Drüsen intakt und nicht durch Operationen entfernt sind. Für den Heilungsprozeß sind diese Hindernisse zu beseitigen: Gifte wie Impfstoffe, Medikamente, Tabak, Alkohol, Kaffee, Tee, Cola, ferner

Kochnahrung in unrichtiger Zusammensetzung und Überessen! Einige dieser blockierenden Materialien sind Cholesterin (vom Fett), Harnsäure vom Eiweißüberschuß, Kohlendioxyd von Zucker und Stärke, Chlor vom Tafelsalz, Kalziumkarbonat von Milch und Kalziumtabletten!«
Ist die Lupus, eine Autoimmunkrankheit, eine Folge von Impfungen? Bereits im vorigen Jahrhundert schildert *L. Kuhne*[65] (1835–1901) einen Lupusfall, der nach der Impfung aufgetreten war. Bis dahin war das Kind ganz gesund. Über 30 Jahre hat die Kranke an dieser Krankheit gelitten, bis *Kuhne* durch seine bekannten Bäder und eine Ernährungsumstellung Lupus völlig ausheilte. Wie die NH kannte schon *L. Kuhne* die Einheitlichkeit jeder Erkrankung, nämlich die Verschmutzung mit Schlacken! Einen zweiten Fall von Lupus nach einer Impfung schildern die Autoren *Ida Honorof* und *Eleonor McBean* in ihrem Buch: »Vaccination, The Silent Killer« (Impfung, der stille Killer)[69].
»Seeding Humans with Cancer« (Die Menschen mit Krebs (be)säen), Seite 60 von *Dr. Robert Simpson* (Rutgers Universität/New Jersey) berichtete an die Amerikanische Krebsgesellschaft für wissenschaftliche Schreiber: »*Die Immunisierungsprogramme gegen Grippe, Masern, Mumps und Polio übertragen RNA (Ribonukleinsäure) in die Menschen, so daß Proviren gebildet werden, die dann latente Zellen im ganzen Körper bilden. Einige dieser Proviren könnten sich zu ›Molekülen auf der Suche nach Krankheiten‹ begeben, so daß sich unter besonderen Bedingungen diese Krankheiten entwickeln können: Rheumatische Arthritis + Multiple Sklerose + Lupus Erythematodes + Parkinsonsche Krankheit und vielleicht sogar Krebs.*« Ist es nicht erschreckend, daß solche täglich zu Tausenden durchgeführte Impfungen zu solch bösartigen Erkrankungen führen können, wobei niemand auf die Ursache kommt?
Ich könnte jetzt seitenlange Aussagen von Ärzten und Wissenschaftlern aus diesen Büchern anführen, aber ich würde den Umfang dieses Buches sprengen. In den USA sind bekanntlich Schadensersatzprozesse sehr hoch, daher

kommen dort auch erheblich mehr Fälle über Impfschäden zur Aburteilung. Wenn Du mehr über Impfen und Impfschäden wissen möchtest, so besorge Dir die entsprechende Literatur.

Wir haben aber auch in Deutschland scharfe Impfgegner, wie zum Beispiel *Dr. med. Gerhard Buchwald*, Bad Steben. *Dr. Buchwald* hat aufgrund eines Impfschadens einen behinderten Sohn. Er sammelt Unterlagen über Impfschäden. Im »Naturarzt« 8/88 veröffentlicht er gerade eine Abhandlung über: »*Gefährliche Impfungen: Keuchhusten*«. Besser als er kann man nicht über den Wahnsinn der Impfungen gegen Keuchhusten berichten!

Anhang

Kürzlich erschien »Die Rohkosttherapie«[70] von *Guy Claude Burger*. Der aus der französischen Schweiz stammende *Burger* hat in Frankreich seine **Instinktotherapie** gegründet. Frau *Peiter* hat als erste diese Instinktotherapie in Deutschland eingeführt, sie war 7 Monate in dem Zentrum von *Burger* in der Nähe von Paris tätig. Ich kann die Ausführungen von *Burger*, der sich selbst vom Krebs heilte, nur unterstreichen. Wir unterscheiden uns jedoch in einem wesentlichen Punkt, *Burger* schließt auch die rohen Tierprodukte in seine Rohkosttherapie ein. Ich habe in diesem Buch ausführlich dargelegt, warum wir an die Verdauung von Tierprodukten nicht angepaßt sind.

Wäre *Burger* konsequent, so müßte er auch die Tiere so verzehren, wie das tierfressende Tier es tut, frisch gerissen mit Blut, Haut, Haaren und Innereien. Auf seinem Speisetisch liegen aber die Tierleichen in trauter Gemeinsamkeit mit Obst und Gemüse. Dazu züchtet er einen großen Teil dieser Tiere selbst, schlachtet sie und ißt nur das säurebildende Muskelfleisch. Da frisches Fleisch zäh ist, läßt er dieses noch einige Wochen liegen, bis die Fäulnisbakterien das Fleisch zersetzt und mürbe gemacht haben! Er ißt auch die Milliarden Fäulnisbakterien und ihre Exkremente mit. Besonders das Schwein als minderwertigen Allesfresser forciert er. Guten Appetit!

Burger läßt in erster Linie den **Geruchssinn** sprechen, wo bleiben aber der Geschmack und das Aussehen, die Ästhetik? Ich bin gespannt, ob *Burger* eines Tages den Mut aufbringt, seinen Irrtum einzusehen! Ich hätte noch viele Argumente gegen die Tierleichenkost. Dennoch empfehle ich das Buch, weil es hinsichtlich der reinen Obst- und Gemüsefrischkost lehrreiche Hilfen gibt. Ferner lehnt er strikt Milchprodukte sowie Brot/Getreidespeisen ab... und den Kochtopf! Es gibt die »Gesellschaft für natürliche Lebenskunde e. V.«[67], die es sich zum Ziel gesetzt hat, diese von mir aufgezeigte Lebensweise zu verbreiten.

Gestern, am Sonntagabend, rief mich jemand aus dem Kölner Raum an und »verlieh« mir das Bundesverdienstkreuz, was mich sehr erheiterte. Er sagte mir, daß er es nicht für möglich gehalten hätte, so gewaltige Fortschritte durch eine derart einfache Ernährungsumstellung zu erreichen. Ich fragte ihn, wie er denn jetzt sich ernähren würde. Antwort: »*Wie Sie empfohlen haben, 75% Obst, 20% Gemüse und 5% Nüsse/ Samen.*«

Ich bitte hier nochmals darum, von mündlichen oder schriftlichen Anfragen abzusehen. Ich muß schon wieder meine Geheimnummer ändern. Man fragt sich, wie die Leute zu dieser Nummer kommen, da die Post keine Auskunft gibt und ich meinen Angehörigen die Weitergabe untersagt habe. Die Leute rufen aus der ganzen Bundesrepublik an, zu allen Tageszeiten, weder Mittagsstunde noch Sonntagsruhe stört sie. Viele schreiben mir ihre gesamte Krankengeschichte. Es sind wirklich schwere Fälle darunter, Endstationen langen Leidens. Oder sie kommen einfach ohne Anmeldung in mein Privathaus. Gestern kam ein wirklich »klapperiger« 71jähriger aus der Schweiz. Alle Fragen, die er sich aufgeschrieben hatte, stehen in meinem Buch. Die lange Reise war also völlig nutzlos. Die Leute lesen nicht aufmerksam genug. Daher meine Wiederholungen!

Bitte, habt Verständnis, ich kann und darf keine medizinischen Ratschläge geben. Und wie ich mir die richtige Lebensweise vorstelle, das schreibt uns die Natur seit der Entwicklung des Menschen aus der winzigen Amöbe vor. Bei mir gibt es keinerlei Therapien, keine Kuren, keine Medikamente, ich »behandle« nicht! Ich bin erst recht kein Ersatz für einen Arzt.

Es ist keine Wandmaker-Lebensweise, es ist die natürliche, vom Schöpfer geforderte Lebensart, ihr müssen wir wieder gehorchen lernen! Die Natur kennt keine Rücksicht, weder vor Heiligen noch Professoren. Du allein hast Dich ja gegen dieses Gesetz gewendet und kannst auch nur allein die letzte Verantwortung dafür tragen. Eine chemische Medizin mag Dir eine kleine Bedenkzeit bringen, aber alle kommen ran, es fragt sich nur, wann und wie! Ich habe immer wieder die Medikamente verdammen müssen, weil sie letztlich nicht heilen können. Nur der eigene Körper heilt. Dennoch muß ich meine Warnung wiederholen:

Mache keine Experimente auf eigene Faust! Wenn Du aufgrund der Sünden der Väter und Deiner eigenen **zuckerkrank** geworden bist, darfst Du die Insulinmenge ohne Ratschlag Deines Arztes nicht verändern. Das gleiche gilt für eine Herzmedizin oder bei anderen chronischen Erkrankungen.

Nur kräftige junge Menschen können eine sofortige Umstellung wagen. Sie schlagen sich ja jetzt auch mit »Schiet- und Dreckkost« rum, dann können sie auch die Naturkost leichter vertragen. Im Gegenteil, die inneren Organe werden überrascht sein, plötzlich »ihre Stoffe« zu bekommen! Ältere mit degenerativen Krankheiten, gehe vorsichtig zu Werke, wie ich eine gute **Übergangsart** oft beschrieben habe!

Wer eine **Lungenentzündung** oder eine andere schwere Infektion bekommt, wie Hirnhautentzündung, muß **Antibiotika** nehmen, um zunächst das Leben zu retten. Erst danach kannst Du allmählich zur Rohkost übergehen, aber schrittweise, am besten in einer gütigen Zusammenarbeit mit einem verständnisvollen Arzt oder Heilpraktiker. Es wird auch in Deutschland in Zukunft mehr und mehr solche Naturärzte geben, weil sie letztlich die Sinnlosigkeit der Unterdrückung von Symptomen einsehen werden. Du mußt aber mitziehen wollen, sonst kann auch der gutwilligste Arzt nicht helfen!

Das Gift Medizin ist in allen diesen Fällen, in die Du Dich selbst hineingeschlittert hast, vorläufig noch der kleinere Teufel! Das ändert gar nichts an meinem Grundtenor in diesem Buch, daß Mikroben nicht die Verursacher einer Krankheit sind, sondern es ist der Boden, den Du diesen Bakterien und leblosen, um so gefährlicheren Viren bereitet hast.

Das Wort »Asche zu Asche«, das der Pastor regelmäßig am Grabe sagt, hat im Grunde eine fatale Bedeutung, Du wirst vorzeitig zu Asche, weil Du tote, »eingeäscherte« Nahrung ein Leben lang zu Dir genommen hast im Gegensatz zu allen anderen Lebewesen dieser Erde. Du bist wahrlich der einzige, der die Nahrung vorher verdirbt!

Es gibt kaum deutsche Bücher über reine Rohkost. *Gustav Schlickeysen* erwähnte ich bereits. *Friedrich Oelschläger* hat ein Buch mit dem Titel »Heraus aus Krankheit und Lebensnot«[71] geschrieben, ferner einige kleinere Schriften, wie »Asthma ist heilbar«, »Angina Pectoris« und »Heilung durch Atem und Stimme«. Diese Bücher sind wahrscheinlich nur noch antiquarisch zu bekommen. Oelschläger bevorzugte die Früchtenahrung, sprach auch von toter Nahrung bei hitzebehandelten Lebensmitteln!

In Deutsch erschienen ist von *Leslie und Susannah Kenton* (USA) »Kraftquelle Rohkost«[72]. Aber alle sind in der letzten Konsequenz nicht 100%ige Rohköstler, wie Aterhov, der schon einen Bissen Kochkost für schädlich hält, weil die kranken Zellen nur darauf warten, wieder Auftrieb zu bekommen!

Alles für Ihre Gesundheit:

Der Fit fürs Leben Verlag hat es sich zur Aufgabe gemacht, durch seine Bücher eine natürliche Lebensweise zu fördern: Wir zeigen Ihnen Wege auf, wie Sie Ihre natürlichen Ressourcen reaktivieren und eigenverantwortlich mit Ihrer Gesundheit umgehen können, und stehen Ihnen bei Bedarf mit gutem Rat zur Seite.

In den Editionen „Fit fürs Leben" und „Waldthausen" veröffentlichen wir Bücher zu wichtigen Gesundheitsthemen wie bewusste Ernährung, natürliche Lebensweise, reines Wasser und alternative Medizin. Bücher mit seriösem Inhalt von kompetenten Autoren, die Ihnen helfen mit ihrem Leben und Ihrer Gesundheit sorgsam umzugehen.

Gute Gesundheitsversender sind Vertrauenssache. Wir arbeiten hier eng mit Partnern zusammen, die ein vielseitiges Sortiment an praktischen und gesunden Dingen haben, die für eine vitale Lebensweise im Einklang mit der Natur wichtig sind und das Leben lebenswert machen. Aktuelle Adressen halten wir in unserem Leserservice für Sie kostenlos bereit.

Das „Fit fürs Leben" Kolleg bietet allen InteressentInnen eine umfangreiche Auswahl an Ausbildungen, Fernlehrgängen, Seminaren und Vorträgen zum Thema „Ganzheitliche Gesundheit" an.

Bitte fordern Sie kostenlos Infos an zu den jeweiligen Themen:

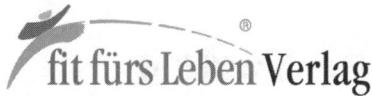

in der NaturaViva Verlags GmbH
Postfach 1203
D – 71256 Weil der Stadt
Telefon +49 (0) 70 33 / 1380816
Fax +49 (0) 70 33 / 1380817

Fasten nach Prof. Ehret

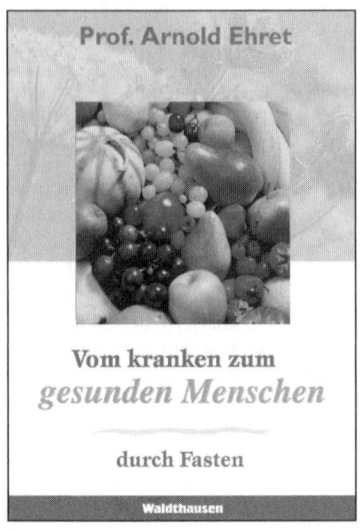

Vom kranken zum gesunden Menschen durch Fasten
von Prof. Arnold Ehret

Prof. Ehret gilt als einer der Pioniere auf dem Gebiet des Fastens. Er weiß, daß die Erfolge des Fastens sich nur dann längerfristig auswirken, wenn sie durch die richtige Ernährung ergänzt werden. Seine Erkenntnisse zu diesem Thema sind heute noch genauso wichtig wie zu Anfang des 20. Jahrhunderts, als dieses Buch zum ersten Mal erschien. Fastenhäuser auf der ganzen Welt arbeiten heute auf Basis von Prof. Ehrets Fastenempfehlungen.

Er selbst schreibt über dieses Buch: „Ich wünsche allen Kranken, daß ihnen dieses Buch helfen und sie ermutigen wird. Ich wünsche allen, die über den Verlust ihrer Jugend und über die ersten Anzeichen des Alterns bekümmert sind, daß ich ihnen neue Hoffnung geben kann. Fasten und schleimfreie Heilkost ist keine Laune, sondern ein Heilmittel, das sich allerdings erst noch seinen Platz zum Wohle aller Menschen verschaffen muß."

138 Seiten, ISBN 3-89881-012-7, erhältlich in jeder Buchhandlung.

Weitere Informationen zu Fastenkursen und zu weiterführender Gesundheitsliteratur erhalten Sie kostenlos bei:

Waldthausen Verlag

in der naturaviva Verlags GmbH, Postfach 1203, D-71256 Weil der Stadt

Literaturverzeichnis

1. *Wandmaker, Helmut:* »Dick + krank oder schlank + gesund«, Waldthausen Verlag, Stendorfer Str. 3, 2863 Ritterhude
2. *Diamond:* »Fit fürs Leben«, Waldthausen Verlag und Goldmann Taschenbuch-Verlag
3. *Bidwell, Victoria:* P. O. Box 1112, Hollister, CA 95024 (USA)
4. *Tilden, Dr. J. H.:* »MitToxämie fangen alle Krankheiten an«, Waldthausen-Verlag
5. *Diamond:* »Fit fürs Leben« II, Waldthausen Verlag und Goldmann Taschenbuch-Verlag
6. *Waerland, Are:* »Befreiung aus dem Hexenkessel der Krankheiten«, Band I u. II, Humata-Verlag, Bern
7. *Walker, Dr. N. W.:* »Täglich frische Salate erhalten Ihre Gesundheit«, Waldthausen Verlag
8. *Walker, Dr. N. W.:* »Frische Frucht- und Gemüsesäfte«, Waldthausen Verlag
9. *Walker, Dr. N. W.:* »Natürliche Gewichtskontrolle«, Waldthausen Verlag
10. *Walker, Dr. N. W.:* »Strahlende Gesundheit«, Waldthausen Verlag
11. *Tasche, F.:* »Überlegungen zur Krebsbekämpfung« (Magnesiumchlorid), Verlag für Medizin, Dr. Ewald Fischer, Heidelberg
12. *Bogomas, Dr.:* »Den Krebs besiegen«, Maurice Moureau Verlag, Hamburg 76
13. *Bragg, Dr.:* »Wasser – das größte Gesundheitsgeheimnis«, Waldthausen Verlag
14. *Waerland, Are:* »Warum ich weder Fleisch, Fisch noch Eier esse«, Humata-Verlag
15. *Skriver-Bücher:* Skriver-Verlag, Falzenstr. 6, 7848 Bad Bellingen 4
16. *Baumgardt:* »Ohne Fleisch gesund leben«, Waldthausen Verlag
17. *Ousely:* »Evangelium des vollkommenen Lebens«, Humata-Verlag
18. *Becker, Dr.:* »Hier irrt die Menschheit, die Fleischnahrung«
19. *Langer:* »Gesund werden– gesund bleiben mit SonnenKost«, Waldthauser Verlag
20. *Walker, Dr.:* »Darmgesundheit ohne Verstopfung«, Waldthausen Verlag
21. *Cayce, Edgar:* »Das große Gesundheitsbuch«, Bauer-Verlag, Freiburg

22. *Rauch, Dr.:* »Die Darmreinigung nach Dr. F. X. Mayr«, Haug-Verlag
23. *Mességué:* »Heilen«, Molden
24. *Kingsford, Dr.:* »The Perfect Way in Diet«, Health Research
25. *Sommer, Walter:* »Das Urgesetz der natürlichen Ernährung«, Sommer-Versand, Vogelsang 126, 2070 Ahrensburg
26. *Kupfer-Koberwitz:* »Die Tierbrüder«, Drei-Eichen-Verlag
27. *Ehret, Prof. Arnold:* »Die schleimfreie Heilkost«, Waldthausen Verlag
28. *Thakar,Vimala:* »Die Kraft der Stille«, ORIGO, Zürich
29. *Carrington, Dr.:* »The Natural Food of Man«, Health Research
30. *Schlickeysen, Dr. Gustav:* »Früchte und Brot«
31. *Steintel, Dr. med. Reinhard:* »Das natürliche Ernährungsgesetz«, Verlag Dr. Fadini, Breunigstr. 31, 7400 Tübingen
32. *Ehret, Prof. Arnold:* »Vom kranken zum gesunden Menschen«, Waldthausen Verlag
33. *Landmann, Robert:* »Ascona, Monte-Verità«, Ullstein – Sachbuch 34013
34. *Walker, Dr. N. W.:* »Auch Sie können wieder jünger werden«, Waldthausen Verlag
35. *Walker, Dr. N. W.:* »Zurück aufs Land«, Waldthausen Verlag
36. *Daniel, Florence:* »Heilkräfte in der Nahrung«
37. *Richter, Dr.:* »Nature – The Healer«, Health Research, Mokelumne Hill, CA 95245, P.O. Box 70
38. *Carquè, Dr. Otto:* »The Key to Rational Dietetics«, Health Research
39. *White, Dr. Georg Starr:* »Un-Health can be Changed«. Health Research
40. *Meier-Hardy:* »Mit 333 DM im Monat« – Meier-Hardy, Schönhauserstr. 22, 1000 Berlin
41. *Fry, T. C.:* »Checklist of Natural Food«, Life Science, 1108 Regal Row, Manchara, TX 78652-0609, P.O. Box 609
42. *Reckeweg, Dr.:* »Homotoxinlehre«, Heel-Verlag, Heidelberg
43. *Shelton, Dr. Hazard, Dr. Fry:* »Nie wieder Herpes«, Walthausen Verlag
44. *Shelton, Dr.:* »Richtige Ernährung mit natürlicher Nahrung«, Waldthausen Verlag
45. *Health-Science-Lehrgang:* »Lebenskunde – Studienbriefe«, Waldthausen Verlag
46. *Wendt, Prof. Dr. Lothar:* »Eiweißspeicherkrankheiten«, Haug-Verlag, Heidelberg
47. *Alexander, Jo:* »Raw Food Propaganda«, Health Research

48. *Carrington, Dr.:* »The History of Natural Hygiene«
49. *Kirschner, Dr. H. E.:* »Natures Seven Doctors«, H. C. White Publications (USA)
50. *Fry, T. C.:* »Is this a reason ...«, Healthful Living 9/85
51. *Kime, Dr. Zane R.:* »Sonnenlicht und Gesundheit, Waldthausen Verlag
52. *Hotema, Prof.:* »Radiation in Florida«, Health Research
53. *Carrington, Dr.:* »Discourse of Sober Life«
54. *Esser, Dr. Wilhelm:* »Dictionary of Natural Foods«
55. *Lubig-Bäckerei*, Bonn, www.lubig.com
56. *Sommer-Verlag*, Vogelsang 126, 2070 Ahrensburg
57. *Dorschner:* »Naturheilkunde – der Weg für Dich«, Ullrich-Verlag, 7261 Calw
58. *Dorschner:* »Unsere unheilvolle Zivilisation – Wege zur Gesundung«, Ullrich Verlag
59. *Walker, Dr. N. W.:* »Frische Frucht- und Gemüsesäfte«, Waldthausen Verlag
60. *Weger, Dr.:* »Genesis + Control of Disease«, Health Research
61. *Carnegie, Dale:* »Sorge Dich nicht, lebe«
62. *Walford, Dr.:* »The 120 Year Diet«, Simon & Schuster, New York (USA)
63. *Giller, Dr. Robert:* »Medical Makeover«, Warner Books, New York
64. *Peiter, Jamila:* »VITAL – Ernährung«, ARIANE. Versand. Hattersheim
65. *Kuhne, L.:* »Die neue Heilwissenschaft«, TURM-Verlag, Bietigheim
66. *Kötschau, Prof. Karl:* »Naturmedizin – Neue Wege«, Verlag Grundlagen und Praxis
67. *Lebenskunde e.V.:* Stendorfer Str. 3, 2863 Ritterhude
68. Diverse Bücher der Impfgegner:
    McBean: »The Poisoned Needle«, Health Research
    Allen, Hannah: »Dont't Get Stuck!«
    Buttram, Dr.: »Vaccinations and Immune Malfunction«, Health Research
    The Humanitarian Society: »The Dangers of Immunization«
    Elben: »Vaccination Condemned«, Better Life Research, USA 1981
    Bc. Bean, Dr.: »Vaccinations do not protect«
69. *McBean & Ida Honorof:* »Vaccination – The Silent Killer«, Health Research
70. *Burger, Guy Claude:* »Die Rohkosttherapie«, Heyne-Ratgeber Nr. 08/9168

71. *Oehlschläger, Friedrich:* »Heraus aus Krankheit und Lebensnot«, Eigen-Verlag (nicht mehr lieferbar)
72. *Keton, Leslie und Susannah:* »Kraftquelle Rohkost«, Heyne-Verlag
73. *Donsbach, Dr.:* »Super-Health«, Health Science, Inc., 7422 Mountjoy, Huntong
74. *Hovannassian (Aterhov):* »Raw Eating«, Waltdthausen Verlag
75. *Hackethal, Prof. Julius:* »Krankenhaus«, Molden
76. *Fry, T. C.:* »The Course of Cooking«
77. *Tobe, John H.:* »The Miracles of Live Juices and Raw Foods«, Provocation-Press, CA
78. *Biehler, Dr. Henry G.:* »Richtige Ernährung, die beste Medizin«, Bauer
79. *Lutz, Dr.:* »Leben ohne Brot«, Selecta, Planegg – München
80. *Kapfelsperger/Pollmer:* »Iß und stirb«, Kiepenheuer & Witsch
81. *Fathmann:* »Live Foods«
82. *Brandt, Johanna:* »The Grape Cure«
83. *Semple, Dugald:* »Sun Food«, Essence, Natal, Südafrika
84. *Dick Gregory:* »Natural Diet for Folks«, Perennial LIb., New York
85. *Newmann, Dr.*
86. *Haber, Heinz, Prof.:* »Die Zeit«, Langen-Müller
87. *Beyer:* »Die Zitronensaftkur«, Maldal Bal Verlag, Kreuzplatz 10, CH-8100 Zürich
88. *Burroughs, Stanley:* »Heilung für ein neues Zeitalter«, Maldal Bal Verlag
89. *Lloyd:* »Karezza«, Zluhan-Verlag, Biethigheim
90. *Dewey, Dr.:* »No Breakfast Plan«
91. *Dewey, Dr.:* »The True Science of Living«
92. *Haskell, Charles:* »Perfect Health«
93. *Howell, Dr.:* »Food Enzymes for Health & Longevity«, Omangod Press, Woodstock, Valley, Ct 006282, P.O. Box 64
94. *Howell, Dr.:s »Enzym Nutrition«, Avery Publishing Group, Wayne, New Jersey, USA*
95. *Diamond, Marilyn:* »Neue Eßkultur mit SonnenKost«, Waldthausen Verlag
96. *Dorsey, Calabrese:*
97. *Marilyn Diamond:* »Neue Eßkultur mit SonnenKost« – Waldthausen Verlag
98. *Harvey u. Marilyn Diamond:* »Fit fürs Leben« Teil II
    Calabrese Dorsey: »Healthy Living in an Undealthy World« – Simon & Schuster
99. *Dr. Erich Ruckhaber:* »Biochemik«

100. *T. C. Fry:* »Dynamische Gesundheit« – Waldthausen Verlag
101. *Dr. Paul C. Bragg:* »Füße, die Dich tragen« – Walthausen Verlag
102. *Dr. de Evans:* »Wie verlängere ich das Leben«
103. *J. I. Rodale:* «Das vollständige Buch über Nahrung und Ernährung
104. *Dr. O. M. Bruker:* »Schicksal aus der Küche«
105. *Dr. Densmore:* »Wie die Natur heilt«
106. *Hans Baumgardt:* »Ursache und Heilung von Allergien« – Waldthausen Verlag
107. *Divna Omaljev-Bongartz:* »Tagebuch einer Schwangerschaft mit SonnenKost« – Waldthausen Verlag
108. *Hans Baumgardt:* »Gesunde Kinder durch natürliche Lebensweise« – Waldthausen Verlag
109. *Karl-Wilhelm Bruno:* »Priester, Tierschützer und Vegetarier« – Waldthausen Verlag
110. *Dr. Norman W. Walker:* »Waser kann Deine Gesundheit zerstören« – Waldthausen Verlag
111. *Dr. Paul C. Bragg:* »Wasser – das größte Gesundheitsgeheimnis« – Waldthausen Verlag
112. *Dr. Allen E. Banik:* »Trinkwasser und Ihre Gesundheit« – Waldthausen Verlag
113. *T. C. Fry:* »Reines Wasser für die Gesundheit« – Waldthausen Verlag
114. *Dr. Mendelsohn:* »Trau keinem Doktor« – Mahajiva Verlag
115. *Dr. Herbert M. Shelton:* »Fasten kann Ihr Leben retten« – Waldthausen Verlag
116. *Heinz Erven:* »Mein Paradies«
117. *Heinz Seifert:* »Gärtnern ohne Gift«

Weitere lesenswerte Bücher:

Bircher, Dr. Ralph: »Absprung ins Wagnis«, Bircher-Benner-Verlag, Bad Homburg

Bircher, Dr. Ralph: Serie: »Heraus aus dem Labyrinth der Ungesundheit«, Bircher-Benner-Verlag

Blüchel, Kurt: »Die weißen Magier«, C. Bertelsmann

Schmidt, Dr. Siegmund: »Ringsum Gift – und keine Chance?«, Erw. Hagen, Freilassing

Rusch, Dr. Hans Peter: »Bodenfruchtbarkeit«, HAUG-Verlag, Heidelberg

Rosendorf, Dr. A.: »Neue Erkenntnisse in der Naturheil-Behandlung«, Turm-Verlag

Estes, Dr. Louis A.: »*Raw Food and Health*«
Shelton, Dr.: »The Hygienic System«
Shelton/Willard/Oswald: »The Original NH – Weight – Loss-Book«
Jennings, Dr. I.: »The Tree of Life/Human Degeneracy«
Dewey, Dr. Edward H.: »The True Science of Living«
Kulvinskas, Viktoras: »Leben und Überleben« – 21. Jahrhundert, F. Hirthhammer
Scholmer, Joseph: »Das Geschäft mit der Krankheit«, Kiepenheuer & Witsch
Peal, Norman V.: »Heute fängt Dein Leben an«, Oesch-Verlag
Freitag, Erhard F.: »Kraftzentrale Unterbewußtsein«, Goldmann-Verlag
Krok, Morris: »Diary of a Truth Seeker«, 3630 NATAL, South-Africa Box 180, Westville
Krok, Morris: »Amazing New Health – the Inner Clear Way«, South-Africa, Westville
Krok, Morris: »Fruit – the Food and Medicine for Man«, South-Africa, Westville
Densmore, Dr. Emmet: »How Nature Cures«
Seblo, Dr. Leon: »Sickness and Senility are Unnecessary«
Hoffmann, Debbie: »The Raw Food Program«, Prof. Press Publ. 13115 Hunza Hill Valley – CA 92082/USA
Häusler/Schmidtkunz: »Tatort Chemie«, Delphin-Verlag, München/Zürich
Dres, Dr. George J.: »Unfired Food«
Trall, Dr. R. T.: »The True Healing Art!«
Hay, Dr. William H.: »Superior Health through Nutrition«
Tilden, Dr. J. H.: »Impaired Health, its Cause and Cure«
Braunstein, Mark M.: »Radical Vegetarianism«, Panjandrum Books, Los Angeles
Dungler, Julien: »Die Pforte der Gesundheit«, Eigenverlag, Schweiz
Budwig, Dr. Joh.: »Krebs – ein Fettproblem«, Hypewrion-Verlag
Horne, Ross: »The Health Revolution«
Skriver, Dr. Carl A.: »Die vergessenen Anfänge der Schöpfung und des Christentums«, Skriver-Verlag, Falzenstraße 6, 7848 Bad Bellingen 4
Skriver, Dr. Carl A.: »*Die Lebensweise Jesu und der ersten Christen*«, *Skriver-Verlag*
Schwab, Günther: »Der Tanz mit dem Teufel«, Lebensschutz-Verlag, Baden-Baden

Schwab, Günther: »Des Teufels sanfte Bombe«, Sponholtz-Verlag, Hameln

Zimmermann, W.: »Bis der Krug bricht«, Victoria-Verlag, CH-Ostermundingen

Gruhl, Herbert: »Ein Planet wird geplündert«, S.-Fischer-Verlag

Register

Abdeckerei 106
Abendessen 119, 138
Aberglauben 397, 418
Abführmittel 255, 287, 294, 407
Abhängigkeit 407
Ablagerung 23, 131, 142
Abmagerungsdiäten 131
Abraham, Dr. 172 ff.
Abstillen 270
Abwehrkräfte 107 f.
Ackerbau 216
Aderholt, Dr. A. 20
Aderlaß 123, 365
Aderverkalkung 159
AIDS 15, 38, 116 f., 248, 279, 289, 332, 415, 418, 444, 460, 496, 569
Ajurveda 513
Akne 319 f., 255, 437, 481
Akupunktur 418, 457
Alanus, Dr. 204
Alaska 33, 102
Albumin 44, 157
Alexander, Joe 126
Algenwachstum 510
Alkalität 91 f.
Alkalose 253, 338
Alkohol 24, 35, 66, 83, 139 f., 148, 167, 253, 263, 266, 298, 321, 325, 374, 406 f., 429, 439, 441, 498, 537
Alkoholentziehungsheime 336
Alkoholiker 5, 111, 141, 298, 336, 439
Alkoholismus 504 f.
Alkoholschaden 170 f.

Alkoholwerbung 339
Allergien 19, 156 f., 255, 385, 401, 437, 504 f.
Allesesser 557
Allesfresser 70, 333, 343 f., 345
Allheilmittel 398
Allicin 327, 475
Alpträume 504
Altern 46, 53
Altersflecken 401
Alterskunde 331
Altersschwäche 78
Alterung 173, 176
Alu-Folie 80
Aluminium 80 f., 251, 321
Alutöpfe 81
Alvarez, Dr. 192
Alzheimer Krankheit 80, 173, 251
Alzheimer, Dr. 80
Aminosäuren 5, 26, 45, 51, 60, 68, 98, 116–123, 139, 245 f., 271, 283, 311, 371
Amphetamine 442 f.
Amylase 49, 189, 266, 513
Anämie 47, 444, 562
Anaphylaxie 495
Angina Pectoris 594
Angst 310
Ängstlichkeit 477
Ankylose 449
Anonyme Alkoholiker 141
Anregungsmittel 66, 581
Ansteckung 42, 569
Antacida 80, 320
Anti-Acid-Methode (AAM) 92, 252

Anti-Säurepillen 320
Antialkoholiker 498
Antibabypille 553
Antibiotika 293, 381, 593
Anticholesterinpillen 131
Antienzym 51 ff., 189
Antiobstleute 81, 86
Antisäuretabletten 80, 255
Antiskorbut-Mittel 87
Antioxydans 54
Apfelkost 141, 507
Appetit 34, 67, 108, 196, 130 f., 134 f., 140
Appetithemmer 133
Arachidon-Säure 98
Arbeitsrhythmus 67
Arbeitsunfähigkeit 90
Argwohn 45
Arhrites 275, 452
Aristoteles 153
Aroma 97
Arterienverkalkung 132, 152, 159, 247
Arteriosklerose 132, 171, 178 ff., 198, 205, 264, 300, 341, 399, 396, 490
Arthritis 152, 173, 198, 437, 445–453, 537
Arthrose 173
Arzneimittelpreise 421 f.
Arzt 29 f., 112, 117, 537
Arzt-Syndrom 24
Arztbesuch 435
Aschoff, Prof. Dr. med. 171
Ashe, Arthur 537
Ashmed, P. H. 90

Aspirin 92f., 141, 212, 407, 441, 446f.
Assisi, Franz von 87
Asthma 401, 504f., 537, 594
Asthmatiker 347, 438
Atembeschwerden 46f.
Atemübung 29
Aterhov 21f., 41, 180, 269, 280, 493, 552, 571
Atkins, Dr. 135, 263
Atmungsschwierigkeiten 476, 499
Atombombe 111
Atomindustrie 111
Atomkraft 111
Aufkochen 79
Aufputschmittel 107f., 381f., 418
Aufregung 310
Aufstoßen 320
Augen 257, 437
Augengymnastik 29f.
Aurel, Marc 335
Ausbildungsförderung 455
Ausdauer 49, 431
Ausscheidung 29
Ausscheidungsperiode 207f.
Ausscheidungsphase 82
Ausschlag 352
Autoimmunkrankheit 43f., 45, 125, 249
Auxone 460
Avocado 26, 45, 68, 139, 327
AZT (Retrovir) 16, 497

Backen 49, 159
Backpulver 251
Bäder 40
Bakterien 15, 124ff., 248f., 316, 323, 385, 569
Bakteriologie 418
Ballaststoffe 157, 230

Banik, Dr. Allen E. 295, 299
Barbiturate 441f.
Barmherzigkeit 149
Barnes, Broda 544
Basen-Säuren-Gleichgewicht 94f.
Basenüberschuß 79
Báss, Dr. Stanley 145
Bauchspeck 153
Bauchspeicheldrüse 49f., 476, 533
Baumgardt, Hans 255, 270, 333, 342, 360, 402
Béchamp 109
Becker, Dr. med. Fritz 11, 29f., 342, 527ff.
Beef 42, 139
Benjafield, Dr. H. 87
Benommenheit 47
Benzolsäure 91
Bequemlichkeit 316
Berg, Dr. Ragnar 79f., 95, 167, 251
Berger, Dr. 178
Bernard, Dr. Raymond 249, 472
Beruhigungsmittel 67
Bestrahlung 40, 418
Beta-Karotin 55
Beta-Sisterol 243
Bettruhe 117, 387
Bewegung 5, 13, 259f., 287, 309, 378, 391, 403, 429, 548
Bewegungsübung 29f.
Beyer, K. A. 385
Bidwell, Victoria 34, 44, 143, 519f.
Bienenhonig 5, 35, 36, 190, 230, 274, 313, 381f.
Bienensäure 313
Bienenzüchter 527
Bier 298ff.
Bilas, Dr. 36f.
Bio-Bauer 315

Bio-Chemie 78
BIUO-Schiffsreise 113
Bircher, Dr. Ralph 234, 401, 414, 517, 534
Bircher-Benner, Dr. 12, 195, 401, 414, 517, 534
Birchermüsli 197
Blähbauch 433f.
Blähung 85, 99, 184, 198, 487, 499
Blase 476
Blasenkrebs 476, 480
Blasensteine 91, 243
Blei 54, 59
Block, Glady 483ff., 486
Blüm, Minister 24, 421f., 455f.
Blutarmut 47, 87, 444, 561
Bluteiweißwerte 116
Blutdruck 26, 229f., 377ff.
Blutdruckkontrolle 383f.
Blutfett 226
Blutfettspiegel 132, 152, 227
Blutfettwerte 5, 227, 229
Blutgefäß 122, 517
Blutgerinnung 173
Bluthochdruck 5, 152, 370, 372, 375, 399, 476, 517
Blutkonserven 44
Blutkontrolle 116
Blutkrebs 378, 562
Blutspucken 476
Blutung 441
Blutzirkulation 175f.
Blutzucker 173, 219
Blutzuckerspiegel 116
Bock, Prof. Dr. med. 177
Bodybuilding 124, 136, 501
Bogomas, Dr. Efimie V. 170

Böhm, Karl-Heinz 123
Bohnenkaffee 207, 381
Bortz, Dr. 299
Bragg, Dr. Paul C. 21, 152, 160, 284, 299
Brandt, Johanna 96, 117, 586
Braten 21, 49
Bratpfanne 12
Braun, Reinhold 584
Brokkoli 139
Brombeeren 209
Bronchialkatarrh 344
Bronchitis 211
Brot 5, 94, 186, 532
Brötchen 50, 184, 209
Brotgicht 19, 260, 446
Brotrheuma 19
Brotsäure 209
Brotschnupfen 286
Bruker, Dr. M. O. 39, 40, 113, 195–197, 238, 534
Brunnenwasser 192 f.
Bruno, Karl-Wilhelm 278
Brust 476
Brustkrebs 476, 585
Buchinger, Dr. 183 f.
Buchwald, Dr. med. Gerhard 590 f.
Buchweizen 239
Buddhist 121
Budwig, Dr. 233
Budwig-Emulsion 45, 546
Bundesverdienstkreuz 591
Burger, Guy-Claude 333, 591 ff.
Burgher, Mr. 267
Burroughs, Stanley 36, 96, 124, 385
Busch, Wilhelm 15
Butter 42, 167, 189, 226, 380
Butterbrot 153
Butterfett 131

Buzzard, Dr. 88
Bypaßoperation 76, 383 f., 455 f., 537

Cadmium 59, 333, 480
Carlyle, Thomas 171
Carnaro, Luigo 145
Carnegie, Dale 305, 424
Carquè, Dr. Otto 92 ff.
Carrington, Dr. Hereward 67, 69, 80, 87, 117, 144
Cayce, Edgar 418
Ceresan 250
Chaplin, Charly 384
Chelate 461 f.
Chelationtherapie 179
Chiropraktiker 40, 418, 577 f.
Chirurg 16
Chloroform 54
CHO-Alkohol 197
CHO-Schnaps-Phänomen 498 ff.
Cholesterin 26, 59, 72 f., 131, 153 ff., 179, 197, 276, 357 f., 378, 396 f., 545 f., 565 f.
Cholesterinspiegel 105, 131, 226 f., 335, 356 f., 378 ff., 536–539, 563 ff.
Cholesterinwerte 72, 131, 226
Cholin 139
Christopher, Dr. 300
Christophersen, Dr. 85
Christus 341, 563, 576
Cinque, Dr. 233
Clausnitzer, Ilse 233
Cola 131, 248, 325, 332, 381 f.
Colitis 244, 256
Comby, Bruno 45
Contergan 176, 512
Contergankinder 457 f.
Cornaro, Luigo 144 f.
Cortison 176, 512

Crohnsche Krankheit 245, 256
Cruickshank, Dr. med. 472

Daniel, Florence 88
Darm-Irrigationen 531
Darmeinlauf 256 ff., 259
Darmentzündung 244, 291 f.
Darmgesundheit 290, 416
Darmkrebs 117, 256 f., 287, 292, 338
Darmreinigung 184, 258
Darmspülung 256 f., 287
Darmtherapie 290
Darmverstopfung 319 f.
Dauerkost 244 f.
Dauerschnupfen 157
David 454
Davis, Dr. Devra 552 f.
DDT 250
Degeneration 13, 126, 356, 454
Dehnübung 29 f., 520
Delbet, Professor 170
Delore, Prof. Dr. med. 226
Demut 309
Denkkraft 181 ff.
Denkleistung 370
Densmore, Dr. Emmet 201, 204 f., 231, 336, 533, 543
Deodorants 438
Depression 47, 139, 148 f. 378, 476 f., 504 f.
Dessert 136
destilliertes Wasser 34, 42, 69, 181, 295–300, 550
Devrient, Dr. 316
Dewey, Dr. Edward Hooker 521
Dextrin 266
Diabetes 104, 116, 152, 370, 372, 444

Diabetiker 16, 49, 438
Diagnose 385
Diamond, Harvey und Marilyn 30, 85, 119f., 314, 359f., 510, 579
Diätpillen 381
Dickdarm 257, 287
Dickdarmentzündung 257
Dickdarmtherapie 287
Diderot, Denis 183
Digitalis 5, 294, 435
Dinshah, H. Jay 162
Diphterie 87
Disziplin 140, 308, 405-409
Diuretika 140
Donsbach, Dr. 480
Dornseifer, Ali 236
Dorschner, Alfred 234f.
Dostojewski 278, 491
Drebber 12
Dressing 65
Drews, Dr. 213
Drogen 441f.
Drogengewohnheit 441
Drogenkonsum 111
Drogensüchtige 441ff.
Duesberg, Prof. Dr. 497
Düngemittel 209, 249f.
Dungler, Julien 159
Düngung 171
Dupuytren-Kontraktur 490
Durchblutungsstörung 234
Durcheinanderessen 321
Durchfall 207, 214, 352, 476
Durchschnittsalter 49
Durst 297, 386, 525
Durstgefühl 34
Durststrecke 119

Eck, *Dr.* 175
Edison, Thomas 63, 230, 469

Ehret, Prof. Arnold 32f., 61, 70, 83f., 116ff., 131, 152, 185, 187, 207, 278, 380f., 391, 412, 414f., 483, 513f.
Ehrgeiz 310
Eichholtz, Prof. F. 420
Eier 31, 42, 91, 92ff., 134, 137, 148, 216f., 264, 332f., 334, 352
Eigelb 74
Eigenversuche 72
Einladung 411
Einläufe 5, 285f., 294, 416
Einstein, Albert 21, 384
Eiscreme 131, 137
Eisen 80, 87, 91, 155, 470
Eisprung 365
Eiszeit 349, 455f.
Eiter 525
Eitergeschwür 499
Eiweiß 26ff., 69, 98, 116, 122f., 560
Eiweiß-Überernährung 503
Eiweißabbau 561
Eiweißbausteine 68
Eiweißbedarf 44, 162
Eiweißbestand 122f.
Eiweißbildung 124f.
Eiweißkalorien 135
Eiweißmangel 45, 123, 162
Eiweißmast 134, 483, 518
Eiweißmoleküle 48, 371
Eiweißmüll 26, 119, 122, 323, 504
Eiweißrummel 26
Eiweißspeicherkrankheit 123, 561
Eiweißstoffwechsel 146, 311
Eiweißüberernährung 46, 504

Eiweißüberfütterung 105, 333
Eiweißüberschuß 123
Eiweißunterbilanz 46f.
Eiweißverdauung 82
Eiweißversorgung 124f.
Eiweißwerte 116
EKG 179
Eklöh, Konsul Herbert 399
Ekzem 437
Elektrizität 127
Emanzipation 351, 411
Emerson 286
Empfängnis 270
Energie 13, 27, 32, 65ff., 74, 83, 97, 102, 130, 134, 146, 195, 236f., 309, 431
Energiebilanz 134ff.
Energienahrung 66
Energieverlust 135, 148, 308, 319f.
Energieverschwendung 145
Englische Krankheit 168
Entbindungsstation 157
Entgiftung 5, 13, 385
Entgiftungsphase 140
Entgiftungsschmerz 22
Entkräftung 145, 148, 245
Entschlackung 385f.
Entspannung 259f., 429
Entwässerungspille 133
Entzugserscheinung 115, 493
Entzündung 87, 107f., 323
Enzyme 17, 46-52, 73, 98, 127ff., 159, 177, 266, 319f., 460f., 467, 513, 533f., 545
Enzymforschung 50, 53
Enzymmangel 5, 49
Enzymreserve 49
Enzymversuche 50f.
Epilepsie 444, 531

607

Erbanlage 137f., 289
Erbrechen 476
Erbsen 139
Erdbeeren 139, 167
Erdnüsse 214, 330
Erdnußöl 131
Erfahrungsmedizin 496
Erholung 429
Erkältung 22, 40, 87, 104, 157, 203, 259, 319f., 352, 395, 414, 416, 431, 438, 537
Ernährung 309f.
Ernährungsforschung 11
Ernährungsgesetz 74
Ernährungsindustrie 120
Ernährungstheorien 120
Ernährungswissenschaft 3385ff.
Ernährungswissenschaftler 122
Erregung 321, 550
Erschöpfung 504ff.
Erven, Heinz 584
Eskimos 49, 334, 539
Essener 262, 341
Esser, Dr. William L. 183
Eßgewohnheiten 15, 137f.
Essig 38, 66, 72, 99f., 139, 324
Essigsäure 266, 359
Evans, Dr. de Lacy 72, 192f., 198, 265, 336, 455
Extremitäten 344

Fabrikfette 483
Fabrikmehl 313f.
Fabriknahrungsmittel 38, 136, 313, 433
Fabrikzucker 35, 313
Fadini, Dr. Alois 283, 480
Faltenbildung 46, 489
Faserstoffe 155, 239
Fast Food 486

Fast-Food-Restaurant 326
Fasten 5, 33f., 117, 122f., 138f., 181ff., 212f., 273, 387ff., 448
Fastenbrechen 146
Fastenkur 26, 120, 181ff., 383f.
Fastenlehrer 76
Fastentage 421
Fathmann 116
Fäulnis 59f., 106, 125, 134, 244f., 323ff., 427, 446
Fäulnisbakterien 59, 125, 418
Feigen 490
Feindseligkeit 47
Feldweg, Dr. 241
Fermente 319f.
Fernsehen 377, 416, 421, 426, 431, 548
Fertigeiweiß 26, 123
Fettsucht 130, 137f., 221
Fette 16ff., 69, 352, 380, 538
Fettabbau 134
Fettpolster 131f.
Fettreserve 134
Fettsäuren 98f., 565
Fettsäureverdauung 187
Fettsucht 16, 32, 40, 130f., 143ff., 152f., 167, 206, 209, 221, 270, 292, 411
Fettsüchtiger 130, 381f., 445
Fettverdauung 49
Feuerbehandlung 5, 349, 423
Fieber 128, 291f., 321f., 351f., 391, 416, 477, 576
Fingernägel 45
Fisch 42, 59, 92f., 102, 137, 148ff., 181, 198, 211, 264, 332f., 334, 352

Fischeiweiß 195
Fischkost 96
Fischmehl 106
Fischöl 475
Fischvergiftung 60, 333
Fitneßtest 441
Fixx 537
Flach, Grete 515
Fleisch 32, 332, 352
Fleischbrühe 74
Fleischesser 72, 100, 157, 247, 276
Fleischfresser 345f.
Fleischgifte 347
Fleischkost 12, 96, 116
Fleischprotein 134
Fleischsaft 200, 247
Fleischsuppe 74, 337
Fleischvergiftung 60, 333
Fliegerlatein 426
Fluor 81
Fluortabletten 81
Flüssigkeit 55
Folsäure 139
Fortpflanzung 125f., 367
Fowler 53
Franklin, Benjamin 280
Freie Radikale 53
Freisleben, Dr. Herbert 239
Freßsucht 313, 399
Frieden 112
Friedrichs, Prof. Dr. Karl 511
Frischkornbrei 184, 195, 325, 530, 536f.
Frischkornmüsli 40, 195
Frischkost 5, 29f., 34ff., 55, 65, 104, 131, 280, 300, 513f.
Frischzellenkur 241
Frittieren 21
Frostgefühl 266
Fruchtbarkeitsstörung 357
Früchte 26ff., 133

Früchte-Gourmet 65
Früchteesser 64, 65 ff.,
　88, 101, 190, 245, 321,
　332 f., 343 ff., 424,
　501, 557
Früchtekost 5, 26, 33 ff.,
　88 f., 102, 105, 118,
　136 ff., 138 f., 311
Früchtenahrung 64, 67 f.
Fruchtfrühstück 135
Fruchtsalate 66
Fruchtzucker 65 f., 80,
　82, 105, 122 f., 131,
　176, 195, 229, 245,
　503, 539
Frugivore 29, 62, 101,
　321, 332, 342, 424
Fruktose 97
Frühstück 119
Frühstücksbüfett 351 f.
Frühstücksflocken 209
Frühstücksgetreide 176
Fry, T. C. 44, 47, 97,
　115 f., 124, 236, 274,
　295, 299, 368, 415,
　497
Funk, Casimir 467
Füße 152
Fußsohle 257
Fütterung 106

Gallengrieß 173, 500
Gallensteine 33, 292,
　500, 526 f.
Gammaaminobytyrik-
　säure 139
Ganzheitslebensweise
　443
Ganzheitsprinzip 393
Garten 316
Garten, Dr. M. O.
　589
Gärung 5, 79, 92 f., 197,
　200, 247, 251, 266,
　281, 321–324, 446
Gasentwicklung 530
Gaumengelüste 16
Gebärmutter 442

Gebärmuttersenkung
　152
Gebärmuttervorfall 245
Geburt 270
Geburtenzahl 289
Geburtsdefekte 54
Gedankenkraft 148
Geflügel 42
Gefräßigkeit 105, 135 f.,
　214, 324
Gegengifte 148
Gehirnkraft 431
Gehirnleistung 355
Gehirnnahrung 195
Gehirnschlag 537
Gehirnverkalkung 92 f.
Geist 424
Geisteskraft 370
Geisteskrankheit 441
Gelbsucht 141, 498
Gelenke 131, 141
Gelenkentzündung 446
Gemischtköstler 75,
　92 f.
Gemüse 19 ff.
Gemüserohkost 29, 81,
　85
Gemüsesaft 55, 161,
　184, 214
Genußsucht 112, 349,
　497
Gerbsäure 190, 479
Geriatrie 311
Geriatrikas 354
Germanium 463
Geruch 427 f.
Geruchssinn 591
Geschlechtsakt 367
Geschlechtskrankheit
　117, 332
Geschlechtsleben 365
Geschmacksknospen 66
Geschmacksnerven 19,
　32, 34, 66, 141, 203
Geschwür 107, 137 f.,
　221, 323, 442, 523
Gesprächskreis 410, 426
Gesundheit 430

Gesundheitskongreß
　281 f.
Gesundheitskrise 22
Gesundheitsministerium
　12
Gesundheitspraktiker
　166 f., 450
Gesundheitsprediger
　29 f.
Gesundheitsschule 275
Gesundheitsvorsorge 11
Gesundheitszeitschrift
　19
Gesundungskrise 89,
　493
Getränke 83, 119
Getreide 5 ff., 186 ff.,
　223
Getreideesser 70, 100
Getreidekost 94 f., 153
Getreidenahrung 191
Getreideprodukte 94
Getreideschnupfen 209
Gewichtheben 520
Gewichtskontrolle 166
Gewichtstraining 520
Gewichtsverlust 34, 53,
　136, 140
Gewichtszunahme 34,
　519
Gewohnheit 15, 22
Gewürze 15 ff., 540
Gibson, Dr. 238
Gicht 87, 211, 260
Giller, Dr. 335,
　382
Glaubersalz 184, 209
Gleichgültigkeit 316
Glück 424 f.
Glücklichsein 424, 429
Glückspillen (Tranquili-
　zer) 107 f., 316, 416,
　441
Glukose 82, 97, 263, 503
Glukosetoleranztest 505
Glutene 283, 380
Glycin 91
Glykogen 122, 135, 211

Goethe 11, 75, 191, 201, 214, 262, 428
Goldmann, Dr. 250
Goldstein, Dr. 579f.
Gonzenbach, Prof. Dr. von 534
Goodall, Jane 343
Goodfellow, Dr. 71
Gorilla 343, 521
Görres, Joseph v. 195
Gourmet-Rezepte 19
Graham, Sylvester 142, 144
Graham-Brot 144
Gramnivore 100, 342
Gras- und Kräuterfresser 343f.
Grasesser 65, 344, 501
Grauer Star 173
Gravitation 127, 508
Gregory, Dick 44, 96, 369, 583
Grillen 12, 49
Grippe 113
Grippewelle 113
Gross, Martin 398
Grundnahrungsmittel 19
Gubler, Professor 205, 544
gbK (gutbürgerliche Kost) 19, 22, 34, 119, 133, 135f., 167, 200, 212f., 247, 284, 289, 297, 432, 488, 517, 520, 528, 545, 556, 563

H-Milch 15
Haarausfall 45
Haber, Prof. 61
Hackethal, Prof. 171, 357ff., 398, 586
Hafger 200
Hafermehl 195f.
Hähnchen 150
Haig, Dr. Alexander 34, 87, 118
Halbfasten 285

Halsschmerzen 321
Haltbarmachung 380
Haltung 547
Hamburger 25, 325
Hämoglobin 46, 54, 470
Hämorrhoiden 239, 524
Hände 344
Harmonie 426
Harnsäure 33, 59, 72f., 87, 211, 337, 445
Harnsäureablagerung 127
Harnsäureerkrankung 87
Harnsäurespiegel 127
Harnstoff 211
Hartmann, Dr. 343
Haskell, Charles C. 521
Hass, Dr. med. 317
Hast 310
Hasting, Milo 408
Hatch-Pedersen, Barbara 102
Hausreinigung 412
Haustiere 110
Haut 54, 432, 526
Hautausschlag 157, 488, 504f., 516
Hautekzem 401, 481
Hauterkrankung 19, 157, 255, 369, 353, 473f., 482
Hautkrebs 481f.
Haywood, Mr. Abel 193
Hazard, Dr. Susan 113, 266
Health Science 117, 155f.
Heilkost 33, 385
Heilkraft 286
Heilkräuter 109
Heilpraktiker 12, 29, 30, 89
Heilung 391, 397
Heilungskraft 391f.
Heilwässer 72
Heimdestillierapparat 297

Heiserkeit 221, 259
Heißhunger 35, 263, 369
Henry, Dr. 203
Heraklit 63
Herbivore 65, 100, 190, 342, 367
Herbizide 315
Herbst, Erika 93
Herodot 203f.
Heroin 289
Herpes 112, 115, 303, 436
Herrington, Sandra K. 256
Herz- und Kreislaufschwäche 512f.
Herz-Arrhythmie 476
Herzanomalien 435
Herzattacke 33, 292, 537
Herzbeschleunigung 292, 476
Herzbeschwerden 40, 85
Herzerkrankung 5, 347
Herzerweiterung 292
Herzinfarkt 49, 55, 155, 229, 335, 373, 377, 384, 398, 526
Herzkrankheit 77, 153, 173, 229, 347, 435, 496
Herzkranzarterien 81
Herzneurose 504f.
Herzproblem 525
Herzschlag 229
Herzschmerzen 266
Herzschwäche 47, 294, 399
Herzstörung 444, 507
Herztod 170f.
Herzversagen 527
Herzwassersucht 344, 580
Hesse, Hermann 74
Heuschnupfen 401
Hippokrates 12, 271, 393, 562
Hippursäure 91
Hirnanhangdrüse 49

Hirnprobleme 441
Hirsch, Rahel 523 f.
Hirsch-Effekt 523
Hirse 79, 94, 167, 188, 239
Hitzebehandlung 21, 206, 352
Hochschulmedizin 12
Hochzeitsessen 374
Hökerladen 16
Holmes, Dr. Oliver 109
Holmes, Dr. W. 422
Homogenisierung 155
Homöopathie 30, 109
Homotoxinlehre 107 f.
Honig 35, 50, 138 f., 195, 197, 281, 527 f.
Honigblut 153, 229, 370
Honigexperte 36
Honorof, Ida 589
Höppl, K. A. 584
Hör- und Sehleistung 372
Hören 33, 431
Hormone 38, 46, 106, 122, 168, 266, 316, 339, 356 f., 381, 505
Hormonfütterung 333
Hormonhaushalt 168
Hormonmangel 47
Hormonskandal 510 f.
Horne, Ross 44, 52, 501, 535
Horst, Dr. 69, 301
Hotema, Prof. Hilton 209 f., 481
Hovannassian, A. T. 21, 375, 571
Howell, Dr. 44, 48–52, 533
Hufe 344
Hufeland, Ch. W. 232
Hüftgelenkoperation 157
Hüftoperierte 96
Hüftschmerzen 152
Hügelbeet 316
Hühnerkrankheit 333

Hülsenfrüchte 21, 91, 162, 167, 179, 330 f., 555
Hülsenfruchtesser 100
Hummer 139
Hundt, Dr. 417
Hunger 5, 34, 67, 99, 130, 13 f., 138 f., 294, 520, 568
Hungerproblem 195
Hungersnot 223, 247, 278
Hunter 521
Hunzas 121, 163, 334
Husten 221, 255
Hypertrophie 533
Hypochonder 244 f., 503
Hypoglykämie (Unterzuckerung) 35, 230, 382, 476, 503 f.
Hypophyse 49

Idealgewicht 25, 133 ff., 383 f.
Idealkost 44, 134, 520, 545
Immunsystem 42, 49 ff.
Impfgegner 587
Impfschäden 589
Impfstoffe 332 f., 444
Impfung 40
Impotenz 243, 367, 377, 504 f.
Industriezucker 131
Infarkt 51 f., 82
Infektion 15, 19, 113, 153, 399, 401, 473 f., 569 f.
Inhibin 51, 534
Insektizide 15, 51 f., 106, 170 f., 209, 249 f., 315, 402
Instinkt 32, 58, 67, 105, 125, 267, 276, 297, 429
Instinktophat 267, 333
Instinktotherapie 591
Insulin 230, 503 ff.

Insulinschaukel 35, 197, 381
Intelligenz 370
Interleucin 512
Irrenanstalt 276, 370
Ischias 152, 211, 445
Issels, Dr. 24, 107

Jackson, Dr. 49, 92
Jahnn, Hans Henry 379
Jarvis, Dr. 92
Jenkins, Dr. David 230
Jensen, Dr. 287
Jesus 121, 262, 279
Johnston, Dr. 578
Jugendlichkeit 49, 53, 369
Jungblut, Dr. med. 473 f.
Junk Food 147, 507

Kaffee 15, 139, 381
Kaffee-Lügen 477 ff.
Kaffee-Entzug 476 f.
Kakao 15, 30 f., 38, 79, 83, 91, 152, 248, 381 f., 479 f.
Kalbfleisch 162
Kalium 80, 91, 96 f., 169
Kalkablagerung 300
Kalkräuber 200, 313, 327
Kalktabletten 163, 165, 297, 574
Kalorien 32, 37, 131, 134, 325, 566
Kalorientabelle 133
Kalorienverlust 134
Kalorienzählen 5, 131, 133
Kalte Hände und Füße 176, 372
Kältegefühl 47, 477
Kälteschock 40
Kalzium 19 ff., 80 f., 94, 128, 156 f., 166 ff.
Kalziumbilanz 162, 179
Kalziummangel 161 f.
Kalziumräuber 545

611

Kalziumtabletten 5, 167f., 179
Kandis 131
Kannibale 70, 338
Kannibalismus 15, 127
Kant 115
Kapillarschwäche 517f.
Kapillarsystem 122, 517f.
Kappla 338
Karezza-Praxis 367
Karies 344
Karlsbadersalz 184, 293
Karnivore (Fleischfresser) 100, 106, 342, 557
Karottensaft 214, 531
Kartoffeln 33, 54, 60, 83, 85, 124f., 127, 131, 150, 209, 212f., 230f., 247, 263, 267, 273
Käse 42, 50, 91ff., 136f., 139, 150, 187, 190, 195, 263, 281f.
Kasein 128, 156ff., 180
Kasein-Eiweiß 19, 157f., 555
Kastrierung 243
Katarrh 274, 499
Katase, Prof. 233
Katzenversuche 125
Kauen 266
Kaugummi 131
Keime 399f.
Keimvorgang 50f.
Kellogg, Dr. John Harvey 255, 284, 345, 477, 480
Kemery, Dale 155
Kenton, Leslie und Susannah 438, 594
Kesselstein 295
Ketonstoffwechsel 134f.
Keuchhusten 590
Kime, Dr. Zane R. 168, 482
Kindbettfieber 454
Kinder 41

Kinderernährung 270
Kindererziehung 270
Kinderkrankheit 269, 351f.
Kingsford, Dr. med. 20
Kinnar, Williams 246
Kinnear, Mr. 246
Kirschner, Dr. H. E. 367
Klärgrube 255, 273, 294
Klatsch 310
Klaue 344
Klebstoff 32
Kleidung 550
Kleie 239, 292f.
Klein, Charles 490
Kleister 18, 50, 84f., 104, 125, 153, 190–196, 209, 239, 248, 273, 321, 388
Kleisterkost 211, 243
Kleisternahrung 161, 201
Klingsford, Dr. med. 20
Kloss, Jethro 96
Knoblauch 38, 42, 170, 335, 475
Knoblauchrummel 106
Knoblauchtabletten 327
Knochenbrechen 40
Knochenbrüche 393
Knochenerweichung 163f., 173, 184
Knochenkrebs 552
Knollenesser 100
Koch, Fred W. 72, 92f., 252
Koch, Robert 570
Kochen 19, 21, 105, 556
Kochkunst 5ff., 90ff., 128, 136
Kochsalz 169, 380, 573
Kochtopf 12ff.
Koffein 32, 381, 439f., 476, 479
Kohlendioxyd 81, 84f., 266, 294, 512
Kohlenhydrate 26, 69–84, 93, 121, 130

Kohlenmonoxyd 54
Kohlensäure 347
Köhnlechner, Dr. 171
Kolik 19, 184, 352
Kollath, Prof. Dr. med. 12, 113, 126, 195, 197, 227, 433
Kompromißernährung 184
Kompromißtod 19, 138
Kondensmilch 197, 534
Konservenkost 269
Konservierungsmittel 537
Konservierungsstoff 36
Konzentrationsmangel 369, 477
Kopfschmerzen 91, 107, 152, 203, 266, 319, 321, 337f., 372, 385, 412, 441, 476, 483, 504f.
Kopfschmerztabletten 381f.
Körner 11, 21, 42, 53, 60, 64, 72, 91ff., 281f.
Körneresser 40, 479f.
Körnerfan 40
Körnerkleister 195
Körnernahrung 5, 244f.
Körperausdünstung 266
Körperbewegung 167
Körperentgiftung 513f.
Körpergeruch 427
Körpertemperatur 311
Körperwärme 176
Korruhn, Wolfgang 339
Kötschau, Prof. Dr. med. 318, 580
Kouchakoff, Dr. 128
Kräcker 90
Kraftnahrung 73
Krankenhaus 112, 398, 416
Krankenkasse 24, 77
Krankenkassen-System 112, 431

Krankenkassenreformgesetz 421
Krankenkosten 325, 351, 422, 439
Krankenversicherung 455f.
Krankheitsbild 394
Krankheitsindustrie 76f.
Krankheitsleiter 107f.
Kräuter 38, 94f., 514
Kräuter- und Grasesser 345
Kräuterelixiere 75
Kräuteresser 70
Kräuterkur 30
Kräuterschnaps 94f.
Kräutertee 184, 191
Krebs 22, 54, 78, 107, 436, 444
Krebsarzt 339
Krebsbehandlung 552
Krebsbekämpfung 170f.
Krebsforscher 106
Krebskongreß 552
Krebskranker 22
Krebsmetastasen 323
Krebsoperation 245
Krebstodesrate 552
Krebstod 106
Krebsmittel 512f.
Kriminalität 351f.
Kruska 84f., 530
Kübler, Prof. Werner 121
Kuchen 5, 131, 137, 150, 157
Kücvhenarbeit 67
Kuchensteine 526
Kuhl, Dr. 92, 338f.
Kühlung 79
Kuhmilch 19, 155ff., 180, 255, 402
Kuhne, L. 286, 577, 589
Kulvinskas, Viktoras 47, 247
Kunstdünger 15
Kunstfehler 358
Kupfervitriol 117

Kur 397, 512
Kürbiskerne 243
Kurzfasten 185
Kurzzeitgedächtnis 373
Kushi 234

Lab 157f., 569
Lähmung 125
Laktase 156ff., 159, 569
Laktosebrot 53, 281f.
Landmann, Robert 84
Landwirtschaft 316f.
Lane, Sir Artnibot 245, 287
Langer, Manfred Georg 42, 76, 113
Langlebigkeit 53, 203, 232f., 398
Langmilch 185
Langstreckenläufer 32
Laotse 280
Lärmempfindlichkeit 504f.
Laxativ 238
Lebendigkeit 127
Lebensalter 77, 454
Lebenselixier 34, 201
Lebenserwartung 15, 24, 26, 125, 203, 335, 351, 441
Lebensfreude 550
Lebensführungsfehler 86
Lebensgewohnheit 106
Lebenskraft 32, 117, 124, 431
Lebenskunde e. V. 21, 42, 77, 256, 314, 359, 410, 426, 591
Lebenskunde-Magazin 359
Lebensmittelgesetz 380
Lebensmittelkombination 319, 321f., 327f., 329
Lebensqualität 456
Lebensregeln 429
Lebensverlängerung 200

Lebensverkürzung 456f.
Leber 346, 524
Leberentzündung 344
Lebertran 168
Leberverhärtung 47
Leberzirrhose 298, 524
Leibesübungen 314
Leichenfleisch 38, 332
Leichengift 333f., 338
Leichennahrung 211
Leichenteile 59
Leinsamen 239f.
Leistungsfähigkeit 26
Leistungssport 314
Lesagna, Dr. med. 398
Lethargie 139
Lexotanil 108
Lezithin 157, 463
Librium 108
Licht 550
Liebe 429
Liebesleben 137
Liek, Dr. med. Erwin 423
Life Science 42, 369, 434, 443
Lincoln, Abraham 506f.
Lindenblütentee 190
Lindlahr, Dr. Henry 291
Linolsäure 98, 156
Linsen 139
Lipase 49
Lipide 98
Loeb, Prof. Dr. 70
LSD 306
Lubig, Bäcker 53, 281
Ludwig, Dr. 77
Luft 5, 13, 53, 70, 125, 287, 391, 402, 424, 429, 548
Lumbago 445
Lungenentzündung 40, 84, 152, 157, 211, 221, 319f., 344, 593
Lungenheilstätte 26
Lungenkrebs 26, 150
Lungenschwindsucht 83, 207, 211

613

Lupus 589f.
Luther, Martin 141, 425
Lutz, Dr. Wolfgang 264f.
Luxusernährung 172
Luxuskost 198, 299
Luxusleben 434
Lymphsystem 211, 368, 524

MacDonald's 126
Magen 346
Magenbeschwerden 300
Magengeschwüre 320, 476
Magenkatarrh 107, 233, 319, 586
Magensäure 155f.
Magenverstimmung 99f., 321
Magnesium 83, 96f., 159, 168, 174, 490
Magnesiumchlorid 170
Magnesiummangel 170
Magnetismus 117, 127
Maisöl 131
Makrobiotik 113, 232, 234ff., 244f.
Malaria 87
Mangelernährung 437
Mangelkost 415
Margarine 131, 187, 335
Marmelade 50, 90, 94, 187, 190, 281
Marshal, Bruce 75
Martin, Dr. 235
Masern 352
Massage 40
Massenerkrankung 443
Massentierhaltung 303
Masseure 418
Mausert, Dr. 469
Mayr, Dr. med. F. X. 150, 184, 280, 285
Mayr-Kur 150, 184, 285
McBean, Eleanor 588f.
McCann, Alfred W. 89
Medien 431

Medikamente 13, 57, 105, 140, 297
Medikamentenabhängigkeit 441
Medikamentengift 58
Medikamentensüchte 446
Meditation 306–309, 384
Meeresfrüchte 59
Meerrettich 201
Meersalz 42
Meerwasser 108
Meier-Hardy 584
Melone 68, 330
Mendelssohn, Dr. 358, 398
Menopause 169, 171
Menschenaffen 21, 45, 115, 162, 264, 271, 343ff.
Menschenfresserei 15
Menstruation 172, 334, 365
Menstruationsbeschwerden 172
Mességué 15f.
Methusalem 65, 349, 454
Metschnikoff 284
Meyer, Dr. 26ff., 32f.
Michl 184
Migräne 401
Mikroben 22, 35, 108, 125, 388
Mikrowelle 12, 194, 568
Miktionsbeschwerden 244f.
Milch 19ff., 155f., 555
Milchersatzprodukt 62
Milchfett 155
Milchindustrie 127, 155f.
Milchkalzium 452
Milchkasein 128
Milchprodukte 11, 45, 53, 77, 123, 128, 159–173, 226f., 555, 568

Milchpulver 123
Milchsäure 72
Milchsäurebakterien 281
Milchsäurekost 92f.
Milchschorf 160f., 401
Milchtrinker 100, 157, 569
Milchwerbung 155f.
Milchzucker 76, 155f.
Mineralien 5ff., 98, 128, 164, 354, 452
Mineralienmangel 125, 160
Mineraltabletten 126
Mineralwasser 159, 170f., 209, 298, 380
Mini-Trampolin 314
Minidiät 144
Mischkost 181, 205f., 247
Mißbildungsrate 442
Mitochondrien 168, 248
Mittagsmahlzeit 207
Mittagsschlaf 582
Mitweltvergiftung 315
Modekost 65
Mohr, Dr. Klaus 171
Molkepulver 463
Monin, Dr. 205
Mono-Frucht 62
Mono-Fruchtmahlzeit 62, 66
Monokost 62, 65f., 117, 214, 325f., 359
Monomahlzeit 99, 136
Monosaccharide 283
Monte-Verità-Experiment 83f.
Mooney 53
Moore, Dr. Barbara 33
Mörder 442
Morgenausscheidung 135
Morgenmahlzeit 135, 207
Morgenstern, Christian 510

Morgenurin 72
Moses 62, 333, 349, 454
Motivation 429
Müdigkeit 207, 377, 477
Müller, Heinrich Joh. 297
Multiple Sklerose (MS) 456, 590
Mumps 352
Mundspeichel 190
Mundspülmittel 441
Muskelbildung 135
Muskelfleisch 74, 333, 336
Muskelschmerzen 300
Muskelspannung 477
Muskelzucken 476, 504 f.
Müsli 40, 50, 197, 195–198, 209, 240, 525, 534 ff.
Müsli-Wahn 52, 533
Muttermal 437
Muttermilch 98, 116, 156 ff., 162, 180, 206, 269, 330

Nagetiere 342
Nährstoffe 98, 107 f.
Nährstoffmangel 545
Natrium 91 ff., 380
Natriumkarbonat 380
Natural Hygiene 19, 42, 76, 112, 270, 442 f., 547, 577
Naturheilbewegung 113 f.
Naturkost 11, 29 f., 74 f., 116, 130 f.
Natürliche Gesundheit 79, 96 f., 519 f.
Natürliche Gesundheitslehre 18, 86, 143, 270, 359, 394, 441, 547
natürliche Lebensweise 120
Naturlicht 550

Nebenhöhlenerkrankung 444
Nebennieren 168, 266
Nebenwirkung 104, 416, 512 f., 571
Neid 310
Neigung 310
Nervenkraft 13, 83, 181 f.
Nervenschwäche 558
Nervosität 46, 476, 504 f.
Nesselsucht 401, 476
Nestle-Dokumentation 480
Neuritis 152
Neurodermitis 157, 160, 255, 269, 401, 437, 481
Neutralfette 153, 227
Neutralfettspiegel 378
Neutralisierung 185
Newman, Dr. Laura 444
Newton, Isaac 127, 149, 508
Niacin 155
Nicht-Frühstücksplan 135
Niedergeschlagenheit 148
Nierendegeneration 444
Nierenentzündung 45 f.
Nierenschmerzen 43
Nierenschwäche 377
Nierensteine 33, 91, 173, 292, 480
Nikotin 32, 67, 83, 148, 155 f., 263, 383, 407, 441
Nikotinsteuer 24
Nitratüberdüngung 53, 316 f.
Nitritüberdüngung 53
Nordseeluft 24
Normalgewicht 136 f.
Notfallmedizin 30 f.
Nudeln 137
Nüsse 30 ff.
Nußesser 100

Oberschenkeldurchschuß 495
Obst 55 ff.
Obst- und Gemüseanbau 317
Obstgegner 79
Obstillusion 83 f.
Obstkost 33
Obstkostgegner 116
Obstkuchen 325
Obstlers, Dr. 110
Obstrohkost 81, 116
Obstsäfte 82, 161, 184, 214
Obstsäure 72, 88–95, 104, 117, 161, 209, 255, 273, 281 f.
Obstsäure-Gegner 201
Obsttherapie 104
Obsturteil 83
Obstverzehr 79
Oedenkoven 83 f.
Oelschläger, Friedrich 594
Oetinger 72
offene Beine 526
Ohnmacht 504 f.
Ohr 274
Ohrensausen 274, 372, 442, 476
Ohrgeräusche 173
Öl 131, 321
Öl/Eiweißkost 233
Olivet, Dr. med. 184, 285
Omaljev-Bongartz, Divna 270
Omega-3-Fettsäuren 38, 335, 354
Omega-3-Fettsäurepillen 131
Omnivore (Allesfresser) 342
Operation 40
Opium 247
Orangen 79, 87, 90, 116
Organaustausch 455 f.

Ornish, Dr. med. Dean 227
Orotate 462
Oshawa 113, 232f., 244f., 351
Oski, Dr. Frank A. 175
Osler, Dr. William 110, 477, 491
Osmoc 220
Osteoporose 163ff., 169, 179, 321, 452
Oster, Dr. K. A. 155
Ostler, Dr. 52
Oxalsäure 91f., 327
Ozon 54

Palmzone 33
Papke, Alice 85
Paprika 139
Paprikaschoten 472
Papst 278
Paradies 303
Parodontose 95, 161, 273
Parasiten 344
Parfüm 439
Pasteur 109
Pasteurisieren 49, 107f., 385
Patterson, Blossom 484
Pedersen, Al 27, 102, 116
Peiter, Jamila 591
Pellkartoffeln 84
Penicillin 241, 316, 416
Pepsin 195
Periodenbeschwerden 152
Peristaltik 159, 294
Pestizide 15, 36, 53, 106, 170f., 315, 402
Pfeffer 32, 99f.
Pfeiffer, Ehrenfried 249
Pflanzenfresser 346f.
Pflanzenschutzmittel 510f.
pH-Wert 99

Pharmaindustrie 112, 416, 460ff.
Phenylethylamin 139
Phobien 504
Phosphor 176, 200, 223
Phosphormangel 267
Phosphorsäure 201
Photosynthese 191, 295
Pizza 325
Placebos 77
Plattfüße 152
Pleurodynie 445
Plutarch 203
Pocken 588ff.
Polioimpfstoff 589f.
Polioimpfung 589f.
Polysaccharide 266
Pompidou 176
Potenzstörung 357
Pottasche 471, 474
Pottinger 126f.
Pralinen 480
Price, Dr. Weston 463f.
Primaten 30f., 158
Pritikin 44, 178f., 378f., 536, 539
Prometheus 349
Prostata 5, 241f.
Prostataentzündung 241
Prostataoperation 244f.
Protease 49
Protein 24–27, 30, 46, 135
Proteinmangel 47
Proteinmärchen 117f.
Provitamin A 214
Prüß, Walter 495
Pseudovegetarier 247
Psoriasis 255, 437, 481
Psychiatrie 305f.
Psychoanalyse 305f.
Psychologie 305f., 582
Psychopharmaka 305f., 377
Ptosis 286
Ptyalin 50, 60, 190–197, 260, 266, 282, 501, 534

Puddingvegetarier 200, 247f., 562
Pudel, Prof. Volker 120f., 385ff., 390, 410
Pumpernickel 283
Purine 367, 446
Purinstoffwechsel 336
Pusteln 437
Pyridin 479
Pythagoras 341

Q-Enym 10, 463
Quacksalber 472
Quark 45, 190
Quark-Leinöl 546
Quecksilber 54, 181, 333
Quecksilber-Präparat 117

Ra, *Bo Yim* 281
Radecki, Sigismund von 110
Radio 377, 416, 421
Rast 448
Ratner, Dr. Herbert 483
Rauch, Dr. med. Erich 284
Rauchen 24f., 116, 141, 167, 384, 493f.
Raucherraum 26
Reckeweg, Dr. 108
Redefluß 476
Reduktionskost 139
Regenwasser 297, 298
Rehabilitationsklinik 24
Reibungsverlust 145
Reifezeit 125
Reinigungsfrüchte 68
Reinigungskrise 119, 424, 516
Reinigungskur 413
Reis 94f., 137, 187, 237, 259f.
Reizbarkeit 477
Reizung 107f.
Religion 305f., 309
Remy, Michel 487

Rentenversicherung 455f.
Reparaturmedizin 21
Reuben, Dr. 236
Rezepte 359ff.
Rheuma 59, 87, 96f., 152, 211, 275, 285f., 328, 351f., 437–446
Rheumaschmerzen 119
Rheumasoße 336
Rheumatiker 445
rheumatisches Fieber 102
Richter, Prof. Dr. G. 36, 89
Riggs, Dr. Lawrence 163, 179
Rindfleisch 333
Rizinusöl 416
Robbensterben 510
Rockefeller 508
Rodale, J. I. 193, 470
Rohkost 22ff., 32f., 315, 429
Rohkostkind 21
Rohköstler 21, 33
Rohkostpionier 375
Rohkosttherapie 591
Rohkostvegetarier 44, 562
Rohmilch 91f., 161
Rolland, Romain 484
Röntgenstrahlen 552
Rosendorff, Dr. med. A. 2285ff., 317
Rosenkohl 139
Rosenkreuzer 62
Rosinen 190
Rosse, Dr. D. 155
Rossiter 299
Rösten 49
Rote Bete 170
Rote Blutkörperchen 47, 92f., 153
Rowbotham, Dr. S. 543, 574
Rückenschmerzen 152, 319f.

Ruckhaber, Dr. Erich 508f., 566
Rückvergiftung 55
Ruhe 5, 13, 125, 140, 148, 152, 287, 321, 391, 402, 429, 448, 548
Rundfunk 426

Sahne 42, 197
Salat 60
Salomo 275
Salvarsan 577
Salz 15ff., 379f.
Salzkonsum 379
Salzsäure 54, 168
Samen 45ff.
Sandwiches 26, 325
Sättigungsreflex 67, 324, 359
Sauberkeit 429
Sauergemüse 92
Sauerkraut 92f., 324
Sauermilch 85, 252
Sauermilchsoße 85
Sauerstoff 47, 96f., 124, 512
Sauerstoffbindung 54
Sauerstoffdruck 233
Sauerstoffkur 40
Sauerstoffmangel 85, 234f.
Sauerstoffunterdruck 234ff.
Sauerstoffversorgung 234ff.
Säuerleber 299
Säuglingsnahrung 269
Säure/Basen-Gleichgewicht 79, 88, 251
Säure/Stärke-Kombination 326
Säurebilanz 240
Säurebildner 96
Säureforscher 72, 84
Säuregegner 92f.
Säurekost 91, 96, 252f.
Säurekrankheit 96f.

Säurenahrung 79f.
Säureproduktion 72
Säurereaktion 88
Säurewirkung 34
Saures Aufstoßen 94f.
Säurewert 99
Schafsmilch 569
Schau, Dieter 503
Scheel, Dr. med. Mildred 107, 110
Scheinkranke 119
Schiet und Dreck 148, 198, 406, 487, 507
Schilddrüse 133, 140, 168, 266
Schiller, Friedrich 168
Schlachthöfe 65
Schlacken 23, 125, 385
Schlackentheorie 385, 413
Schlaf, 13, 104, 125, 259f., 287, 402, 429, 520, 547
Schlafbedürfnis 137
Schlaflosigkeit 47, 107f., 117, 477, 504f.
Schlafmittel 138f., 316f.
Schläfrigkeit 263, 504f.
Schlafstörung 138f.
Schlaftabletten 141, 442
Schlaganfall 49, 55, 69, 152, 229, 373, 377, 384, 493, 537
Schlankheit 207
Schleich, Dr. med. Carl Ludwig 420
Schleifer, Harriet 148
Schleim 19, 32, 40, 84, 125, 198, 211, 239, 259f., 264, 274, 513, 528
Schleimbildner 5
Schleimhäute 263
Schleimkost 269f.
Schlickeysen, Dr. Gustav 69f., 205, 347, 594
Schmalz 90

Schmerzlinderung 447f.
Schmerzmittel 91, 443
Schmerztabletten 441
Schmidsberger, Dr. 171
Schmidt, K. O. 283
Schmöle, Prof. Dr. Wilhelm 34, 201ff., 205
Schnaps 14, 19, 31, 38, 119, 152, 207, 210, 248, 324f., 332f.
Schnapsgärung 187, 260f.
Schnitzer, Dr. 195
Schnupfen 106, 209, 211, 259, 292f.
Schnupfenmedizin 441
Schock 47
Schokolade 15, 31, 38, 79, 139, 148ff., 381f., 537
Schokoladenkrankheit 480
Schönheit 137, 203, 310
Schönkost 284
Schopenhauer 63
Schöpfungsgeschichte 11
Schrothkur 184
Schultze-Werninghaus, Dr. Gerhard 401
Schuppenflechte 255
Schuster, Emmy 225
Schüttelfrost 321
Schutzimpfungen 586
Schwäche 477
Schwangerschaft 270
Schwantje, Magnus 85
Schwartz 114f.
Schwarzbrot 283
Schwedenkräuter 94
Schweinefleisch 209, 333
Schweitzer, Albert 289
Schwerfälligkeit 477
Schwerhörigkeit 173
Schwerkraft 127, 508
Schwerverdaulichkeit 50f.

Schwindel 89, 372, 377, 499, 504f.
Schwitzen 311
Second-hand-Kost 65, 135, 200
See- und Luftkrankheit 476
Seele 424
Seewasser 470
Sehen 33, 431
Sehnenversteifung 490
Seifert, Alwin 584
Selbstachtung 143f., 425f., 429
Selbstbetrug 143f.
Selbstbewußtsein 426
Selbstdisziplin 412
Selbstheilung 391f., 397
Selbstheilungskräfte 44, 74f., 259f.
Selbstkontrolle 558
Selbstmeisterung 429
Selbstmitleid 143, 310
Selbstmord 234, 378, 394
Selbstmörder 442
Selbstverantwortung 26
Selbstverleugnung 493
Selbstversuche 104
Selbstvertrauen 429
Selbstwertgefühl 429
Selen 463
Semple, Dugald 96
Seneca 73, 355
Senföl 327, 475
Serotonin 138f.
Serotoninspiegel 138f.
Sesamsamen 139
Seuche 278f.
Sex 367
Sexualkraft 47, 367
Shaw, George Bernard 250, 261
Shelton, Dr. Herbert M. 42, 113f., 178ff., 332, 394, 400, 418f., 437, 497, 558, 577
Siechtum 221

Simonsen, Dr. G. 126
Simpson, Dr. Robert 589
Sinnlichkeit 558f.
Sirup 330
Skelett 501
Skoliose 152
Skorbut 89, 235, 474
Skriver, Dr. Anders 61, 341
Smith, Dr. 301f., 477, 496
Soda-Bikarbonat 93
Sodawasser 325, 380
Sodbrennen 94, 212f., 263, 320f., 487
Sofortenergie 102, 176, 261
Soft Drink 381f., 442, 537
Sojaprodukte 575f.
Sojamilch 569
Sojasoße 42
Sokrtes 146, 458
Solanin 60, 267
Solidargemeinschaft 24f.
Sommer, Walter 29, 92, 94, 213–217, 224f., 232, 248, 252, 414, 499, 523
Sonne 259f., 429
Sonnenbad 285f.
Sonnenbrand 488
Sonnenbrille 483, 488
Sonnencreme 483
Sonnenenergie 67, 326
SonnenKost 31, 270, 300, 359f.
Sonnenlicht 168
Sonnennahrung 96
Sonnenschein 5, 13, 167, 391, 429, 481f., 550
Sonnenschutzgläser 483, 550
Sonnenschutzmittel 483, 488, 550
Sorge 310
Soße 65, 209

Sozialleistung 455
Spaziergang 377
Speck 134
Speisequark 49
Spinat 139, 327
Sport 124f., 314, 377
Sportler 26f., 445
Spucknäpfe 259f.
Spurenelemente 30f., 67, 460f.
Stahlkopf 40, 210
Standard-Amerikanische-Diät 484
Stare, Prof. Dr. Frederick 120
Stärke 33
Stärke/Eiweiß-Kombination 325
Stärkeesser 5, 190, 500
Stärkenahrung 211, 229, 505
Steifheit 310
Steintel, Dr. med. Reinhard 46, 74, 192, 200, 281ff., 480
Stickstoff 124
Stillperiode 161
Stillzeit 270
Stimulanzien 13, 15, 30f., 38, 70, 119, 135, 148, 152, 211f., 297, 349, 385, 391, 407, 418
Stoffwechsel 21, 48f., 76, 134, 140, 309
Stoffwechselschlacken 337
Stolpersteine 412
Strauss, Dr. 377
Streptokokkeninfektion 43
Streß 13, 170f., 321, 351f., 377, 435
Studentenfutter 411
Stuhlgang 93, 102, 239, 285ff., 292f., 416, 431, 446
Stuhlverstopfung 239

Sucht 105, 135f., 150f.
Suchtleben 456
Supermarkt 15f., 248, 269, 316
Süßigkeiten 138f., 157
Suttner, Bertha von 146
Syphilis 113f., 180, 332, 435, 496, 577

Tabak 38, 339
Tafelsalz 187, 322, 452
Tamari 42
Tamoxifen 585f.
Tannin 190
Tasche, F. 170
Taubheitsgefühl 372, 504f.
Tee 15, 30f., 38, 79, 83, 91, 107f., 141, 148, 152, 248, 381f., 537
Teekessel 298
Teilnahrungsmittel 463
Tein 441
Temperatur 429, 548
Tetanus-Impfung 586
Tetanus-Injektion 495
Tetrachlorid 54
Thakar, Vimala 62, 147, 305, 310
Thalidomid 460
Theobromin 441, 479
Thomas, Dr. Julien P. 300-302
Tiefbrunnen 316
Tiefschlaf 476
Tierbrüder 110
Tierleiche 26
Tiermord 241
Tierprodukte 79, 96
Tierschützer 110, 313
Tierversuche 110f.
Tierwelt 219f.
Tilden, Dr. John H. 83, 107f., 145, 255, 274, 385ff., 499
Tinnitus 273, 442
Tobe, John H. 575

Todesformel 32
Tolstoi, Leo 23, 69, 137, 280
Tomaten 91f., 139
Tomatensäure 91
Toxine 106ff.
Toxämie 107, 255, 385, 499
Trägheit 47
Trampolin 314
Tranquilizer 108, 316, 416, 441
Traubenkur 116f.
Traubenzucker 219
Treben, Maria 94, 515
Triglyceridspiegel 26, 153
Trinkwasser 79, 295, 316
Trockenbeef 90
Trockenfrüchte 136, 138, 313, 411
Trunkenbold 374
Trunkenheit 150
Trunksucht 5
Tryptophan 138
Tuberkulose 344
Tumor 59, 182, 285f.
Tyramin 139f.
Tyrosin 139f.

Überdüngung 316, 402
Überernährung 5, 111, 437
Überessen 33, 130, 135, 141, 145f., 292, 321, 388, 407, 520
Übergangskost 30, 119, 184, 207, 281, 575
Übergangsrezepte 119
Übergewicht 24, 131, 135f., 153, 206, 382
Übersäuerung 80, 83, 87, 90-94, 257f., 311, 320f., 339, 445, 517
Überstreß 13, 19, 351f., 377, 429

619

Übertemperatur 33, 292f.
Ude, Dr. Johannes 61, 414
Uhrmachermedizin 449, 467
Ultrasound-Dopplersonde 179, 565
Umwelt 37, 402
Umweltgift 197
Umweltverschmutzung 125, 351f., 510
Unentschlossenheit 504ff.
Ungewitter 12
Unterdrückungsmedizin 394
Untergewicht 32, 34
Unterkühlung 374
Unterzuckerung 36, 229, 381f., 476, 503f.
Urikase 72, 127, 211, 446f.
Urin 523
Urkost 12f., 107f., 278f.

Valium 108
Vavanaught, Dr. C. W. 536
Vegetarier 47, 100, 122f., 134
Vegetarismus 278f.
Verantwortungsgefühl 316
Verdauung 49ff., 79, 86, 113
Verdauungsarbeit 66, 128
Verdauungsbeschwerden 45f., 504f.
Verdauungsenzyme 66
Verdauungskanal 345
Verdauungskraft 131, 322
Verdauungsleukozytose 441

Verdauungsstörung 99f., 238, 319f., 432, 437
Verdauungsverlust 65f.
Verdauungszeit 321
Vererbung 456
Vererbungslehre 289
Vergeßlichkeit 504f.
Vergiftung 14, 106
Vergiftungskrise 387
Vergreisung 19, 78, 128, 159, 169f., 192f., 198f., 247, 499
Verhärtung 106f., 173
Verjüngung 72, 180–183, 311
Verjüngungsmittel 300
Verkalkung 5, 168–178, 191, 204, 229, 252, 299, 372, 490f., 573
Verkleisterung 19f., 94f., 124f., 127, 167f., 170f., 177 198, 247, 300, 305f.
Verkrüppelung 449
Verschlackung 167,255, 275, 385f.
Verschleimung 103, 124f., 153f., 370
Verseuchung 289
Verstand 276ff.
Verständnis 429
Versteifung 177, 449, 491
Verstopfung 245, 287, 290ff., 336, 416, 433f., 438
Versuchskaninchen 104
Verwirrtheit 377, 382, 476, 499
Verzar, Fritz 523
Vetrano, Dr. 42, 47, 49, 459
Viehfutter 219
Viehfütterung 381
Viehzucht 217f.
Vigantol 167, 473

Vinci, Leonardo da 63, 280
Viren 15, 107, 113f., 248, 385, 398, 420
Vitalität 13, 32, 49, 53, 96, 131, 431, 483
Vitalkraft 212
Vitalstoffe 287
Vitamin A 55, 468
Vitamin B 12 116, 139, 176, 468
Vitamin C 55, 90, 139, 156, 213, 471, 473f.
Vitamin D 42 167ff., 335, 472, 481, 488
Vitamin E 42, 55
Vitamin-B-Mangel 49
Vitamin-B 12-Werte 116, 561
Vitamin-C-Mangel 234f.
Vitamin-C-Spender 139
Vitamine 21, 69, 98, 128, 459, 467
Vitaminräuber 313
Völlegefühl 50f., 357, 433f.
Vollkornbrot 50f., 184, 198, 223, 248, 252, 281f., 454, 523f.
Vollkornbrötchen 198
Vollkornbrote 84f.
Vollmilch 84f.
Vollwertküche 198
Vollwert-Kochbuch 198
Vollwert-Schiffsreise 198
Vollwertkleisterkost 39
Vollwertkost 11, 38, 78, 195, 457
Vollwertköstler 190, 198, 523, 530f.
Vollwertmüsli 50
Vollwertnahrung 527

Waerland, Are 11, 61, 63f., 92, 186, 208, 583

Waerland-Kost 64, 83, 232, 528f.
Waerlandlebensweise 11, 86, 113
Waerlandtag 85
Waggerl, Karl Heinrich 486, 582
Wahnsinn 444
Waldeck, Graf 201
Waldthausen Verlag 42, 45, 113, 256f., 280, 327
Walford, Dr. 33, 144, 214f., 311f., 508
Walker, Alan 557
Walker, Dr. Norman W. 34
Warze 437, 585
Wasser 5, 54, 99
Wasserbedarf 66
Wasserfasten 115, 184, 285, 450
Wasserkuchen 256
Wassermannzeitalter 29
Weger, Dr. med. 274ff.
Weight Watchers 141
Wein 298, 300
Weinherstellung 106
Weintrauben 116
Weißbrot 192f., 252, 259f.
weiße Blutkörperchen 50f., 127
Weißmehl 122, 131
Weißzucker 72, 105, 122f., 299, 313
Weizen 138f., 157, 200, 255
Weizenbrot 203
Weizenkeime 463f.
Weizenkeimöl 463f.
Weizenkleie 239
Welthungersnot 123
Wendt, Dr. med. Lothar 122, 135, 372, 433, 518, 560

Wendt, Prof. Dr. G. von 45, 433
Werbung 16
Wetherall, Charles F. 476f.
Wheeler, Marti 360
White, Dr. George St. 239, 583
WHO 435
Wiederkäuer 60, 342
Wigmore, Dr. Ann 128
Willenskraft 15
Williams, Dr. Mattieu 71f.
Winckler, Dr. 204ff.
Windpocken 351f.
Windschutz 548
Wischnik, Dr. 171
Wissler, Dr. 131f.
Wohlfühlgewicht 120, 152, 411
Wohlstandsernährung 38, 566f.
Wohlstandsleben 351f.
Wohlstandsmensch 31
Wunderelixier 38, 30
Wunderheilung 110
Wundermedizin 354f.
Würmer 531
Wurmkur 531f.
Wurst 94f., 187, 281f.
Wurzelesser 100
Wynder, Dr. 552

Xanthine Oxidase (XO) 155
XO-Faktor 155

Yangisieren 351
Yin und Yang 234ff.
Yogananda 292

Zahnarzt 88, 96
Zahnbildung 157

Zähne 161, 273, 342, 352, 440
Zahnfäule 198
Zahnpasta 789, 201, 273f., 441
Zahnschmelz 88, 161, 273f.
Zeitung 426
Zellaufbau 134
Zement 300
ZEN-Makrobiotik 232–235
Ziegenmilch 569
Zigaretten 15, 30f., 112, 119, 152, 181, 210, 248, 370
Zimmermann, Prof. Werner 111, 284, 367
Zitronen 34, 43, 79, 83, 87, 96f., 137, 201, 300
Zitronensaftkur 96, 385
Zitronensäure 87, 90, 92f., 335
Zitronenwasser 525
Zitrusfrüchte 138f., 529
Zittern 476ff., 504f.
Zivilisationskost 579
Zucker 5, 139
Zucker-Stärke-Kombination 326, 446
Zuckerindustrie 120
Zuckerkinder 157
Zuckerkranke 16, 220f.
Zuckerkrankheit 75, 220ff.
Zuckerspiegel 116, 138f., 504f.
Zuckersüchtige 439
Zufriedenheit 429
Zunge 34, 66, 428
Zusammengehörigkeitsgefühl 429
Zwerchfellhochstand 81
Zwiebeln 38, 475

621

Fernöstliche Ernährungsweisheiten

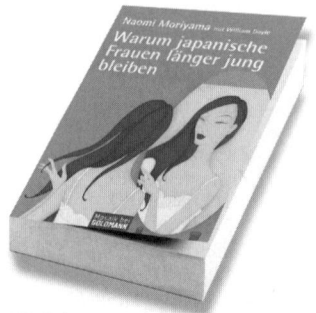

272 Seiten
ISBN 978-3-442-16849-1

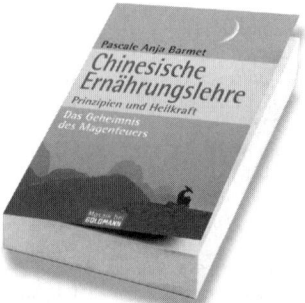

160 Seiten
ISBN 978-3-442-16929-0

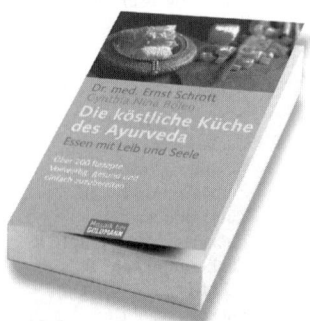

336 Seiten
ISBN 978-3-442-16639-8

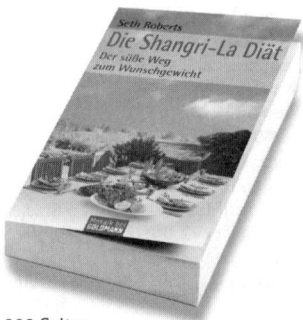

208 Seiten
ISBN 978-3-442-16918-4

Überall, wo es Bücher gibt und **Mosaik bei GOLDMANN** unter www.mosaik-goldmann.de

Traditionelles Heilwissen

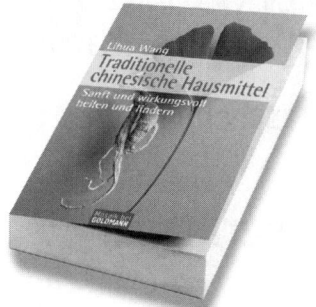

384 Seiten
ISBN 978-3-442-16907-8

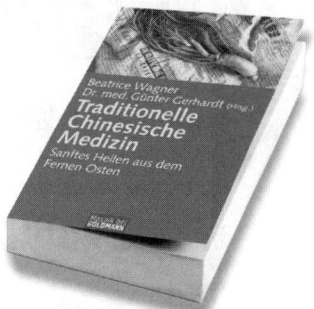

176 Seiten
ISBN 978-3-442-16717-3

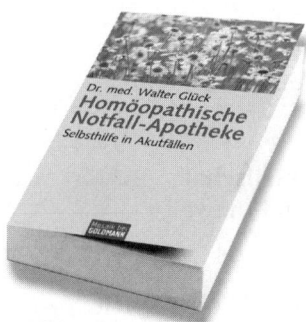

416 Seiten
ISBN 978-3-442-16784-5

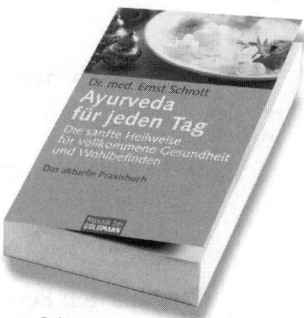

336 Seiten
ISBN 978-3-442-16131-7

Überall, wo es Bücher gibt und **Mosaik bei GOLDMANN** unter www.mosaik-goldmann.de

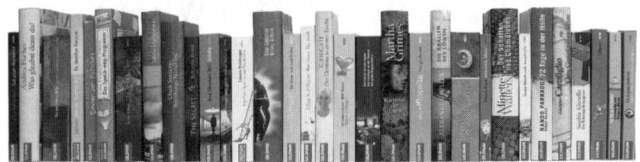

Die ganze Welt des Taschenbuchs
unter
www.goldmann-verlag.de

Literatur deutschsprachiger und
internationaler Autoren,
**Unterhaltung, Kriminalromane, Thriller,
Historische Romane** und **Fantasy-Literatur**

Aktuelle **Sachbücher** und **Ratgeber**

Bücher zu **Politik, Gesellschaft,
Naturwissenschaft** und **Umwelt**

Alles aus den Bereichen **Body, Mind + Spirit**
und **Psychologie**

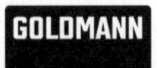

Überall, wo es Bücher gibt und unter www.goldmann-verlag.de

Goldmann Verlag • Neumarkter Straße 28 • 81673 München